消化内科专科护士培训教程

主　编　张铭光　杨小莉　任宏飞
副主编　张琼英　王　瑞　李罗红　张宗霞　周　敏
编　委　（按姓氏拼音排序）

白　帅　曹婷婷　陈　芳　陈　丽　陈　恋
陈　莎　陈　霞　陈婷婷　董会娟　杜　江
高境蔚　高莉莎　龚　慧　何虹燕　何　柳
何　艳　贺漫青　兰　华　雷　娜　李　珊
刘　燕　李彩丽　李传慧　李佳昕　李罗红
李小青　李小琼　李珍艳　刘怀青　刘锐芮
罗永红　骆　欧　欧　艳　潘　月　乔江蓉
任宏飞　申　明　苏秋同　唐　莉　唐川君
唐廷婷　汪旭丽　王　林　王　瑞　王　薇
魏明芳　吴念宏　夏　迪　向珍颖　谢　佳
许　婷　杨欢欢　杨兰勤　杨小莉　严　萍
严　娅　尹袁英　张　淼　张瀚文　张俊丽
张铭光　张琼英　张宗霞　周　敏　朱烈琴

秘　书　陈　丽

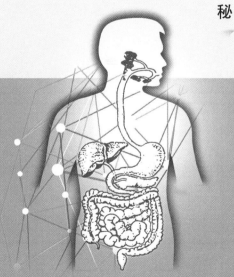

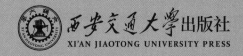

西安交通大学出版社
XI'AN JIAOTONG UNIVERSITY PRESS

图书在版编目(CIP)数据

消化内科专科护士培训教程 / 张铭光，杨小莉，任
宏飞主编. --西安 ：西安交通大学出版社，2024.8.
(全国专科护士技能实训丛书). -- ISBN 978 - 7 - 5693
- 3842 - 3

Ⅰ. R473.5

中国国家版本馆 CIP 数据核字第 2024BA8087 号

Xiaohua Neike Zhuanke Hushi Peixun Jiaocheng

书　　名	消化内科专科护士培训教程	
主　　编	张铭光　杨小莉　任宏飞	
责任编辑	郭泉泉	
责任印制	刘　攀	
责任校对	李　晶	
装帧设计	伍　胜	

出版发行	西安交通大学出版社
	（西安市兴庆南路 1 号　邮政编码 710048）
网　　址	http://www.xjtupress.com
电　　话	(029)82668357　82667874(市场营销中心)
	(029)82668315(总编办)
传　　真	(029)82668280
印　　刷	陕西金和印务有限公司

开　　本	787mm×1092mm　1/16	印张　26.75	字数　634 千字
版次印次	2024 年 8 月第 1 版　　2024 年 8 月第 1 次印刷		
书　　号	ISBN 978 - 7 - 5693 - 3842 - 3		
定　　价	98.00 元		

前　言

　　随着医疗、护理技术的不断发展，专科护士对于护理专业发展的重要性已成为业界共识。《全国护理事业发展规划（2011—2015年）》中特别指出，在"十二五"期间要培养2.5万名专科护士队伍。《全国护理事业发展规划（2016—2020年）》进一步提出要继续"发展专科护士队伍"。《"健康中国2030"规划纲要》也提出重点加强健康人才培养培训，建立完善的医学人才培养供需平衡机制，强化面向全员的继续医学教育制度，加强对包括护理在内的急需紧缺专业人才的培养培训。为促进消化内科专科护理的发展，培养专业化的消化病护理队伍，使临床护理更加规范化、更具专业性，我们编写了《消化内科专科护士培训教程》一书。

　　全书分为十五章，包括消化系统疾病专科护理概述、消化专科护理单元建设概述、消化专科护理质量管理、消化专科病房护理风险管理、消化系统基础知识概述、消化系统疾病常用药及护理、消化系统常见疾病患者的护理、消化系统疾病与营养管理、消化系统疾病全程健康管理、消化系统疾病内镜诊疗及护理、消化系统疾病介入诊疗及护理、消化专科护理技术操作规范、消化专科护理临床教学、消化专科护理临床科研、护理相关法律法规及伦理要求等。

　　本书具有以下特色：①基于专科护士六大核心能力，编写内容紧紧围绕消化专科理论知识、临床护理技术、科研、教学及护理管理等，便于临床不同层级护士全面巩固基础、强化技能、提高综合能力；②内容与时俱进，及时将专科新技术、新进展引入，反映消化护理学科最新进展，促进临床实践的发展。

　　在编写过程中，编者参阅了大量的文献资料，在此向这些文献资料的作者表示衷心感谢！本书在编写过程中也得到了四川大学华西医院护理部和消化内科各位领导的耐心指导及大力支持，在此一并表示诚挚的谢意！

　　由于编者编写经验不足及学识有限，书中难免有局限和不足之处，衷心恳请各位同仁与读者不吝指正。

张铭光

2024年3月

目　录

第一章　消化系统疾病专科护理概述

第一节　消化系统疾病现状

随着我国社会经济的发展及居民物质生活水平的提高，人们的生活方式、生活环境已发生改变，人口老龄化进程加速，消化系统疾病（包括消化道恶性肿瘤）的发病率也不断增加。《中国消化健康指数（2022）》显示，全国消化系统平均健康指数仅为 49.89分，这说明消化系统疾病负担较重。在全国前 10 位的恶性肿瘤中，消化系统肿瘤占到了一半，其中胃癌居消化系统肿瘤发病率和死亡率的首位。

消化系统疾病是我国的常见病，其常见的十大病种包括胃癌、食管癌、结直肠癌、肝癌、胰腺癌、肝硬化、消化性溃疡、胃食管反流病、炎症性肠和胰腺炎。消化系统疾病的危险因素可概括为 3 个维度（具体为环境因素、生物因素和生活方式）、10 个指标（具体为饮用水质量、幽门螺杆菌感染比例、乙肝和丙肝每年发病比例、吸烟率、人均食盐摄入量、有害饮酒率、红肉摄入过量比例、蔬菜和水果摄入不足率、肥胖率、血脂异常患病率）。因此，维持消化系统健康，开展健康知识普及、合理膳食、全民健身、控烟、肝炎传染病防控及健康环境促进行动，提高全民健康素养，控制消化系统疾病危险因素，降低消化系统疾病患病率、复发率、死亡率，提高消化系统疾病患者的生活质量，是消化系统疾病防治面临的重要挑战。

与此同时，随着医疗技术的飞速发展，我国消化系统疾病的诊疗技术也在不断提高。其一，消化内镜已成为消化系统疾病诊疗必不可少的工具，常见的内镜检查包括普通胃肠镜、胶囊内镜、双（单）气囊小肠镜、染色内镜、放大内镜、荧光内镜、共聚焦激光显微内镜等。除了传统内镜治疗技术逐步完善外，还不断有创新性的新技术问世，如内镜下黏膜切除术（endoscopy mucosal resection，EMR）、内镜下黏膜剥离术（endoscopic submucosal dissection，ESD）、经口内镜下肌切开术（peroral endoscopic myotomy，POEM）、内镜联合腹腔镜、胆胰恶性肿瘤的介入治疗及难治性胆胰管结石碎石治疗等，使得消化内镜从单纯的诊断工具发展为消化系统疾病微创治疗的最重要手段。此外，血管介入与内镜技术的结合也衍生了一系列新的消化诊疗技术，如经内镜逆行胰胆管成像（endoscopic retrograde cholangiopancreatography，ERCP）、消化道扩张、支架（食管、胃、十二指肠及结肠）的置入、肠梗阻导管的置入、消化道改道术后的鼻肠营养管的置入等。近年来，人工智能技术辅助消化内镜医生进行诊断也逐渐被应用，进一步促进了消化内镜技术的发展。其二，放射介入技术在消化系统疾病中的应用也在不断发展，如经颈静脉肝内门体分流术（transjugular intrahepatic portosystemic shunt，TIPS）和球囊阻断逆行经静脉闭塞术（balloon - occluded retrograde transvenous obliteration，BRTO）被用于治疗门静脉高压引起的食管胃底静脉曲张，经导管动脉化疗栓塞术（transcatheter arterial chemoembolization，TACE）被用于治疗原发性肝癌等。这些都为消化系统疾病的治疗与护理带来了新的机遇与挑战。

不断增加的消化系统疾病负担、快速发展的消化诊疗技术，都对消化系统疾病护理工作者的理论知识和护理技能提出了更新、更高的要求，并推动消化疾病专科护理水平的不断提高。

（任宏飞）

第二节　消化内科专科护士的发展

随着医疗技术的发展和人们健康素养的提高，人们对护理服务的需求日益增加，对护理专业能力的要求不断提高。在护理专业不断发展的过程中，护理工作者的角色也得以拓展，专科护士逐渐出现、发展并成熟壮大。

专科护士最早出现于 20 世纪 40 年代的美国，指通过培训成为某一专业领域的护理人才，为患者提供高水平的护理服务。国际护士协会（ICN）将"专科护士"定义为："在某个护理领域拥有丰富的知识、复杂问题的决策能力和临床操作能力，能够直接向患者提供高质量护理服务的注册护士。"我国在 20 世纪 90 年代开始使用"专科护士"的概念。《中国护理事业发展规划纲要（2005—2010 年）》中提出："根据临床专科护理领域的工作需要，有计划地培养临床专业化护理骨干，建立和发展临床专业护士。"此后，专科护士培训工作在我国各地陆续开展起来。《全国护理事业发展规划（2016—2020年）》中明确提出："发展专科护士队伍，提高专科护理水平。选择部分临床急需、相对成熟的专科护理领域，逐步发展专科护士队伍。建立专科护士管理制度，明确专科护士准入条件、培训要求、工作职责及服务范畴等。加大专科护士培训力度，不断提高专科护理水平。"

在政策引领下，近年来，我国专科护士队伍不断壮大，涉及静脉输液、糖尿病、伤口造口、急诊、重症、手术室等几十个护理领域。专科护士改变了传统医疗服务模式，在促进疾病康复、缩短住院天数、减少住院费用及提高生活质量等方面起着举足轻重的作用。然而，消化内科专科护士的培养还处于起步阶段。目前，国内对消化内科护理领域专科护士培养的研究（包括专科护士的角色职能、核心胜任力、培训需求、职业发展需求及专业认证等）已取得了较为丰富的理论研究成果。在实践领域，目前国内消化内科专科护士基地建设及专科护理人才的培养也在逐步完善中。

通过系统的学习、培训和考核，可使消化内科专科护士具备高水平的理论知识、临床护理技能、科研及教学能力，从而满足患者对高质量护理的需求。消化内科专科护士在消化系统疾病护理、消化内镜诊疗和消化介入诊疗的护理配合方面（如上消化道大出血、重症急性胰腺炎、炎症性肠病、肝硬化、消化道早癌等疾病的防控、护理和延续管理，消化内镜诊疗的护理配合等）起着重要的作用。他们与多学科团队中的其他医务人员通力合作，利用自身娴熟的技术技能和扎实的理论知识储备，为患者提供专业化的护理服务和指导，早期发现消化系统疾病的危险因素，并制订合理化的干预方案（如用药管理、针对性治疗、健康生活方式管理等），从而提高患者满意度、改善患者健康结局、降低患者的再入院率。

对于消化内科护理工作者而言，消化内科专科护士具有良好的职业发展前景。我国的专科护士主要从事临床护理、护理教学、护理管理和护理科研工作，部分专科护士还可开设护理门诊、参与专科护理会诊。消化内科专科护士作为消化系统疾病护理的专业人才，不仅可为患者提供优质的、专业的临床护理服务，还可从事消化护理教学和护理质量管理工作，开展专科领域的新技术、新业务，充分发挥自己的职能和专业价值。

（任宏飞）

第三节　消化内科专科护士的概念

一、专科护士的概念及发展

"专科护理"这一概念最早由美国于 1900 年提出，随着护理专业化的发展，20 世纪中期出现了"专科护士"这一护理角色。经过百余年的探索与发展，目前美国的专科护士主要分为初级专科护士（specialty nurse，SN）和高级实践护士（advanced practice nurse，APN）两种。SN 是指从事某一专科领域，经过专科的系统化培训，考取相应的资格证书后，在该专科高级护理实践活动中能为患者提供优质护理服务的注册护士。APN 更能体现护理高层次、高学历与专科化的发展，它要求护士不仅要具备该领域专家水平的知识和解决各种复杂问题的决策及临床能力，而且必须是取得护理硕士或博士学位的注册护士。

我国的"专科护士"概念翻译自国外的"临床护理专家（clinical nurse specialist，CNS）"。目前，国内并未明确区分 SN 和 APN。我国对专科护士的学历多不作要求。在我国，专科护士指从事该专科领域工作一定年限，已具备相应专科丰富的理论知识，精通该专科的临床实践，经继续教育方式培训且考核合格后，取得该专科领域资格证书的注册护士。从角色定位及培养方式方面可知，我国的"专科护士"概念与美国的"SN"相当。随着护理专业不断向纵深、精尖方向发展，专科护士的角色也更趋于多样化和精细化。目前，我国专科护士在糖尿病、静脉治疗、伤口造口、ICU、手术室等领域的发展较为成熟，研究方向涉及专科护士的角色定位、资格认证、核心胜任能力、培训及工作体验、专科延伸服务（如护理门诊）等多个方面。然而，在专科护士的资格认证方面，与美国需经过国家层面的专科护士认证委员会的审核及批准相比，我国尚无统一的专科护士认证机构和注册管理制度。此外，在专科护士培养与使用方面，同一领域不同地区专科的课程设置、师资水平、培养基地建设、学员选拔及考核方式方面也存在较大差异，普遍存在"重培养、轻使用"的现象，一定程度上制约了专科护士职能作用的发挥和专科护理质量的进一步提升。

二、消化内科专科护士

消化内科专科护士是指从事消化系统领域的临床工作，并接受消化专科系统化、规范化的培训，获得相应的资格认证，能够运用专业的护理知识和临床技能，在消化系统疾病的预防、康复、营养、普通治疗和介入手术治疗等各方面为患者提供优质、全方面护理的专家型临床注册护士。消化内科护理不仅涉及食管、胃、肠、肝、胆、胰腺等多个脏器的疾病护理，还涉及急性消化道大出血、重症急性胰腺炎等急危重症患者的救治与护理。消化内科专科护士在工作中通常身兼数职，不仅要扮演患者健康的临床实践者、管理者和教育者，还要担任医、护、患之间关系的协调者，以及促进护理学科发展的研究者等多个角色。

相较于普通护士而言，消化内科专科护士具备更好的专科教育背景，在临床护理实践、护理教学和护理科研中均发挥着重要作用。在临床工作过程中，消化内科专科护士有着更高的实践水平，更能从消化内科专科的角度思考并解决问题，可对消化内科专科及交叉领域的知识得出批判性认识，运用专业的知识和精湛的技能解决消化专科的疑难护理问题，既可为患者提供更为优质的护理，促进患者康复，也可有效协调患者与医疗机构间的关系。与此同时，消化内科专科护士通过为护理同仁提供最新的专科信息，进行专科培训、指导、督促及检查，在消化专科护理质量持续改进方面也发挥着重要作用。此外，部分医院的消化内科专科护士通过护理门诊、会诊等多种专科延伸业务，促进了临床护理实践的发展与变革，丰富了消化专科的工作内涵。《全国护理事业发展规划（2021—2025年）》中强调，要重视专科护士的培养，提高专科护理的服务水平。因此，我们应顺势而行，抓住机遇，完善消化内科专科护士的培养体系及资格认证途径，为消化内科专科护士的职业发展及规划夯实基础。

（陈　恋）

第四节　消化内科专科护士的要求

消化系统病种繁多，涉及的慢性病（如炎症性肠炎、肝硬化等）治疗周期较长，急症（如消化道大出血）患者的病情复杂多变，对护士的应急处理能力要求很高。因此，临床护士对相应疾病的了解程度直接决定了患者所接受护理服务的质量。这意味着，消化内科专科护士作为从事消化系统领域护理工作的专家，在掌握护理基础知识的前提下，更应将消化系统疾病护理的专业知识和技能作为其进行高级护理实践活动的核心能力要求。消化系统疾病护理的专业知识和技能包括以下几个方面。

一、消化专科理论知识

（1）掌握消化系统的人体解剖结构和功能，熟悉消化系统常见疾病（如消化道出血、重症急性胰腺炎、消化道早癌、肝硬化、肝性脑病、消化性溃疡等）的临床表现、并发症、治疗原则及相关护理措施。

（2）掌握消化系统常用药物（如抑酸药、抗酸药、胃黏膜保护药、促胃肠动力药、胃肠解痉药等)的分类、药理知识及不良反应的观察和护理。

(3)掌握消化系统常见内镜及血管介入治疗,如 ERCP、ESD、TIPS、经皮肝穿刺胆道引流术(percutaneous transhepatic cholangial drainage,PTCD)等的禁忌证、适应证、围手术期护理和健康宣教。

(4)掌握消化系统常见症状(如恶心、呕吐、腹痛、腹胀、便秘、便血等)的临床表现、治疗及护理措施。

(5)掌握常见检查(如生理、生化、腹部 B 超、腹部 CT 等)的注意事项,识别异常检查结果。

(6)熟悉消化系统的常见检查和治疗(如钡餐造影、胶囊内镜、$^{13}C/^{14}C$、胃镜、结肠镜等)的操作流程、注意事项及健康教育。

二、消化专科操作技能

消化专科操作技能(如保留灌肠、安置胃管、三腔两囊管的护理等)是消化内科专科护士必须掌握的。

(1)掌握消化系统的基本护理技能(如静脉输液、皮试、心肺复苏、压力性损伤预防等),掌握各仪器设备(如微量泵、输液泵、心电监护仪、无创呼吸机、气垫床等)的使用与维护。

(2)掌握常见导管(如尿管、胃肠减压管、肠内营养管、鼻胆管、经皮肝管、经皮胆总管等)的护理操作流程,能有效预防导管相关不良事件的发生。

(3)掌握三腔两囊管的适应证、禁忌证、安置方式及压迫止血期间的注意事项,能够判断三腔两囊管的止血效果和拔管指征。

(4)掌握胃管的适应证、禁忌证、安置方式及胃管留置期间的日常维护,能有效预防不良事件的发生。

(5)掌握不同类型灌肠(如小量保留、小量不保留及大量不保留灌肠等)的适应证、禁忌证、灌肠方法及注意事项,评估灌肠治疗的效果,及时识别患者的不良反应,做好相应的健康宣教。

(6)具备处理消化道大出血等紧急状况的能力。

(7)掌握消化系统疾病有关评估量表(肝性脑病分级量表、消化道出血严重程度量表、肠道准备质量量表等)的使用方法,并能为患者做好相应的健康教育。

三、伦理与法律能力

在临床工作中,消化内科专科护士要具备"慎独"精神,尊重患者的隐私,有较强的服务意识,能识别医疗纠纷隐患,详细掌握患者的病情,动态评估影响患者健康的危险因素,能够有效应对各种意外及突发事件,并根据相关指南及患者的疾病特点制订合理的护理计划。在与患者及其家属交流的过程中,消化内科专科护士应利用恰当的沟通技巧(如倾听、同理心等),结合患者的生理、心理及社会支持等多方面情况识别患者的健康需求,并为其提供适宜的医疗支持。

四、评判性思维能力

消化内科专科护士需具备较好的自主学习能力,能基于循证护理的思维发现护理问题,提出科学决策,将临床问题转化为科学问题;具备将科学研究成果运用于临床实践的能力,不断更新专科知识和专科技术,实现消化专科的不断革新与进步;能充分利用现有的教育资源,通过专项技术的理论和技能培训、疑难病例交流、专项技术质量督导等活动,及时反馈消化专科护理和带教的情况,为临床护理提供专科指引。

五、管理能力

消化内科专科护士需具备一定的管理、合作能力,能够充分协调科室与职能部门之间的关系,明确消化专科团队成员的工作职责;定期组织召开消化专科团队成员内部座谈会,动态了解成员个人及科室临床、教学、科研等方面的需求;根据消化专科的特点制订个性化的培训方案,充分调动团队成员的能动性,挖掘个人潜能,不断提升消化专科护理队伍的水平。

(陈　恋)

第五节　消化内科专科护士的培养、资格认证

一、消化内科专科护士的培养

国外在专科护士培养方面多采用以学历为主导的教学模式,在理论学习方面实行学分制,在临床学习方面要求至少达到 500 h,强调专科护士的临床决策能力和批判性思维能力。我国在专科护士培养方面多以在职培训形式进行,时间多为 3 个月。培训内容主要"以需求为向导,以岗位胜任力为核心"展开。核心能力的培训既是课程设置、策略选择、效果评价和资格认证等各方面的重要参考依据,也是体现其岗位胜任力的关键点。培训模式主要包括分层培训模式、理论与实践交叉模式和培训者培训(train-the-trainer,TTT)模式三大类。分层培训模式常见的有以学员的工龄分层、技术职称分层、岗位分层、多元分层等多种分层方式,有助于促进因材施教,保证培训的质量。理论与实践交叉模式在实践中运用最为广泛,有助于将抽象的理论知识与实践相结合,促使学员养成在临床中思考问题、解决问题的习惯,培养其批判性思维能力,在深化对专科理论知识理解的同时提升技能水平。培训者培训模式是指学员既是培训对象,又是培训师,是目前国际上十分推崇和采用较广泛的成人培训方式,具体实施是基于团队的培训优势,先培训小团队,再让通过培训的小团队的成员分阶段培训大团队,形成双向互动、开放式的教学方法和金字塔式的培训结构。在临床实践中,培训者培训模式主要以"病区教学组长-各小组长-护士培训"三个阶段分层培训,有助于保证培训结果的同质性,节省培训的时间、人力及物力成本。

消化内科专科护士的培养在我国北京、江苏、广东、陕西等多个省级行政区已逐步开展,各地主要根据该地区的护理现状和护理的实践程度、制度设定消化内科专科护士的核心能力培训内容,主要培训消化内科专科护士的临床实践能力、沟通能力、教育与咨询能力、批判性思维能力、管理能力、伦理与法律知识能力及循证实践与研究能力。培训内容主要分为理论培训及实践技能培训两大板块。

在理论培训方面,学员按照课程设置的整体框架依次完成相应学时的通科理论和专科理论学习,学习方式包括授课、讨论和专家答疑等。

在实践技能培训方面,学员前往指定的培训基地进行临床实践,医院多实行"护理部—专科基地—护理单元负责人"三级管理,按照消化内科专科护士培训基地的要求遴选带教老师。带教老师需在接受消化内科专科护士培训基地统一组织的能力培训和核心技能培训后方能获得带教资格。学员进入临床实习前,消化内科专科护士培训基地统一组织带教老师针对实习要求、培训大纲和实践手册进行解读,统一标准,临床教学基地按要求为学员制订"基于培训大纲、医院专科特色及学员自身个体化需求"的三级带教计划。专科基地负责人统一管理学员,为每名学员安排 1 名带教老师。带教老师按照临床实践手册的要求细化带教内容,通过知识讲解、操作演示、工作坊实操、情境模拟、案例教学等多种教学方法实施带教和各项考核。

二、消化内科专科护士的资格认证

专科护士的资格认证是由学院、委员会或专业机构对达到专业实践认可标准的护士授予实践资质的过程。在专科发展较为成熟的国家(如美国、日本、加拿大等),已具备较为完善的专科护士认证管理机构,一般按照"申请—审核—培训—考核—合格后颁发资格证书—注册—再认证"的流程进行。国内尚无标准统一的专科护士资格认证机制,目前主要参照执业资格、实践经验、学习及进修要求、认证考试、学术活动或成果及核心能力等方面内容进行,再认证时间间隔一般是 5 年,审查条件为实践、学术、继续教育及专业指导等方面的业绩。

我国消化内科专科护士大部分由临床护士兼任,全职专科护士较少,其主要扮演临床护理实践者、管理者、教育者、科研者和咨询者 5 个角色,承担着消化专科护理团队的管理及培训工作,在团队中担任消化专科发展的指引者。随着多学科协作的发展,部分医院开始提供消化专科护理门诊、会诊、互联网+护理等服务,授予专科护士一定的处方权,这样有助于发挥消化内科专科护士的个人专长,提升消化专科护理的质量。

(陈 恋)

参考文献

[1] 石雪平,丁希伟,李雯,等.消化内科专科护士核心能力评价指标体系的构建[J].护理研究,2022,36(6):947-951.

[2] 曹恒.基于核心能力的营养护理专科护士评价指标体系的构建[D].济南:山东大学,2022.

[3] 庄一渝,冯金娥,隋伟静.高级临床专科护士的设立与发展[J].中国护理管理,2021,21(9):1372-1376.

[4] LEE K C,MA J D,HUDMON K S,et al. A train-the-trainer approach to a shared pharmacogenomics curriculum for US colleges and schools of pharmacy[J]. American Journal of Pharmaceutical Education,2012,76(10):193.

［5］ BOCIAN S，LOYOLA C M，BENITEZ-ROMERO M，et al. Standards of clinical nursing practice and role delineations in the gastroenterology setting ［J］. Gastroenterology Nursing，2020，43(3)：e129 - e141.

［6］ MANNING，MARY. The advanced practice nurse in gastroenterology serving as patient educator[J]. Gastroenterology Nursing，2004，27(5)：220 - 225.

［7］ REN H，LIU C，WANG R，et al. Core competencies required for gastroenterology nursing specialists in China[J]. Gastroenterology Nursing，2019，42(2)：169 - 178.

［8］ 蔡晶,程悦,夏莹.我国专科护士研究热点共词聚类分析[J].中国医院,2022,26(8)：85 - 87.

［9］ 国家卫生健康委员会.国家卫生健康委关于印发《全国护理事业发展规划(2021—2025年)》的通知[J].中华人民共和国国家卫生健康委员会公报,2022,(4)：4 - 10.

［10］ 黄蝶卿,黄惠根,陈凌,等.专科护士的培养与管理实践[J].护理学杂志,2018,33(3)：73 - 77.

［11］ WADE C H. Perceived effects of specialty nurse certification：a review of the literature [J]. AORN J,2009,89(1)：183 - 192.

［12］ COOPER MA，MCDOWELL J，RAESIDE L；ANP-CNS GROUP. The similarities and differences between advanced nurse practitioners and clinical nurse specialists[J]. Br J Nurs,2019,28(20)：1308 - 1314.

［13］ 田君叶,吴欣娟,路潜,等.专科护士同质化培训管理方案的构建与应用研究[J].中华护理杂志,2023,58(4)：452 - 458.

［14］ 宋园园,谷岩梅,胡洁.国内专科护士培训的效果评价及其影响因素[J].解放军护理杂志,2016,33(24)：50 - 52,75.

［15］ 杨艳林.专科护士分层级岗位管理体系的构建研究[D].兰州：兰州大学,2021.

［16］ 王美华.解码消化疾病防控版图[N].人民日报(海外版),2023 - 01 - 06(009).

［17］ 石雪平,丁希伟,李雯,等.消化内科专科护士核心能力评价指标体系的构建[J].护理研究,2022,36(6)：947 - 951

［18］ 游桂英,温雅.心血管病内科护理手册[M].成都：四川大学出版社,2021.

第二章　消化专科护理单元建设概述

第一节　消化专科护理单元的设置

一、消化专科重症监护病房的设置

消化专科重症监护病房是集中全科医疗、护理技术力量与先进仪器设备，对消化专科急危重症患者进行连续、动态的监护和治疗的特殊病房。消化专科重症监护病房的护理工作是科室的重要组成部分。消化专科患者病情重且变化快，救护工作频繁，护理记录多重，护士工作压力大。因此，对消化专科重症监护病房必须配备先进的医疗救治设备，由训练有素的护士对患者进行 24 h 不间断的监测、治疗、护理，以及时发现患者的病情变化，并能迅速、准确地作出决策，从而使患者得到及时、有效的救治及护理。护士既应做好基础护理及心理护理，满足患者的合理需求，还要加强医院感染的控制，以减少并发症、降低死亡率。

(一)消化专科重症监护病房生命支持/监护设备的配置

1. 基础设备

基础设备包括供氧管路、床旁监护仪、脉氧夹、加压袋、精密注射泵、简易呼吸球囊、医用降温毯、雾化器等。

2. 呼吸支持设备

呼吸支持设备包括高流量湿化氧疗系统、呼吸机、震动排痰仪等。

3. 抢救设备

抢救设备包括急救推车(药柜)、除颤监护仪等。

4. 消毒设备

消毒设备包括全自动清洗消毒器、过氧化氢消毒机等。

(二)消化专科重症监护病房的人员配置

护士与床位比不少于 2.5∶1。

(三)消化专科重症监护病房的护理管理

1. 日常管理

护理单元护士长配合科主任全面负责次级监护室的护理日常管理。

2. 责任护士的资质要求

重症监护病房的责任护士原则上至少具有 2 年专科临床工作经验，且具有护师及以上职称。

3. 物资设备管理

科室指派专人负责落实物资设备管理制度，定期盘点；负责每日清点交接、检查、补充。对抢救设备应做到定位、定数放置。应定期检查，以保证仪器设备的有效性，做到常备不懈。

4. 院感管理

应严格落实《医务人员手卫生规范》(WS/T 313—2019)及《医院感染管理办法》的相关要求。为防止发生交叉感染，应限制消化专科重症监护病房的人员流动量，减少不必要的与患者及其床单元的接触。消化专科重症监护病房应严格执行"零陪护"要求，认真执行医院的探视要求。

二、消化内镜中心的设置

(一)概述

随着内镜诊疗设备、技术、材料、信息技术的高速发展，消化内镜诊疗技术成为消化系统疾病诊疗的重要手段。

消化内镜中心的规范化设置是保障诊疗安全、提高工作效率、改善患者诊疗体验的基础条件，它包括区域空间、设备、工作动线和流程、信息系统、规章制度、人员配置等内容。这里主要介绍区域空间的设置及配置。

(二)区域空间的设置及配置

消化内镜中心区域可划分为辅助区域和诊疗区域两部分。消化内镜中心应设立预约登记区、候诊区、术前准备区、诊疗区、物资及内镜储存区、污物处理区、办公生活区等，其面积应与工作需要相匹配。应合理划分清洁区、潜在污染区和污染区，并明确区分员工通道和患者通道(图 2-1)。

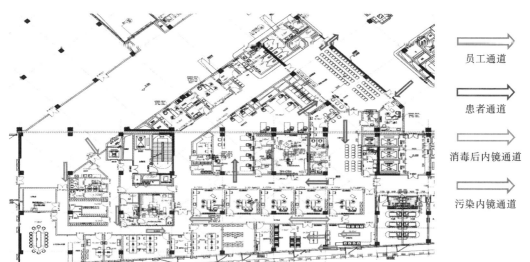

员工通道

患者通道

消毒后内镜通道

污染内镜通道

图 2-1 某医院在建消化内镜中心规划

1. 预约登记区

宜将预约登记区安排在与消化系统疾病门诊诊断室及麻醉评估门诊相邻的位置，应在区域内设置醒目的标识；也可将预约登记区与其他医学检查预约集中安排在一起，采用互联网技术支持线上预约，这样可提高预约登记效率和患者满意度。

2. 候诊区

候诊区是患者进入消化内镜中心的第一区域，环境的安全、舒适、美观程度会影响患者的就医感受。应保证候诊区流程标识醒目、物品清洁整齐、温度适宜、通风良好、照明足够而不炫目、绿化植物适当、便民措施合理等。

(1)根据患者的预约量设置候诊区的大小及候诊椅的数目。在候诊区需设置护士站、候诊室(区)、术前准备室(区)、宣传栏及自助服务设备、电子导诊屏、患者更衣室等。对内镜检查间较多的消化内镜中心，建议设置二次候诊区。

(2)对卫生间，应根据患者及其家属的流量预算设置充足的便池数，应考虑无障碍设施的配置，如分别配置蹲位、座位便池，在便池旁配置安全扶手，并配备紧急呼叫系统。在卫生间洗手盆上宜配备洗手液和擦手纸等。

3. 术前准备区

(1)麻醉评估：主要用于检查当日麻醉专科医生对住院患者及当日护理评估有潜在麻醉风险的门诊患者进行再次评估。对门诊患者，宜在麻醉专科门诊进行麻醉风险评估，互联网门诊可更快捷地完成患者的初步筛查；对住院患者，应于检查前一日在床旁或通过线上完成麻醉风险评估。应在麻醉评估区配置生命体征监测设备、办公桌椅、电脑、信息系统、打印机及候诊椅等。

(2)静脉通道准备区：随着舒适医疗理念的推广，无痛技术在消化内镜中心的应用越来越广。每次施行无痛技术前，均须对患者进行静脉通道准备。可将静脉通道准备区设置在一次候诊区与二次候诊区之间，并配置适量的穿刺岗位和候诊椅。

(3)二次候诊区：在大型消化内镜中心宜设置二次候诊区，在此区域可完成服用祛黏液剂和消泡剂等术前准备；宜配置检查推床，以供患者服药后改变体位用；可根据患者数量配置足够的候诊椅、电子导诊呼叫系统、健康宣教屏等。

4. 诊疗区

诊疗区包括内镜诊疗区、麻醉复苏区、内镜清洗消毒区等。

(1)内镜诊疗区。①基本建设：根据消化内镜中心内镜技术的种类和分级设置内镜检查间，如门诊患者检查间、胃肠镜检查间、小肠镜检查间、超声内镜检查间、ESD检查间、ERCP检查间、(磁控)胶囊内镜检查间、胆道镜检查间、内镜微创治疗间及患者卫生间等。应将门诊患者检查间设置在与麻醉复苏区和患者进出口较近的区域，以利于转运患者；应将内镜微创治疗间设置在中心相对人流少、空间充足的区域，以利于进行环境、秩序管理。胃肠镜检查间的面积应不小于 20 m^2；ESD检查间、小肠镜检查间、超声内镜检查间、胆道镜检查间的面积应不小于 30 m^2；ERCP检查间的面积应大于 35 m^2，同时应配置不小于 20 m^2 的控制室。ERCP、ESD、EUS-FNA等内镜微创手术诊疗间应达到非洁净手术室的空气质量要求；胆道镜诊疗应在洁净手术室内进行；对ERCP检查间墙体各面、房顶、地面及门均应进行辐射防护建设。内镜检查间的门应以电动感应门为宜，其宽度应不小于 1.3 m，以满足ICU病床进出的需求，同时应分别设置患者出入口(污染内镜通道)和工作人员出入口(消毒后内镜通道)。内镜检查间内应配置非接触洗手设备,位置以邻近工作人员出入口为宜。②设备设施配置:内镜检查间内应配置内镜诊疗床、内镜主机、显示器、治疗车、抢救车、器械柜、氧气供应系统、双负压吸引系统、正压空气供应系统、二氧化碳气体供应系统、空气消毒机等;内镜微创治疗间内需配置内镜高频电工作站;气管插管麻醉诊疗间内应配置麻醉机、静脉注射泵、麻醉药物车(须配置电子监控)等;ERCP 检查间内还须配置 RECP 专用 X 光机。另外,在内镜检查间还需配置办公桌、电脑 2 或 3 台、条码打印机、热敏打印机等办公设备,以及内镜报告系统、内镜清洗消毒追溯系统、HIS 系统及医院其他检查检验信息系统等。

(2)麻醉复苏区。行无痛内镜技术诊疗的内镜中心(室)应有独立的麻醉复苏区。①应将麻醉复苏区设置在候诊区附近。对大型内镜中心的麻醉复苏区,可在邻近相应诊疗区域分别开设多个入口,使复苏后的出口靠近候诊区,以便于工作人员与家属进行患者交接。②麻醉复苏区的床位数量与诊疗间的比例以 1:2.5 为理想,复苏床位的间距应不小于 1 m。③麻醉复苏区内应配置氧气供应系统、负压吸引系统(或电动吸痰器)、正压空气系统、呼吸机、抢救车及除颤仪、麻醉治疗车(备气管插管全套用物)、心电监护仪(与床位比为 1:1)、血气分析仪、电暖加热器等。此外,麻醉复苏区内应设置护士站,在护士站内应配置电脑、物品柜、手术麻醉系统、HIS 系统、挂钟等。

(3)内镜清洗消毒区。消化内镜中心应配置独立的内镜清洗消毒区。内镜清洗消毒区的面积应与诊疗量相匹配,以便于完成内镜、辅件及复用诊疗附件的再处理。①应将内镜清洗消毒区设置在邻近相应诊疗间和通风良好的区域,分别设置污染内镜入口和消毒后内镜出口,以保证内镜由污到洁的单向运行。当条件有限时,可将污染内镜转运通道与患者转运通道合用,消毒后,内镜转运通道与员工通道合用。传递窗和轨道转运是更理想的内镜转运模式。②内镜清洗消毒区应有良好的通风,采用机械通风系统应遵照"上送下排"原则,最小新风量应达到每小时 2 次,换气应达到每小时 10 次或 10 次以上;在内镜清洗槽口上方安装负压排风系统可降低生物气溶胶和消毒剂在空气中的残留量;采用双开门消毒机嵌入建筑墙体将污染清洗区和洁净干燥区进行物理隔断是较理想的建设模式。③清洗消毒区域的配置:应配置与工作量相匹配的内镜清洗槽、内镜转运车、测漏保护装置、超声清洗器、全管路灌洗管路、高压水枪和气枪、干燥台、纯化水生成设备、城市自来水供应系统、下排水及消毒剂排放系统、洁净压缩空气生成设备、医用清洗剂、内镜专用消毒剂(含浓度试纸)及其他清洗用品、职业防护用品、洗眼器等;应配置全自动内镜清洗消毒机,有条件的可配置内镜转运机器人,以降低工作负荷和二次污染概率;应配置内镜清洗消毒追溯系统,以科学管理内镜洗消流程。

5. 内镜及其他物资储存区

(1)内镜储存区:内镜诊疗工作结束后,应将内镜充分干燥后存入独立的储镜室(柜),推荐使用内镜干燥储存柜。储镜室应与消毒后内镜转运通道相连接。储镜室(柜)需满足内镜一镜一挂的悬挂式存放或一盘一镜的柜式存放条件,应保持储镜室(柜)内空气湿度在 30%~60%,温度在 20~30 ℃,应保持储镜室(柜)物体表面洁净,物表微生物检测菌落数应≤10.0 CFU/cm²,空气微生物检测菌落数每皿≤4.0 CFU/5 min。可在内镜洗消追溯系统配置内镜储存管理模块,以实现全流程信息化管理。

(2)其他物资储存区:应当设置相对独立的医用耗材储存库房,配备相应的设备设施,制订相应的管理制度,定期对库存医用耗材进行盘点与质量检查,确保医用耗材的安全有效储存。宜配置库房管理信息化系统,实现耗材的领用申请、入库、使用及费用、效期的闭环管理。

6. 污物处理区

污物处理区包括保洁工具的清洗和存放、医疗垃圾暂存和转运等区域。应将其设置在内镜诊疗区末端，与医疗垃圾转运电梯(楼梯)相邻。在污物处理区内应配置污洗及保洁物品存放间、带锁的垃圾暂存桶或柜等。

7. 办公生活区

应将办公生活区与诊疗区分区设置，应设工作人员通道，在两个区域间应有缓冲间，工作人员可在缓冲间进行防护用品的穿、脱和个人卫生的处置等。应根据工作人员的总量及分类合理设置办公室，如医生办公室、护士办公室、更衣室、主任办公室、学习(会议)室、进餐室、休息室、卫生间、淋浴间等。

在更衣室内应配置充足的更衣柜和洗手衣。采用医务人员行为管理信息系统管理可提高工作人员服务、管理质量，提升工作人员满意度。应在办公室、学习(会议)室配置信息系统，以供工作人员进行学习和会议交流；应在会议室配置操作转播系统，用于操作培训和交流。

在大型教学医院的消化内镜中心内还应配置模拟教学实验室和临床研究的动物实验室。

(张铭光，王　瑞，张琼英，杜　江)

第二节　消化专科护理单元的岗位设置与岗位职责

一、消化专科护理单元的岗位设置

消化专科护理单元的岗位应根据消化内科的实际情况进行设置，应确保人员配置合理，既能保证临床护理质量及患者安全，又能促进专科护士的发展，提升专科护理能力。

消化专科护理单元的岗位设置架构如图 2-2 所示。

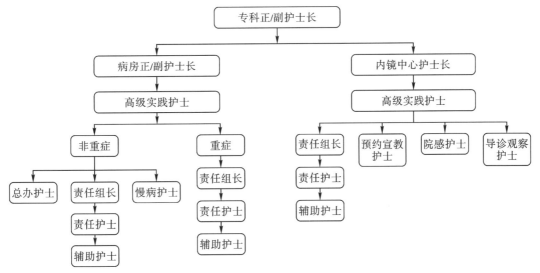

图 2-2　消化专科护理单元的岗位设置架构

二、消化专科护理单元的岗位职责

随着医疗技术的发展和人们健康素养的提高,大众对于护理服务的需求日益增加,护士的角色和功能也相应得以拓展,以此来满足大众的需要。护士对自身的专业能力要求不断提高,护理工作正在向专业化发展的道路迈进。在探索护理专业化发展的过程中,专科护士逐渐出现、发展壮大并走向成熟。

(一)高级实践护士的岗位职责

(1)在护士长的指导下统筹管理病房疑难、危重、大手术患者,提高疑难、危重、大手术患者的护理质量。

(2)督导各级护士在全面了解、分析患者病情的基础上落实护理计划,提升护士的临床思维能力。

(3)参加医生查房、危重及疑难病例的讨论,反馈诊疗方案实施过程中的护理信息及建议,推动多学科合作。

(4)负责危重患者的健康教育,指导下级护士积极开展健康教育工作。

(5)开展循证护理实践,应用临床护理新技术,不断提升专科护理业务水平。

(二)病房责任组长的岗位职责

(1)遵循医院、护理部及所在病房的护理服务宗旨和目标。

(2)负责分管患者当班的全部护理工作,熟悉本组重点患者的情况,组织指导下级护士完成本组患者的护理工作,并检查完成效果。

(3)负责本组患者各项护理记录的质量控制,组织护理小组的护理查房,发现问题并及时解决。

(4)组织、参加并指导危重患者的抢救工作及复杂技术操作。

(5)协助并参与病房护理管理,提出改进措施,参与、指导临床教学工作。

(三)病房专科护士的岗位职责

(1)遵循医院、护理部及所在病房的护理服务宗旨和目标。

(2)运用护理程序对分管患者实施护理服务,防止差错事故的发生。

(3)协助护士长、护理责任组长做好病室管理工作。

(4)协助护士长、护理责任组长指导或协助指导新入职护士、实习护士、进修护士等的临床实习工作。

(李罗红,杨小莉)

第三节　消化内镜中心的护理岗位设置与人力资源配置

《全国护理事业发展规划(2016—2020 年)》中要求:"要建立人事、财务、医务、护理、后勤等多部门联动机制,科学设置护理岗位,建立护士岗位责任制,明确岗位职责和工作标准,合理配置护士人力。"护理人力资源配置应以患者的实际需求是否被满足为依据。消化内镜中心应建立内镜护理岗位职责和工作流程,并测算护理工作量,确定岗位工作内容和质量标准，在此基础上进行岗位数量和护理人员能级的匹配。

一、护理岗位设置

（一）护理岗位需求

目前，我国各级医疗机构大多开设了消化内镜诊疗部门。根据内镜诊疗患者的就诊流程，结合消化内镜中心的具体情况可设置护士长、护理责任组长、预约咨询护士、导诊护士、术前准备护士、检查室护士、麻醉复苏护士、总务护士、清洗消毒护士或技术工人、感控护士等岗位。除此之外，大型综合医院及教学医院的消化内镜中心还可设立兼职教学护士岗位。随着护理学科的发展，高级实践护士开始在临床发挥专家型人才的指导作用。根据人力资源的现状和工作量测算，对部分岗位采用兼职岗位的方式，更有利于灵活调配人力资源。

（二）护理岗位职责及工作内容

明确的护理岗位职责和工作流程是进行护理人力资源配置、在岗人员履行职责及进行工作质量考评的依据。消化内镜中心应基于内镜诊疗患者对内镜专科护理的服务需求及优质护理服务目标，结合本单位的具体情况，健全护理岗位职责，优化工作流程。

二、护理人力资源配置

护理人力资源配置是否合理与临床护理质量、患者满意度密切相关，对其的评价应以患者的实际需求是否被满足为依据；护理工作负荷不仅与患者的不良结果相关，而且与护士的不良结果相关。因此，应结合岗位工作内容、优质护理服务标准及工作量对护理人力资源进行合理配置。

（一）护理工作量的测定

护理工作量是指护理人员在相关活动上的时间量，包括体力、智力的消耗及护理活动的风险度、技术难度等。护理工时测定法作为目前国内最常用的一种工作量测量方法，能够较客观、准确地反映科室工作情况。护理工时测定包括直接护理时间测定和间接护理时间测定（表2-1）。消化内镜中心护理岗位的数量可基于工时测定（即现场测定）完成每个工作流程所需时间及科室总体工作量，确认岗位护理人员数量。

护士人数＝（每日护理总时数/每名护士日工作时数）＋单独岗位

表2-1 消化内镜中心间接护理时间测定

项目	每天用时（min）	用人	共耗时（min）
收送报告	225	1	225
操作间检查前准备	每间12	13	156
复苏室检查前准备	15	2	30
配药	60	2	120
静脉输液前准备	20	2	40
操作间终末消毒	每间20	13	260

项目	每天用时(min)	用人	共耗时(min)
复苏室终末消毒	15	3	45
质控	36	1	36
数字	36	1	36
感控	72	1	72
合计			1020

(二)护理人员的能级配置

《中国消化内镜诊疗中心安全运行指南》(2021)中指出："消化内镜诊疗中心应配备通过培训考核的专职内镜护士,护龄应在3年以上,并通过临床急救相关的技能培训,熟练掌握心肺复苏、心电监护等基本急救技能和操作技术。常规检查:除1名实施操作的医师外,需要1名护士,在操作中给予技术支持。复杂操作:需要额外配置1名助手协助完成操作。开展镇静/麻醉消化内镜诊疗的医疗机构和体检中心须配备麻醉医师和护士,负责患者的镇静和(或)麻醉以及麻醉恢复。有条件的内镜中心还可以配备技师和放射医生,辅助人员必须熟悉内镜操作的流程,具有一定内镜工作的背景。清洗消毒专岗人员必须接受内镜清洗消毒规范化培训并考核合格方可上岗;从事放射介入诊疗的护士应持放射人员工作证上岗。"

事实上,消化内镜中心的护士除了承担内镜诊疗间操作配合方面的工作职责外,还承担着患者教育、临床护理、操作配合、科室管理、护理研究等职责。美国消化病专科护士协会(Society of Gastroenterology Nurses and Associates)将内镜专科护士的培训分为3个阶段。阶段Ⅰ为认知性技能:具有对患者教育的能力、了解肠道准备过程的能力及对结肠镜检异常结果进行分析的能力。阶段Ⅱ是实践技能。阶段Ⅲ为定期的能力考核及继续教育。对内镜专科护士应从消化内镜诊疗相关的基础病理生理知识,内镜诊疗技术临床应用的理论知识,内镜诊疗患者的护理评估,护理问题的识别,护理措施的拟定及实施,护理效果评价,内镜设备和材料的结构、使用原理及操作技巧,内镜诊疗风险的预判、防范和处理对策等方面进行逐级的培训和考核,完成能级评定后授予相应岗位,这样才能保障患者安全和护理质量的持续提升。

(张琼英,龚 慧)

参考文献

[1] 刘运喜,邢玉斌,巩玉秀.软式内镜清洗消毒技术规范:WS 507—2016[J].中国感染控制杂志,2016,16(6):587-592.

[2] 国家消化内镜专业质控中心,中国医师协会内镜医师分会,中华医学会消化内镜学分会.中国消化内镜诊疗中心安全运行指南(2021)[J].中华消化内镜杂志,2021,38(6):5.

[3] 国务院.医疗废物管理条例[J].中国环保产业,2004,(S1):6-10.

［4］ 国家消化内镜质控中心,国家麻醉质控中心.中国消化内镜诊疗镇静/麻醉操作技术规范［J］.临床麻醉学杂志,2019,35(1):81－84.

［5］ 国家卫生和计划生育委员会.医用 X 射线诊断放射防护要求:GB/Z 130—2013［S］.北京:中国标准出版社,2014.

［6］ 国家卫生计生委.国家卫生计生委关于印发全国护理事业发展规划(2016—2020 年)的通知［J］.中华人民共和国国家卫生和计划生育委员会公报,2016,(11):24－30.

［7］ 蔡梦歆,负晖,陈晶,等.基于流行病学调查和工时测定的急诊抢救室护理人力配置研究［J］.中华急危重症护理杂志,2022,3(1):61－66.

［8］ 赵文静,沈犁,刘巾铭,等.以临床工作需求为导向的护理岗位设置与动态调配的实践［J］.中国护理管理,2021,21(1):15－18.

［9］ MYNY D,VAN GOUBERGEN D,GOBERT M,et al. Non－direct patient care factors influencing nursing workload:a review of the literature［J］. J Adv Nurs,2011,67(10):2109－2129.

［10］ 纪媛媛,王军,郑东爱,等.基于工时测定和护理分级的神经外科护理人力资源配置研究［J］.护理研究,2020,34(8):1443－1446.

［11］ 国家消化内镜专业质控中心,中国医师协会内镜医师分会,中华医学会消化内镜学分会.中国消化内镜诊疗中心安全运行指南(2021)［J］.中华消化内镜杂志,2021,38(6):421－425.

第三章　消化专科护理质量管理

第一节　消化专科护理管理组织体系

护理管理是护理管理者为了实现管理目标，采用一定的组织形式和方法，指挥、协调和控制被管理者完成预定护理目标的活动过程。消化专科护理管理的目标是为消化专科患者提供优质、安全的护理。消化专科护理管理组织体系以患者安全为核心，以组织管理、规章制度、人员培训和消化专科护士分层管理四大支持系统为依托，实现患者安全的目标。四大支持系统包括：构建以患者安全为核心的护理管理组织架构，为安全管理打下坚实的组织基础；完善并推广消化内科专科护士分层次使用制度和规范，组建医护一体亚专业组，促进消化专科的护理质量和安全；建立消化专科在职护士岗位规范化培训及分层次培养体系，提高护士的专业素质；完善消化专科护理安全管理各项制度、标准和操作流程，依托制度建设规范、约束护理行为。

一、健全护理管理组织体系

（一）医院护理管理组织架构

从医院层面设立护理部—科护士长—专科护士长—护士长的上下联动的行政管理架构，成立以委员会为辅助支持，形成上下结合、纵横交错的华西特色护理管理架构；发挥各领域专业作用，落实护理精细化管理；确立"四轨五阶梯式"华西护理职业生涯成长路径，深入探索高级实践护士培训及工作的流程，并给予培养及临床使用(图3-1)。

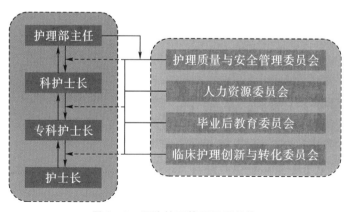

图3-1　医院护理管理组织架构

(二)消化专科护理管理组织架构

在医院护理管理组织架构下扩展细化消化专科护理管理组织架构(图3-2)。

(1)专科护士长在上级管理引领下,与学科管理团队沟通协作,全面负责专科的护理学科建设、人才队伍建设及科研管理;指导、负责消化专科各护理单元的护理质量与安全;确保学科建设及临床护理安全、高效、有序发展。

(2)专科副护士长在专科护士长带领下负责本学科护理科研工作的开展及推进。

(3)病房护士长及消化内镜中心护士长在病区护士长、专科护士长的指导下,全面负责本护理单元的护理运营、护理质量与安全、人力资源管理、临床教学与科研管理;与其他相关部门建立良好的合作关系,维护良好的医护关系。

(4)高级实践护士在护士长的指导下负责提高危重患者的护理质量;提升护士临床思维能力,推动多学科合作;开展临床护理新技术,不断提升专科护理业务水平。

(5)各护理单元由护士长牵头带领设置护理书写组、护理操作技能组、整体护理组、护理服务态度组、跌倒风险管理组、压力性损伤风险管理组等护理质量控制小组,由各专科护士及护理责任组长担任质控组长,实现护理质量监控的联系及标准化管理,且充分体现全面质量管理的理念。

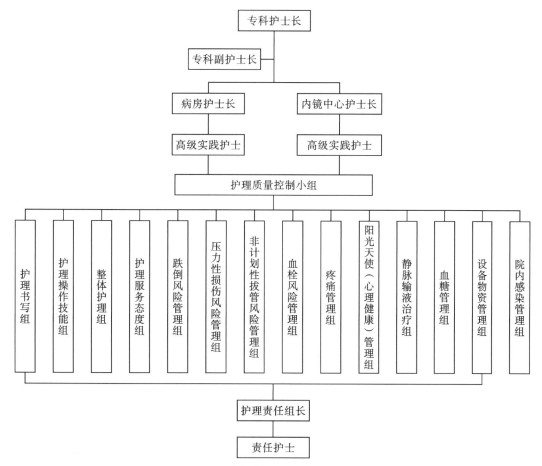

图3-2　消化专科护理管理组织架构

二、共同开展护理责任组长负责制的层级管理模式及护理与医疗亚专业组对应匹配模式

(1)护理责任组长负责制的层级管理模式在临床管理中应用较普遍。根据护士的工作年资、职称、学历、工作能力、工作态度等维度进行工作胜任力考核，并按照评估结果能级对应，实施各护理组分层次使用。护士分层级管理使护士分工较之前更加明确、科学，避免了以往高级实践护士从事低层次护理工作的现象，进一步优化了护理人力资源的配置及结构，使护士在临床的时间增加、责任感增强，使各级护理工作更加贴近临床，从而提升护患满意度。护理责任组长有小组内人力调配、护理质量把控等职责，在进行团队管理的过程中临床业务、学术进展、教学能力及行政管理能力均能有效提升。

(2)护理组与医疗亚专业组对应匹配相对固定，通过实施医护一体查房、疑难病例讨论等举措，护士对消化系统亚专业病种的研究得更加深入、精细，医护一体对患者全周期治疗方案的落实及高效医护沟通有积极的推动作用。医生对护士的满意度维持较高水平。

三、实施护士的岗位规范化培训及分层次培养体系

消化专科护理是一项专业性较强的工作，对护士各方面的要求非常高。护士除应具备扎实的医学护理基础和专科知识外，还必须具有敏锐的病情观察能力，对各种突发事件的判断、应变和处理能力，高超的急救能力等，因此，培养一名合格的消化内科专科护士是尤其重要的。为了实现护士专业能力的提升，应对其开展有针对性的规范化培训。

(1)建立规范的临床护理教师选拔、培养、使用及考核制度。

(2)根据消化专科特点制订标准化培训方案，完善各项培训标准，确立护士分层次培训的教学指导思想，对各层级设立明确的培养重点并采取相应的培训措施，坚持按计划长期扎实开展培训、考核工作。

(3)对消化内科专科护士，应着重培养临床综合能力，结合专科特色，不仅需要培养常见疾病的相关专业知识、抢救配合、围手术期护理，还需要培养良好沟通能力及突发事件应急能力。

四、制订专科科学流程及制度

结合消化专科护理的专业问题，制订标准规范，并逐步制订一整套与本专科适应的临床护理路径及标准操作流程，用以指导临床实践。

(1)形成弹性排班及灵活人力调配机制。

(2)建立消化内科专科重症病房。

(3)设立优势学科危急重症患者入院绿色通道。

(4)规范消化专科危急重症患者抢救临床路径。

(5)制订上消化道出血急救管理手册等多病种消化专科疾病救治规范。

(6)组建医护一体多学科联合救治团队。

（7）完善消化专科内镜转运交接规范及消化专科介入手术转运交接规范。

（8）开展医护一体化连续性健康管理服务。

（9）建立完善的消化专科护理风险预警机制及突发事件反应和处理体系。

（王　瑞）

第二节　消化专科护理质量管理的评价指标与常用工具

随着医学模式的转变和专科技术的发展，专科护理质量评价受到护理管理者的高度重视，而护理敏感质量指标的选择是专科护理质量评价的关键所在。护理敏感质量指标是基于护理效果而制定的定量监测评价标准，涉及护理管理、临床护理等各环节，具有可测量性和直观性，同时也是评价患者护理质量的关键，能客观、真实地反映护理质量水平。护理质量管理评价指标是护理质量管理的核心要素，其结果能客观地反映护理实践效果，真实地反映护理质量水平，是评价护理工作的重要工具，也是护理质量管理的重要手段。目前，我国三级综合医院已上报护理质量指标达 1624 项，指标构建取得了一定成效，但也存在诸多问题。消化专科护理质量管理指标的建立仍在摸索阶段，国内外在此方面的研究并不多。

一、评价指标

（一）护理敏感质量指标

1. 概念及特点

护理质量评价指标（即临床护理质量指标）是对护理质量数量化的测定，用于评价临床护理质量及其所实施护理活动的工具。美国护士协会（American Nurses Association，ANA）首次提出"护理敏感质量指标"，并将其定义为："评估护理服务的过程和结局；定量评价和监测影响患者结局的临床实践、护理管理等各项功能的质量；指导护士照顾患者感知及组织促进的监测评价标准。"护理敏感质量指标具有可测量性和直观性，能反映护理的结构、过程和结局。护理敏感质量指标的特点：①指标大都包含结构、过程和结局指标；②指标具有特异性、客观性、简易性、层次性和可测量性；③指标相较医疗质量评价更关注患者的感受；④指标的应用具有实效性。

2. 分类

护理敏感质量指标可分为两类：一是通用的护理质量评价指标；二是专科护理质量评价指标。

（二）消化专科护理质量评价指标

消化专科护理质量评价指标包括一级指标和二级指标。一级指标包括结构指标、过程指标及结局指标；二级指标包括人力资源管理指标、关键过程指标、围手术期指标、风险管理指标、服务质量指标（表 3-1）。

表 3－1 消化专科护理质量评价指标

一级指标		二级指标	
结构指标	人力资源管理指标	床护比	床护比＝统计周期内实际开放床位数÷同期执业护士总人数
		护患比	护患比＝统计周期内每天各班次责任护士数之和÷同期每天各班次患者数之和
		不同级别护士配置	某级别护士的比率＝同期某级别护士人数÷统计周期内护士总人数×100%
		每住院患者 24 h 平均护理时数	每住院患者 24 h 平均护理时数＝同期住院病区执业护士上班小时数÷统计周期内住院患者实际占用床日数
过程指标	关键过程指标	住院患者基础护理质量合格率	住院患者基础护理质量合格率＝同期住院患者基础护理质量督查条目完全合格总人次÷统计周期内住院患者基础护理质量督查总人次×100%
		住院危重患者护理质量合格率	危重患者护理质量合格率＝同期住院危重患者护理质量督查条目完全合格总人次÷统计周期内住院危重患者护理督查条目总人次×100%
		住院患者分级护理质量合格率	住院患者分级护理质量合格率＝同期住院患者分级护理质量督查条目完全合格总人次÷统计周期内住院患者分级护理质量督查总人次×100%
		输血质量管理合格率	输血质量管理合格率＝同期输血质量管理督查条目完全合格总人次÷统计周期内输血质量管理督查条目总人次×100%
		消毒隔离管理合格率	消毒隔离管理合格率＝同期消毒隔离管理督查条目完全合格总人次÷统计周期内消毒隔离管理督查条目总人次×100%
		禁食患者低血糖发生率	禁食患者低血糖发生率＝发生低血糖的禁食患者例数÷同期住院禁食患者总例数×100%
		住院患者健康教育知晓率	住院患者健康教育知晓率＝住院患者健康教育督查条目完全合格总人次÷统计周期内住院患者健康教育督查条目总人次×100%
		管道风险管理合格率	管道风险管理合格率＝同期管道风险管理督查条目完全合格总人次÷统计周期内管道风险管理督查条目总人次×100%
		呼吸机相关性肺炎预防措施执行合格率	呼吸机相关性肺炎预防措施执行合格率＝同期呼吸机相关性肺炎预防措施执行督查条目完全达合格人次÷统计周期内呼吸机呼吸机相关肺炎预防措施执行督查条目总人次×100%
		用药错误发生率或发生例数	用药错误发生率＝患者使用药物错误发生例数÷住院患者人数×100%，或患者使用药物错误的发生例次/月
		输血错误发生率或发生例数	输血错误发生率＝护士输血错误发生例数÷住院输血患者人数×100%，或护士输血错误的发生例次/月

续表

一级指标		二级指标
	肠外营养输注规范落实率	肠外营养输注规范落实率＝肠外营养液输注规范落实例数÷同期住院患者肠外营养液输注总人日数×100%
	肠造口护理落实率	肠造口护理落实率＝肠造口护理落实例数÷同期住院患者肠造口总人日数×100%
	患者误吸的发生率	患者误吸发生率＝同期住院患者发生误吸的人数÷统计周期内住院患者实际占用床日数×100%
	深静脉血栓发生率	深静脉血栓发生率＝同期深静脉血栓发生人数÷统计周期内住院患者实际占用床日数×100%
	腹泻患者肛周皮肤损伤发生率	腹泻患者肛周皮肤损伤发生率＝腹泻患者肛周皮肤损伤例数÷同期住院腹泻患者总例数×100%
	呕血患者窒息发生例数	呕血患者窒息发生例数＝每年收治的呕血发生窒息的患者例次
围手术期指标	住院患者围手术期护理质量合格率	住院患者围手术期护理质量合格率＝同期住院患者围手术期护理质量督查条目完全合格总人次÷统计周期内住院患者围手术期护理质量督查条目总人次×100%
	胃、肠息肉切除术后患者低血糖发生率	胃肠息肉切除术后患者低血糖发生率＝同期胃、肠息肉切除术后发生低血糖的患者总人次÷统计周期内胃肠息肉切除术患者总人次×100%
	住院患者胃肠镜检查胃肠道准备合格率	住院患者胃肠镜检查胃肠道准备合格率＝同期住院患者胃肠镜检查胃肠道准备督查条目完全合格总人次÷统计周期内住院患者胃肠镜检查胃肠道准备督查条目总人次×100%
	手术患者术后并发症发生率或发生例数	手术患者术后并发症发生率＝择期手术患者术后并发症发生例数÷同期出院患者择期手术人数×100%
	鼻胆管引流堵管率	鼻胆管引流堵管率＝鼻胆管引流堵管例数÷同期鼻胆管引流患者总例数＊100%
结局指标	风险管理指标 住院患者压力性损伤发生率	住院患者压力性损伤发生率＝同期住院患者压力性损伤新发病例数÷统计周期内住院患者总数×100%
	跌倒/坠床发生率	跌倒/坠床发生率＝同期住院患者跌倒/坠床人数÷统计周期内住院患者实际占用床日数×100%
	非计划拔管发生率	非计划拔管发生率＝同期某导管非计划性导管拔管次数÷统计周期内该导管留置总天数×100%
	住院患者身体约束率	住院患者身体约束率＝同期住院患者身体约束日数÷统计周期内住院患者实际占用床日数×100%

一级指标	二级指标	
	肠外营养液外周静脉输注渗漏/外渗发生率	肠外营养液外周静脉输注渗漏/外渗发生率＝肠外营养液渗漏（外渗）发生例次数÷同期住院患者外周静脉输注肠外营养液总人日数 ×100%
	用药错误发生例数	用药错误发生例数＝统计周期内用药错误发生例数
	标本采集错误发生例数	标本采集错误例数＝统计周期内标本采集错误发生例数
服务质量指标	患者满意度	①回答问卷最后一个条目"护理总体满意度"的平均分（满分100分）；②其他每个条目满意度（满意、一般、不满意）的人数占比
	护士满意度	①护士总体满意度＝有效问卷实际得分/（有效问卷×5）×100%；②单个条目护士满意度＝单个条目实际总得分/（有效问卷×5）×100%；③以 likert 五级评分法评分

二、常用工具

对护理质量的评价需要应用科学的护理质量检验工具，将繁杂的信息经过系统化整理和程序化处理，从而客观、准确地监测其质量水平。管理工具能帮助管理者更好地发现存在的问题。《医疗质量管理办法》指出："医疗质量管理工具指为实现医疗质量管理目标和持续质量改进所采用的措施、方法和手段。"质量管理工具种类繁多，护理领域常用的质量管理工具包括 PDCA 循环、根本原因分析、品管圈、全面质量管理、医疗失效模式与效应分析、六西格玛、SWOT 分析、业务流程重组等。

（一）PDCA 循环

PDCA 循环是一种迭代的四步管理方法，其包含 4 个阶段，分别是计划（plan）、执行（do）、检查（check）、处理（action）。PDCA 循环是全面质量管理的理论基础和方法依据，贯穿于质量管理的全过程。从调查研究、分析原因，到制订计划、实施方案、监督检查和评价效果，最后总结经验并形成规范，持续改进存在的问题，各阶段环环相扣，通过周而复始的循环，达到质量管理持续改进的目的。

（二）根本原因分析

根本原因分析（root cause analysis，RCA）又称根源性分析，是一种回溯性失误分析方法，最早起源于美国，广泛应用于航空安全、核工业等高风险领域。RCA 是以系统和流程改善为目的，通过程序化的问题处理方法，经过广泛收集主、客观证据和进行系统、规范的分析，突破事件的表象特征，透视失误发生的过程，逐步寻找到源头因素，进而实施有针对性的预防行为，防止同类失误再次发生。RCA 的核心是分析整个系统及流程的缺陷，而非追究人为的责任与过错，找出存在于组织系统内部的造成行为偏差的根本原因，进而改善系统及流程，减少同类事件的发生。RCA 涉及的主要概念：①直接原因，又称近端原因，指导致事件发生比较明显或比较容易想到的原因；

②间接原因，指导致直接原因发生的原因，通常可分为多个层次；③根本原因，指存在于导致事件发生的众多间接原因之中，通常位于较深的层次，需通过一定的逻辑关系分析才能确定的原因。

(三)品管圈

品管圈(quality control circle，QCC)是由日本的石川馨博于 1962 年所创，是指同一工作现场、工作性质相似的人员自动自发进行品质管理所形成的小组，由成员主动提出，以全员参与的方式，活用品管手法，讨论及尝试解决工作现场存在或潜在品质问题的活动的团体。QCC 具有自愿性、普遍性、目的性和科学性的特点，实现了管理核心从"物"转向"人"，管理重心从"结果"转向"因素"，管理方法从"监督管理"转向"自主管理"，管理心态从"被动接受"转向"自主参与"，有利于提升工作人员发现问题及解决问题的能力，强化质量意识与成本意识，有利于形成学习型组织。QCC 的基础理念为 PDCA 循环，共细分为四个阶段。其第一阶段为主题选定、目标设定、拟订活动计划、把握现状、原因分析、拟定对策；第二阶段为实施对策及反馈；第三阶段为效果确认；第四阶段为标准化及检讨与改进。

(四)全面质量管理

全面质量管理(total quality management，TQM)是工业企业管理早期的理论成果之一，是指团队或企业组织实施有效生产、研发、提高产品质量与提供高品质服务、维持可持续发展的一种有效管理体系，是一种科学的管理思想和系统工程理论。它运用企业生产运作的科学管理方法和现代科技手段，对企业生产过程与输出产品的质量进行全方位、全员和全过程的管理与控制，使生产经营管理链全过程处于系统控制状态，进而达到提高产品质量和企业可持续发展的目的。全面质量管理具有全方位、全员和全过程的特点。

(五)医疗失效模式与效应分析

医疗失效模式与效应分析(healthcare failure mode and effect analysis，HFMEA)作为一种基于团队的前瞻性风险分析方法，能够系统地评估和分析某个医疗流程中可能出现的风险或缺陷，识别问题产生的原因和影响程度，并提供针对性的改进建议，落实持续的质量改进。

(六)六西格玛

六西格玛(six sigma)概念于 1986 年由摩托罗拉公司的比尔·史密斯提出。其主要理念是追求零缺陷生产，防范产品责任风险，降低成本，提高生产率和市场占有率，提高顾客满意度和忠诚度，从而实现企业战略目标。六西格玛理念涵盖定义、测量、分析、改进、控制等核心内容，通过掌握当前临床管理的不足，结合临床护理操作的危险因素，改进和完善护理工作流程，以达到消除护理缺陷及环节遗漏、减少无价值作业、提高护理质量的总体目标。

(七)SWOT 分析

SWOT 分析法又称态势分析法，由美国旧金山大学的管理学教授韦里克提出，经常应用于医疗机构战略制订、竞争对手分析等场合。SWOT 是通过分析研究对象的竞争优势(strengths)、竞争劣势(weaknesses)、机会(opportunities)和威胁(threats),从而将研究对象的内部资源与外部环境有机结合,进而分析组织的优、劣势,并从中得出一系列结论的方法。SWOT分析法的步骤:①确认当前的战略;②确认医疗机构外部环境的变化;③根据医疗机构的资源组合情况,确认医疗机构的关键能力和关键限制;④按照通用矩阵或类似的方式进行评价;⑤将识别出的优势分为两组,确定其是与行业中潜在的机会有关,还是与潜在的威胁有关。

(八)业务流程重组

业务流程重组(business process reengineering,BPR)是20世纪90年代迅速发展并广泛实施的一种新的管理思想,是对医疗机构的业务流程进行根本习惯再思考和彻底性再设计,从而获得在成本、服务、质量和速度等方面的改善的方法。BPR强调以业务流程为改造中心和对象,以患者需求和满意度为目标,对现有的护理流程进行优化,利用先进的信息技术及现代化的管理工具,最大程度地实现技术上的功能整合和管理上的职能整合,建立全新的过程型组织机构,实现医疗机构在成本、质量、效率、服务效果等方面的巨大改善。

(张宗霞)

第三节　消化专科护理质量管理的落实

一、消化专科护理质量管理的目的

消化专科护理质量管理以满足消化专科患者的需求为宗旨,以提高护理效率为原则,其目的为通过规范消化专科护理人员的行为,阻断和改变某些不良状态,进一步改进护理工作,为医院、科室节省成本,提高经济效益,进而提升消化专科护理质量和保障护理安全。

二、消化专科护理质量管理的内容

消化专科护理质量管理的内容:明确职责分工,根据消化专科质量管理的总体目标,制订专科小组职责,积极发展消化科亚专科特色;制订、更新专科小组相关工作流程和操作规范;负责在职护士、进修护士、轮转护士、新护士的培训及考核;及时更新专科培训及学习的相关资料,解读并积极应用相关指南;协助各专科小组开展临床新技术、新项目等。

三、消化专科护理质量管理体系

(一)建立消化专科三级护理质量管理体系

消化专科三级护理质量管理体系包括以下几点(图3-3)。

(1)一级质控:病房护士长/副护士长。

(2)二级质控:分管护理质量的消化专业组长。

（3）三级质控：消化专科护士、质控护士。

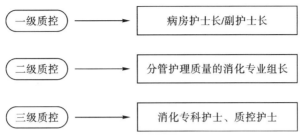

图 3 - 3　消化专科三级专科护理质量管理体系

（二）设置消化专科护理质量管理小组

消化专科护理质量管理小组的设置见图 3 - 4。

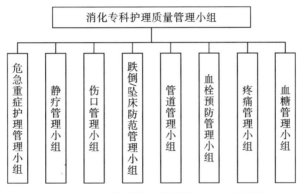

图 3 - 4　消化专科护理质量管理小组的设置

四、消化专科护理质量管理的实施与改进

（1）由护士长及护士结合医院护理质量考核标准及专科管理细则、实际情况等对消化专科存在的护理问题进行分析，并评价专科护士对专科疾病知识、药物知识、急救知识、临床操作技能、应急能力等工作能力情况，制订护理质量改进计划，包括病房管理、基础护理、病历书写、护理操作、消毒管理、健康教育、护士工作态度、风险事件防范等；同时，对本次护理质量改进计划给予明确，使护士知晓质量管理标准，并对其进行相应培训，培训内容包括疾病知识、用药注意事项、患者抢救与应急护理、患者日常护理操作等，培训结束后，对其进行考核评价。

（2）依照护理计划、工作制度、护理制度制订护士日常工作、基础护理工作的内容，并实行护理责任制，将护理工作落实到个人，由护士长给予监督。

（3）追踪质量管理存在的问题是否已解决，结合护理质量考核标准，护士每日自查自纠；护士长、质控护士应定期或不定期地进行抽查、考核，以了解实施情况。科室每周进行工作情况总结，并制订下一步护理质量管理的工作重点，包括工作内容和工作目标等。

（4）护士长定期评价科室内患者的整体护理质量，如进行月工作小结、季度阶段总结等，分析不足之处，制订整改措施。针对反复出现的问题，护士长应将其作为

PDCA 循环关注的重点,以此不断提升护理质量。

(李罗红)

参考文献

[1] 李环廷,魏丽丽,黄霞,等.护理质量管理指标解读[M].北京:科学出版社,2019.

[2] 吴欣娟.护理管理工具与方法实用手册[M].北京:人民卫生出版社,2015.

[3] 杨丽娜,戴茹,刘甜,等.护理敏感质量指标在 ICU 护理质量持续改进中的应用[J].中国护理管理,2018,18(3):407-410.

[4] 张玉侠.护理质量指标建立与评价应用研究进展[J].上海护理,2018,18(11):5-8.

[5] IDVALL E,ROOKE L,HAMRIN E. Quality indicators in clinical nursing:a review of the literature[J]. J Adv Nurs,1997,25(1):6-17.

[6] 王爽,张素,苏春燕,等.北京地区肾内科护理质量敏感指标的构建[J].护理学杂志,2021,36(14):59-62.

[7] 黄团爱,何晓云,欧建爱,等.专科护理质量指标在消化内科常见病中的应用[J].中国当代医药,2020,27(9):241-243.

[8] 古瑶,张同欣,袁艳,等.小儿消化科护理质量敏感指标体系的构建[J].现代临床护理,2023,22(3):26-32.

[9] 吴平平.消化内科护理质量敏感性指标体系的构建[J].康颐,2021,(20):46-47.

[10] 张扬.TQC 理论对构建医院系统控制和预警性程序管理模式的启示——评《全面质量管理与高校人才培养》[J].科技管理研究,2023,43(8):248.

[11] 姜小鹰.护理管理学[M].上海:上海科学技术出版社,2001.

第四章 消化专科护理风险管理

第一节 消化专科护理风险概述

一、护理风险与护理风险管理

护理风险是指在进行患者护理的过程中有可能发生的所有不安全事件。

风险管理是通过系统识别和排查可能存在的风险，科学分析各种风险发生的可能性、后果，以及风险承受力与控制力，评估风险级别，明确对策，采取风险控制措施，及时发布风险预警，做好应急准备的全过程动态管理方式。

护理风险管理是对现存和潜在的护理风险进行科学管理，有计划、系统地消除或减少护理风险事件的发生的管理方式，是保障患者安全的重要途径。

二、护理风险管理的过程

护理风险管理过程包括护理风险识别、护理风险评估、护理风险控制、护理风险监测和风险预警、护理风险告知和应急准备等 5 个阶段。

(一)护理风险识别

护理风险识别是护理风险管理的第 1 步，是整个护理风险管理工作的基础，主要任务是利用风险识别技术，分析、识别护理服务过程中可能出现的风险事件。护理风险识别技术有以下 3 种。

(1)临床资料分析法：通常从多年积累的临床资料入手，分析和明确各类风险事件的易发部位、环节和人员等。

(2)工作流程图分析法：包括综合流程图分析法及高风险部分的详细流程图分析法，由此可全面分析各个环节可能发生的风险事件。

(3)调查法：设计专门的调查表，调查关键人员，掌握可能发生风险事件的信息。

(二)护理风险评估

护理风险评估是在风险识别的基础上进行定量分析和描述，通过对临床资料和数据的处理，发现可能存在的风险因素，确认风险的性质、损失程度和发生概率，为选择处理方法和做出正确的风险管理决策提供依据。

(三)护理风险控制

护理风险控制是针对经过风险识别、风险评估后所发现的问题采取措施的过程，是护理风险管理的核心内容,强调通过建立护理制度、流程,增加护士风险教育与培训,加强督导,从而达到预防护理风险的目的。

(四)护理风险监测与风险预警

护理风险监测和风险预警是充分利用现代信息技术、医院信息资源建立预警模型,自动采集、分析数据,当临床数据更新时,预警系统也实时更新。它有助于促使护士识别潜在的高风险患者,及早采取护理应对措施,做到防患于未然。

(五)护理风险告知与应急准备

护士和患者共同承担生命和健康的风险,应建立良好的护患关系和护理风险告知制度,维护患者知情同意权,实行签字认可制度,实施多方位、多途径、多视角的护理风险管理措施,做到积极预防。为了建立有效的护理风险管理机制,实现风险因素的提前预防和控制,护士应进行全面的风险评估,加强控制活动,推进信息与沟通建设,强化内部监督,完善并规范护理风险管理,从而改进护理质量,保障患者安全。

三、消化专科的护理风险

消化专科疾病种类繁多、危急重症多、临床表现多、饮食治疗种类多,导致护理工作繁多复杂,加上护士观察、评估病情及解决问题能力的差异,使护理风险的高危风险因素众多。因为消化内科患者病情复杂、变化快,多涉及内镜检查及治疗,操作精细,护理风险发生率相对较高,所以对护士技术的要求较高。目前,消化专科的护理风险包括消化道大出血、失血性休克、窒息、内镜检查及治疗期间低血糖、职业暴露、压疮、用药差错事故、跌倒和非计划拔管、走失、烫伤等意外事故、护理安全(不良)事件,以及护理记录差错及医患纠纷等。护理风险事件的发生增加了患者的住院时间与医疗花费,会影响患者的病情恢复与躯体健康。因此,有必要加强消化专科的护理风险管理,以帮助护士及时发现工作中的薄弱环节和危险因素,做好防范预警工作,有效地规避护理风险的发生。

(骆　欧,龚　慧)

第二节　消化专科患者安全管理制度

一、概述

护理安全(不良)事件是指患者在诊疗过程中意外发生或不希望发生的、与护理相关的损伤或有潜在危险的事件。建立消化专科患者安全管理制度,可增强护士的风险管理意识,使其持续改进护理质量,减少护理安全(不良)事件的发生,确保患者在接受医疗服务期间的安全,预防并减少医疗相关的跌倒/坠床、压力性损伤、非计划拔管、烫伤等事件。对护理安全(不良)事件的管理应严格实行护理部—病区护士长—护士长三级管理架构,明确各级人员职责。

二、适用范围

消化专科所有医护人员和患者。

三、跌倒/坠床风险管理

（1）执行跌倒/坠床风险评估流程并完成相关文书，进行风险评估。

（2）执行高危患者动态评估和跌倒/坠床的防范措施。

（3）应建立患者跌倒/坠床后的处置预案，密切关注患者及其家属的情绪状况，填写患者跌倒事件报告单并及时上报。

（4）对跌倒/坠床的关键护理质量指标进行动态监测；对跌倒/坠床事件应当有原因分析、事件讨论、整改措施及持续追踪记录。

（5）对护士应进行跌倒/坠床风险管理的相关知识教育。

四、压力性损伤风险管理

（1）护理部负责全院压力性损伤管理，对入院患者使用压力性损伤危险因素评估表进行高危人群筛选，定期进行动态评估。

（2）对于评估结果为中度及以上的压力性损伤风险患者，护士应及时与其家属沟通，采取相应预防措施，进行相关健康宣教，并让家属签字确认。

（3）对压力性损伤患者，应依据国家和医院压力性损伤诊疗规范进行护理，并书写护理记录。

（4）对院内新发压力性损伤，应有相应的原因分析及改进措施。

（5）积极发挥专科护士的作用，规范处理压力性损伤，促进压力性损伤的转归，减轻患者痛苦，降低医疗成本。对护士应进行压力性损伤风险管理的相关知识教育与培训。

（6）患者住院期间未申请难免压力性损伤，但发生了院内压力性损伤的为非预期压力性损伤，对其应按照护理安全（不良）事件进行管理。

五、非计划拔管风险管理

（1）实施三级护理管理和监控，有效进行非计划拔管风险管理。

（2）应及时识别患者的非计划拔管风险，提前采取干预措施，减少非计划拔管风险事件的发生率，保障患者安全。

（3）制作非计划拔管风险评估表，对所有有管道的患者进行风险评估，对评估结果为高风险的患者采取相应级别的防范措施。

（4）对高风险管道进行重点预防，高风险管道主要包括尿管、胃管、深静脉置管、鼻胆管、三腔两囊管、保留肛管、空肠营养管、外科术后引流管及其他管道。

（5）建立非计划拔管紧急处理预案，患者发生非计划拔管后，应立即通知医生，遵医嘱按不同管道类型采取相应措施。

（6）非计划拔管风险的质量管理与持续质量改进，包括不定期对风险评估的情况进行监控，及时整改。非计划拔管事件发生后，应按照护理安全（不良）事件进行上报，填写非计划拔管事件报告单，进行原因分析，提出对策并改进，追踪改进后的成效。

(7)加强护士对非计划拔管风险管理的相关知识教育与培训，并定期考核。

六、烫伤风险管理

(1)为患者提供安全的住院环境，根据患者特点，合理设置病区环境。开水间开放时间标识应清楚，防烫伤标识应醒目。

(2)加强病区开水房专人管理，定时开放，专人负责送开水或热水至床旁，妥善放置开水壶、水杯、水瓶，避免发生开水烫伤事件。

(3)加强患者及其家属教育，嘱咐有潜在烫伤风险的患者及其家属勿擅自到开水房打水。

(4)当患者使用热水袋及取暖器时，护士应严格控制温度和使用时间，并加强巡视。

(5)内镜中心护士严格遵守高频电刀操作规程，避免手术患者发生意外烫伤。

(6)若发生意外烫伤，则应立即通知医生，给予积极处理，并按照护理安全(不良)事件管理制度执行。

(7)对护士应有烫伤风险管理的相关知识教育与培训。各级护理管理者应加强烫伤风险管理督查，针对问题持续进行质量改进。

七、监督和评估

(1)护理部定期对护士进行安全管理知识和技能的考核，以保证其具备正确执行安全管理的能力；对护理安全管理制度执行情况进行定期评估，确保制度的有效执行。

(2)针对评估结果进行定期的反馈和改进，不断优化消化专科患者安全管理制度。

(3)本制度由消化专科负责解释和修订，自发布之日起执行。

(夏　迪)

第三节　消化专科护理巡视要求与观察要点

消化系统疾病种类繁多、危急重症多，要求护士具有广博的医学知识。护士需要通过护理巡视与观察，在患者病情变化的第一时间识别并判断病情严重程度，对危重患者做到早识别、早重视、早抢救、早告知，以提高抢救存活率，同时减少医疗纠纷。正确的护理巡视与观察是临床护理的重要工作。

一、护理巡视要求

护士应按分级护理制度要求巡视病房，观察患者的病情变化。其巡视所涉及的具体内容包括以下几个方面。

(一)对危重患者的巡视

护士应注意观察患者的生命体征，监测病情及护理相关异常指标，整理床单元环境，巡视仪器设备是否正常运行，调整患者体位，以符合护理要求，并询问患者的舒适度。

（二）对重点患者的巡视

对新入、手术、病情有变化的患者，应重点关注术前准备、术后并发症，检查完善情况、静脉通道情况、管道引流情况等。

（三）风险预警触发应答

风险预警触发应答见表 4-1。

表 4-1　风险预警触发应答［使用早期预警评分（NEWS 评分）］

得分	监测频率	临床应答
0 分	12 h	继续进行 NEWS 评分监测
1~4 分	4~6 h	护士评估病情，决定是否提高监测频率
≥5 分或者单项评分为 3 分	1 h	护士通知医生；医生评估病情；监护病房治疗
≥7	持续监测	护士通知高年资医生；高年资医生评估病情；提高护理级别或协调转至 ICU

患者病情瞬息万变，护理工作风险高，护士必须做到及时巡视、用心巡视、有效巡视，并借助信息系统进行风险预警，及时发现病情变化，及早采取护理措施，减少医疗风险的发生率。

二、护理观察要点

（一）一般观察

一般观察见表 4-2。

表 4-2　一般观察

观察内容	具体表现
表情和面容	急性病容：面颊潮红、烦躁、表情痛苦，如感染性疾病病容。 慢性病容：面色晦暗、憔悴、目光暗淡、精神萎靡等，如肝病面容
皮肤黏膜	皮肤颜色、弹性、温度、完整性、瘀斑、瘀点、皮疹、水肿、黄疸等
姿势和体位	屈膝位、端坐位、强迫体位、被动体位等
呕吐和排泄	性状、颜色、气味、次数、量等
临床表现	恶心、呕吐、头晕、乏力、腹痛、腹胀、腹泻、便秘、黄疸等

（二）危重患者的识别

注意有无重症表现，如呼吸衰竭、窒息、大出血与休克、心力衰竭、肝衰竭、肾衰竭、昏迷、正在发生的死亡表现等。观察要点见表 4-3。

表 4 - 3 观察要点

观察要点	具体表现
生命体征	体温：超过 37 ℃，多见于感染；低于 35 ℃，多见于全身衰竭。 脉搏：同时听心音、心律，脉搏细弱等常见于心功能不全、休克等。 呼吸：观察呼吸频率、深度、节律，异常呼吸音，呼吸困难程度，血氧饱和度等。 血压：休克血压、高血压等。 疼痛：部位、性质、持续时间、程度、伴随症状等
神志	神志、对答情况，有无烦躁、谵妄、嗜睡、昏睡、昏迷等，进行格拉斯哥昏迷评分
瞳孔	自然光线下瞳孔直径为 2～5 mm，双侧等大，对光反应灵敏，圆形，居中，边缘整齐。瞳孔散大(直径>5 mm)常见于颠茄类药物反应、颅内压增高及濒死期患者；瞳孔缩小(直径<2 mm)常见于有机磷农药、巴比妥及吗啡类药物中毒等；一侧瞳孔散大常见于脑疝、脑肿瘤、脑出血压迫一侧动眼神经等
尿量	少尿：24 h 少于 100 mL 或少于 17 mL/h，常见于休克、发热、肝衰竭、肾衰竭等。 无尿：24 h 尿量少于 100 mL 或 12 h 无尿，常见于严重休克、急性肾衰竭。 多尿：24 h 尿量超过 2500 mL，常见于尿崩症、糖尿病等

(三)系统风险预警

利用现代信息技术、医院信息资源建立预警模型，自动采集、分析数据，当临床数据更新时，预警系统也会实时更新。这一点有助于识别潜在的高风险患者，及早采取护理应对措施，做到防患于未然。进行系统风险预警可采用 NEWS 评分(表 4 - 4)。

表 4 - 4 NEWS 评分

生理指标	3	2	1	0	1	2	3
呼吸(次/分)	≤8	—	9～10	12～20	—	21～24	≥25
血氧饱和度(%)	≤91%	92～93	94～95	≥96	—	—	—
心率(次/分)	≤40	—	41～50	51～90	91～110	111～130	≥131
是否吸氧	—	是	—	否	—	—	—
体温(℃)	≤35.0	—	35.1～36.0	36.1～38.0	38.1～39.0	≥39.1	—
收缩压(mmHg)	≤90	91～100	101～110	111～219	—	—	≥220
脉搏	≤40	—	41～50	51～90	91～110	111～130	≥131
意识水平	—	—	—	A	—	—	V、P、U
分值							

注：A 为意识模糊；V 为对声音有反应；P 为对疼痛有反应；U 为无反应。1～3 分：一般急诊，可采用常规支持治疗。4～6 分：需要急诊医生立即评估发生脓毒症的可能性，并考虑留观或体液支持治疗。≥7 分：需要考虑发生脓毒症休克的可能性，应立即安排进入抢救室，并开始包括液体复苏、血管活性药物及抗生素在内的全方位救治。

(骆　欧)

第四节 消化系统疾病危重症监护管理概述

一、基本概述

危重症监护是以"抢救生命、稳定生命体征、支持器官功能"为核心的医疗环节，消化内科疾病种类繁杂，危重症监护应用十分广泛，既可用于急性病症，包括消化道大出血抢救、误吸、肝性脑病昏迷等，也可用于慢性病症，包括胃肠道疾病、肝硬化、炎症性肠病等。因此，消化内科应设置二级监护病房，对各种原因导致的一个或者多个器官功能障碍、危及生命或具有潜在高危因素的患者及时应用系统、连续、高质量的医学监护和诊疗技术进行综合救治。

二、危重症监护室的设置

二级监护病房应设置在靠近护士站、治疗室外，总共6张病床，每张病床配备完善的功能设备带，提供心电、氧气、负压吸引等功能支持，每床配备床旁监护系统、微量注射泵、输液泵等。此外，消化内科还应配备无创呼吸机、心电图机、血气分析仪、除颤仪、抢救车等。由专门的护理组长和责任护士负责危重症监护室患者的治疗、护理。

三、危重症监护室的组织领导

由各医疗组长及管床医生负责分管床位的医疗质量管理，护士长负责护理管理工作。医生、护士、药剂师、营养师、呼吸治疗师等专业人员，协作配合、高效协同，使患者及时得到最佳治疗，从而有效提高救治效率、改善临床结局。

四、危重症监护室管理制度

制度化是医疗质量得以保证的关键，为了提高工作质量及效率，必须严格执行国家卫健委及医院制定各项核心制度。

五、危重症监护室的抢救配合

(一)明确角色职责

(1)根据自身优势来确立自己的角色，这样可让协调人员提供更加明确的指导。

(2)领导指挥的角色很重要，主要包括制订治疗决策，必要时为其他人员提供反馈，以委婉的语气进行建议性的干涉，在决定治疗方式及用药时有正确的指令。

(二)良好的沟通

(1)在高度紧张的抢救过程中和繁重的工作中，团队成员精神高度集中在做自己的事情上，可能会出现自己认为正确的操作，当有错误的操作或指令时，可以直接提醒或指正。

(2)在碰到问题时，知识共享很重要，它有助于团队以更加高效的方式进行抢救；

团队的领导者要时时关注抢救的动态变化，要求团队成员进行更多的观察和反馈，从而在这些反馈中提出更加有效的指导意见。

（三）采用闭环式沟通

（1）团队领导：喊出每名团队成员的名字，在安排下达指令时有眼神的交流；在确定团队成员了解当前任务安排前，不要再分配其他任务。

（2）团队成员：通过口头复述任务的方式，确认了解团队领导分配的每一项任务；当完成了一项任务后，要及时告知团队领导。

医护人员应不断学习，掌握各种危重症的抢救治疗指南，并尽可能形成以国际、国内相关指南为基础、循证医疗实践和科室实际情况紧密结合的救治方案和流程，以提高医护人员对危重症和病情陡变患者的应急处理能力，提高患者在救治过程中的安全性。

（严　娅）

第五节　消化系统疾病危重症监护技术的发展与应用

一、概述

消化系统疾病危重症患者日趋增多，面对复杂、疑难、重症的患者，危重症监护技术的应用，对早期发现高危因素、连续评价器官功能状态、评价原发疾病程度、指导疾病的诊断及鉴别诊断具有重要作用。

二、危重症监护技术的类型

（一）循环功能监护

循环功能监护分为无创性循环功能监护和有创性循环功能监护2类。无创性循环功能监护的内容包括心电监护、无创动脉压、心电图、超声心动图、尿量、肢体温度等。有创性循环功能监护的内容包括直接动脉血压、中心静脉压、脉搏指示连续心输出量等。

（二）呼吸功能监护

呼吸功能监护的内容一般包括呼吸节律、幅度、类型，口唇、皮肤颜色，有无呼吸道梗阻，呼吸音及意识状态等。呼吸功能监护的常用技术有血氧饱和度监测、血气分析、肺功能检查、影像及超声检查、呼吸机的应用等。

（三）神经功能监护

神经功能监护的内容主要包括意识状态、眼部体征、神经反射、体位、肌张力及运动功能等。神经功能监护的常用技术主要有脑电图监测、腰椎穿刺、颅内压监测、脑血流检查、脑灌注压检查等。

（四）消化系统监护

（1）肝功能：包括血清酶学、血清胆红素、血氨、血清蛋白检测等。

（2）胃肠道功能：包括胃肠道症状、胃残余、腹腔内压力检查等。

（3）内镜检查：包括胃镜、肠镜、小肠镜、胶囊内镜、磁控胶囊内镜等。

（五）肾功能监护

肾功能监护包括尿液检查和肾功能检查。尿液检查是最简单、最常用的肾功能检查方法，此外，还应关注尿液的量、颜色及尿比重等。肾功能检查内容包括内生肌酐清除率、血清肌酐、血清尿素和胱抑素 C 等，可通过血清肌酐水平估算肾小球滤过率。

（六）其他监护

其他监护包括疼痛、镇静、谵妄评估，营养状态监测，血糖、血液生化、血常规、凝血功能监测，水、电解质和酸碱平衡等其他实验室指标监测等。

三、危重症监护技术的信息化

危重症筛查预警通过对相关的每一项生理参数，包括体温、血氧饱和度、收缩压、呼吸频率、心率、意识及是否进行氧疗或者使用特殊药物等进行观察并赋值，评估病情的严重程度或潜在的危险性，能够为早期发现、早期预防、早期抢救提供一定的预警支持。临床信息系统的应用，会将患者的临床参数，如床旁监护仪的生命体征参数、呼吸机参数、滴注泵的输入量等，直接输入系统，使患者病情相关数据的存取更省时、方便和系统化，同时可以减少护士用于记录参数的时间，让护士有更多时间照顾患者。决策支持系统会为临床医护人员提供一些处理流程，以帮助其做出更有效的决策。

四、危重症监护技术的未来发展

机器人或者人工智能的应用在临床上将会越来越普遍，尤其是造影检查、临床诊断及患者康复等领域。机器人可以协助患者完成日常生活中的一些基本任务，如搬运物品、帮助患者转移等，通过视觉识别、语音识别等技术与患者进行交互，并提供必要的帮助和支持。人工智能可以通过分析大量的医学数据和病历信息，辅助医生进行疾病诊断和风险评估，帮助医生提高准确性和效率，并提供个性化的治疗建议。

监护技术不同于治疗手段，是为了能够让监测指标更好地指导治疗、改善患者预后，且监护指标必须被正确地解读和遵照，才能更好地促进患者康复。

（严　娅）

第六节　消化系统疾病患者院内感染的预防与控制

医院感染是伴随着医院的建立和发展而产生和变化的。医院感染的发生不仅会影响患者的安全，也会威胁医护人员的健康。医院感染的预防与控制是保证医疗、护理质量和医疗、护理安全的重要内容。手卫生、清洁、消毒、灭菌、无菌技术、隔离等是目前预防与控制医院感染的关键措施，这些措施的实施与护理工作密切相关。因此，落实预防与控制医院感染的各项措施、标准和规范，加强医院感染管理中的护理管理具有十分重要的意义。

一、手卫生

手卫生已成为国际公认的控制医院感染和耐药菌感染最简单、最有效、最方便、最经济的措施,是标准预防的重要措施之一。

二、清洁、消毒、灭菌

清洁、消毒、灭菌是预防与控制感染的关键措施之一,是贯穿于医院日常的诊疗、护理活动和卫生处理工作。清洁、消毒、灭菌的工作内容包括以下几类。

(1)医院环境的清洁、消毒:医院环境常被患者、隐性感染者或带菌者排出的病原微生物污染,成为感染的媒介,对其进行清洁、消毒是控制医院感染的基础。

(2)被服类的清洁、消毒。

(3)皮肤和黏膜的消毒。

(4)器械物品的清洁、消毒、灭菌:医疗器械及其他物品是导致医院感染的重要途径之一,必须严格执行医疗器械及其他物品的消毒技术规范,并遵循消毒、灭菌方法的选择原则。

(5)医院污物、污水的处理。

三、无菌技术

无菌技术是预防医院感染的一项基本且重要的技术,其基本操作方法根据科学原则制订,每位医务人员都必须熟练掌握并严格遵守,任何一个环节都不能违反,以保证患者的安全。

四、隔离

隔离是采用各种方法、技术,防止病原体从患者及携带者传播给他人的措施。通过隔离可以切断感染链,将传染源、高度易感人群安置在指定地点,暂时避免其与周围人群接触,防止病原微生物在患者、工作人员及媒介物中扩散。隔离的种类及措施具体如下。

(一)接触传播的隔离

接触传播的隔离适用于接触肠道感染、多重耐药菌感染、皮肤感染等的患者,在标准预防的基础上,还应采取接触传播的隔离与预防。

(二)空气传播的隔离

空气传播的隔离适用于接触经空气传播的疾病,如开放性肺结核、麻疹、水痘等,在标准预防的基础上,还应采用空气传播的隔离与预防。

(三)飞沫传播的隔离

飞沫传播的隔离适用于百日咳、白喉、流行性上呼吸道感染、病毒性腮腺炎、流行性脑脊髓膜炎等,在标准预防的基础上,还应采用飞沫传播的隔离与预防。

消化内科常见传染病的传染源、传播途径及隔离与预防见表4-5,医务人员的分级防护见表4-6。

表4-5 消化内科常见传染病的传染源、传播途径及隔离与预防

疾病名称		传染源	传播途径				隔离与预防							
			空气	飞沫	接触	生物媒介	医用外科口罩	医用防护口罩	帽子	手套	防护镜	隔离衣	防护服	鞋套
病毒性肝炎	甲型、戊型	潜伏期末期和急性期患者	-	-	+	-	±	-	±	+	-	+	-	-
	乙型、丙型、丁型	急性、慢性患者及病毒携带者	-	-	#	-	±	-	±	+	-	-	-	-
伤寒、副伤寒		患者和带菌者	-	-	+	-	±	-	±	+	-	+	-	-
细菌性痢疾		患者和带菌者	-	-	+	-	-	-	±	+	-	+	-	-
流行性感冒		患者和隐性感染者	-	+	+	-	+	±	+	+	-	-	-	-
肺结核		开放性肺结核患者	+	++	-	-	+	±	+	+	±	+	-	-
SARS		患者	-	++	+	-	-	+	+	+	±	-	+	+
HIV		患者和病毒携带者	-	-	?	-	-	-	-	+	-	+	-	-
梅毒		梅毒螺旋体感染者	-	-	?	-	-	-	+	+	-	+	-	-
人感染高致病性禽流感		病禽、健康带毒的禽	-	+	+	-	+	+	+	+	±	-	+	+
新型冠状病毒感染*		新型冠状病毒感染的患者和无症状感染者	-	++	++	-	-	+	+	+	+	+	+	+

注1：在传播途径一列中，"+"指其传播途径之一，"++"指主要传播途径，"#"指因性接触或接触患者的血液、体液而传播，"?"指传播途径，"±"指能为气溶胶。

注2：在隔离与预防一列中，"+"指应采取的防护措施，"±"指工作需要可采取的防护措施。

注3：在新型冠状病毒感染一行中，"*"指新型冠状病毒感染还可通过气溶胶、血液、体液而传播。

表4-6 医务人员的分级防护

防护级别	使用情况	防护用品										
		正压头套	外科口罩	医用防护口罩	防护面屏或护目镜	手卫生	乳胶手套	工作服	隔离衣	防护服	工作帽	鞋套
一般防护	普通门(急)诊、普通病房医务人员		+	—	—	+	±	+	—	—	—	—
一级防护	感染疾病科医务人员		+	—	—	+	+	+	+	—	+	—
二级防护	发热门诊,进入疑似或确诊经空气传播疾病患者安置地或为患者提供一般诊疗操作		—	+	±	+	+	+	±★	±★	+	+
三级防护	为疑似或确诊患者进行易产生气溶胶的操作时	+	—	+	+	+	+	+	—	+	+	+

注1:"+"指应穿戴的防护用品,"—"指无须穿戴的防护用品,"±"指根据工作需要穿戴的防护用品,"±★"指二级防护级别中,根据实际条件选择穿隔离衣或防护服。

注2:发热门诊留观病室应穿防护服。

注3:新型冠状病毒感染的防护参照《四川大学华西医院应对新型冠状病毒感染疫情常态化防控工作方案》。

(魏明芳)

第七节　消化专科护患沟通的方法与技巧（纠纷防范）

在消化内科疾病中，既有病程漫长的肝硬化、来势汹汹的消化道出血，还有突然检查出的肿瘤等，可能使患者出现激动、愤怒、害怕、绝望甚至崩溃等情绪。临床工作中不正确的护患沟通易引发护患冲突，产生纠纷。那么，如何去减少或者防范纠纷风险的发生呢？

护患沟通是护理工作中非常重要的一部分，可以帮助护士和患者建立良好的关系，防范潜在的纠纷，提高患者的满意度，增强治疗效果。下面是一些常用的沟通方法和技巧。

一、语言沟通

（1）运用礼貌、鼓励、幽默、安慰性语言进行沟通，如"您好""谢谢""请""别客气""别担心"等，都能令人感到亲切、融洽、无拘束。

（2）使用简单清晰的语言，避免使用专业术语，尽量以患者容易理解的方式解释医学概念和治疗计划。如果需要使用专业术语，则应尽量解释清楚。

二、非语言沟通

除了语言沟通，还可以通过非语言沟通方式来传递信息，如倾听、共情、肢体语言、沉默等。这些非语言信号可以传达出安全、支持和关怀等信息。

（一）学会倾听

倾听是良好沟通的基础，倾听不仅包括听到对方说话这样一种单纯的生理过程，而且包括了生理、认识和情感过程。在与患者交谈时，护士要使自己成为有效的倾听者，首先在倾听过程中集中注意力，保持合适距离，尽量给予患者足够的时间来表达他们的问题和关注，不轻易打断对方的谈话或转变话题。

（二）与之共情

共情既是一种态度，也是一种能力，其核心是理解。沟通过程中尝试理解患者所经历的感受和情绪，才能了解他们的需求，给予相应的帮助。

（三）肢体语言

工作中应用肢体语言（如眼神、表情、手势、姿态等）与患者进行沟通和交流，可缩短护患之间的距离。例如，与焦虑或沮丧及有疼痛或不适的患者进行沟通时，有时一个微笑或者一个安抚性的动作，都会给予他们足够的安慰、鼓励和支持，让他们感到被关心。

（四）沉默

沉默可给对方思考的时间，有时会令人感到舒适与温暖。比如面对非常激动、焦虑等患者，以及有些问题对方不愿答复时，可适时保持沉默，会达到意想不到的效果。

三、其他沟通方法

(一)调节与接纳情绪

(1)在沟通前、沟通中、沟通后,应适时调节自身的情绪,避免被患者的负性情绪影响、带动。

(2)患者可能会有情绪上的波动,如焦虑、恐惧或愤怒,护士需要学会接纳这些情绪,并给予适当的支持和安慰。

(二)专注于解决问题

如果出现问题或纠纷,则应及时解决并提供解决方案,保持积极的态度,与患者共同努力解决问题。

(三)持续沟通

与患者保持定期沟通,了解他们的病情和需求,这样做有助于建立并维持良好的护患关系。

(四)反馈和改进

及时接受患者的反馈意见,并积极改进沟通和护理质量。

以上技巧有助于建立和谐的护患关系,减少误解和纠纷的发生。但如果在实际工作中遇到纠纷,则建议及时向医院相关部门或护理管理人员报告,寻求专业支持和解决方案。

需要注意的是,因为每位患者都是独特的,所以沟通方法和技巧需要根据个体的需求和病情进行调整和适应。

(杨兰勤)

参考文献

[1] 田莹. 急危重症护理风险管理[M]. 昆明:云南科学技术出版社,2020.

[2] 李小寒,尚少梅. 基础护理学[M]. 7版.北京:人民卫生出版社,2022.

[3] 桂莉,金静芬. 急危重症护理学[M]. 5版.北京:人民卫生出版社,2022.

[4] 尤黎明,吴瑛. 内科护理学[M]. 7版.北京:人民卫生出版社,2022.

[5] 陈永强,李庆印. 重症监护发展现状与趋势展望[J]. 中国护理管理,2017,17(9):1153-1158.

[6] 王明丽,尚巍. 护患沟通技巧研究[J]. 吉林医药学院学报,2020,41(1):43-45.

第五章 消化系统基础知识概述

第一节 消化系统的解剖、功能与专科查体

一、消化系统的解剖与功能

人体消化系统分为上消化道和下消化道（图5-1），由消化管和消化腺两部分组成。其主要功能是摄取食物、消化食物、吸收营养和排泄废物。上消化道是指屈氏（Trietz）韧带以上的消化道，包括食管、胃、十二指肠、胆道和胰管等；下消化道是指屈氏韧带以下的消化道，包括小肠和结、直肠。消化管包括口腔、咽、食管、胃、小肠（十二指肠、空肠、回肠）和大肠（盲肠、阑尾、结肠、直肠、肛管）等部。消化腺有大、小消化腺2种：大消化腺包括大唾液腺、肝和胰；小消化腺包括消化管管壁内的许多小腺体。

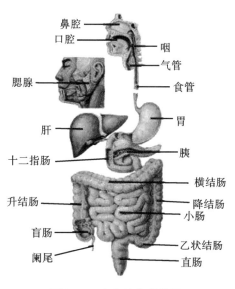

图5-1 人体消化道简图

（一）消化管的解剖与功能

消化管大部分的管壁分为黏膜、黏膜下组织、肌层和外膜。

（1）黏膜是消化管管壁最内层的结构，是进行消化吸收活动的重要部位。

（2）黏膜下组织由疏松结缔组织构成，其内含有血管、淋巴管和黏膜下神经丛等。

（3）除口腔、咽、食管上段和肛门的肌层属于横纹肌（骨骼肌）外，其余部分均为平滑

肌。肌层可进行有节律的舒缩运动，推动消化管内容物前移。肌层分为外纵和内环两层。

（4）外膜是覆在管壁最外面的一层结缔组织。在腹腔内胃肠大部分的外膜表面还覆盖着一层间皮，共同构成浆膜，其表面光滑，可减少器官运动时相互之间的摩擦。

（二）口腔解剖与功能

1. 口腔的构造与功能

口腔是消化管的起始部，以上、下颌骨和肌为基础，外覆以皮肤、内衬以黏膜而构成。口腔前壁及侧壁为口唇和颊，下壁为口腔底，上壁以腭与鼻腔相隔。向前经口裂通向体外，向后经咽峡通向咽腔。

2. 口腔的分布

口腔由上、下牙弓分为口腔前庭和固有口腔两部分。牙弓与口唇及颊之间的腔隙称为口腔前庭；牙弓以内称为固有口腔。

3. 口腔的形态与结构

（1）口唇：由皮肤、口轮匝肌和黏膜构成。上、下唇的游离缘共同组成口裂，口裂的两端称为口角。上唇表面正中线上有一纵行浅沟，称为人中；上唇外侧有一浅沟，称为鼻唇沟。

（2）腭：为口腔上壁，分为硬腭、软腭两部分。硬腭以骨质为基础，表面覆以黏膜而成；软腭连接于硬腭之后，由黏膜和肌组成，其后缘中央有一下垂的凸起部位，称为腭垂。腭垂两侧各有2条弓形黏膜皱襞。前方的1条向下连于舌根部，称为腭舌弓；后方的1条向下连于咽侧壁，称为腭咽弓。两弓之间的窝内有腭扁桃体，是淋巴组织，具有防御功能。

（3）咽峡：为口腔通咽的门户，由腭垂、两侧腭舌弓和舌根共同组成。

（4）牙：为人体最坚硬的器官，嵌入上、下颌骨牙槽内，分别排成上、下牙弓，可咬碎食物，对发音有辅助作用。

（5）舌：位于口腔底，以骨骼肌为基础，表面覆以黏膜而构成，具有感受味觉、协助咀嚼和辅助发音等功能。

（三）咽的解剖与功能

1. 咽的形态与位置

咽呈漏斗形，上起自颅底，下至第6颈椎体下缘，平环状软骨弓，与食管相连，既是消化管从口腔到食管的必经之路，也是呼吸道中联系鼻腔与咽喉的要道。由此可见，咽是消化系统与呼吸系统共用的器官。

2. 咽的分布与结构

咽可分为咽腔鼻部、咽腔口部和咽腔喉部。

（1）咽腔鼻部（鼻咽部）：位于鼻腔后方，向前经鼻后孔与鼻腔相通。其顶壁后部黏膜下有丰富的淋巴组织，称咽扁桃体。

（2）咽腔口部（口咽部）：位于口腔后方，向前经咽峡与口腔相通。口咽外侧壁在腭舌弓与腭咽弓之间的窝内容纳腭扁桃体。

（3）咽腔喉部（咽喉部）：位于喉的后方，向前经口咽与咽腔相通，向下与食管相接。

(四)食管的解剖与功能

食管是前后扁窄的长管状器官(图 5 - 2),为消化道最狭窄的部分。平时,其两端借括约肌装置封闭。食管上接咽,起于环状软骨,平对第 6 颈椎下缘,向下经上纵隔、后纵隔通过膈的食管裂孔进入腹腔。食管在第 11 胸椎水平,终端位于胃的贲门。成人的食管全长约 25 cm。但随个体胸部的长度不同而有差别。一般男性食管比女性稍长(平均长 16 cm)。不满一个月的婴儿,从门齿至贲门之间的距离平均为 18 cm;3 岁为 22 cm;10 岁为 27 cm;成人为 40~45 cm。成人从门齿至左支气管越过食管处为 24~26 cm、门齿至食管裂孔约为 40 cm(上述诸距离为吞管检查食管和胃疾病时的参考数据)。食管为富有伸缩性的肌性管,其宽度不易测量。

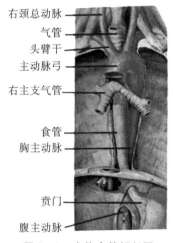

右颈总动脉
气管
头臂干
主动脉弓
右主支气管
食管
胸主动脉
贲门
腹主动脉

图 5 - 2　人体食管解剖图

1. 食管的分部

食管分颈部、胸部和腹部三部分。

(1)颈部食管:长约 5 cm,是指食管起始端至胸骨的颈静脉切迹平面间的部分。它的前方借结缔组织与气管后壁相连,后方借椎前筋膜与脊柱相隔。其上端两侧与甲状腺的侧叶和甲状旁腺相邻;下端两侧与颈动脉鞘相邻。在食管与气管之间两侧的沟内分别有左、右喉返神经经过。因为颈部食管偏左,所以左颈总动脉和左喉返神经距食管较近。在做颈部食管疾病手术时,往往从左侧进入。

(2)胸部食管:长 18~20 cm,上接颈部食管,下至膈肌的食管裂孔。它在穿过上纵隔时稍偏左。气管的终端则位于食管之前,稍偏右。食管向下,经过胸主动脉右前方,继续向下,与气管分叉,并与左支气管相遇,再继续向下沿左心房后方心包背侧下行。此段食管稍凸向正中线右侧。除在第 4 胸椎水平面一段外,食管出纵隔后两侧被胸膜覆盖。胸部食管的上端左侧和左前外侧被左锁骨下动脉覆盖。从第 8 胸椎水平以下,食管位于胸主动脉之前,食管壁的左侧与纵隔胸膜紧密接触。食管逐渐向下离开胸部脊柱,穿入膈的食管裂孔。食管三角是由前方的心包、后方的胸部脊柱和下方的膈围成。在胸部摄左前斜位 X 线片,食管三角暴露得最清晰。该三角两侧以纵隔胸膜为界,切开该部纵隔胸膜即可找到胸部食管的下段。

(3)腹部食管：从食管裂孔至贲门，为食管最短的一段，长 1～2 cm。其前方和右侧紧邻肝的左叶后缘，背侧为膈的肌束，左侧有时可与脾相接。因为腹部食管短，所以在腹部切断它后，食管可因肌收缩而向上缩入胸腔内。

2. 食管的临床分段

临床上将食管分为上、中、下三段。上段从食管入门处至主动脉弓上缘平面；中段从主动脉弓上缘至肺下静脉平面（即肺门下缘）；下段从肺下静脉下缘至胃贲门处。当遇食管跨段病变时，常按病变中点所在位置来划归病变的属段。

3. 食管癌病变部位的分段标准

(1)颈段：自食管入口或环状软骨下缘起至胸骨柄上缘平面，距门齿约 18 cm。

(2)胸段：分上、中、下三段。①上段：自胸骨柄上缘平面至气管分叉平面，距门齿约 24 cm。②中段：自气管分叉平面至食管与胃交接处（贲门口）全长的上半部分，其下界约距门齿 32 cm。③下段：其上界为胸中段的下界，下界约距门齿 40 cm。该段也包括食管腹段。

4. 食管的 3 个狭窄

第一个狭窄位于咽与食管的交界处，距正中切牙约 15 cm。第二个狭窄距正中切牙约 25 cm，由主动脉弓从其左壁穿过和左支气管从食管前方穿过而形成，也有人把此狭窄划分为 2 个狭窄(图 5-3)。该狭窄所在高度相当于胸骨角或第 4～5 胸椎体之间的水平。第三个狭窄位于食管穿过膈的食管裂孔处，距正中切牙约 40 cm，该裂孔由右向左呈向上斜位。3 个狭窄之间有 2 个梭状部分。当食管进入腹腔后，向左斜向胃贲门时，则与胸部食管形成一个明显的角，进行食管插管时必须注意该角。食管 3 个狭窄处易滞留异物。第二个狭窄处为食管癌的好发部位。

5. 食管的分层结构

食管由黏膜层、黏膜下层、肌层和外膜组成。食管表面由黏膜形成数条纵行皱襞，衬以非角化性复层鳞状上皮，在与胃交界处转变为柱状上皮，两者分界十分清楚。呈分支管泡状的黏液固有腺分布于整个食管的黏膜下层内，其所分泌的黏液通过导管到达食管管腔。在食管下端的固有膜内有短分支管状贲门腺，其也开口于食管管腔。

（五）胃的解剖与功能

胃是消化管中最膨大的部分，有容纳食物、分泌胃液和初步消化食物的功能。

1. 胃的形态及分部

胃的形状和大小随内容物的多少而不同。新生儿的胃容量约为 30 mL；成人的胃容量约达 1500 mL，但在极度收缩时（如饥饿），又可

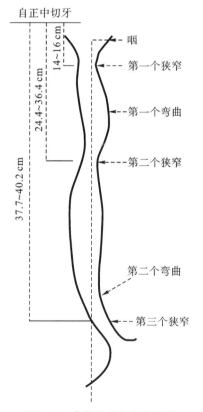

图 5-3 食管狭窄与弯曲部位

缩成管状。胃有"两口""两壁""两缘"和"三部"(图 5 - 4)。

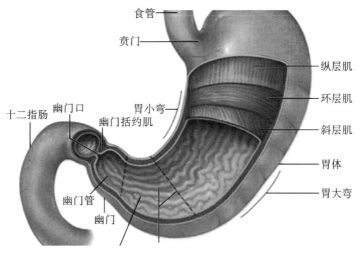

图 5 - 4　胃、十二指肠的结构

"两口"：入口为食管与胃相接处，称为贲门；出口为胃与十二指肠相接处，称为幽门。

"两壁"：胃前壁朝向前上方；胃后壁朝向后下方。

"两缘"：上缘称为胃小弯，下缘称为胃大弯。

"三部"：自贲门向左上方膨起的部分称为胃底；胃的中间广大部分称为胃体；近于幽门的部分称为幽门部。幽门部中紧接幽门而呈管状的部分，称为幽门管；幽门管左侧稍膨大的部分，称为幽门窦。

2. 胃的位置

胃充盈到中等程度时，约 3/4 位于左季肋区，1/4 位于腹上区。贲门较为固定，约在第 11 胸椎的左侧；幽门约在第 1 腰椎的右侧。胃底与膈、脾相贴。胃前壁的右侧部被肝左叶遮盖，左侧部被膈和左肋弓遮盖，中间三角形区域的胃前壁直接与腹前壁相贴，常作为胃的触诊部位。胃的后壁邻接胰和左肾等。胃的位置可因胃内容的多少或邻近器官的影响而有所改变。

3. 胃壁的结构

胃壁由黏膜层、黏膜下层、肌层、浆膜层构成。

(六)十二指肠的解剖与功能

十二指肠为小肠的起始段，成人长约 25 cm，呈"C"形弯曲包绕胰头，可分为上部、降部、水平部和升部四部分(图 5 - 4)。十二指肠为蛋白质的重要消化场所，其主要功能是分泌黏液，进而刺激胰消化液和胆汁的分泌。

(七)下消化道的解剖与功能

下消化道由空肠、回肠和大肠组成。

1. 空肠和回肠

空肠起自十二指肠空肠曲，下与回肠连接，回肠连接盲肠。空肠、回肠间无明显界限，空肠约占空回肠全长(近侧)的 2/5，回肠约占空回肠全长(远侧)的 3/5，两者均属小肠。小肠长 5～6 m。小肠黏膜具有环形皱襞、肠绒毛和微绒毛，可使小肠的吸收面积增加 600 倍，对小肠的吸收功能具有帮助(图 5-5)。

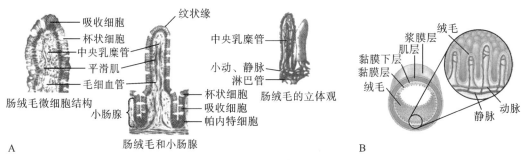

图 5-5 小肠的结构

2. 大肠

大肠包括盲肠、阑尾、结肠、直肠及肛管 5 段(图 5-6)。成人大肠全长大约 1.5 m，起自回肠，环绕在空肠、回肠的周围。大肠能够吸收水分、分泌 pH 值为 8.3～8.4 的黏液，使食物残渣形成粪便排出体外。

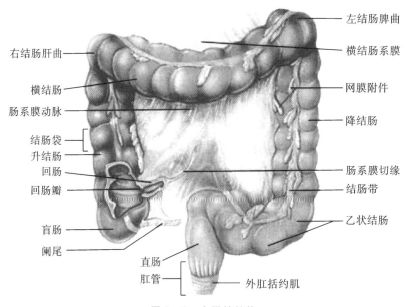

图 5-6 大肠的结构

(1)盲肠：位于右髂窝内，是大肠的起始部，下端呈盲囊状，左接回肠，长 6～8 cm，向上与升结肠相续。回肠末端开口于盲肠，开口处有上、下两片唇样黏膜皱襞，称回盲瓣。此瓣既可控制小肠内容物进入盲肠的速度，使食物在小肠内充分消化、吸收，又可防止大肠内容物逆流到回肠。在回盲瓣下方约 2 cm 处有阑尾的开口。

(2)阑尾：呈蚯蚓状凸起，根部连于盲肠后内侧壁，远端游离，长 6～8 cm，有 3 条结肠带汇于阑尾根部。临床行阑尾手术时，可沿结肠带向下寻找阑尾。

(3)结肠：上连盲肠、下接直肠，围绕在小肠四周，可分为升结肠、横结肠、降结肠和乙状结肠四部分。升结肠长约 15 cm，位于腹部右侧，从盲肠上端开始。升结肠移行为横结肠，移行处形成的弯曲称结肠肝曲或结肠右曲。横结肠长约 50 cm，在右季肋部起自结肠肝曲，至左季肋部再向下弯曲，形成结肠脾曲或结肠左曲，下连降结肠。降结肠位于腹部的左侧，长约 20 cm，起自结肠脾曲，下降后移行至乙状结肠。乙状结肠呈"乙"字形弯曲，长 40～45 cm，上接降结肠，下连直肠。乙状结肠系膜较长，常易造成乙状结肠扭转或乙状结肠冗长。结肠的形态有 3 个特点：①结肠带，它在结肠的表面，沿肠管纵轴平行排列，共有 3 条；②结肠袋，由于结肠带短于肠管长度，使肠管皱起而形成一些由横沟限开的袋状膨出；③肠脂垂，它是沿结肠带的边缘分布的许多大小不等的脂肪突起。以上 3 个特点是肉眼区别结肠和小肠的重要依据。

（4）直肠：位于盆腔内，为消化道的末端，全长 10～14 cm，上端在第 3 骶椎平面接乙状结肠，下端穿过盆膈并终于肛管。

（5）肛管：上续直肠，下接肛门，长约 4 cm，是盆膈以下的消化管。

3. 肠的主要作用

肠的主要作用是消化、吸收。食物在小肠内受到胰液、胆汁和小肠液（含有各种消化酶，如肠激活酶、淀粉酶、脂肪酶、蔗糖酶、麦芽糖酶及乳糖酶等）的化学性消化及小肠的机械性消化，其中的各种营养成分逐渐被分解为简单的可吸收物质。

（八）大消化腺的解剖与功能

1. 口腔腺

口腔腺又称唾液腺，可分泌唾液，唾液可清洁口腔且帮助消化食物。唾液腺分大、小唾液腺。小唾液腺数目较多，如唇腺、颊腺、腭腺等；大唾液腺有腮腺、下颌下腺和舌下腺 3 对。①腮腺：为唾液腺中最大的 1 对，略呈三角形，位于耳郭前下方。从腮腺前缘发出的腮腺管向前横过咬肌的表面，至咬肌前缘再弯成直角，向内穿过颊肌，开口于平对上颌第二磨牙的颊部黏膜上。②下颌下腺：呈卵圆形，位于下颌骨的内侧，其腺管开口于舌下阜。③舌下腺：呈杏核状，位于口腔底舌下襞的深面。腺管常与下颌下腺管汇合，开口于舌下阜。

2. 肝脏

肝脏是人体最大的消化腺，是人体新陈代谢最活跃的器官，参与糖、脂肪、蛋白质和维生素等物质的代谢。肝内有丰富的血窦，该血窦不仅接受来自肝动脉的血，而且接受来自肝门静脉的血。由胃肠道吸收来的各种物质除脂质外，都经肝门静脉入肝，在肝细胞内进行多种物质的合成、分解、转化、贮存和解毒等工作。肝内的巨噬细胞等，还参与吞噬、防御、产生抗体的活动。在胚胎时期，肝还具有造血的功能。肝大部分位于右季肋区及腹上区，小部分位于左季肋区。肝的上界与膈穹窿一致，在右侧锁骨中线处平第 5 肋或第 5 肋间，在正中线处平胸骨体下端，在左锁骨中线附近平第 5 肋间，肝下界即肝前缘，在右锁骨中线的右侧与右肋弓一致，但在腹上区左、右肋弓间，肝前缘居剑突下约 3 cm。因此，正常成人在右肋弓下缘不能触及肝，但在左、右肋弓之间，剑突下方约 3 cm 可触及。3 岁以下健康幼儿，因腹腔的容积较小，而肝体积相对较大，故肝下缘常低于右肋弓下 1～2 cm。7 岁以上儿童，在右肋弓下不能触及肝。

3. 胰腺

胰腺是一个狭长的腺体，长 14～20 m，横置于腹后壁第 1～2 腰椎体平面，质地柔软，呈灰红色。胰可分为胰头、胰体、胰尾三部分。胰管位于胰实质内，从胰尾经胰体走向胰头，沿途接收许多小叶间导管，最后于十二指肠降部的壁内与胆总管汇合成肝胰壶腹，开口于十二指肠大乳头。在胰头上部有时可见一小管，行于胰管上方，称为副胰管，其开口于十二指肠小乳头。胰腺分为外分泌部和内分泌部两部分。外分泌腺由腺泡和腺管组成，腺泡分泌胰液，腺管是胰液排出的通道。胰液中含有碳酸氢钠、胰蛋白酶原、脂肪酶、淀粉酶等。胰液通过胰腺管排入十二指肠，有消化蛋白质、脂肪和糖的作用。内分泌腺由大小不同的胰岛组成，胰岛主要由 4 种细胞组成，即 A 细胞、B 细胞、D 细胞、PP 细胞。

二、消化系统专科查体

消化系统专科查体主要包括腹部查体及与病变相关的其他部位体征信息的观察。腹部查体应用视诊、听诊、叩诊及触诊 4 种方法，其中以触诊最为重要。与病变相关的其他部位体征信息的采集主要以视诊和触诊为主。

(一)腹部查体

1. 腹部体表标志及分区

(1)常用腹部体表标志：如肋弓下缘、胸骨剑突、腹上角、脐、髂前上棘、腹直肌外缘、腹中线、腹股沟韧带、耻骨联合、肋脊角等。

(2)腹部分区：包括四区法和九区法 2 种。①四区法：通过脐划一水平线与一垂直线，两线相交后可将腹部分为四区。即左、右上腹部和左、右下腹部(图 5－7)。②九区法：由两侧肋弓下缘连线和两侧髂前上棘连线为 2 条水平线，左、右髂前上棘至腹中线连线的中点为 2 条垂直线，4 条线相交后将腹部划分为"井"字形九区，即左、右上腹部(季肋部)，左、右侧腹部(腰部)，左、右下腹部(髂窝部)，以及上腹部、中腹部(脐部)和下腹部(耻骨上部)(图 5－8)。

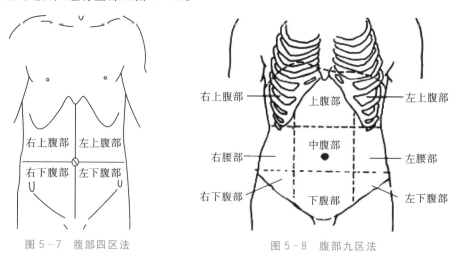

图 5－7 腹部四区法　　　　　　　　图 5－8 腹部九区法

2. 腹部检查方法与内容

进行腹部检查前，嘱患者排空膀胱，取仰卧位，双手自然放于身体两侧，充分暴露腹部；应确保室内温暖、光线充足。检查者立于患者右侧，自上而下全面观察，检查动作应缓慢、轻柔，避免引起患者不适。

（1）视诊：主要内容有观察患者的腹部外形、呼吸运动、腹壁静脉及腹壁皮肤等。

1）腹部外形：注意观察腹部外形是否对称，有无全腹或局部的膨隆或凹陷。①正常腹部外形：在发育营养良好的青壮年和运动员安静平卧时，前腹壁大致处于肋缘至耻骨联合同一平面或略为低凹，称为腹部平坦。坐起时，脐以下部分稍前凸。②全腹膨隆：平卧时，前腹壁明显高于肋缘与耻骨联合的平面，称为全腹膨隆（图5-9）。全腹膨隆者，常需测量腹围，观察膨隆的程度及变化。测量腹围的方法是让被检查者排空尿液后，取平卧位，用软尺经肚脐围绕腹部1周，测得的周长即为腹围，通常以厘米为单位。③局部膨隆：当腹内肿瘤、腹腔内脏器肿大、肠曲胀气、

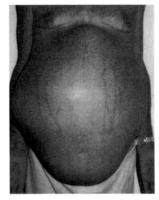

图5-9 腹部膨隆（全腹）

炎性包块、腹壁上肿物、局限性积液等时，在病变处可见前腹壁局部隆起，称为局部膨隆。应注意膨隆的外形、部位是否随呼吸运动或体位的改变而变化，以及有无搏动等。④全腹凹陷：安静平卧时，可见前腹壁明显低于肋缘与耻骨联合的平面，称为全腹凹陷。⑤局部凹陷：局部凹陷比较少见，可见于腹壁疝（如脐疝、白线疝、切口疝、腹股沟疝等）和术后腹壁瘢痕。

2）呼吸运动：正常人腹壁随呼吸运动而上下起伏，即为腹式呼吸运动。

3）腹壁静脉：正常人腹壁皮下静脉一般无法看见，皮肤白皙、较消瘦的人常隐约可见。

4）腹壁皮肤：观察腹部皮肤有无色素沉着、瘢痕、皮疹、腹纹等，并描写其所在部位。

（2）听诊：被检查者取平卧位，检查者将听诊器的胸件放于腹壁上，在腹部进行全面听诊。听诊的主要内容有摩擦音、振水音、血管杂音、肠鸣音等。

1）摩擦音：正常人腹部听诊无摩擦音。若闻及摩擦音，则应注意其相关的病变。

2）振水音：胃内有大量气体及液体存在时可出现振水音。被检查者取仰卧位，检查者用一侧耳凑近上腹部，或将听诊器胸件放于上腹部，然后用稍弯曲的右手手指连续而迅速地冲击被检查者上腹部，如能听到气、液撞击的声音，则为振水音。

3）血管杂音：腹部血管杂音对诊断某些疾病有一定作用，听诊中应重视。血管杂音有动脉性杂音和静脉性杂音之分。动脉性杂音的听诊主要在腹主动脉、肾动脉、髂动脉及股动脉处进行。静脉性杂音为连续的"潺潺"声或嗡鸣声，无收缩期与舒张期性质，常出现于脐周或上腹部，尤其是腹壁静脉曲张严重处，提示门静脉高压时有侧支循环形成。

4）肠鸣音：肠鸣音的听诊应在触诊、叩诊前进行，可以避免外界因素的刺激使肠道蠕动发生变化。正常情况下，肠鸣音每分钟4或5次，其声响和音调变异较大，只有靠医师的经验来判断是否正常。肠鸣音每分钟达10次以上，音调高亢响亮，称肠鸣音活跃或亢进。肠鸣音高亢，呈叮当金属音，多见于机械性肠梗阻；持续听诊3～

5 min，仍未听到肠鸣音，称为肠鸣音消失，多见于麻痹性肠梗阻。

（3）叩诊：具体如下。

1）腹部叩诊音：一般采用间接叩诊法较为可靠。正常情况下，腹部叩诊除肝脏、脾脏所在部位呈浊音或实音外，其余部位均呈鼓音。

2）肝脏及胆囊叩诊：用间接叩诊法确定肝上界时，一般都是沿右锁骨中线、右腋中线和右肩胛线，由肺区向下叩向腹部。当由清音转为浊音时，即为肝上界，又称肝相对浊音界。再向下叩1～2肋间，则浊音变为实音，为肺下界，又称肝绝对浊音界。正常人肝上界在右锁骨中线第5肋间、右腋中线第7肋间、右肩胛线第10肋间。因肝下界与胃、结肠等重叠，很难叩准，故多用触诊确定。正常人在右锁骨中线上，肝上、下径之间的距离为9～11 cm。肝区叩击痛的检查方法是检查者将左手掌平放于右胸下部，右手握拳，叩击在左手手背上。正常人肝脏无叩击痛，而在肝脓肿、肝炎患者肝区可有叩击痛。胆囊位于深处，临床上不能用叩诊检查其大小，仅能检查胆囊区有无叩击痛，有叩击痛是胆囊炎的重要体征。

3）脾脏叩诊：如同肝脏叩诊一样采用间接叩诊法。在左腋中线上，上肺区向下叩诊，由清音转为实音，即为脾的位置。

4）胃泡鼓音区叩诊：胃泡鼓音区位于左前胸下部肋缘以上，约呈半圆形，为胃底穹隆含气所致。检查时，在左锁骨中线前胸下部自上而下做间接叩诊。当由肺区清音变为鼓音时，即为胃泡鼓音区的上界，此时再做水平方向叩诊鼓音区大小。

5）肾脏叩诊：被检查者取坐位或侧卧位，检查者将左手掌平放于其肋脊角处，右手握拳，用尺侧以轻到中等的力量叩击左手背。

6）膀胱叩诊：当膀胱触诊不满意时，可用叩诊来判断膀胱膨胀的程度。一般由脐水平线叩向耻骨联合。如发现由鼓音转为浊音，且浊音区一直延续到耻骨联合上方，并隐没于其后，呈圆形浊音区，则可能为胀大的膀胱。

（4）触诊：为腹部检查的主要方法，一般先从健康部位或从左下腹部开始，逆时针方向，由下而上、先左后右，逐步移向病变部位。注意将病变区域与健康区域进行对比，边触诊边观察被检查者的反应与表情。对于精神紧张或表情痛苦者，应给予安慰和解释，让其放松心情。

1）触诊方法：具体如下。①浅部触诊：检查者将右手轻放在被检查者的腹部，利用掌指关节和腕关节的协调动作轻柔地进行滑动触摸。②深部触诊：可用手指掌面由浅入深逐渐加压达到深部。A. 深部滑行触诊：检查者以并拢的右手食、中、无名指末端逐渐触向腹腔内的脏器或包块，在被触及的脏器或包块上做上下、左右的滑动触摸，以探知脏器或包块的形态和大小。B. 双手触诊：检查者将左手放于被检查者脏器或包块的后腰部，并将检查部位推向右手方向，这样不仅能起固定作用，还能让被检查脏器或包块更接近体表，以利于右手触诊。C. 深压触诊：用右手的食、中指逐渐深压，以探测腹腔深在病变的部位，或确定腹腔压痛点。D. 冲击触诊：又称浮沉触诊法，检查时右手第2～4指并拢，弯曲并呈70°～90°放于被检查者腹壁上相应的部位，做数次急速而较有力的冲击动作，使腹水在脏器表面暂时移去，脏器随之浮起，在冲击时即会出现腹腔内脏器在指端浮沉的感觉，这种方法一般只用于大量腹水时对肝脏、脾脏及腹腔包块的触诊。

2）触诊内容：具体如下。①腹壁触诊。A. 腹壁紧张度：正常人的腹壁有一定张力，但触之柔软，较易压陷，为腹壁柔软。腹部病变者，全腹腹壁紧张度增加或局部腹壁紧张度增加，甚至会出现板样强直。B. 充盈的腹壁静脉检查：部分被检查者的腹壁静脉充盈或曲张，此时应检查静脉血的流向。检查腹壁静脉的血流方向应选择一段上下走行、没有分支的静脉，检查者将一手的食指和中指并拢后紧压在该段静脉上，然后将一手指沿静脉向外推移，使两手指间一段血管缺血坍陷，至一定距离后，放松这一手指，另一指仍紧压不动，如这一段挤空静脉很快充盈，则血流方向是从放松的一端到紧压手指的一端。同法，放松另一手指，看静脉充盈速度，即可判断出血流方向。C. 压痛和反跳痛：正常人腹部触压时不会引起疼痛，重压时仅有一种压迫感。压痛多来自腹壁和腹腔内病变。检查者用手触诊腹部出现压痛后，手指仍压于原处稍停留片刻，使压痛感觉趋于稳定，然后迅速将手抬起，如果此时被检查者感觉腹痛骤然加剧，并常伴有痛苦的表情或呻吟，则称为反跳痛。反跳痛是腹腔内脏器的炎症已经累及壁腹膜的征象，其原因为突然抬手时腹膜被牵拉而引起被检查者剧烈疼痛。②脏器触诊。A. 肝脏触诊：可采用单手触诊法、双手触诊法和钩指触诊法。a. 单手触诊法：检查者将右手掌平放于被检查者右上腹，中间三指并拢，掌指关节和腕关节自然伸直，使食指的桡侧面向肋缘，或食指与中指的指端指向肋缘，自脐水平线或肝下缘的下方开始触诊，自下而上与被检查者的腹式呼吸密切配合。呼吸时，腹壁松弛下陷，右手手指及时向腹深部加压；吸气时，被检查者腹壁隆起，手指向肋缘方向探触下移的肝缘，如此反复进行，手指逐渐向肋缘方向移动，直到触及肝下缘或肋缘为止。b. 双手触诊法：检查者的右手位置同单手触诊法，而用左手托住患者的右后腰，左手拇指置于右季肋部，触诊时左手向上推，使肝下缘紧贴前腹壁而下移，并限制了右下胸在吸气时的扩张，以增加膈下移的幅度，可提高触诊的效果。c. 钩指触诊法：适用于儿童和腹壁薄软者，触诊时，检查者位于被检查者的右肩位置，面向被检查者的足部，将右手掌搭在其右前胸下部，右手第 2～5 指屈曲，呈钩状，嘱被检查者做深而慢的腹式呼吸运动，检查者手指随吸气而更进一步地屈曲指关节，这样手指指腹容易触到下移的肝下缘。d. 肝脏触诊的内容有肝脏的边缘状况、质地、大小、表面、摩擦感、搏动、压痛、震颤。正常成人的肝脏质地柔软，触之如口唇，表面光滑，边缘整齐且厚薄一致，无搏动、摩擦感、压痛和震颤。B. 脾脏触诊：被检查者取仰卧位或右侧卧位。取仰卧位时，被检查者双腿屈曲；取右侧卧位时，右下肢伸直，左下肢屈曲。脾脏触诊手法与肝脏触诊手法大致相同，常用单手触诊法、双手触诊法或钩指触诊法。所不同的是，使用双手触诊法时，检查者的左手绕过被检查者的腹前方，手掌置于左后腰位置，四指自然并拢，触诊的右手平放于髂嵴连线的左侧前腹壁上，手指与左季肋缘垂直，先沿左锁骨中线逐渐向左季肋缘触摸，如未触及，则可再沿左腋前线或左胸骨旁线进行检查。钩指触诊法：检查者位于其左肩位置，面向被检查者的足部，检查者右手的第 2～5 指屈曲，呈钩状，对着左季肋缘触摸下移的脾下缘。正常情况下脾不能触及。左侧胸腔积液、内脏下垂或积气时膈下降，可使脾向下移位。除此以外，若能触及脾脏，则提示脾大。触及脾脏时，要注意其压痛、表面、质地、大小和摩擦感等。脾大的描述：临床上常将脾大分为轻、中、高度 3 度。深吸气时，脾缘不超过肋下 2 cm 为轻度肿大；超过 2 cm 至脐水平线以上为中度肿大；超过脐水平线或前正中线为高度肿大、巨脾。C. 胆囊触诊：可用单手滑行触诊法或钩指触诊法检查。检查者将左手拇指指腹压于被检查者的右肋下胆囊点处，其余四指平放于右胸壁，然后嘱被检查者缓慢深吸气。在吸气过程中，发炎的胆囊下移时碰到用手按压的拇指，即可引起疼痛，此为胆囊触痛征阳性。如因剧烈疼痛而致吸气中止，则称墨菲（Murphy）征阳性。D. 肾脏触诊：检查肾脏一般采用双手触诊法，被检查者可取平卧位或立位。取卧位时，触诊右肾，嘱被检查者两腿屈曲并做深呼吸，检查者立于其右侧，以左手掌托住被检查者的右腰部，向上推移，右手掌平放在上腹部腹直肌外缘，大致平行于右肋缘稍横向。当被检查者吸气时，若能触到光滑圆钝的脏器，则可能为右肾下极。若用双手夹持肾下极，被检查者常有酸痛或类似恶心的不适感。触诊左肾时，左手越过被检查者前方并托住其左腰部，右手掌平放于其左腹直肌外缘，与检查右肾方法相同，即双手触诊左肾。如卧位未触及肾，则还可让被检查者立于床旁，检查者位于被检查者侧面做双手触诊。E. 膀胱触诊：正常膀胱空虚时不易触及，只有当尿液充盈，膀胱胀大时方可触及。检查时，一般采用单手滑行触诊法。被检查者取仰卧屈膝位，检查者用右手自脐开始向耻骨方向触摸。F. 腹部包块触诊：除以上主要脏器触诊外，在腹部还可能触及一些包块，包括囊肿、肿大或移位的脏器炎症包块、肿瘤肿块、肿大的淋巴结及肠内粪块等。检查者应注意鉴别，鉴别时注意其形态、质地、大小、位置、移动度和有无搏动。

（二）与病变相关的其他部位体征的观察

1. 苍白

皮肤黏膜苍白，可由贫血或末梢毛细血管痉挛、充盈不足所致，同时，还应注意观察口腔黏膜、结膜、掌纹、甲床等。

2. 黄染

皮肤、黏膜发黄为黄染。黄疸引起的皮肤、黏膜黄染的特点是黄疸首先出现于巩膜、硬腭后部及软腭黏膜上，随着血液中胆红素浓度的增高，才会出现皮肤黄染。

3. 色素沉着

由于表皮基底层黑色素增加，可引起部分或全身皮肤色泽加深。不同程度的皮肤色素沉着多见于肝硬化、肝癌等。

4. 蜘蛛痣与肝掌

皮肤小动脉末端分支性血管扩张所形成的血管痣，称为蜘蛛痣（图 5-10）。蜘蛛痣大小不等，直径可由针头大小至数厘米以上，多出现在上腔静脉分布的区域内，如前胸、手背、面、颈、上臂、前臂等处。检查时用小棍压迫蜘蛛痣的中心点，其辐射状小血管网即褪色或消失，压力除去后又出现。慢性肝病患者的大、小鱼际及指腹处皮肤发红，加压后褪色，称为肝掌（图 5-11）。

5. 下肢水肿

双侧对称性水肿者多见于低蛋白血症或心脏疾病、肝脏疾病、肾脏疾病，也可由大量腹水、巨大卵巢囊肿及妊娠子宫等压迫静脉所致；对单侧下肢水肿者，应排除静脉血栓、淋巴回流受阻、静脉曲张或感染等。

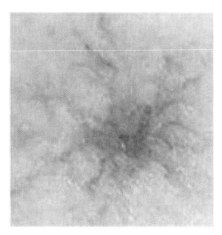

图 5-10 蜘蛛痣

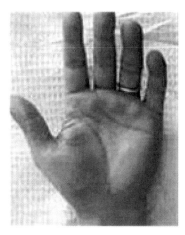

图 5-11 肝掌

（许　婷）

第二节　消化系统常见症状的护理

一、恶心与呕吐

恶心与呕吐是临床常见的症状。恶心为上腹部不适、紧迫欲呕吐的感觉，可伴有自主神经功能紊乱的表现，如头晕、面色苍白、出汗、血压降低、流涎、心动过缓等。呕吐是胃的强烈收缩迫使胃或部分小肠的内容物经食管、口腔排出体外的现象。一般恶心后随之呕吐，但也可仅有恶心而无呕吐，或仅有呕吐而无恶心。二者均为复杂的反射动作，可由多种原因引起。

（一）病因

恶心、呕吐的病因复杂多样，涉及多个系统（表 5-1）。呕吐的时间与频度、呕吐物的性质与量因病种而异（表 5-2）。

表 5-1　常见恶心、呕吐的病因

类型	病因
胃肠道系统病变	胃轻瘫、慢性假性肠梗阻、胃及十二指肠溃疡及胆囊结石等
神经系统病变	偏头痛、脑出血、脑梗死、迷路病症（如晕动症、迷路炎、梅尼埃病）等
代谢和内分泌系统疾病	糖尿病、甲状旁腺功能紊乱、尿毒症等
感染	急性胃肠炎、全身感染性疾病、病毒性肝炎等
药物和毒物	肿瘤化疗药物、麻醉药、心血管系统用药（如地高辛、抗心律失常药）、中枢神经系统用药（如左旋多巴、治疗帕金森病的药物和抗癫痫药物）、茶碱类药物，其他还有酒精滥用、维生素 A 中毒、吸毒等
妊娠期恶心、呕吐	早期妊娠反应、妊娠剧吐、妊娠期急性脂肪肝等

类型	病因
功能性恶心、呕吐	罗马Ⅲ型诊断标准将没有器质性病变（有明确的结构和生理学异常）的功能性恶心、呕吐分为慢性特发性恶心、功能性呕吐及周期性呕吐综合征
其他	术后状态、放疗、系统性红斑狼疮、硬皮病、心肌缺血、心肌梗死、饥饿及精神疾患等

表 5 - 2　常见疾病与呕吐物的性状及特点

常见疾病		呕吐物的性状及特点
上消化道出血		呕吐物为咖啡色，出血量大时可为鲜红色
消化道梗阻	消化性溃疡并发幽门梗阻	消化道梗阻平面多在十二指肠乳头以上，呕吐物不含胆汁；若含多量胆汁，则提示在此平面以下；而幽门梗阻常在餐后呕吐，呕吐物为大量含酸性发酵宿食
	低位肠梗阻	呕吐物带有粪臭味
	贲门狭窄	呕吐物无酸味
胃泌素瘤或十二指肠溃疡		呕吐物中含有大量酸性液体

(二)护理

1. 病情观察

(1)机体失水监测：①严密监测并记录生命体征变化；②准确测量并记录每天的出、入量及体重等；③观察患者有无机体失水，依失水程度的不同，患者可出现乏力、口渴，皮肤、黏膜干燥和弹性变差，尿量减少，并可有烦躁、神志不清甚至昏迷等表现；④动态观察实验室检查结果，如血清电解质、酸碱平衡状态等。

(2)呕吐的观察：观察并记录患者呕吐的特点、次数，呕吐物的气味、颜色、性质和量。

2. 药物护理

遵医嘱使用止吐药或给予其他治疗，促使患者缓解或停止呕吐症状。当因剧烈呕吐而不能进食或发生水、电解质失衡时，应积极补充水、电解质，通常以静脉输液纠正，也可通过口服补液。口服补液时，应少量多次饮用，以免加重恶心、呕吐症状。

3. 生活护理

协助患者适当活动。患者呕吐时，应帮助其坐起或侧卧(取头偏向一侧体位)，以免误吸。呕吐后，给予漱口，及时更换污染衣物、被褥，开窗通风，以去除异味，以免因再次刺激而引起呕吐。

4. 安全的护理

告知患者突然起身可能出现头晕、心悸等不适。指导患者坐起时动作应缓慢。

5. 心理疏导

多关心患者，多与患者及其家属交流，了解其心理状态，消除紧张情绪，教会患者在紧张时应用放松技术，如指导其做深呼吸(用鼻吸气，然后张口慢慢呼气，反复进行)，以及交谈、听音乐、阅读等，以转移其注意力，减少呕吐的发生。

二、腹痛

腹痛根据起病急缓及病程长短可分为急性腹痛与慢性腹痛。急性腹痛多由腹腔脏器的急性炎症、扭转或破裂，空腔脏器的梗阻或扩张，腹腔内血管阻塞等引起；慢性腹痛的原因常为腹腔脏器的慢性炎症、腹腔脏器包膜的张力增加、消化性溃疡、胃肠神经功能紊乱、肿瘤压迫及浸润等。此外，某些全身性疾病、泌尿生殖系统疾病、腹外脏器疾病(如急性心肌梗死和下叶肺炎)等亦可引起腹痛。腹痛可表现为隐痛、钝痛、胀痛、压痛、刀割样痛、牵拉痛或绞痛等，可为持续性或阵发性，其部位、性质和程度常与疾病有关。

(一)病因

腹痛的病因极为复杂，包括各种病变，如炎症、出血、穿孔、梗阻等。腹痛的常见病因见表5-3。

表5-3　腹痛的常见病因

类别	病因	类别	病因
急性腹痛	腹膜急性炎症	慢性腹痛	腹膜慢性炎症
	腹腔器官急性炎症		腹腔器官慢性炎症
	腹腔器官梗阻或扩张		腹腔器官慢性梗阻或扩张
	腹部脏器的穿孔或破裂		腹膜或脏器包膜的牵张
	腹部脏器血管病变		化学性刺激
	胸部病变、脊柱病变		肿瘤的压迫或浸润
	中毒和新陈代谢紊乱		慢性中毒与代谢障碍
	变态反应及结缔组织病		先天性病变
	急性溶血		内脏血供异常
	神经源性疾病		胃肠道功能紊乱

(二)护理

1. 病情的观察

观察并记录患者腹痛的部位、性质及程度，若疼痛突然加重、性质改变，且经一般对症处理后疼痛不能减轻，则需警惕某些并发症的出现，如消化性溃疡穿孔引起弥漫性腹膜炎等。

2. 非药物性缓解疼痛的方法

(1)行为疗法：转移注意力(如回忆一些有趣的往事)、深呼吸、音乐疗法等。

(2)局部热疗法：除急腹症外，对局部腹痛者，可用热水袋热敷，以解除肌肉痉挛而达到止痛效果。

(3)针灸止痛：可根据不同疾病和疼痛部位选择穴位针灸治疗。

3. 用药护理

镇痛药物种类甚多，应根据病情、疼痛性质和程度选择性给药。若为癌性疼痛，则应遵循按需给药的原则，以有效控制患者的疼痛。观察药物不良反应，如恶心、呕吐、便秘等。急性腹痛诊断未明时，严禁随意使用镇痛药物，以免掩盖症状，延误病情。

4. 生活护理

急性剧烈腹痛时应卧床休息，协助患者取舒适体位，从而减轻疼痛感，减少疲劳感和体力消耗。对烦躁不安者，应采取防护措施，以防止坠床等意外发生。

5. 心理护理

疼痛对患者的生活、工作、睡眠和社交活动都有影响，可造成患者精神紧张、情绪低落，而消极悲观和紧张的情绪又可使疼痛加剧。应对患者进行细致全面的心理评估，取得家属的配合，有针对性地对患者进行心理疏导，从而减轻患者的紧张、恐惧心理，稳定情绪。

三、腹泻

腹泻指排便次数增多，粪质稀薄，或带有黏液、脓血或未消化的食物。如排便次数每日3次以上，或每天粪便总量大于200 g，其中粪便含水量大于85%，则可认为是腹泻。

(一)病因

根据腹泻发生的时间、起病原因或诱因、起病长短可将腹泻分为急性与慢性腹泻2种。急性腹泻起病急骤、病程短，多由感染或食物中毒所致。慢性腹泻起病缓慢、病程较长，若超过3周，则为慢性腹泻。其鉴别诊断较为复杂(表5-4)。

表5-4 腹泻的常见病因

类别	病因	类别	病因
急性腹泻	肠道疾病：常见的是由病毒、细菌、真菌、原虫、蠕虫等感染所引起的肠炎	慢性腹泻	消化系统疾病：①胃癌、胃切除术后；②感染性疾病；③炎症性肠病；④结肠息肉、结肠癌等疾病；⑤嗜酸性粒细胞性胃肠炎等疾病；⑥肠运动紊乱(失调)；⑦吸收不良综合征；⑧慢性肝炎、长期梗阻性黄疸等疾病
	急性中毒：由桐油、河豚、鱼胆及化学药物(如铅、磷、汞等)引起		全身性疾病：①甲状腺功能亢进症、糖尿病、类癌综合征、甲状旁腺功能减退、腺垂体功能减退；②尿毒症；③系统性红斑狼疮、结节性多动脉炎、混合性风湿免疫疾病；④食物过敏、烟酸缺乏等
	全身性感染：如败血症、伤寒或副伤寒、钩端螺旋体病等		滥用泻药、长期服用某些药物：如制酸药(如含有镁的制剂)、抗心律失常药(如奎尼丁)、大多数抗生素、抗高血压药物(如β肾上腺素能受体阻滞剂)、抗炎药(如非甾体抗炎药)、抗肿瘤药、抑酸药(如质子泵抑制药、组胺、H_2受体拮抗剂)、秋水仙碱、前列腺素类似物(如米索前列醇)等
	其他：如变态反应性肠炎、过敏性紫癜等		

(二)护理

1. 病情观察

严密监测患者生命体征、神志、尿量及血生化指标的变化，观察患者的排便情况、伴随症状及全身情况等。

2. 用药护理

(1)遵医嘱及时补充液体、电解质及营养物质，以满足患者的机体需要量，补充额外丢失量，恢复和维持血容量。一般情况下，可口服补液，当严重腹泻伴恶心、呕吐时，应禁食，经静脉补充水和电解质，同时应注意调节输液的速度，尤其对老年腹泻患者来说，易因输液速度过快而引起循环衰竭。

(2)腹泻的治疗以病因治疗为主。应用止泻药时，应注意观察患者的排便情况；腹泻得到控制后，应及时停药。应用解痉止痛药(如阿托品)时，应注意观察有无药物不良反应，如口干、视物模糊、心动过速等。

(3)注意做好消毒、隔离，防止交叉感染。

3. 饮食护理

饮食以少渣、易消化食物为主，避免生冷、多纤维、辛辣刺激性食物。对急性腹泻患者，应根据病情和医嘱禁食，或给予流食、半流质、软食。

4. 活动与休息

急性起病、全身症状明显的患者应卧床休息，注意腹部保暖。可用热水袋热敷腹部，以减弱肠道运动，减少排便次数，减轻腹痛等症状。慢性、轻症者可适当活动。

5. 肛周皮肤护理

排便频繁时，因粪便的刺激，可使肛周皮肤受损，引起糜烂及感染。排便后应用温水清洗肛周皮肤，保持清洁干燥，涂无菌凡士林或抗生素软膏，以保护肛周皮肤，促进损伤处愈合。

6. 心理护理

因某些腹泻(如肠易激综合征)与精神因素有关，故应注意对患者心理状况的评估和护理，多关心患者，给予心理疏导及适当帮助，鼓励其配合检查和治疗，稳定其情绪。

四、腹胀

腹胀既可指腹部主观感觉到的肿胀或膨胀，也可指腹腔充满感或过多气体充盈感、腹压或腹壁张力增加，常伴发肉眼可见的腹部膨隆或腹围增加。腹胀是绝大多数功能性胃肠病患者最常见的主诉之一，可由食物因素、严重的胃肠道疾病或全身性疾病所致。

(一)病因

1. 知觉异常

与认知、腹壁感觉或内脏的敏感性有关的知觉异常对腹胀感觉可能是一个关键性的促成因子。

2. 客观腹部膨胀和腹容量增加

腹部膨胀是客观检查所见，指腹部膨隆，可为弥漫性或局限性，可伴随或不伴随主观腹胀的感觉，可能是由腹腔内含物量的增加或重新分布引起。胃肠腔内含物积滞

(如吞气症、急性胃扩张、幽门梗阻、肠梗阻、顽固性便秘等)、内脏组织液增多(如心力衰竭、腹腔内脏静脉血栓形成等)、腹腔内巨大新生物、妊娠子宫或腹内游离内含物(如腹水等)是引起腹胀的常见原因。在腹腔内的所有因素中,管腔内的气体是最重要的。

3. 腹壁活动度与腹壁肌肉张力障碍

即使腹内容积没有增加,腹壁相对位置的改变也可产生可见的、客观的腹部膨胀。此外,来自腹壁的信号(如由于肌肉张力障碍)可能诱发腹胀的主观感觉,包括那些腹胀患者显示腹壁对腹内容积增加的反应异常(张力障碍)。

(二)护理

1. 病情观察

严密监测患者生命体征、神志、尿量及血生化指标的变化,观察患者的排便情况、伴随症状及全身情况等。

2. 用药及非药物治疗的护理

(1)为减轻腹胀,既可给予增强胃动力的药物或微生态调节制剂,也可采用肛管排气、应用灌肠或软便剂导泻、应用薄荷油腹部热敷或顺时针按摩腹部的方法来促进排便、排气,缓解不适,嘱患者勿张口呼吸。

(2)严重腹胀时,可禁食并进行间歇性胃肠减压,以减轻腹胀症状,同时要注意观察胃肠减压效果,以及引流物的性状、量。

(3)对于有腹水的患者,应每日测量腹围和体重,观察其变化,做好记录。行腹腔穿刺减压时或应用利尿药期间,要准确记录出、入量,以及腹水的颜色、性状及量,每次放腹水不宜过多,第1次放腹水不宜超过1000 mL,第2次及后期每次放腹水应不超过3000 mL;观察患者用药后的反应,防止水、电解质紊乱的发生。

3. 生活护理

鼓励患者多活动,特别是饭后应协助患者适当活动,以促进肠道活动,缓解症状;大量放腹水后患者应卧床休息8~12 h。

4. 饮食护理

要鼓励患者少食多餐,多食用蔬菜等富含纤维素的食物,限制食用易产气的食物和易引起便秘的食物,如豆类、牛奶、坚果等。有腹水的患者应食用高蛋白、高热量、高维生素、低钠食物。

5. 心理护理

及时评估、识别患者的负性心理情绪,给予针对性干预和人文关怀,积极进行健康宣教,帮助患者增强战胜疾病的信心,多途径做好心理护理。

五、吞咽困难

吞咽困难指在咽下食物或饮水时感到费力,食物通过口咽部或食管时有梗阻感,吞咽过程时间延长,严重时甚至不能咽下食物。

(一)病因

1. 年龄

若婴儿出生后或哺乳期经常出现进食后呕吐及吞咽困难,则应考虑为先天性食管狭窄的可能；若儿童突然发生吞咽困难，则常由异物阻塞引起；青壮年以反流性食管炎、食管良性狭窄较多见；老年人则以食管癌较多见。

2. 既往史

若有食管、胃手术史，则应考虑为吻合口狭窄的可能；有误服强酸、强碱史者，常为食管瘢痕狭窄。

3. 病程

若吞咽困难在短期内（如数月内）呈进行性加重，则应考虑为食管癌的可能。病程长，但症状时轻时重者，多为良性病变，如食管痉挛、贲门失弛缓症。

4. 阻塞部位

患者所指出的吞咽阻塞部位，一般与实际病变部位基本吻合。此外，可根据进食后发生吞咽困难的时间来推测阻塞部位。若进食后即刻发生，则多在口咽部；若发生在吞咽后 2～5 s，则多在食管中段；若发生在吞咽后 5～15 s，则常在食管下段或贲门部。

5. 与饮食的关系

食管癌性狭窄早期只对固体食物吞咽困难，以后逐渐对半流食吞咽困难，最后对流食也吞咽困难；贲门失弛缓症者有时饮水困难，而对固体食物反易吞咽；延髓或脑神经病变者，吞咽流食比固体食物更困难，饮水时常引起呛咳。

（二）护理

1. 病情观察

密切观察患者生命体征的变化，重点观察血氧饱和度及呼吸频率、节律的变化，以及时识别误吸的发生并给予处理。

2. 饮食及营养护理

动态评估患者的吞咽、咳嗽反射，口腔咀嚼功能，意识状态等情况，根据医嘱指导患者选择进食途径，如经口或管饲。对于能经口进食的患者，可根据其咀嚼、吞咽功能和意识状态，指导从全流食逐渐向半流食过渡。指导患者进食时取端坐位或半坐卧位，进食后采取右侧卧位。

3. 心理护理

及时评估、识别患者的负性心理情绪，给予针对性干预和人文关怀，积极进行健康宣教，帮助增强战胜疾病的信心，多途径做好心理护理。

4. 健康指导

根据患者的文化程度进行多种形式的健康宣教，使患者及其家属了解疾病相关知识及预后，教会患者掌握选择合适的食物、进食姿势、进食速度、一口量等安全进食相关要点及吞咽功能训练方法，指导患者采用腹式呼吸、缩唇呼吸等训练方法，提高呼吸系统的反应性，预防误吸的发生。

六、呕血与黑便

呕血与黑便是消化道出血的特征性表现。上消化道大量出血之后均有黑便，但不一定有呕血。呕血和黑便的颜色、性质都与出血的量和速度有关。呕血为鲜红色或血块时，提示出血量大且速度快，血液在胃腔内停留时间短，未经胃酸充分混合即呕出；

呕血为棕褐色咖啡渣样时，提示血液在胃内停留时间长，经胃酸作用形成酸化的血红蛋白。典型黑便呈柏油样，黏稠发亮，是由血红蛋白中铁与肠内硫化物作用形成硫化铁所致；当出血量大且速度快时，血液在肠内推进快，大便可为暗红色甚至鲜红色，需与下消化道出血相鉴别。一般情况下，呕血与黑便常提示有消化道出血，但也需要与鼻出血等咽下血液者、肺结核等咯血者相鉴别。此外，口服动物血液、铋剂和某些中药也可引起大便发黑，应注意鉴别。

(一)病因

1. 消化系统疾病

(1)食管疾病：食管癌、食管异物、食管贲门黏膜撕裂、食管裂孔疝等。

(2)胃及十二指肠疾病：最常见的病因为消化性溃疡，其次为急性糜烂性出血性胃炎、胃癌等。

(3)肝胆疾病：当肝硬化患者发生门静脉高压时，食管胃底静脉曲张破裂可引起上消化道出血；肝癌、肝动脉瘤破裂、胆道寄生虫、胆管癌等疾病均可引起出血，血液经口腔呕出或肠道排出，也可发生呕血或黑便。

(4)胰腺疾病：当患者发生胰腺脓肿、囊肿及胰腺癌破裂等所致的胰腺出血时，血液经胰管流入十二指肠，也可引发黑便。

2. 血液系统疾病

常见呕血或黑便的血液系统疾病有血小板减少性紫癜、白血病、再生障碍性贫血、血友病、弥散性血管内凝血等。

3. 其他

流行性出血热、钩端螺旋体病等急性传染性疾病，尿毒症，败血症等均可引发上消化道出血而导致呕血或黑便。

上述引起呕血或黑便的病因中，以消化系统疾病最为多见，最主要是消化性溃疡引起者，其次为食管胃底静脉曲张破裂，再次为急性糜烂性出血性胃炎和胃癌。

(二)护理

(1)病情观察：严密监测患者生命体征、神志、尿量及血生化指标的变化，观察患者呕血及排便的颜色、性质、量等及全身情况等。

(2)用药护理：遵医嘱及时补充液体、电解质、血液及营养物质，以满足患者的机体需要量，补充额外丢失量，恢复和维持血容量，同时密切观察用药作用及不良反应。

(3)饮食护理：指导患者出血期间严格禁饮禁食。

(4)活动与休息：严格卧床休息，注意保暖；对需要长期卧床的患者，应注意保持衣物清洁，勤翻身。

(5)心理护理：加强对患者心理状况的评估和护理，多关心患者，给予心理疏导及适当帮助，鼓励其配合检查和治疗，稳定其情绪。

七、黄疸

黄疸既是症状，也是体征，指由于血清胆红素浓度过高(>34.1 $\mu mol/L$)而沉积于组织中，引起巩膜、黏膜、皮肤及体液发生黄染的现象。若血清胆红素浓度升高，而肉眼未能观察到，则称为隐性黄疸。

(一)病因

1. 溶血性黄疸

一方面，大量红细胞破坏后，形成大量的非结合胆红素，超过肝细胞的摄取、结合及排泄能力；另一方面，由于溶血引起的贫血、缺氧和红细胞破坏产物的毒性作用，削弱了肝细胞对胆红素的代谢能力，使非结合胆红素在血中滞留，超过正常的水平而出现黄疸。一般黄疸为轻度，呈柠檬色，急性溶血时可有发热、寒战、头痛、呕吐、腰痛，并有不同程度的贫血和血红蛋白尿(尿呈酱油色或茶色)，严重者可有急性肾衰竭。

2. 肝细胞性黄疸

各种使肝细胞广泛损害的疾病均可导致黄疸，如病毒性肝炎、肝硬化、中毒性肝炎、钩端螺旋体病、败血症等。因为肝细胞受损后导致肝细胞对胆红素的摄取、结合及排泄功能降低，所以血中的非结合胆红素浓度增加。未受损的肝细胞仍能将非结合胆红素转变为直接胆红素。一部分直接胆红素经已损害或坏死的肝细胞反流入血中，导致血中直接胆红素浓度增加，进而出现黄疸，表现为皮肤、黏膜浅黄至深黄色，疲乏，食欲减退，严重者可有出血倾向。

3. 胆汁淤积性黄疸

胆汁淤积可分为肝内胆汁淤积和肝外胆汁淤积。肝内胆汁淤积主要见于毛细血管型病毒性肝炎、药物性胆汁淤积(如氯丙嗪、甲睾酮等)、原发性胆汁性肝硬化、妊娠期复发性黄疸等。患者皮肤呈暗绿色，完全阻塞者颜色更深，甚至呈黄绿色，并有皮肤瘙痒及心动过速，尿色深，粪便颜色变浅或呈白陶土色。

4. 先天性非溶血性黄疸

先天性非溶血性黄疸指由肝细胞对胆红素的摄取、结合和排泄有缺陷所致的黄疸。

(二)护理

1. 病情观察

重点监测患者尿色、粪色、皮肤及巩膜黄染的动态变化，同时注意观察有无伴随症状；观察黄疸检测结果，以监测治疗效果等。

2. 休息及饮食护理

根据病情，患者可卧床休息，休息环境要求安静、舒适；调整饮食结构，宜进高热量、高维生素、低脂，多食优质蛋白、易消化食物，忌辛辣、生冷食物及烟、酒；多食新鲜蔬菜、水果，保持大便通畅。

3. 药物/手术治疗的护理及皮肤护理

(1)有皮肤瘙痒者，应穿宽松衣裤、及时修剪指甲，嘱患者尽量减少搔抓，以免皮肤破损，保持皮肤清洁，用温水擦浴或淋浴，勿过度搓揉皮肤。沐浴时，用保鲜膜保护引流管及敷料。皮肤干燥时，可使用凡士林，以保持皮肤滋润；皮肤瘙痒严重者，可遵医嘱服用曲吡那敏或外涂炉甘石洗剂等药物。

(2)既可采用 ERCP 经内镜下安置鼻胆管或内支架引流，也可采用 PTCD 来减轻黄疸症状。应指导带有管道的患者观察引流液的颜色、性状及量并做好记录；引流袋应低于穿刺口 30 cm，以避免反流；应注意管道的固定，防止管道移位或脱出；对引流袋内的液体应及时倾倒，以减少对引流管的重力牵拉。

4. 心理护理

黄疸患者常因自我形象改变而出现情绪改变，应向患者解释有关黄疸的知识及注意事项，增强治疗信心，做到积极配合治疗。

八、便秘

便秘指大便次数减少，一般每周少于3次，伴排便困难、粪便干结或排便不尽感，是临床上常见的症状，多长期持续存在，可影响患者的生活质量。

(一)病因

1. 功能性便秘

(1)进食量少、食物缺乏纤维素或水分，对结肠运动的刺激减少。

(2)工作紧张、生活节奏过快、工作性质和时间变化、精神因素等影响了正常的排便习惯。

(3)由结肠运动功能紊乱(如乙状结肠痉挛)所致，常见于肠易激综合征，部分患者可表现为便秘与腹泻交替。

(4)腹肌及盆腔肌张力不足，排便推动力不足，难于将粪便排出体外。

(5)滥用泻药，形成药物依赖，造成便秘。

(6)由老年体弱、活动过少、肠痉挛结肠冗长所致。

2. 继发性便秘

(1)直肠与肛门病变引起肛门括约肌痉挛，排便疼痛造成惧怕排便，如痔疮、肛裂、肛周脓肿和溃疡、直肠炎等。

(2)结肠机械性梗阻，如结肠良、恶性肿瘤，克罗恩(Crohn)病，先天性巨结肠症，以及各种原因引起的肠粘连、肠扭转、肠套叠等。

(3)代谢及内分泌疾病，如妊娠、糖尿病、甲状腺功能低下、低钾血症、高钙血症、嗜铬细胞瘤、垂体功能减退、重金属(如铅、汞、砷)中毒等。

(4)神经系统疾病及肌病，如系统性硬化症、肌营养不良、脑卒中、帕金森病、多发性硬化、皮肌炎、假性肠梗阻、脊髓损伤、自主神经病变等。

(5)应用吗啡类药、抗胆碱能药、钙通道阻滞药、神经阻滞药、镇静药、抗抑郁药及含钙、铝的制酸药等。

(二)护理

1. 病情观察

严密监测患者的排便次数，大便的颜色、性状、量，伴随症状及全身情况等。

2. 药物及非药物治疗的护理

遵医嘱服用缓泻剂和软化剂，必要时可给予低压灌肠。对直肠疼痛性疾病患者，在排便前可坐浴15 min，或在肛门处涂润滑剂，排便后使用柔软卫生纸，保持肛周皮肤清洁。教会并督促患者顺肠蠕动方向做腹部按摩，以达到最佳的排便状态。

3. 饮食护理

向患者介绍含纤维素多的食物，嘱其在饮食中增加纤维素含量；向其讲解饮食平衡的重要性；指导其补充足够的水分，鼓励每天喝 1500～2000 mL 的液体（包括水、汤、饮料），建议早餐前30 min喝一杯温盐水，以增加肠蠕动，改善便秘。

4. 休息与活动

嘱患者在病情允许的范围内适当活动，以刺激肠蠕动，促进排便。为卧床患者创造良好的排便环境，避免干扰。冠心病、高血压、肝硬化患者应避免用力排便，以预防生命体征变化、头晕或出血。督促患者生活应有规律，避免有意识地抑制便意。指导患者养成定时排便的习惯。

5. 心理护理

加强对患者心理状况的评估，多关心患者，给予心理疏导及适当帮助，鼓励患者配合检查和治疗，稳定患者情绪。必要时，遵医嘱使用抗抑郁药物等。

九、嗳气

嗳气指胃内气体自口腔溢出，多提示胃内气体较多。

(一)病因

1. 胃食管反流病

患胃食管反流病后，胃不能按时排空，胃内食物积存过久，可引起嗳气。

2. 精神压力

情绪低落会影响交感神经，使其过度紧张，抑制胃的蠕动及排空功能，存储的食物存留胃内过久，继而可出现发酵气体。

3. 不良饮食、生活习惯

若进食过多产气或者是不易消化的食物，或长期卧床，缺少运动，易引起嗳气。

(二)护理

1. 病情观察

嗳气发作时，要密切观察患者的病情变化，观察患者的临床表现是否呈进行性加重，是否伴有其他症状。若疾病发生变化，则要引起足够的重视。

2. 非药物治疗的护理

(1)嗳气症状较轻患者无须特殊处理，可通过休息来缓解症状。

(2)可以通过拍背的方式来缓解症状，中医认为嗳气是气逆所致，拍背能够起到一定的通畅气机的作用，可以减轻症状。

(3)可以通过与患者交谈来分散其注意力，当注意力集中在其他地方时，嗳气症状可能会明显减轻。

(4)经常嗳气的患者，日常可以喝点促进消化的茶，如陈皮茶、丁香茶等，以促进消化和行气，改善嗳气。

3. 药物治疗的护理

(1)根据嗳气的不同程度，可遵医嘱使用促胃动力、抑制胃酸分泌的药物进行对症治疗。

(2)对于焦虑、抑郁导致的嗳气，可遵医嘱使用氟哌噻吨美利曲辛片等，以减轻症状。

（3）可根据不同的病因使用不同的中药治疗。例如：食滞不化引起的嗳气可选用枳实导滞丸等；脾胃虚弱可选用平胃散等；肝气郁结可选用柴胡疏肝散等。服用药物治疗后，应严密观察患者症状的变化及是否出现其他不良反应，并记录。

4. 饮食护理

培养良好的饮食习惯，忌食辛辣、刺激、易产气的食物，建议进食清淡、易消化的食物，如粥类、汤类、蔬菜等，进食时应细嚼慢咽。

5. 休息与活动

养成良好的生活习惯，避免长期卧床、长时间伏案工作，加强体育锻炼等。饭后散步也可以缓解嗳气。吃完饭，先休息 15 min，然后可以去散步 15 min，这样可以让食物更好地消化，肠胃也会变得更强健，嗳气的情况会缓解。

6. 心理护理

经常嗳气的人，要控制好自己的情绪，有了压力要及时释放。应加强对患者心理状况的评估，多关心患者，给予心理疏导及适当帮助，让患者保持良好的心情，以减少嗳气的频率。

十、消瘦

消瘦是指体内脂肪与蛋白质减少，体重下降超过正常标准的 20% 以上。男性标准体重（kg）＝身高（cm）－100；女性标准体重（kg）＝身高（cm）－105）。当三头肌皮褶厚度、上臂中围均小于正常值的 60% 时，为消瘦。

（一）病因

1. 食物摄入不足

（1）食物缺乏、偏食或喂养不当可引起消瘦。

（2）进食或吞咽困难可引起消瘦。

（3）厌食或食欲减退可引起消瘦。

2. 食物消化、吸收、利用障碍

（1）慢性胃肠病。

（2）慢性肝、胆、胰病。

（3）内分泌与代谢性疾病。

3. 食物需要增加或消耗过多

略。

（二）护理

1. 病情观察

观察并记录患者每日进餐的次数、品种、数量，以了解其摄入营养能否满足机体需要。定期测量体重，监测有关营养指标，如血红蛋白浓度、血清白蛋白浓度等，以了解营养状况的改善。

2. 对症护理

（1）消瘦的病因有很多，首先需明确病因后再对症治疗。应积极治疗原发病，如糖尿病、肿瘤等，以增强患者的免疫力。

（2）根据患者的病情，遵医嘱给予肠内营养或肠外营养，维持机体需要量，同时严密观察有无不良反应。因服药导致食欲下降而引起消瘦的患者，应在医生指导下调整药物的剂量与品种。

3. 饮食护理

培养良好的饮食习惯，在不影响疾病康复的前提下，允许患者按自己的饮食爱好选择食物种类，使食物种类多样化。指导患者及其家属改进烹饪技巧，增加食物的色、香、味，刺激患者的食欲。可少量多餐，以减轻胃部不适。可食用营养丰富、易于消化吸收的食物，避免辛辣、刺激及粗糙的食物，戒除烟、酒。

4. 一般护理

（1）为患者创造良好的进餐环境，避免不良刺激，如噪声、不良气味等；应避免在患者用餐前进行令人不愉快的治疗和护理，如换药、灌肠等。

（2）做好口腔护理：消瘦的患者，因机体抵抗力差，口腔易发生感染和口腔异味，进而导致食欲下降。应保证患者每天早晚漱口、刷牙，必要时可给予漱口液，常用的漱口液有生理盐水、1%～3%过氧化氢溶液或2%～3%硼酸溶液等。对有活动性义齿的患者，应嘱其每晚卸下清洗。对重症患者，应由护理人员按要求进行口腔护理。

5. 休息与皮肤护理

制订规律的活动和休息时间表，保证充足睡眠，营造安静、舒适的休息环境。避免负重及剧烈活动，严防受伤。对长期卧床的患者，应加强自主或协助定时（1～2 h）被动翻身活动，避免因长时间受压而使皮肤破损，必要时可使用皮肤减压贴或气垫床等，严防压疮的发生。

6. 心理护理

加强对患者心理状况的评估，多关心患者，给予及时、适当的帮助，多给予精神上的支持和安慰，让其保持良好的心情，鼓励其加强营养，以增强战胜疾病的信心。

十一、其他症状：反酸、胃灼热

反酸是指患者在无恶心、干呕、腹部收缩的情况下，食管或胃内容物上溢，涌入口咽部。空腹时，反流内容物为酸性胃液伴胆汁、胰液，称为反酸。进食、用力或体位改变（特别是卧位或弯腰）时更容易发生反酸。反酸是由食管下括约肌的功能出现障碍所致，多见于胃食管反流病、溃疡病、慢性胃炎、幽门不完全梗阻等。

胃灼热是指上腹部或胸骨后的湿热感或烧灼感，典型表现多出现在餐后1～2 h，可伴有吐酸水或苦水，并可因饮食或体位的改变而加重。胃灼热的危险因素包括女性、年龄>65岁、不良饮食习惯、过度肥胖、精神压力、吸烟等。胃灼热症状多见于胃食管反流病、胃炎和溃疡病，约50%胃食管反流病患者有此症状，但胃灼热的程度与病变的程度不一定相关。

（乔江蓉）

参考文献

［1］　夏广军.郝立宏.人体形态与结构［M］.北京:人民卫生出版社,2021.

［2］ 杨鲸蓉. microRNA 与食管癌放疗关系的研究进展［J］. 福建医科大学学报,2017, 51(3):204－206.

［3］ 汪荣泉,吉清,陈磊,等. 消化内科临床速查掌中宝［M］.北京:军事医学科学出版 社,2014.

［4］ 李鹏,王拥军.下消化道出血诊治指南［J］.中华消化内镜杂志,2020,37(10),685 －695.

［5］ 尤黎明,吴瑛.内科护理学［M］.7 版.北京:人民卫生出版社,2022.

［6］ 唐承薇,张澍田. 内科学:消化内科分册［M］. 北京:人民卫生出版社,2015.

［7］ 张铭光,杨小莉,唐承薇. 消化内科护理手册［M］. 北京:科学出版社,2015.

［8］ 徐欣昌,田晓云. 消化系统疾病［M］. 北京:人民卫生出版社,2014.

［9］ 陈旻文. 急性非静脉曲张性上消化道出血诊治指南［J］. 中华消化杂志,2009,29: 682.－686

第六章　消化系统疾病常用药及护理

第一节　抗酸药

胃酸分泌相关的消化性疾病包括了一系列临床疾病(如消化性溃疡、胃食管反流病、胃酸分泌过多症等),这主要是由胃酸造成的损伤。生理是疾病发生和治疗的基础,因此,明确胃酸分泌的生理十分必要。胃酸分泌是受外周(内分泌、旁分泌)和中枢神经等多重因素控制的连续的、复杂的过程,其中每个因素都会影响到一个最终的过程——壁细胞对胃酸的分泌。

抗酸药又称胃酸中和药,是一类弱碱性化合物。能中和过多的胃酸,降低胃内酸度和胃蛋白酶活性,解除胃酸对胃黏膜及溃疡面的刺激和侵蚀,从而缓解疼痛,促进溃疡愈合。临床常用的抗酸药主要有碳酸氢钠、铝碳酸镁两类。

一、碳酸氢钠

(一)英文名

Sodium Bicarbonate。

(二)药物剂量

1. 用法、用量

(1)一般用法:成人口服。每日 3 次。

(2)服药时间:应于餐后 1~3 h 及睡前服用。

2. 剂型、规格

口服剂型、规格共有 250 mg、300 mg、500 mg 3 种。

(三)适应证

(1)治疗轻至中度代谢性酸中毒。

(2)碱化尿液,常用于预防尿酸性肾结石,减少磺胺类药物的肾毒性,减少急性溶血,防止血红蛋白沉积在肾小管。

(3)作为抗酸药,用于缓解胃酸过多引起的胃痛、胃灼热(烧心)、反酸等症状。

(四)不良反应

(1)剂量偏大或存在肾功能不全时,可出现精神症状、水肿、肌肉疼痛或抽搐、异常疲倦虚弱、呼吸减慢等表现。

(2)长期口服可引起持续性头痛、尿频、尿急、食欲减退、恶心、呕吐等。

（3）口服时由于在胃内产生大量气体，引起呃逆，可使胃腔膨胀，增加胃内压力。

（4）易引起钠潴留、碱中毒及反跳性的胃酸过高。

（五）护理及观察要点

（1）不宜长期服用，不宜与维生素 C 和间羟胺合用。

（2）忌用于严重溃疡病患者。

（3）口服后 2 h 内不宜服用任何药物。

二、铝碳酸镁

（一）英文名

Hydrotalcite Tablets。

（二）药物剂量

1. 用法、用量

（1）一般用法：成人 1～2 片/次，3 次/日或 4 次/日，嚼服。

（2）治疗胃溃疡和十二指肠溃疡时，嚼服，2 片/次，4 次/日。在症状缓解后，至少需维持 4 周。

2. 剂型、规格

口服剂型，规格为 0.5 g。

（三）适应证

胆酸相关性疾病，如急、慢性胃炎，胃溃疡，十二指肠溃疡，反流性食管炎，与胃酸有关的胃部不适，如胃痛、酸性嗳气、胃灼热、饱胀等；预防非甾体类药物导致的胃黏膜损伤。

（四）不良反应

（1）大剂量服用可导致大便呈软糊状、次数增多。

（2）偶见口干、食欲不振、便秘。

（3）长期服用可导致血清电解质变化。

（五）护理及观察要点

（1）成人在饭后 1～2 h 服用。4 次/日时，睡前加服 1 次。胃部不适时，嚼服 1～2 片。

（2）用药期间饮食宜清淡，忌生冷、辛辣及油腻食物，用药期间不宜饮酒。

（3）忌抑郁，保持心情舒畅。

（4）高血压、心脏病、胃肠道阻塞性疾病、溃疡性结肠炎、甲状腺功能亢进症患者及孕妇慎用。

（5）对本药过敏者禁用，过敏体质者慎用。

第二节　H₂ 受体拮抗剂

人的胃壁上有刺激 H^+ 分泌的 H_2 受体和专门运输 H^+ 的质子泵，各司其职，分泌胃酸，以促进食物的消化。H_2 受体拮抗剂用于拮抗组胺引起的胃酸分泌，主要作用于壁细胞上的 H_2 受体，竞争抑制组胺作用，既可抑制基础胃酸分泌，也可抑制由食物、组胺、五肽胃泌素、咖啡因与胰岛素所刺激的胃酸分泌。常用的西咪替丁、雷尼替丁、法莫替丁等 3 种 H_2 受体拮抗剂，抑制胃酸分泌的相对能力相差 20～50 倍，以西咪替丁最弱，法莫替丁最强；抑制 50％ 五肽胃泌素刺激的胃酸分泌所需有效血浓度（EC_{50}），以西咪替丁最高，法莫替丁最低。这里主要介绍西咪替丁和法莫替丁。

一、西咪替丁

(一)英文名

Cimetidine。

(二)药物剂量

1. 用法、用量

(1)一般用法：片剂，一次 0.2～0.4 g，4 次/日，餐后及睡前服，或一次 0.8 g，睡前 1 次服，用于十二指肠溃疡或病理性高分泌状态。

(2)预防溃疡复发，片剂，一次 0.4 g，睡前服。

(3)片剂：肾功能不全患者用量减为一次 0.2 g，12 h 1 次。

(4)小儿：片剂，口服，一次按体重 5～10 mg/kg，每日 2～4 次。老年患者用量酌减。

(5)注射液：具体用法如下。①静脉滴注：将本药 0.2 g 用生理盐水/葡萄糖氯化钠注射液 250～500 mL/5％葡萄糖注射液稀释后静脉滴注，滴速为每小时 1～4 mg/kg，每次 0.2～0.6 g。②静脉注射：缓慢注射(2～3 min)，每 6 h 1 次，每次 0.2 g。③肌内注射：一次 0.2 g，每 6 h 1 次。

2. 剂型、规格

(1)片剂：每片 200 mg/400 mg/800 mg。

(2)胶囊：200 mg。

(3)注射剂：200 mg(2 mL)。

(三)适应证

(1)治疗活动性十二指肠溃疡，预防十二指肠溃疡复发。

(2)胃溃疡。

(3)反流性食管炎。

(4)胃泌素瘤(卓-艾综合征)。

(5)预防与治疗应激性及药物性溃疡。

(6)消化性溃疡并发出血。

(7)可用于各种原因引起免疫功能低下的治疗和肿瘤的辅助治疗。

(四)不良反应

(1)较常见的有头晕、头痛、疲乏、嗜睡、腹泻、恶心、呕吐、腹胀、便秘、口苦、口干、血清转氨酶浓度轻度升高等。

(2)偶见严重肝炎、肝脂肪性变、肝坏死等。

（3）本药对肝硬化患者可能诱发肝性脑病。若突然停药，则停用后回跳的高酸度可能引起慢性消化性溃疡穿孔。

（4）严重心脏及呼吸系统疾病、系统性红斑狼疮、器质性脑病、肝功能损害、肾功能损害者慎用。

（五）护理及观察要点

（1）用药前及用药期间应定期检查肝、肾功能和血常规。

（2）完成治疗后尚需继续服药3个月。

（3）儿童、孕妇及哺乳期妇女慎用。

（4）避免与中枢抗胆碱药同时使用，避免加重中枢神经毒性反应。

（5）餐后及睡前口服。

二、法莫替丁

（一）英文名

Famotidine。

（二）药物剂量

1. 用法、用量

（1）胃、十二指肠溃疡活动期：口服，每次20 mg，早、晚各1次，或睡前40 mg，疗程4～6周。

（2）十二指肠溃疡的预防复发及维持：口服，每天20 mg，睡前顿服。

（3）反流性食管炎：具体如下。①Ⅰ度或Ⅱ度：口服，每天20 mg，分早、晚2次，服用4～8周。②Ⅲ度或Ⅳ度：口服，每天40 mg，早、晚饭后，治疗4～8周。

（4）卓-艾综合征：首次20 mg，每6 h 1次，以后根据病情调整剂量。

（5）静脉注射：每次20 mg，每12 h 1次。

（6）静脉滴注：每次20 mg，每12 h 1次。

2. 剂型规格

（1）片剂：每片10 mg/20 mg/40 mg。

（2）胶囊：20 mg。

（3）散剂：10%。

（4）注射剂：20 mg(2 mL)。

（三）适应证

本药主要用于胃及十二指肠溃疡、反流性食管炎、吻合口溃疡、上消化道出血（急性应激性溃疡、出血性胃炎、消化性溃疡所致）、卓-艾综合征等。

（四）不良反应

1. 循环系统

罕见脉率增加、血压上升及颜面潮红。

2. 消化系统

偶见肝功能异常，罕见消化道常见症状。

3. 中枢系统

罕见头痛、头重及全身乏力。

4. 变态反应

偶见皮疹及荨麻疹。

5. 其他

罕见月经不调、面部水肿及耳鸣。

(五)护理及观察要点

(1)静脉输液时，用5%葡萄糖注射液或生理盐水100 mL或250 mL稀释，每次用量20～40 mg。

(2)静脉输注时，注意控制速度，速度过快，可引起心律失常、一过性肝功能的损害和粒细胞缺乏，出现头痛、疲倦、腹泻及皮疹等反应，偶有谵妄。

(3)静脉注射剂量每次不超过20 mg，用5%葡萄糖注射液或生理盐水10～20 mL稀释后缓慢静脉注射。

(4)肝、肾功能不全者，婴幼儿及有药物过敏史者禁用。

第三节　质子泵抑制剂

质子泵是H^+-K^+-ATP酶，位于壁细胞分泌小管膜上。质子泵抑制剂能更直接地抑制胃酸分泌的最终环节，疗效显著优于其他抑酸剂，同时解决了耐受性问题，可用于治疗上消化道出血、消化性溃疡、胃食管反流性疾病及卓-艾综合征，现已成为治疗胃酸分泌异常及相关疾病的一线药物。临床上也常将质子泵与阿莫西林、克拉霉素等联用，用于治疗幽门螺杆菌感染。常用的质子泵抑制剂有奥美拉唑、埃索美拉唑、艾普拉唑等。

一、奥美拉唑

(一)英文名

Omeprazole。

(二)药物剂量

1. 用法、用量

(1)胃、十二指肠溃疡：口服，每次20 mg，清晨一次服用。十二指肠溃疡疗程2～4周，胃溃疡疗程4～8周。对难治性溃疡者，每次20 mg，每天2次，或每次40 mg，每天1次。

(2)反流性食管炎：口服，每天20～60 mg，清晨一次服用。

(3)卓-艾综合征：口服，初始剂量为每次60 mg，每天1次，以后调整为每天20～120 mg。若剂量大于每天80 mg，则分2次服用。

(4)静脉注射：治疗消化性溃疡出血时，可给予静脉注射，每次40 mg，首次80 mg，每12 h 1次，连用3 d。

(5)静脉滴注：出血量大者首剂 80 mg 静脉滴注，之后改为每小时 8 mg 维持，至出血停止。

(6)严重肝功能不全时慎用，必要时剂量减半。

2. 剂型规格

(1)胶囊剂：20 mg。

(2)注射剂(粉)：40 mg。

(3)注射剂：40 mg。

（三）适应证

(1)用于胃溃疡、十二指肠溃疡。联用抗生素等的二联和三联方案，可用于治疗幽门螺杆菌相关的消化性溃疡。

(2)用于反流性食管炎、卓-艾综合征等。

(3)奥美拉唑静脉注射可用于消化性溃疡急性出血，如急性胃黏膜病变出血。

（四）不良反应

(1)可有口干、轻度恶心、呕吐、腹胀、便秘、腹泻、腹痛等。

(2)胆红素、丙氨酸氨基转移酶、天门冬氨酸氨基转移酶浓度偶有轻微短暂的升高。

(3)可有感觉异常、头晕、头痛、嗜睡、失眠、外周神经炎等。

(4)长期用药可导致维生素 B_{12} 缺乏、胃底部和胃体部主要内分泌细胞——肠嗜铬细胞增生及胃部类癌发生。

(5)其他：可有皮疹、男性乳腺发育、溶血性贫血等。

（五）护理及观察要点

(1)用其专用溶媒溶解后，即可进行缓慢静脉注射，每分钟不宜超过 4 mL，即注射 10 mL 注射液不应少于 2.5 min，否则可能会出现恶心、上腹痛等不良反应。4 h 内使用。

(2)静脉注射时若不注意，容易致使药物配制后变色，造成浪费或引起不良反应。

(3)静脉输注时用生理盐水或 5% 葡萄糖注射液稀释，在配置过程中应注意，该药可以用生理盐水(12 h 内)或 5% 葡萄糖注射液稀释(6 h 内)，但不能用 5% 葡萄糖氯化钠注射液稀释。最好用单独的空针稀释，滴注时用单独的输液管道。

(4)口服：早晨空腹时服用最佳，每天 2 次时为饭前服用。

二、埃索美拉唑

（一）英文名

Esomeprazole。

（二）药物剂量

1. 用法、用量

(1)口服：用于胃食管反流病——糜烂性反流性食管炎的治疗，每次 40 mg，每天 1 次，4 周为 1 个疗程。

(2)口服，食管炎未治愈或持续有症状，8周。

(3)已经治愈的食管炎患者，为防止复发，可长期维持治疗，每次 20 mg，每天 1 次。

(4)与适当的抗菌疗法联合用药根除幽门螺杆菌，每次 20 mg，每天 2 次，或 40 mg，每天 1 次，共 14 d。

(5)吞咽困难者，将片剂溶于不含碳酸盐的水(半杯)中(因肠溶包衣可能被溶解，不应用其他液体)。搅拌至片剂完全崩解，立即或在 30 min 内服用，再加入半杯水漂洗后饮用。不能嚼碎或压破。

(6)对不能吞咽者，可将片剂溶于不含碳酸盐的水中，通过胃管给药。

(7)当口服疗法不适用时，通常应选注射剂(不超过 7 d)，静脉注射或静脉滴注本药 20～40 mg，每天 1 或 2 次，一旦可能，就应该转为口服治疗。

2. 剂型、规格

(1)片剂：20 mg、40 mg。

(2)注射剂：40 mg。

(三)适应证

(1)胃食管反流病——糜烂性反流性食管炎的治疗。

(2)已经治愈的食管炎患者防止复发的长期维持治疗。

(3)胃食管反流病的症状控制。

(4)与适当的抗菌疗法联合用药，以根除幽门螺杆菌。

(5)防止与幽门螺杆菌相关的消化性溃疡复发。

(四)不良反应

(1)常见的消化系统不良反应：恶心、呕吐、腹痛、腹胀、腹泻、便秘。

(2)常见的神经系统不良反应：头痛，偶有头晕、感觉异常、嗜睡、视物模糊、眩晕。

(3)偶见：口干。罕见：口炎、胃肠道念珠菌病。

(4)偶见皮肤和皮下组织：皮疹、皮炎、瘙痒。

(五)护理及观察要点

(1)注射用药：应缓慢推注，对 40 mg 或 20 mg 配制的生理盐水 10 mL 溶液均应在 3 min 以上完成静脉注射。

(2)滴注用药：对 40 mg 或 20 mg 配制的溶液，静脉滴注应在 10～30 min 的时间内。

(3)使用指导：注射液是通过加入 5～10 mL 的生理盐水至本药小瓶中制成；滴注液是通过将本药 1 支加入生理盐水 100 mL，供静脉滴注使用，或通过将本药 2 支加入生理盐水 50 mL，以 5 mL/h 静脉微量泵泵入。配制后的注射用或滴注用液体均是无色至极微黄色的澄清溶液，应在 12 h 内使用，保存在 30 ℃以下。从微生物学角度看，药液配制好后最好立即使用。

(4)配伍禁忌：因配制溶液的降解对 pH 的依赖性很强，故本药只能溶于生理盐水中供静脉注射使用。配制的溶液不应与其他药物混合或在同一输液装置中合用。应将口服药片与液体一起整片吞服，而不应咀嚼或压碎，应空腹或饭前服用。

三、艾普拉唑

（一）英文名

Aprazole。

（二）药物剂量

1. 用法、用量

（1）静脉滴注：起始剂量 20 mg，后续每次 10 mg，每日 1 次，连续 3 d。疗程结束后，可根据情况改为口服。

（2）用于成人十二指肠溃疡，每日晨起空腹吞服（不可咀嚼），每次 10 mg，每日 1 次。疗程 4 周或遵医嘱。

2. 剂型、规格

（1）口服 5 mg

（2）注射剂 10 mg。

（三）适应证

十二指肠溃疡、消化性溃疡出血。

（四）不良反应

常见的不良反应有腹泻、头晕、头痛、血清转氨酶浓度升高等；少见不良反应有皮疹、腰痛、荨麻疹、腹胀、口干、口苦、胸闷、心悸、肾功能异常、月经时间延长、心电图异常（Ⅰ度房室传导阻滞、室性期前收缩）、白细胞计数减少等。上述轻中度不良反应常可自行恢复。

（五）护理及观察要点

（1）对于喷血、渗血、血管裸露等高危人群，应首先行内镜止血。

（2）用于静脉滴注时，将本药 10 mg 完全溶解于 100 mL 生理盐水注射液中，使用带过滤装置的输液器，30 min 滴完。

（3）当本药起始剂量为 20 mg 时，应使用 200 mL 生理盐水溶解。对配制好的溶液须在 3 h 内使用完毕。

（4）本药仅可溶于生理盐水中通过静脉给药，配制的溶液不应与其他药物混合或在同一输液装置中使用。

（5）本药仅可静脉滴注，禁止肌内注射。

（6）本药抑制胃酸分泌作用强、时间长，故不宜同时再使用其他抗酸剂或抑酸剂。

（7）本药能使胃内 pH 值升高，可能影响某些药物吸收。

（8）肝、肾功能不全者慎用本药。

第四节　胃黏膜保护剂

胃黏膜保护剂指有预防和治疗胃黏膜损伤，保护胃黏膜，促进组织修复和溃疡愈合作用的药物，主要作用机制与其可黏附、覆盖在溃疡面上阻止胃酸、胃蛋白酶侵袭溃疡面和促进内源性前列腺素合成等有关。胃黏膜保护剂的种类很多，有的还具有杀灭幽门螺杆菌的作用，如枸橼酸铋钾、胶体果胶铋等，有的同时兼有抗酸作用，临床常用以下两类。①胶体铋剂：具有胶体特性，铋剂中的小分子酸根(如枸橼酸根、磷酸根、硝酸根等)被大分子果胶酸取代后，胶体特性增强，在酸性环境中能形成高黏度溶胶，而该溶胶与溃疡面、炎症表面有较强的亲和力，可在胃黏膜表面形成一层牢固的保护膜，增强胃黏膜的屏障功能，对慢性炎症和消化性溃疡有较好的治疗作用，如磷酸铝凝胶等。②其他：如硫糖铝等，可通过不同机制来保护胃黏膜，促进溃疡愈合。

一、枸橼酸铋钾

(一)英文名

Bismuth Potassium Citrate Capsules。

(二)药物剂量

1. 用法、用量

(1)颗粒剂：每次1包，每天3或4次，用水冲服，饭前0.5 h和睡前服用，4～8周为1个疗程。

(2)片剂：每天早餐前0.5 h及睡前0.5 h各服2片，或每天4次，于三餐前0.5 h及睡前0.5 h各服1片，4～8周为1个疗程。

(3)胶囊：每次2粒，每天2次，早餐前0.5 h和睡前温水送服，4～8周为1个疗程。

(4)混悬剂：每次5 mL，加水4倍稀释，每天3或4次，于饭前1 h及睡前服，6周为1个疗程。

2. 剂型、规格

(1)颗粒剂：每袋(1.2 g)300 mg铋、每袋(1.2 g)110 mg铋、每袋(1.0 g)110 mg铋。

(2)胶囊：0.3 g(相当于铋110 mg)。

(3)片剂：0.3 g(相当于铋110 mg)。

(4)混悬剂(合剂)：0.3 g(5 mL)。

(三)适应证

(1)胃溃疡和十二指肠溃疡。

(2)复合性溃疡、吻合口溃疡、多发性溃疡、慢性浅表性胃炎及伴有幽门螺杆菌感染时、糜烂性胃炎。

(四)不良反应

(1)少数患者可有轻微头痛、头晕、失眠、皮疹、急性可逆性脑病等。

(2)大便可被染成黑色，用药期间应注意鉴别黑便是药物不良反应，还是消化道出血，必要时需做粪便隐血试验。

(五)护理及观察要点

(1)宜三餐前0.5 h和晚餐后2 h服用，不可嚼碎。

（2）服药前后 0.5 h 必须禁食。

（3）不宜长期大量服用，不得同时服用其他含铋制剂。

（4）肝功能不全者、儿童、哺乳期妇女、急性胃黏膜病变患者禁用。

二、磷酸铝凝胶

（一）英文名

Aluminum Phosphate Gei。

（二）药物剂量

1. 用法、用量

（1）通常每天 2 或 3 次，或在症状发作时服用，每次 1 或 2 包，相当于 20 g 凝胶，既可于使用前充分振摇均匀，也可伴开水或牛奶服用。

（2）根据不同适应证在不同的时间给予不同的剂量：食管疾病于饭后给药；食管裂孔、胃食管反流、食管炎于饭后和晚上睡觉前服用；胃炎、胃溃疡于饭前半小时服用；十二指肠溃疡于饭后 3 h 及疼痛时服用。

2. 剂型、规格

11g/20 g。

（三）适应证

（1）能缓解胃酸过多引起的反酸等症状，用于胃、十二指肠溃疡及反流性食管炎等酸相关性疾病的抗酸治疗。

（2）用于食管炎、胃炎、胃溃疡、十二指肠溃疡、结肠炎及直肠炎等。

（3）用于碱化尿液，以促进某些药物的排泄。

（四）不良反应

本药可引起便秘，可饮足量的水加以避免，同时可服用缓泻剂。

（五）护理及观察要点

（1）每袋磷酸铝凝胶含蔗糖 2.7 g，糖尿病患者使用本约时，不应超过 1 袋。

（2）室温避光保存。

（3）宜空腹时服用及睡前嚼碎服用（餐前服用可与溃疡面接触）。

（4）不能与抗酸药物、抑制胃分泌药物同用。

（5）有过敏、肝功能不全、肾功能不全者禁用。

（6）与喹诺酮类药物间隔服用时间必要时 2 h 以上。

三、硫糖铝

（一）英文名

Sucralfate。

（二）药物剂量

1. 用法、用量

（1）活动性胃、十二指肠溃疡：每天 3 或 4 次，每次 1 g，用药 4～6 周。

（2）预防十二指肠溃疡的复发：每天 2 次，每次 1 g。

2. 剂型、规格

（1）片剂：每片 0.25 g 或 0.5 g。

（2）胶囊：0.25 g。

（3）混悬剂：1 g(5 mL)、20 g(10 mL)。

（三）适应证

本药常用于治疗胃、十二指肠溃疡。

（四）不良反应

本药常见的不良反应是便秘，少见有腰痛、腹泻、眩晕、昏睡、口干、消化不良、恶心、皮疹、瘙痒及胃痉挛。长期大剂量使用本药可出现铝中毒。长期使用可引起血浆内磷酸盐含量下降，引发骨软化。

（五）护理及观察要点

（1）硫糖铝可在酸性环境中起到保护胃、十二指肠黏膜作用，不宜与碱性药物合用。

（2）宜空腹及睡前服用（餐前服用可与溃疡面接触）。若为片剂，则需嚼碎或磨成粉状。

（3）不能与抗酸药物、抑制胃酸分泌药物同用。

（4）有过敏、肝功能不全、肾功能不全者禁用。

（5）与喹诺酮类药物间隔服用时间必要时应在 2 h 以上。

（6）硫糖铝与多酶片不宜合用，一方面，多酶片中含有胃蛋白酶、胰酶和淀粉酶，硫糖铝可与胃蛋白酶络合，降低多酶片的疗效；另一方面，多酶片的药理作用与正硫糖铝相拮抗，所含消化酶（特别是胃蛋白酶）可影响溃疡愈合，合用时两者疗效均降低。

（7）连续应用不宜超过 8 周。

第五节 消化道出血用药

消化道出血是临床常见症状之一，可由多种疾病所致。消化道是指从食管到肛门的管道，包括食管、胃、十二指肠、空肠、回肠、盲肠、结肠及直肠。上消化道出血是指 Treitz 韧带以上的食管、胃、十二指肠、上段空肠、胰及胆管的出血。Treitz 悬韧带以下的肠道出血统称为下消化道出血。随着内镜技术的发展，"中消化道"改变了对消化道的传统分段的认识。以十二指肠乳头、回盲瓣为标志，将消化道分为"上消化道"（十二指肠乳头以上）、"中消化道"（十二指肠乳头至回盲瓣）和"下消化道"（盲肠、结肠、直肠）。目前用于消化道出血的药物主要包括以下几种。

一、生长抑素

（一）英文名

Somatostatin。

（二）药物剂量

1. 用法、用量

对上消化道大出血者，先缓慢静脉注射负荷量 250 μg，然后以 250 μg/h 静脉滴注，止血后应连续给药 48～72 h；对胰、胆、肠瘘者，以 250 μg/h 静脉滴注，直至瘘管闭合，闭合后继续用药 1～3 d；对急性胰腺炎者，应尽早使用，静脉滴注 250 μg/h，连续 72～120 h；若为预防胰腺手术并发症，则连续用 5 d。

2. 剂型、规格

粉针剂：250 μg/3 mg。

（三）适应证

（1）选择性减少内脏血流量，降低门静脉压力，降低侧支循环的血流和压力，减少肝脏血流量。

（2）抑制胃酸、胃蛋白酶的分泌，降低血清胃泌素的分泌。

（3）抑制胰、胆和小肠的分泌。

（4）对胰、小肠及肝脏的细胞有保护作用。

（5）适用于肝硬化门脉高压所致的食管静脉出血。

（6）预防和治疗急性胰腺炎及其并发症；预防和治疗消化性溃疡、应激性溃疡、糜烂性胃炎所致的上消化道出血。

（7）胰、胆、肠瘘的辅助治疗；肢端肥大症、胃泌素瘤、胰岛素瘤及血管活性肠肽瘤的辅助治疗。

（四）不良反应

（1）少数患者可出现眩晕、耳鸣、脸红。当静脉推注速度超过 50 μg/min 时，会产生恶心、呕吐。

（2）停药当天或第 2 天可产生不同程度的腹泻。

（五）护理及观察要点

（1）应单独给药，不宜与其他药物配伍给药，静脉推注速度宜慢。

（2）对本药过敏者，以及妊娠和哺乳期妇女禁用。

（3）本药常用于静脉微量泵泵入，将本药 3 mg 或 6 mg 加入生理盐水 50 mL，以 2.1 mL/h 或 4.2 mL/h 的速度持续静脉泵入，病情稳定后逐渐减量。

（4）半衰期 1～3 min，对于连续静脉给药，须用本药 3 mg 配备足够使用 12 h 的药液。

（5）必要时，监测血糖浓度。

二、奥曲肽

（一）英文名

Octreotide。

（二）药物剂量

1. 用法、用量

（1）为预防胰腺手术后并发症，可皮下注射，每次 0.1 mg，每日 3 次，连续 7 d；

若为食管胃底静脉曲张出血，则可用生理盐水稀释后连续静脉滴注 0.025 mg/h，最多治疗 5 d。

(2)在患有食管胃底静脉曲张出血的肝硬化患者中，用生理盐水稀释奥曲肽，连续静脉滴注(微量泵泵入)，0.05 mg/h，持续 5 d，患者都可以良好地耐受。

(3)因为肝功能不全、肝硬化患者的药物半衰期延长，所以需要改变维持剂量。

2. 剂型、规格

1 mL/0.1 mg。

(三)适应证

预防胰腺手术后并发症；与内镜硬化剂等特殊治疗联合用于肝硬化所致的食管胃底静脉曲张出血的紧急治疗；用于治疗肢端肥大症；缓解与胃肠内分泌肿瘤有关的症状和体征。

(四)不良反应

(1)最常见的不良反应为胃肠道症状，如腹泻、腹痛、恶心、呕吐、乏力、胃肠胀气和便秘等，其他还有神经系统症状(如头痛)、肝胆疾病(如胆石症)、代谢和营养机能紊乱、甲状腺功能不全等。

(2)最常见的不良反应为腹泻、腹痛、恶心、胃肠胀气、胆石症、高血糖和便秘。其他常见的不良反应包括头晕、局部疼痛、胆汁浑浊、甲状腺功能不全、稀便、糖耐量减低、呕吐、乏力和低血糖。

(3)局部不良反应：疼痛，注射部位针刺或烧灼感，伴红肿，极少超过 15 min 以上。

(五)护理及观察要点

(1)保存于 2～8 ℃的冰箱中，防冷冻和避光。

(2)注射前让药液达到室温或减少溶剂用量提高药物浓度的方法，可减少局部不适。

(3)给药前后应避免进食(在两餐之间或卧床休息时注射)，以减少胃肠道不良反应的发生。

(4)对本药过敏者、孕妇、哺乳期妇女和儿童禁用。

三、垂体后叶素

垂体后叶素是由猪、牛脑垂体后叶中提取的水溶性成分，内含催产素和加压素(加压素又称抗利尿素)。

(一)英文名

Pituitrin。

(二)药物剂量

1. 用法、用量

(1)静脉滴注：由 0.1 U/min 开始，逐渐加至 0.4 U/min。

(2)静脉注射：每次 5～10 U，每 6～8 h 1 次。

（3）肌内注射：每次 5 U，每日 2 或 3 次，可用于尿崩症；每次 4～20 U，持续 48～96 h，可用于催产或引产，小剂量稀释后缓慢静脉滴注，一般 1 U 溶于 500 mL 液体中；可用于食管胃底静脉曲张破裂出血，50～100 U 加入 50 mL 液体中，以 2.1 mL/h 静脉微量泵泵入。

2. 剂型、规格

6 U/mL。

（三）适应证

（1）食管胃底静脉曲张破裂出血。

（2）因宫缩不良所致产后出血或产后子宫复旧不全（因有升高血压的作用，故现产科已少用）。

（3）肺出血。

（4）尿崩症。

（四）不良反应

用药后可引起面色苍白、出汗、恶心、心悸、胸闷、心绞痛、血压升高、尿量减少、尿急、腹痛等反应，还可诱发荨麻疹、血管性水肿、支气管哮喘、过敏性休克、心力衰竭、心肌梗死等，此时应立即停药并给予对症处理。

（五）护理及观察要点

（1）动脉硬化、妊娠期高血压、高血压、冠心病、心力衰竭、肺源性心脏病患者禁用。

（2）对本药过敏或有过敏史者慎用。

（3）滴速过快或静脉推注均易引起腹痛或腹泻，应严密观察患者的腹部症状与体征，大便的颜色、性状及量。若有异常，则应及时报告医生。

（4）建议与扩血管药物联合使用，如硝酸甘油、可乐定等，以减少副作用。

（5）根据医嘱控制滴速，最好使用输液泵，24 h 更换输液管 1 次，输注过程中保证输液通道的有效性，24 h 更换穿刺部位，严格进行床旁交班，严防因液体外渗而引起皮肤坏死。

四、特利加压素

（一）英文名

Terlipressin。

（二）药物剂量

1. 用法、用量

（1）治疗食管胃底静脉曲张出血：首剂 2.0 mg（用生理盐水稀释）静脉缓慢注射（超过 1 min），每 4 h 静脉缓慢注射 1.0～2.0 mg，以维持剂量延续 24～48 h，直至出血控制。出血停止后仍需维持治疗 1～2 d，以防再出血。

（2）其他胃肠道出血。

（3）对疑为上消化道出血的患者进行早期治疗使用，可每 4～6 h 静脉缓慢注射

1.0 mg，连续用药，直至出血控制。

（4）本药也可作为急救药物使用。

（5）治疗(慢性肝炎、重型肝炎、肝硬化等合并)肝肾综合征。每 8～12 h 静脉缓慢注射 1.0 mg(也可将 1.0 mg 溶于 500 mL 葡萄糖注射液中静脉滴注)，连续使用，直至肾功能改善。

2. 剂型、规格

冻干粉针剂：每小瓶 1 mg，附稀释剂 5 mL。

（三）适应证

（1）胃肠道出血，如食管胃底静脉曲张破裂出血、胃溃疡出血、十二指肠溃疡出血及其他胃肠道出血。

（2）泌尿生殖系统出血，如功能性或其他原因引起的子宫出血、生产或流产等引起的出血。

（3）术后出血(特别是腹腔和盆腔区域出血)的治疗。

（4）妇科手术(如子宫颈手术)的局部使用。

（5）肝移植患者的治疗或术前、术后肝肾综合征的预防等。

（四）不良反应

偶见腹部疼痛、痉挛、头痛、暂时面色苍白及动脉血压升高。

（五）护理及观察要点

（1）儿童不宜使用。

（2）本药的增压与抗利尿作用虽较精氨酸加压素及赖氨酸加压素低，但心脏功能紊乱、高血压或肾功能不全者仍应慎用。

（3）孕妇不宜使用。

（4）使用过程中需监测血压变化。

（5）需密封在阴凉、避光、干燥处保存。

（6）用于静脉微量泵泵入时，通常将 2 mg 加入生理盐水 50 mL，以 4.2 mL/h 泵入，稀释后要求在 12 h 内使用。

（7）用于静脉推注时速度宜慢。

五、卡络磺钠

（一）英文名

Carbazochrome Sodium Sulfonate。

（二）药物剂量

1. 用法、用量

（1）肌内注射：每天 2 次，每次 20 mg。

（2）临用前加入生理盐水中静脉滴注，每次 60～80 mg。

2. 剂型、规格

5 mL/20 mg。

（三）适应证

本药既可用于治疗上消化道、呼吸道、泌尿系统出血和妇产科出血，还可用于预防及治疗手术出血等。

（四）不良反应

个别患者出现眩晕、恶心及注射部位红、痛。

（五）护理及观察要点

（1）对本药过敏者禁用。

（2）在密闭、遮光、阴凉处保存且不超过 20 ℃。

（3）现配现用。

六、凝血酶冻干粉

（一）英文名

Lyophilizing Thrombin Powder。

（二）药物剂量

1. 用法、用量

（1）局部止血：用生理盐水溶解成 50～200 U/mL 溶液或喷雾喷洒于创面。

（2）消化道止血：用生理盐水或温开水（不超过 37 ℃）稀释成 10～100 U/mL，口服或局部灌注。根据患者病情、出血部位及程度适当增减浓度、次数。

2. 剂型、规格

500 U。

（三）适应证

本药可用于消化道出血、外伤出血及手术中不易结扎的小血管出血的止血等。

（四）不良反应

偶有过敏反应，应及时停药。

（五）护理及观察要点

（1）本药误入血管后，可致使血栓形成、局部坏死，甚至可危及生命，因此，严禁注射。

（2）本药须直接与创面接触，才能起到止血作用。

（3）本药应新鲜配制，现配现用，否则药效会降低。

（4）对急性消化道出血患者，给予凝血酶 500～1000 U 加入生理盐水 10～20 mL 中口服或经胃管/三腔两囊管注入。

（5）对急性下消化道出血患者，还可用于局部保留灌肠。

七、注射用血凝酶

（一）英文名

Hemocoagulase for Injection。

（二）药物剂量

1. 用法、用量

本药既可静脉滴注、静脉推注、肌内注射或皮下注射，也可局部用药。紧急出血：立即静脉滴注 0.5～1 U，同时肌内注射 1 U（1 支）。一般出血：成人 1～2 U；儿童 0.3～0.5 U。各类外科手术：术前 1 日晚肌内射注 1 U，术前 1 h 肌内注射 1 U，术前 15 min 静脉注射 1 U，术后 3 天，每天肌内注射 1 U。咯血：每 12 h 皮下注射 1 U，必要时，开始时再加静脉滴注 1 U，最好是加入 10 mL 的生理盐水中稀释后注射。异常出血：剂量加倍，间隔 6 h 肌内注射 1 U，直至出血完全停止。

2. 剂型、规格

每瓶 1 U。

（三）适应证

本药可用于减少外科、内科、妇产科、眼科、耳鼻喉科、口腔科等临床科室的各种出血的止血及出血性疾病流血，也可用于预防出血，如手术前用药，可避免或减少手术部位及手术后出血。

（四）不良反应

偶见过敏样反应。

（五）护理及观察要点

（1）血液病及播散性血管内凝血所致的出血不宜使用本药。

（2）因为本药没有代偿作用，所以当血液中缺乏某些凝血因子（如凝血酶原）或血小板时，宜在补充血小板、凝血因子或输注新鲜血液的基础上应用本药。

（3）使用期间，还应注意监测患者的凝血时间。

八、去甲肾上腺素

（一）英文名

Norepinephrine。

（二）药物剂量

1. 用法、用量

用本药治疗上消化道出血时，每次服用溶液 1～3 mL（1～3 mg），每日 3 或 4 次，加入适量冷盐水服用。

2. 剂型、规格

将去甲肾上腺素溶液 8 mg 加入生理盐水 100 mL 或将去甲肾上腺素溶液 20 mg 加入生理盐水 250 mL。

（三）适应证

分次口服，可治疗上消化道出血；下消化道出血时，也可将本药用于局部保留灌肠。

（四）不良反应

个别患者可因过敏而发生皮疹、面部水肿。

（五）护理及观察要点

（1）因去甲肾上腺素遇光变色，故应避光贮存。如去甲肾上腺素溶液呈棕色或有沉淀，则不宜再用。

（2）对配制好的去甲肾上腺素溶液，应标识配液时间、配液人姓名。

（3）配制去甲肾上腺素溶液宜使用冰生理盐水，止血效果更佳。

（4）去甲肾上腺素溶液分 4～6 次口服，每次 20～30 mL。

（5）对用于口服的去甲肾上腺素溶液，应注意不要误用于静脉输液，否则易引发高血压甚至高血压危象。

第六节　肝性脑病用药

肝性脑病又称肝性昏迷，是指由严重肝病引起的、以代谢紊乱为基础的中枢神经系统功能失调的综合征，其主要临床表现有意识障碍、行为失常和昏迷。肝性脑病有急性与慢性脑病之分。其主要病因为各种原因引起的肝硬化、重症病毒性肝炎、门体分流术，表现为在肝病基础上出现行为失常、意识障碍和昏迷。针对肝性脑病的药物治疗主要包括减少氨的吸收和加强氨的排出，积极治疗各种肝病。

一、乳果糖

（一）英文名

Lactulose。

（二）药物剂量

1. 用法、用量

（1）对便秘或临床需要保持软便者，每日剂量可根据个人情况进行调节，下述年龄、起始剂量、维持剂量仅供参考：1～6 岁儿童每日 5～10 mL，每次 2～3 mL；7～14 岁儿童，每日 15 mL，每次 3～5 mL；成人每日 30 mL，每次 10～25 mL。

（2）婴儿：每治疗几天后，可根据患者情况酌情减小剂量。本药宜在早餐时一次服用。根据乳果糖的作用机制，1～2 d 可取得临床效果。如 2 d 后仍未有明显效果，则可考虑加量每日 5 mL。

（3）肝昏迷及昏迷前期者的用法、用量如下。起始剂量：30～50 mL，每日 3 次。维持剂量：调至每次 10～15 mL，每日 1～3 次。可根据大便情况调节，维持每日排 2 或 3 次软便，大便 pH 值 5.0～5.5。

2. 剂型、规格

667 mg/mL；每瓶 100 mL；每袋 15 mL。

（三）适应证

（1）通过调节结肠的生理节律来治疗慢性或习惯性便秘。

（2）可用于治疗和预防肝性脑病患者的昏迷前期状态或肝昏迷。

（四）不良反应

（1）治疗初始可能会有腹胀，通常继续治疗症状即可消失。

（2）当剂量高于推荐治疗剂量时，可能会出现腹痛和腹泻，此时应减少使用剂量。

（3）长期大剂量服用（通常是肝性脑病的治疗），患者可能会因腹泻而出现水、电解质紊乱。

（五）护理及观察要点

（1）本药用于便秘治疗剂量，不会造成糖尿病患者血糖改变。

（2）若剂量过高，则可能会出现腹痛或腹泻，此时应停药。

（3）对肝性脑病患者，也可用乳果糖100 mL保留灌肠。

（4）可直接口服或用1倍的水稀释后服用。

（5）半乳糖不能耐受者不宜服用；阑尾炎、肠梗阻、不明原因腹痛者禁用。

二、盐酸精氨酸注射液

（一）英文名

Arginine Hydrochloride Injection。

（二）药物剂量

1. 用法、用量

用5%葡萄糖溶液250～500 mL稀释后静脉滴注，一次10～20 g（2～4支），于4 h内滴完。

2. 剂型、规格

20 mL/5 g。

（三）适应证

本药既可用于肝性脑病的治疗，也可用于其他原因导致的血氨增高所致的精神症状的治疗。

（四）不良反应

（1）可引起高氯性酸中毒，以及血中肌酸、尿素、肌酐浓度升高。

（2）静脉滴注速度过快会引起呕吐、流涎、皮肤潮红，尖端扭转型室性心动过速（猝死）等。

（五）护理及观察要点

（1）用药期间宜进行血气监测，注意患者的酸碱平衡。

（2）高氯性酸中毒、无尿及肾功能不全者禁用。

（3）盐酸精氨酸注射液在中性环境中易生成弱碱，溶解度降低，不宜用生理盐水稀释，宜用葡萄糖注射液100 mL稀释，且注意药液浓度，5%葡萄糖注射液250 mL中最多加入精氨酸10 g，5%葡萄糖注射液500 mL中最多加入精氨酸20 g。

（4）与螺内酯联用可导致高血钾。

（5）不宜与碱性药物配伍使用。

（6）输注过程中注意控制输液滴速，建议用单独的输液装置输注。

三、支链氨基酸

(一)英文名

Branched Chain Amino Acids。

(二)药物剂量

1. 用法、用量

静脉滴注：每日 250～500 mL，或用 5％～10％葡萄糖适量混合后缓慢静脉滴注，每分钟不超过 40 滴。一般昏迷期可酌情加量，疗程根据病情而定。

2. 剂型、规格

针剂：每瓶 250 mL。

(三)适应证

本药可用于各种原因引起的肝性脑病(肝昏迷)、急性、亚急性、慢性重症肝炎，肝硬化、慢性活动性肝炎等，以及肝胆外科术前、术后的患者。

(四)不良反应

因本药输注速度过快时可引起恶心、呕吐等不良反应，故输注速度宜慢。

(五)护理及观察要点

(1)使用前应检查药液，如有浑浊、包装破裂等切勿使用。

(2)输注后的剩余药液切勿保存再用。

(3)当发生重度食管静脉曲张时，要注意输注滴速和用量，以免因静脉压增高而破裂。

(4)当发生重度腹水、胸水时，应避免输入量过多，注意水、电解质平衡。

(5)注意控制输液滴速。

四、门冬氨酸鸟氨酸

(一)英文名

Ornithine Aspartate。

(二)药物剂量

1. 用法、用量

急性肝炎，每天 5～10 g 静脉滴注；慢性肝炎或肝硬化，每天 10～20 g 静脉滴注(病情严重者可酌量增加，但根据目前的临床经验每天不宜超过 40 g)。

2. 剂型、规格

粉针剂：每支 2.5 g。

颗粒：每袋 1 g 或 3 g。

(三)适应证

(1)直接参与肝细胞代谢，使血氨与鸟氨酸结合，生成尿素。

(2)间接参与核酸合成并提供能量代谢的中间产物，增强肝脏供能。

（3）可激活肝脏解毒功能中的两个关键酶，协助清除对人体有害的自由基，增强肝脏的排毒功能，迅速降低过高的血氨水平，促进肝细胞自身的修复和再生，从而有效地改善肝功能，恢复机体的能量平衡。

（4）治疗因急、慢性肝病引起的血氨水平升高，如各型肝炎、肝硬化，脂肪肝和肝炎后综合征等。尤其适用于解除因肝脏病变引起的中枢神经系统症状及昏迷的抢救。

（四）不良反应

少数患者可出现恶心、呕吐、腹胀等不适，停药后症状自动消失。

（五）护理及观察要点

（1）口服每次 1 袋，每天 2 或 3 次，溶解在水或饮料中，餐前或餐后服用。

（2）注射液：每天 1～4 支静脉滴注。极量：每天不得超过 8 支。

（3）静脉滴注时，通常用 5％葡萄糖注射液或 10％葡萄糖注射液稀释。

（4）输注过程中注意控制输液滴速，否则患者易出现心慌、气紧、恶心、呕吐等不适。

（5）严重肾功能衰竭者禁用。

（6）在大量使用本药时，需监测血及尿中的尿素指标。

五、还原型谷胱甘肽注射液

（一）英文名

Reduced Glutathione for Injection。

（二）药物剂量

1. 用法、用量

（1）静脉注射：将其溶解于注射用水后，加入 100 mL、250 mL、500 mL 5％葡萄糖注射液或生理盐水中静脉滴注。

（2）肌内注射：将其用注射用水溶解后肌内注射。

（3）肝脏疾病：肌内注射或静脉滴注。轻症：每次 0.3 g 肌内注射或静脉滴注，每日 1 或 2 次。重症：每次 0.6 g 肌内注射或静脉滴注，每日 1 或 2 次。根据患者的年龄、症状调整剂量。静脉滴注：将无菌冻干粉针以 250～500 mL 生理盐水或 5％葡萄糖注射液溶解稀释后使用，滴注时间应控制在 1～2 h。肌内注射：溶解 4 mL 注射用水后使用。

2. 剂型、规格

0.1 g、0.6 g、0.9 g、1.2 g、1.8 g。

（三）适应证

（1）肝脏疾病，包括病毒性、酒精毒性（包括酒精性脂肪肝、酒精性肝纤维化、酒精性肝硬化、急性酒精性肝炎）、药物毒性及其他化学物质毒性引起的肝脏损害。

（2）放疗患者。

（3）各种低氧血症，如急性贫血、败血症、成人呼吸窘迫综合征等。

（4）化疗患者。

(5)有机磷农药等中毒的辅助治疗。

(6)解药物毒性(如肿瘤化疗药物、精神神经科药物、抗结核药物、抗抑郁药物等)。

(四)不良反应

(1)偶见脸色苍白、脉搏异常、血压下降等症状，若有，则应立即停药。

(2)偶见皮疹等类似过敏症状，若有，则应停药。

(3)偶有恶心、呕吐、食欲不振、胃痛等消化道症状，停药后症状会消失。

(4)注射局部可出现轻度疼痛。

(五)护理及观察要点

(1)如在用药过程中出现皮疹、面色苍白、血压下降、脉搏异常等症状，则应立即停药。

(2)溶解后的溶液应立即使用。

(3)肌内注射仅限于需要只能经此途径给药且避免同一部位反复注射者。

(4)本药应避免和下列药物混合使用：维生素 B、维生素 K、抗组胺制剂、长效磺胺药、四环素等。

(5)早产儿、新生儿、婴儿、儿童应谨慎用药，尤其是肌内注射。

六、多烯磷脂酰胆碱

(一)英文名

Polyene Phosphatidylcholine。

(二)药物剂量

1.用法、用量

(1)多烯磷脂酰胆碱注射液每安瓿 5 mL，既可静脉注射，也可静脉输注；成人和青少年一般每日缓慢静脉注射 5～10 mL；严重病例每日注射 10～20 mL；一次可同时注射 10 mL。

(2)胶囊口服：成人开始每日 3 次，每次 2 粒(456 mg)，最大口服用量不得超过 6 粒/日(1368 mg)。治疗一段时间后，可减剂量至每次 1 粒(228 mg)，每日 3 次维持剂量，且应餐后用足量液体整粒吞服。儿童用量酌减。

2.剂型、规格

(1)注射液：5 mL/232.5 mg。

(2)胶囊：每粒 228 mg。

(三)适应证

(1)各种类型的肝病，如肝炎、肝硬化、肝坏死、肝昏迷(包括前驱肝昏迷)、胆汁阻塞、脂肪肝等。

(2)中毒。

(3)预防胆结石复发手术前后的治疗，尤其是肝胆手术。

(4)神经性皮炎、银屑病、妊娠中毒、放射综合征。

(四)不良反应

偶尔出现胃肠功能紊乱(腹泻)。

（五）护理及观察要点

（1）只可使用澄清透明的溶液。

（2）不可与其他任何注射液混合注射。

（3）缓慢静脉注射。

（4）药品为碱性溶液，严禁与酸性药物在同一输液装置中使用。

（5）严禁用电解质溶液稀释，只能用5％葡萄糖注射液/10％葡萄糖注射液/5％木糖醇溶液（250 mL）稀释。

（6）配伍禁忌：还原型谷胱甘肽、奥硝唑氯化钠注射液。

（7）口服：餐后用足够量的液体整粒吞服，不要咬破（推荐餐中服用）。

七、腺苷蛋氨酸

（一）英文名

Adenosylmethionine。

（二）药物剂量

1．用法、用量

（1）初始治疗：500～1000 mg/d，分2次肌内注射或静脉注射，共2～4周。

（2）维持治疗：500～1000 mg，每日3次，口服，共用4周。

2．剂型、规格

（1）口服肠溶片：500 mg，10片。

（2）注射粉剂：500 mg，5瓶。

（三）适应证

肝硬化前肝内胆汁淤积、肝硬化所致肝内胆汁淤积、妊娠期肝内胆汁淤积。

（四）不良反应

不良反应主要为上腹部不适。个别对本药敏感的患者偶可出现昼夜节律紊乱。

（五）护理及观察要点

（1）临用前用所附溶剂溶解，注射剂附有专用溶媒。

（2）肌内注射或静脉注射给药时必须非常缓慢，否则患者会出现心慌，气紧，颜面部、颈部及口唇发麻。

（3）本药不可与碱性液体、含钙离子的溶液及高渗溶液（如10％葡萄糖溶液）配伍，只能用专用溶剂进行溶解。

（4）推注前后均应使用预充式导管冲管。

八、熊去氧胆酸

（一）英文名

Ursodeoxycholic Acid。

（二）药物剂量

1. 用法、用量

（1）利胆：每次 50 mg，每天 150 mg。

（2）溶解胆结石：每天 8～10 mg/kg 体重，每天 450～600 mg，分早、晚 2 次服。当胆石被清除后，每晚口服 500 mg，以防止复发。

（3）肝大、慢性肝炎：每天 8～13 mg/kg 体重，疗程为 6～24 个月。

（4）胆汁反流性胃炎：每天 1000 mg，分早、晚 2 次服。

2. 剂型、规格

（1）片剂：50 mg、150 mg。

（2）胶囊：250 mg。

（三）适应证

（1）用于胆囊功能正常、直径 10～15 mm、透光的非钙化结石。

（2）预防胆结石形成：长期进食高胆固醇饮食者、需长期用易形成胆固醇结石的药物（如雌激素、考来烯胺等）者或有易感遗传因素者，均可服用熊去氧胆酸，以预防胆结石形成。

（3）治疗黄疸、胆囊炎、胆管炎、胆汁性消化不良等。

（4）治疗回肠切除术后脂肪泻、肝大、慢性肝炎，以及用于胆汁反流性胃炎。

（5）治疗胆汁淤积性疾病，如妊娠肝内胆汁淤积症等（消化科最常用）。

（6）用于原发性胆汁性肝硬化和原发性硬化性胆管炎（消化科最常用）。

（四）不良反应

（1）腹泻，发生率约为 2%，偶有便秘、胃痛、胰腺炎等。

（2）偶可出现支气管炎、咳嗽、咽炎等呼吸系统的不良反应。

（3）中枢神经系统：偶见头晕、头痛等。

（4）皮肤反应：可出现瘙痒、脱发等。

（5）肌肉、骨骼：可出现背痛、肌痛、关节痛、关节炎等。

（6）偶见过敏、心动过速、心动过缓等。

（五）护理及观察要点

（1）活性炭、含铝抗酸药、考来烯胺及考来替泊能与胆汁酸结合，会影响其吸收，应间隔 2 h 以上使用。

（2）治疗前 3 个月每 4 周检查 1 次肝功能指标，以后每 3 个月复查 1 次。

（3）与考来烯胺联合用药时必须间隔 4 h。

（4）熊去氧胆酸不能溶解胆色素结石、混合结石、不透光 X 线结石及钙化胆固醇性结石。

（5）严重肝炎及肝功能减退者、胆道完全阻塞者、胃及十二指肠溃疡及其他肠道疾病者、对胆汁酸过敏者、持续性急性胆管炎者、胆囊炎者、胆石性胰腺炎者、胃肠瘘者、儿童、孕妇、哺乳期妇女禁用。

九、考来烯胺

(一)英文名

Colestyramine。

(二)药物、剂量

1. 用法、用量

口服：一般开始每次 4～5 g，3 次/日；若病情有需要，则可增加至每次 6 g，4 次/日，进餐时和睡前服用。

2. 剂型、规格

粉剂：每包 4 g。

(三)适应证

(1)高脂血症、高胆固醇血症(本药可降低血浆总胆固醇浓度和低密度脂蛋白浓度，对单纯甘油三酯浓度升高者无效)。

(2)胆管不完全阻塞所致的瘙痒。

(3)治疗由肠道胆酸过多引起的腹泻。

(四)不良反应

(1)较常见的不良反应：①便秘，程度较轻，持续时间短暂，偶尔很严重时可引起肠梗阻；②烧心感；③消化不良；④恶心、呕吐；⑤胃痛。

(2)较少见的不良反应：胆石症、胰腺炎、胃肠出血或胃溃疡、脂肪泻或吸收不良、嗳气、头痛等。

(3)偶可导致骨质疏松。

(五)护理及观察要点

(1)饭前服用或与饮料拌匀服用。

(2)便秘患者慎用。

(3)合并糖尿病、肾病、甲状腺功能减退症、血蛋白异常、阻塞性肝病的患者，服用本药的同时可进行上述疾病的治疗。

(4)长期服用应注意出血倾向。

(5)与熊去氧胆酸联合用药时，必须间隔 4 h。

第七节　促胃肠动力药

胃肠动力药指增强或减弱胃肠肌运动的药物，前者为胃肠促动药，后者为胃肠解痉药。主要增强上部胃肠动力的有莫沙必利等，其可用于治疗胃食管反流病、功能性消化不良及胃轻瘫，帮助缓解上腹饱胀不适、隐痛及烧心感等症状。减弱胃肠道运动的药物，临床上常见的为匹维溴胺等，其主要用于腹泻型肠道易激综合征的治疗，疗效较好。

一、莫沙必利

（一）英文名

Mosapride。

（二）药物剂量

1. 用法、用量

成人通常用量为每日 3 次，每次 1 片（5 mg）。

2. 剂型、规格

每粒 5 mg。

（三）适应证

本药可用于缓解慢性胃炎伴有消化系统症状，如烧心、恶心、呕吐、早饱、上腹胀、上腹痛等。

（四）不良反应

（1）腹泻、软便、口干、疲倦等。

（2）偶有肝功能障碍、黄疸，用药期间应密切观察患者，发现异常后应停止服药并采取相应措施。

（五）护理及观察要点

（1）持续给药一段时间（通常为 2 周），仍未见消化道症状改善时，不应长期盲目给药。

（2）餐前 15～30 min 服用。

（3）症状缓解后可停药。

（4）解痉药和胃肠动力药同用，会出现药理拮抗作用；助消化药和胃肠动力药同用，可降低疗效。

（5）胃动力药不联合使用，以免加重锥体外系反应。

二、匹维溴胺

（一）英文名

Pinaverium Bromide。

（二）药物剂量

1. 用法、用量

口服：每次 50 mg，3 次/日，根据病情可增至每次 100 mg。做钡灌肠准备时，检查前 3 d 每次 100 mg，每日 2 次，在检查前清晨再口服 100 mg。

2. 剂型、规格

50 mg。

（三）适应证

（1）与肠易激综合征有关的腹痛、排便紊乱、肠道不适等症状。

（2）本药还可以用于发生青光眼、前列腺肥大和尿潴留的肠易激综合征患者。

（3）钡灌肠前准备。

（四）不良反应

本药常见的不良反应有恶心、口干、腹痛、腹泻、便秘，偶见瘙痒、皮疹等。

（五）护理及观察要点

（1）应用足量水（一玻璃杯水）将整片药吞下，切勿掰碎、咀嚼或含化药片。

（2）宜在进餐时用水吞服。

（3）不要在卧位或睡前吞服药片。

（4）儿童、孕妇、哺乳期妇女禁用。

（欧　艳）

第八节　消化系统疾病的其他特殊药物

一、抗凝血类药物

抗凝血类药物是通过影响凝血过程中的某些凝血因子阻止凝血过程的药物，可用于防治血管内栓塞或血栓形成的疾病，预防中风或其他血栓性疾病。

（一）华法林钠

1. 作用机制

华法林钠是双香豆素衍生物，化学结构为 3 -（a -苯基丙酮）- 4 -羟基香豆素。其在试管内无抗凝血作用，主要在肝脏微粒内抑制维生素 K 依赖性凝血因子 Ⅱ、Ⅶ、Ⅸ、Ⅹ 的合成。维生素 K 能促使维生素 K 依赖性凝血因子 Ⅱ、Ⅶ、Ⅸ、Ⅹ 的氨基末端谷氨酸羧基化转变成 γ -羧基谷氨酸，羧基化能够促进维生素 K 依赖性凝血因子 Ⅱ、Ⅶ、Ⅸ、Ⅹ 结合到磷脂表面，进而加速血液凝固。γ -羧基化需要还原型维生素 K（维生素 K_2）的参与。双香豆素通过抑制维生素 K 环氧化物还原酶的活性，从而阻断维生素 K_2 的生成，进而抑制维生素 K 依赖性凝血因子 Ⅱ、Ⅶ、Ⅸ、Ⅹ 的 γ -羧基化作用。此外，维生素 K 拮抗剂可以抑制抗凝蛋白 C 和抗凝蛋白 S 的羧基化。

华法林钠通过抑制凝血因子的活化来抑制新的血栓形成，限制血栓的扩大和延展，抑制在原有血栓的基础上形成新的血栓，抑制血栓脱落和栓塞的发生，有利于机体纤溶系统清除已经形成的血栓。华法林钠没有溶栓（化栓）的作用，使用华法林钠后血栓减小甚至消失是华法林钠在抑制新的血栓形成的同时，机体清除血栓的机制（纤溶）作用的结果。

2. 适应证

（1）华法林钠适用于需长期持续抗凝的患者。

（2）能防止血栓的形成及发展，用于治疗血栓栓塞性疾病。

（3）治疗手术后或创伤后的静脉血栓形成，并可作为心肌梗死的辅助用药。

（4）对曾有血栓栓塞性疾病的患者及有术后血栓并发症危险的患者，可给予预防性用药。

3. 禁忌证

(1)肝功能损害、肾功能损害、严重高血压、凝血功能障碍伴有出血倾向、活动性溃疡、外伤、先兆流产、近期手术者禁用。

(2)妊娠期禁用。

(3)老年人或月经期女性应慎用。

4. 护理及观察要点

(1)严格掌握适应证,当无凝血酶原测定条件时,切不可滥用本药。

(2)个体差异较大,治疗期间应严密观察病情,并依据凝血酶原时间国际标准化比值(INR)调整用量。治疗期间还应严密观察口腔黏膜、鼻腔、皮下出血及大便隐血、血尿等,用药期间应避免不必要的手术操作,选期手术者应停药 7 d,急诊手术者需纠正凝血酶原时间 INR,使之大于 1.6,同时应避免过度劳累和做易致损伤的活动。

(3)若发生轻度出血或凝血酶原时间已显著延长至正常的 2.5 倍以上,则应立即减量或停药。严重出血时,可静脉注射维生素 K_1 10~20 mg,用以控制出血,必要时可输全血、血浆或凝血酶原复合物。

(4)由于本药为间接作用抗凝药,半衰期长,给药 5~7 d 后疗效才可稳定,因此维持量足够与否务必待观察 5~7 d 后方能下定论。

(二)依诺肝素钠

1. 作用机制

依诺肝素钠的作用是抗凝,防止血液凝固,对于血栓的治疗或者血栓高危人群的预防有一定作用。因为它的分子量比肝素小,所以它引起过敏反应、肝素诱导性血小板减少症、骨质疏松等的概率都比肝素要小,引起出血的可能性也比肝素要低。

2. 适应证

预防深静脉血栓形成及肺栓塞;治疗已形成的静脉血栓;预防血液透析时体外循环中血栓的形成;治疗不稳定型心绞痛和非 Q 波心肌梗死。

3. 禁忌证

肝脏功能不全、未控制的动脉性高血压、有胃肠道溃疡史的患者慎用。孕妇使用本药时应权衡利弊。

4. 护理及观察要点

在注射药物期间首先要注意天气的变化情况,做好防寒保暖工作,同时饮食要忌辛辣,不可以吃有刺激性的食物,另外,也要注意休息,保证充足的睡眠,不能熬夜,避免从事剧烈的运动和重体力劳动。本药不可用于肌内注射。

二、抗病毒类

(一)恩替卡韦

1. 作用机制

恩替卡韦属于核苷类似物,其抑制乙肝病毒的机制为通过抑制乙肝病毒 DNA 复制的整个过程起作用,逆转录和 DNA 正链合成;其还可有效阻断病毒,作用起效快,一般在用药 1 h 后就可发挥作用。

2. 适应证

本药适用于病毒复制活跃、血清丙氨酸转氨酶浓度持续升高或肝脏组织学显示有活动性病变的慢性成人乙型肝炎的治疗。

3. 禁忌证

对恩替卡韦或其制剂中的任何成分过敏者禁用。

4. 护理及观察要点

患者应在医生指导下服用恩替卡韦，并告知医生任何新出现的症状及合并用药情况。护士应告知患者如果停药有时会出现肝脏病情加重的情况，应在医生指导下改变治疗方法。使用恩替卡韦治疗并不能降低经性接触或污染血源传播乙型肝炎病毒（HBV）的危险性，因此，需要采取适当的防护措施。

(二)富马酸丙酚替诺福韦

1. 作用机制

酚替诺福韦是替诺福韦(2-脱氧腺苷单磷酸类似物)的亚磷酰胺药物前体。丙酚替诺福韦通过被动扩散以及肝脏摄取性转运体 OATP1B1 和 OATP1B3 进入原代肝细胞，然后主要通过羧酸酯酶 1 进行水解转化为替诺福韦，随后替诺福韦经细胞激酶磷酸化为活性代谢产物二磷酸替诺福韦。二磷酸替诺福韦通过 HBV 逆转录酶嵌入病毒 DNA 中，导致 DNA 链终止，从而抑制 HBV 复制。二磷酸替诺福韦是哺乳动物 DNA 聚合酶(包括线粒体 DNA 聚合酶 γ)的一种弱抑制剂，但在细胞培养中未见线粒体毒性。

2. 适应证

富马酸丙酚替诺福韦适用于治疗成人和青少年(年龄 12 岁及以上，体重至少为 35 kg)慢性乙型肝炎。

3. 禁忌证

对活性成分或以下所列任一赋形剂过敏者禁用本药：α 乳糖、微晶纤维素、交联羧甲基纤维素钠、硬脂酸镁、聚乙烯醇、二氧化钛、聚乙二醇、滑石粉和氧化铁黄。

4. 护理及观察要点

(1)肝炎恶化：停止治疗后突发。警告：已有报告指出，停止乙型肝炎治疗的患者出现了肝炎急性加重的情况(通常与血浆中 HBV-DNA 水平升高相关)。大部分病例属自限型，但严重加重的情况(包括致命性结局)可能在停止乙型肝炎治疗之后出现。肝硬化患者在肝炎恶化后出现肝功能失代偿的风险可能更高，因此，应在治疗期间加以严密监测。

(2)HBV 传播：必须告知患者富马酸丙酚替诺福韦不能预防通过性接触或血液污染的方式传播 HBV 的风险。必须继续采取适当的预防措施。

(3)失代偿性肝病患者：对于患有失代偿性肝病及蔡尔德-皮尤改良评分(Child-Turcotte Pugh score，CTP score)＞9(即 C 级)的 HBV 感染患者，尚无富马酸丙酚替诺福韦安全性和疗效方面的数据。这些患者出现严重肝脏或肾脏不良反应的风险可能更高。因此，应严密监测此患病人群的肝、胆和肾脏的各项指标和参数。

(4)富马酸丙酚替诺福韦不应与含丙酚替诺福韦、富马酸替诺福韦酯或阿德福韦酯的产品合用。

（5）因为富马酸丙酚替诺福韦片含有 α 乳糖，所以半乳糖不耐受、Lapp 乳糖酶缺乏症或有葡萄糖-半乳糖吸收不良的罕见遗传问题的患者不应服用本药。

（6）对驾驶及操作机械能力的影响：富马酸丙酚替诺福韦对驾驶和操作机械的能力无影响或影响可忽略。应告知患者在服用富马酸丙酚替诺福韦期间会有头晕的可能。

三、重金属解毒类

青霉胺

1. 作用机制

青霉胺治疗肝豆状核变性的作用机制为与沉积在组织中的铜离子结合，形成可溶性复合物后由尿排出。

2. 适应证

本药适用于重金属中毒、肝豆状核变性和成人类风湿关节炎。

3. 禁忌证

（1）对本药过敏者禁用。

（2）类风湿关节炎患者伴有肾功能不全者禁用。

（3）既往有青霉胺相关再生障碍性贫血或粒细胞缺乏症的患者禁用。

4. 护理及观察要点

（1）肝豆状核变性患者服用本药出现发热时，应暂停使用本药，直至反应消失，随后可以小剂量重新开始治疗。类风湿关节炎患者出现药物热时，应停用本药，使用其他治疗方法。肝豆状核变性患者初次服用本药时，应在服药当天行 24 h 尿铜定量检查，以后每 3 个月测定 1 次。

（2）如患者需使用铁剂，则宜在服铁剂前 2 h 服用本药，以免降低本药疗效。如停用铁剂，则应考虑到本药吸收量增加而可能产生的毒性作用，必要时应适当减少本药剂量。

（3）药物相关的造血系统和肾功能损害为严重不良反应，若出现，则必须停药。

（4）类风湿关节炎患者服用本药后如果出现无法解释的肉眼血尿或持续性镜下血尿，则应停药。

（5）若出现药物相关的异常泌尿系统表现，同时伴有咯血或肺部浸润，则应立即停药。

（6）若用药期间出现天疱疮，则应立即停药。

四、利尿类

（一）呋塞米

1. 作用机制

（1）对水和电解质排泄的作用。呋塞米能增加水、钠、氯、钾、钙、镁、磷等的排泄。与噻嗪类利尿药不同，呋塞米等袢利尿药存在明显的剂量-效应关系。随着剂量的加大，利尿效果明显增强且药物剂量范围较大。本类药物主要通过抑制肾小管髓袢厚壁段对 NaCl 的主动重吸收，结果管腔液 Na^+、Cl^- 浓度升高，而髓质间液 Na^+、Cl^- 浓度降低，使渗透压梯度差降低，肾小管浓缩功能下降，从而导致水、Na^+、Cl^- 排泄增多。因为 Na^+ 重吸收减少，远端小管 Na^+ 浓度升高，促进 $Na^+ - K^+$ 和 $Na^+ - H^+$ 交换增加，所以 K^+ 和 H^+ 排出增多。至于呋塞米抑制肾小管髓袢升支厚壁段重吸收 Cl^- 的机制，过去曾认为该部位存在氯泵，目前研究表明该部位基底膜外侧存在与 $Na^+ - K^+ -$ ATP 酶有关的 Na^+、Cl^- 配对转运系统，呋塞米通过抑制该系统的功能而减少 Na^+、Cl^- 的重吸收。另外，呋塞米可能抑制近端小管和远端小管对 Na^+、Cl^- 的重吸收，促进远端小管分泌 K^+。呋塞米可通过抑制亨氏袢对 Ca^{2+}、Mg^{2+} 的重吸收而增加 Ca^{2+}、Mg^{2+} 排泄。短期使用呋塞米能增加尿酸排泄，而长期使用呋塞米则可引起高尿酸血症。

（2）对血流动力学的影响。呋塞米能抑制前列腺素分解酶的活性，使前列腺素 E_2 含量升高，从而具有扩张血管的作用。扩张肾血管，降低肾血管阻力，使肾血流量（尤其是肾皮质深部血流量）增加，在呋塞米的利尿作用中具有重要意义，也是其用于预防急性肾功能衰竭的理论基础。另外，与其他利尿药不同，袢利尿药在使肾小管液流量增加的同时不引起肾小球滤过率的下降，这可能与流经致密斑的氯减少，从而减弱或阻断了球-管平衡有关。呋塞米能扩张肺部容量静脉，降低肺毛细血管通透性，加上其利尿作用，使回心血量减少，左心室舒张末期压力降低，有助于急性左心衰竭的治疗。呋塞米降低肺毛细血管通透性的作用，为其治疗成人呼吸窘迫综合征提供了理论依据。

2. 适应证

治疗水肿性疾病。

3. 禁忌证

尚未明确。

4. 护理及观察要点

（1）应从最小有效剂量开始，然后根据利尿反应调整剂量，以减少水、电解质紊乱等副作用的发生。

（2）存在低钾血症或有低钾血症倾向时，应注意补充钾盐。

（3）随访检查：①血电解质，尤其是合用洋地黄类药物或皮质激素类药物者及肝、肾功能损害者；②血压，尤其是用于降压，大剂量应用或用于老年人时；③肝、肾功能；④血糖、血尿酸、酸碱平衡情况；⑤听力。

（二）螺内酯

1. 作用机制

螺内酯是作用强烈的内源性盐类皮质激素醛固酮，与醛固酮有类似的化学结构，可在远曲小管和集合管的皮质段上皮细胞内与醛固酮竞争结合醛固酮受体，从而抑制醛固酮促进 $K^+ - Na^+$ 交换的作用，使 Na^+ 和 Cl^- 排出增多，起到利尿作用，而 K^+ 则被保留。该药利尿作用较弱，缓慢而持久。连续用药一段时间后，其利尿作用逐渐减弱。螺内酯还具有抗雄激素活性，可选择性地破坏睾丸及肾上腺微粒体细胞色素 P450，从而抑制性腺产生雄激素，并能在靶组织处与二氢睾酮竞争受体，减少雄激素对皮脂腺的刺激。

2. 适应证

（1）水肿性疾病：呋塞米可与其他利尿药合用，治疗充血性水肿、肝硬化腹水、肾性水肿等水肿性疾病，其目的在于纠正上述疾病伴发的继发性醛固酮分泌增多，并对抗其他利尿药的排钾作用。呋塞米也可用于特发性水肿的治疗及高血压的辅助治疗药物。

(2)原发性醛固酮增多症：呋塞米可用于本病的诊断和治疗。

(3)低钾血症的预防：呋塞米与噻嗪类利尿药合用，增强利尿效应和预防低钾血症。

3. 禁忌证

(1)本药可通过胎盘，但对胎儿的影响尚不清楚。孕妇应在医师指导下用药，且用药时间应尽量短。

(2)老年人用药期间较易发生高钾血症和利尿过度。

(3)高钾血症患者禁用。

(4)有下列情况者慎用：①无尿；②肾功能不全；③肝功能不全，因本药引起电解质紊乱后可诱发肝昏迷；④低钠血症；⑤酸中毒，一方面酸中毒可加重或促发本药所致的高钾血症，另一方面本药可加重酸中毒；⑥乳房增大或月经失调；⑦肾功能衰竭。

4. 护理及观察要点

(1)给药应个体化，从最小有效剂量开始使用，以减少电解质紊乱等副作用的发生。如每日服药1次，则应于早晨服药，以免夜间排尿次数增多。

(2)用药前应了解患者的血钾浓度，但在某些情况下，血钾浓度并不能反映机体内的钾含量，如酸中毒时钾从细胞内转移至细胞外而易出现高钾血症，酸中毒纠正后血钾浓度即可下降。

(3)用药期间如出现高钾血症，则应立即停药。

(4)应于进食时或餐后服药，以减少胃肠道反应，提高本药的生物利用率。

五、消化系统靶向治疗药物

(一)瑞戈非尼

1. 作用机制

瑞戈非尼作用于肿瘤细胞中的多个激酶，包括血管内皮生长因子受体1~3、血管生成素受体2、血小板衍生生长因子受体β、成纤维细胞生长因子受体、原癌激酶等，通过抑制肿瘤微环境来抑制肿瘤血管的生成。

2. 适应证

(1)既往接受过甲苯磺酸索拉非尼治疗的肝细胞癌患者。

(2)接受过甲磺酸伊马替尼及苹果酸舒尼替尼治疗的局部晚期的、无法手术切除的或转移性胃肠道间质瘤患者。

(3)既往接受过氟尿嘧啶、奥沙利铂和伊立替康为基础的化疗，以及既往接受过或不适合接受抗血管内皮生长因子治疗、抗表皮生长因子受体治疗(RAS野生型)的转移性结直肠癌患者。

3. 禁忌证

对瑞戈非尼仁一活性物质或辅料有超敏反应的患者禁用。

4. 护理及观察要点

(1)亚洲人群最常见的不良反应为手足皮肤反应、肝功能异常(高胆红素血症、丙氨酸转氨酶浓度升高、天冬氨酸转氨酶浓度升高)和高血压，同时，还要注意疼痛、乏力、腹泻、食欲下降及进食减少等不良反应；最严重的不良反应为重度肝损伤、出血及胃肠道穿孔及感染。有血栓、栓塞病史者应审慎使用。

（2）本药可增加出血事件的发生率，发生严重或危及生命的出血的患者应永远停止使用本药。接受华法林钠的患者，更应频繁地监测 INR 水平。

（3）对瑞戈非尼任一活性物质或辅料有超敏反应的患者禁用。

（4）应避免与 CYP3A4 活性的强抑制剂（如克拉霉素、葡萄柚汁、伊曲康唑、酮康唑、泊沙康唑、泰利霉素和伏立康唑）、强 UGT1A9 抑制剂（如甲芬那酸、二氟尼柳和尼氟酸）、强 CYP3A4 诱导剂（利福平、苯妥英、卡马西平、苯巴比妥和贯叶连翘）同时使用。

（二）甲苯磺酸索拉非尼

1. 作用机制

索拉非尼是多种激酶抑制剂，在体外可抑制肿瘤细胞（包括小鼠肾细胞癌、RENCA 模型和无胸腺小鼠移植多种人肿瘤模型）增殖，并可抑制肿瘤血管生成。

2. 适应证

本药适用于治疗无法手术或远处转移的肝细胞癌。

3. 禁忌证

对索拉非尼或药物的非活性成分有严重过敏症状的患者禁用。

4. 护理及观察要点

索拉非尼引起的常见不良反应包括皮疹、腹泻、血压升高，以及手掌或足底部发红、疼痛、肿胀或出现水疱等。在临床试验中，最常见的与治疗有关的不良反应有腹泻、皮疹/脱屑、疲劳、手或足部皮肤反应、脱发、恶心、呕吐、瘙痒、高血压和食欲减退等。

（1）穿软底鞋或者网球鞋时，应该穿棉袜或者软垫，以防止足部受压。

（2）不宜长时间站立。

（3）将硫酸镁溶于温水中，浸泡皮肤患处。

（4）将含尿素软膏或乳液抹在脚上，每天 2 次或涂上厚厚的一层，穿棉袜保持整晚。

（5）如有需要，则可以在患处使用去斑喷剂。

（6）如果足部皮肤持续增厚或者起茧，则可以请足疗师治疗，以防止继续加重，足疗后可立即使用保湿软膏。

（7）使用芦荟汁涂抹患处。

（王　林）

第九节　消化系统疾病的常用药物及护理

一、氨基水杨酸制剂

氨基水杨酸制剂的适应证为轻度克罗恩病、溃疡性结肠炎。

(一)柳氮磺吡啶

(1)结构特点：柳氮磺吡啶是 5-氨基水杨酸与磺胺吡啶的偶氮化合物。

(2)释放特点：结肠释放。

(3)制剂：片剂。

(4)推荐剂量：3～4 g/d，分次口服。

(二)其他不同类型的 5-氨基水杨酸制剂

1. 5-氨基水杨酸前体药巴柳氮

(1)结构特点：5-氨基水杨酸与 P-氨基苯甲酰 β-丙氨酸偶氮化合物。

(2)释放特点：结肠释放。

(3)制剂：片剂、胶囊剂、颗粒剂。

(4)推荐剂量：4～6 g/d，分次口服。

2. 奥沙拉嗪

(1)结构特点：2 分子 5-氨基水杨酸的偶氮化合物。

(2)释放特点：结肠释放。

(3)制剂：片剂、胶囊剂。

(4)推荐剂量：2～4 g/d，分次口服。

3. 氨基水杨酸美沙拉嗪

(1)结构特点：甲基丙烯酸酯控释 pH 值依赖-乙基纤维素半透明膜控释时间依赖；乙基纤维素半透膜控释时间依赖。

(2)释放特点：pH 值依赖药物的释放部位为回肠末端和结肠；纤维素膜控释时间依赖药物的释放部位为远端空肠、回肠、结肠。

(3)制剂：颗粒、片剂（口服给药）；栓剂、灌肠剂、泡沫剂、凝胶剂（局部给药）。

(4)推荐剂量：直肠炎栓用栓剂，每晚 1 次；直肠乙状结肠炎用灌肠剂，隔天或数天 1 次。

二、糖皮质激素

糖皮质激素适应证：中度克罗恩病的初始治疗，合并感染时可加用抗生素，如环丙沙星、甲硝唑；患中度溃疡性结肠炎后对水杨酸制剂治疗反应不佳。

(一)甲泼尼龙

每天 0.75～1 mg/kg（其他类型全身作用激素的剂量相当于上述泼尼龙剂量折算）给药，症状缓解后开始逐渐缓慢减量，每周减 2.5 mg，直至停药，过快减量会导致早期复发，应注意减药速度。注意药物不良反应并进行相应处理，宜同时补充钙剂和维生素 D。

(二)布地奈德

口服，每次 3 mg，3 次/天，一般在 8～12 周临床缓解后可改为每次 3 mg，2 次/天。延长疗程可提高疗效，但超过 6～9 个月则再无维持作用。

三、免疫抑制剂

免疫抑制剂的适应证：中重度克罗恩病及溃疡性结肠炎。

(一)硫唑嘌呤类

1. 硫唑嘌呤

硫唑嘌呤的推荐目标剂量为 $1.5 \sim 2.5$ mg/(kg·d)(我国相关文献数据显示,低剂量硫唑嘌呤对难治性溃疡性结肠炎患者有较好的疗效和安全性)。相关研究认为,我国患者剂量在 $1.0 \sim 1.5$ mg/(kg·d)亦有效。对于使用硫唑嘌呤维持撤离激素缓解有效的患者,疗程一般不少于 4 年。如继续使用,则其获益和风险应与患者商讨。大多数研究认为,使用硫唑嘌呤的获益超过发生淋巴瘤的风险。

2. 6-硫基嘌呤

使用硫唑嘌呤出现不良反应的患者换用 6-硫基嘌呤,部分患者可以耐受。欧美相关共识意见推荐的目标剂量为 $0.75 \sim 1.5$ mg/(kg·d)。使用方法和注意事项与硫唑嘌呤相同。

(二)沙利度胺

沙利度胺适用于难治性溃疡性结肠炎的治疗,因国内外均为小样本硫基嘌呤临床研究,故不作为首选治疗药物。

(三)甲氨蝶呤

甲氨蝶呤适用于硫嘌呤类药物治疗无效或不能耐受者。国外推荐诱导缓解期的甲氨蝶呤剂量为每周 25 mg,肌内注射或皮下注射。12 周达到临床缓解后,可改为每周 15 mg,肌内注射或皮下注射,亦可改为口服,但疗效可降低。疗程可持续 1 年,目前临床上对更长疗程的疗效和安全性尚未形成共识。

四、生物制剂

(一)抗肿瘤坏死因子-α 制剂

1. 英夫利昔单抗

当激素和上述免疫抑制剂治疗无效/激素依赖/不能耐受上述药物治疗时,可考虑用英夫利昔单抗治疗。

(1)适应证:包括以下几种。①成人克罗恩病:对于确诊时即有预后不良高危因素的成人克罗恩病患者,宜早期使用英夫利昔单抗诱导缓解,不必等传统治疗(如糖皮质激素、免疫抑制剂等)效果不佳或不能耐受时才使用英夫利昔单抗,强调早期诊断,一线使用英夫利昔单抗、优化治疗方案。②瘘管型克罗恩病:克罗恩病合并肛瘘和肠外瘘(包括肠皮瘘、肠阴道瘘和肠膀胱瘘)时,宜在确诊后立即一线使用英夫利昔单抗诱导缓解治疗,并可在成功诱导缓解后继续使用英夫利昔单抗维持缓解治疗。③儿童及青少年克罗恩病:英夫利昔单抗可用于 $6 \sim 17$ 岁儿童和青少年克罗恩病的诱导缓解治疗和维持缓解治疗。如有以下危险因素,宜在确诊后立即一线使用英夫利昔单抗诱导缓解治疗:内镜下深大溃疡;病变广泛;明显生长迟缓,身高 Z 评分<-2.5;合并严重骨质疏松症;起病时即存在炎性狭窄或穿孔;严重肛周病变。英夫利昔单抗联合肠内营养治疗疗效明显优于英夫利昔单抗单一治疗,特别适用于有明显营养不良甚至生长发育迟缓的儿童及青少年克罗恩病患者。④克罗恩病肠切除术后:对具有肠切除术后早期复发危险因素的克罗恩病患者,建议在肠切除术后早期一线应用英夫利昔单抗

诱导和维持克罗恩病缓解，有助于迅速缓解病情和预防克罗恩病术后复发。⑤成人溃疡性结肠炎：下列情况可给予英夫利昔单抗治疗。A. 轻中度溃疡性结肠炎对 5 -氨基水杨酸制剂应答不佳、不耐受或有禁忌，宜改用英夫利昔单抗或者糖皮质激素治疗；B. 中重度活动性溃疡性结肠炎对 5 -氨基水杨酸制剂或糖皮质激素治疗不佳、不耐受或有禁忌时，再二线改用英夫利昔单抗治疗；C. 活动性溃疡性结肠炎伴肠外表现(如关节炎、坏疽性脓皮病、结节性红斑、眼部病变等)者，宜以英夫利昔单抗一线诱导缓解治疗；D. 急性重度溃疡性结肠炎经 3～5 d 足量糖皮质激素静脉治疗后仍然无应答或应答较差时，宜立即改用英夫利昔单抗或者环孢素进行拯救性的诱导缓解治疗；E. 起病时年轻、病情重、进展快、预后差的中重度溃疡性结肠炎，宜在确诊后首选英夫利昔单抗作为一线治疗。

(2)禁忌证：包括以下几种。①过敏：对英夫利昔单抗、其他非人源蛋白或英夫利昔单抗中任何药物成分过敏。②感染：活动性结核病或其他活动性感染[包括败血症、腹腔和(或)腹膜后感染或脓肿、肛周脓肿等克罗恩病并发症、机会性感染，如巨细胞病毒、难辨梭状芽孢杆菌感染等]。③中重度心力衰竭(美国纽约心脏病协会心功能分级Ⅲ/Ⅳ级)。④神经系统脱髓鞘病变。⑤近 3 个月内接种过减毒的活疫苗。

(3)使用方法：包括常规用法和联合治疗 2 种。①常规用法：A. 诱导缓解治疗，第 0、2、6 周按 5 mg/kg 起始剂量进行英夫利昔单抗静脉输注；B. 维持缓解治疗，每隔 8 周1 次相同剂量英夫利昔单抗静脉输注。②联合治疗：宜在开始使用英夫利昔单抗治疗炎症性肠病时即联合使用免疫抑制剂(最常使用硫唑嘌呤，也可使用甲氨蝶呤)。

2. 阿达木单抗

阿达木单抗是紧随英夫利昔单抗上市的完全人源化抗肿瘤坏死因子-α 单抗，为皮下给药型生物制剂。

(1)适应证：①中重度活动性克罗恩病成年患者；②英夫利昔单抗继发失应答的活动性克罗恩病患者转换治疗；③克罗恩病合并复杂型肛瘘患者的诱导和维持缓解治疗；④合并肠外表现克罗恩病患者的诱导缓解和维持缓解，包括合并眼部疾病、结节性红斑、坏疽性脓皮病、巩膜炎、葡萄膜炎等；⑤阿达木单抗诱导缓解的克罗恩病患者的维持缓解治疗，国外阿达木单抗还一线用于成人中度至重度活动溃疡性结肠炎的诱导和维持缓解，但我国尚未批准将阿达木单抗用于溃疡性结肠炎治疗。

(2)禁忌证：①对阿达木单抗或阿达木单抗制剂中其他成分过敏；②活动性结核或者其他严重的感染，如败血症和机会感染等；③中重度心力衰竭(美国纽约心脏病协会心功能分级Ⅲ/Ⅳ级)。

(3)使用方法：①首次治疗剂量 160 mg，2 周后 80 mg，以后每 2 周 1 次，40 mg；②是否联合嘌呤类药物可根据患者的具体情况而定；③输注方法主要为皮下注射。

3. 戈利木单抗

戈利木单抗在国内未获批治疗克罗恩病。

4. 赛妥珠单抗

赛妥珠单抗尚未在国内上市。

(二)维得利珠单抗

维得利珠单抗是一种具有器官靶向性的人源性单抗，可选择性结合淋巴细胞表面

的 $\alpha_4\beta_7$ 整合素，从而抑制淋巴细胞向肠黏膜迁移和聚集，减轻肠道局部炎症反应。

1. 适应证

(1)溃疡性结肠炎：适用于对传统治疗或抗肿瘤坏死因子-α单抗治疗应答不充分、失应答或不耐受的中重度活动性成年溃疡性结肠炎患者的诱导治疗；一线使用维得利珠单抗治疗中重度活动性溃疡性结肠炎，尤其是起病时年轻、病情重、进展快和预后差的中重度活动性溃疡性结肠炎；用于环孢素或糖皮质激素成功诱导缓解的溃疡性结肠炎患者的维持缓解治疗。

(2)克罗恩病：适用于对传统治疗或抗肿瘤坏死因子-α单抗治疗应答不充分、失应答或不耐受的中重度活动性成年克罗恩病患者的诱导治疗；一线使用维得利珠单抗治疗中重度活动性克罗恩病，尤其是具有预后不良因素的中重度活动性克罗恩病；使用维得利珠单抗成功诱导缓解的克罗恩病患者可继续使用维得利珠单抗维持缓解治疗。

2. 禁忌证

(1)对本药中任何成分过敏者。

(2)活动性感染，包括潜伏性感染和机会性感染，尤其是明显的感染或重度感染。

3. 使用方法

(1)常规用法：每次 300 mg，在第 0、2 和 6 周静脉输注 1 次后，作为诱导缓解治疗，随后每 8 周静脉输注 1 次，作为维持缓解治疗。

(2)强化治疗：对于难治性克罗恩病患者，可考虑给予强化诱导治疗，以提高疗效，具体方法如下：在诱导缓解治疗的第 10 周评估患者对维得利珠单抗的临床应答，若应答不充分，则可在第 10 周增加 1 次给药，以提高疗效，即采取第 0、2、6、10、14 周分别静脉输注 1 次维得利珠单抗方案来诱导缓解治疗，其后每 8 周 1 次给药维持缓解治疗。研究表明，维持缓解治疗期间，缩短间隔至每 4～6 周 1 次可能提高疗效。

4. 联合用药

溃疡性结肠炎患者在使用维得利珠单抗治疗时不建议联用免疫抑制剂。对于克罗恩病患者，建议之前已经使用免疫抑制剂的患者，若不存在相关禁忌证，则开始维得利珠单抗治疗时可以继续使用免疫抑制剂，待病情缓解后再停用免疫抑制剂。

(三)乌司奴单抗

乌司奴单抗是一种新型抗白介素-12/23 的单克隆抗体，2020 年在我国首次获批上市，用于诱导和维持克罗恩病的缓解。

1. 适应证

(1)克罗恩病：对于传统治疗药物(糖皮质激素或免疫抑制剂)治疗失败或抗肿瘤坏死因子-α单抗应答不足、失应答或无法耐受的成年中重度活动性克罗恩病患者，乌司奴单抗可用于克罗恩病的诱导缓解和维持缓解。

(2)溃疡性结肠炎：一线用于中重度溃疡性结肠炎的诱导和维持治疗。

2. 禁忌证

(1)对乌司奴单抗任何成分过敏。

(2)严重活动性感染(如活动性肺结核、活动性乙肝等)。

3. 使用方法

(1)常规应用：首次乌司奴单抗治疗根据体重计算乌司奴单抗剂量：体重≤55 kg，

剂量为 260 mg；体重为 55～85 kg，剂量为 390 mg；体重＞85 kg 者，剂量为 520 mg。均为静脉输注。首次给药后第 8 周均以 90 mg 皮下注射作为诱导缓解方案。以后每12 周90 mg 皮下注射 1 次作为维持治疗方案。

（2）优化治疗：如果患者对乌司奴单抗应答良好，则通常在治疗后 1～2 周左右病情就会有明显的改善，部分患者可在首次治疗后 2～4 周甚至 8 周后才显示出明显疗效。如果第 2 次乌司奴单抗治疗时患者病情及血常规和炎症指标无明显改善，则提示患者对乌司奴单抗应答差甚至原发性失应答，继续以乌司奴单抗治疗也不会有良好的应答。如果患者对乌司奴单抗治疗有应答，但效果不理想，或者间隔期的最后 2 周症状再现，则可将12 周间隔期缩短至 8～10 周。

（刘怀青）

参考文献

［1］ 国家药典委员会. 中华人民共和国药典［M］. 北京：中国医药科技出版社. 2020.

［2］ 高楠楠. 新版国家药典药物速认速查小红书［M］. 天津：天津科学技术出版社. 2021.

［3］ 赵晶晶，韩方正. 恩替卡韦治疗慢性乙型肝炎患者早期出现 ALT 一过性升高的临床意义［J］. 肝脏，2019，24（6）：628－630.

［4］ 国家药典委员会. 临床用药须知［M］. 北京：人民卫生出版社，2005.

［5］ FAN W，DU F，LIU X. TRIM66 confers tumorigenicity of hepatocellular carcinoma cells by regulating GSK－3β－dependent wnt/β－catenin signaling［J］. Eur J Pharmacol，2019，850：109－117.

［6］ IYER R，FETTERLY G A，THANAVALA Y. Sorafenib：a clinical and pharmacologic review［J］. Expert Opin Pharmacother，2010，11（11）：1943－1955.

［7］ 中华医学会消化病学分会炎症性肠病协作组，欧阳钦，胡品津，等. 对我国炎症性肠病诊断治疗规范的共识意见（2007 年，济南）［J］. 中华消化杂志，2007，27（8）：545－550.

［8］ 中国炎症性肠病诊疗质控评估中心，中华医学会消化病学分会炎症性肠病学组. 生物制剂治疗炎症性肠病专家建议意见［J］. 中华消化杂志，2021，41（6）：366－378.

［9］ 中国医药教育协会炎症性肠病专业委员会. 中国炎症性肠病生物制剂治疗专家建议（试行）［J］. 中华消化病与影像杂志（电子版），2021，11（6）：244－256.

［10］ MATSUOKA K，KOBAYASHI，UENO F，et al. Evidence－based clinical practice guidelines for inflammatory bowel disease［J］. J Gastroenterology. 2018，53（3）：305－353.

［11］ TORRES J，BONOVAS S，DOHERTY G，et al. ECCO Guidelines on Therapeutics in Crohn's Disease：Medical Treatment［J］. J Crohn's Colitis，2020，14（1）：4－22.

［12］ FEUERSTEIN J D，ISAACS K L，SCHNEIDER Y，et al. AGA clinical practice guidelines on the management of moderate to severe ulcerative colitis［J］. Gastroenterology，2020，158（5）：1450 1461.

［13］ AMIOT A，BOUGUEN G，BONNAUD G，et al. French national consensus clinical guidelines for the management of IBD study group. clinical guidelines for the management of inflammatory bowel disease：update of a French national consensus [J]. Dig Liver Dis,2021,53(1):35 – 43.

[14] LAMB C A, KENNEDY N A, RAINE T, et al. British Society of gastroenterology consensus guidelines on the management of in flammatory bowel disease in adults[J]. Gut,2019,68(Suppl 3):s1 – s106.

[15] RUBIN D T,ANANTHAKRISHNAN A N,SIEGEL C A,et al. ACG clinical guideline:ulcerative colitis in adults[J]. Am J Gastroenterol, 2019,114(3):384 – 413.

[16] FEAGAN B G, SCHWARTZ D, DANESE S, et al. Efficacy of vedolizumab infistulising Crohn's disease:exploratory analyses of data from GEMINI2[J]. J Crohn's Colitis, 2018,12(5): 621 – 626.

[17] VERMEIRE S,LOFTUS EV JR,COLOMBEL J F,et al. Long – term efficacy of vedolizumab for Crohn'disease[J]. J Crohn's Colitis,2017,11(4):412s – 424s.

[18] SINGH S,DULAI P S,VANDE CASTEELE N,et al. Systematic review with meta – analysis:association between vedolizumab trough concentration and Clinical outcomes in patients with inflammatory bowel diseases[J]. Aliment Pharmacol Ther,2019,50 (8):848 – 857.

[19] YZET C,DIOUF M,SINGH S,et al. No Benefit of Concomitant Immunomodulator Therapy on Efficacy of Biologics That are not tumor necrosis factor antagonists in patients with inflammatory bowel diseases:a meta – analysis[J]. Clin Gastroenterol Hepatol,2021,19(4):668 – 679.

[20] SANDS B E,SANDBORN W J,PANACCIONE R,et al. Ustekinumab as induction and maintenance therapy for ulcerative colitis[J]. N Engl J Med,2019,381(13): 1201 – 1214.

[21] PANACCIONE R,DANESE S,SANDBORN W J,et al. Ustekinumab is effective and safe for ulcerative colitis through 2 years of maintenance therapy [J]. Aliment Pharmacol Ther,2020,52(11 – 12):1658 – 1675.

[22] BATTAT R,KOPYLOV U,BESSISSOW T,et al. Association between ustekinumab trough concentrations and clinical, biomarker, and endoscopic outcomes in patients with Crohn's disease[J]. Clin Gastroenterol Hepatol,2017,15(9):1427 – 1434.

[23] 吴开春,梁洁,冉志华,等. 炎症性肠病诊断与治疗的共识意见(2018 年·北京) [J]. 中国实用内科杂志,2018,38(9):796 – 813.

第七章　消化系统常见疾病患者的护理

第一节　消化道出血患者的护理

消化道出血是指从食管到肛门之间消化道的出血，主要表现为呕血和（或）黑便、血便等，如短时间出血量大，则可因血容量减少而引起急性周围循环衰竭，严重者可导致失血性休克而危及生命。临床上以屈氏韧带为界，屈氏韧带以上的消化道出血称为上消化道出血，屈氏韧带以下的消化道出血称为下消化道出血。

一、上消化道出血患者的护理

上消化道出血常表现为急性大出血，是临床急危重症，近年来，随着诊疗技术的发展，其发病率和死亡率有下降趋势，但 30 d 死亡率最高可达 11％。及早识别出血征象、密切观察周围循环状况的变化、开展及时准确的抢救治疗和细致入微的临床护理是挽救患者生命的关键。

（一）病因

上消化道出血的病因很多，其中最常见的原因是非静脉曲张性出血，包括胃和十二指肠消化性溃疡，急性出血性胃炎、食管胃底静脉出血、恶性肿瘤等，其中消化性溃疡引起的上消化道出血约占 50％。大多数消化道出血无明显诱因，有诱因的多与饮酒有关。上消化道出血的病因详见表 7－1。

（二）临床表现

上消化道出血的临床表现取决于出血病变的性质、部位，出血的量与速度，并与患者的年龄、心功能、肾功能、肝功能等有关。

1. 呕血与黑便

呕血与黑便是上消化道出血的特征性表现。上消化道大量出血之后均有黑便，但不一定有呕血。呕血和黑便的颜色、性质都与出血的量与速度有关。呕血为鲜红色或血块时，提示出血量大且速度快，血液在胃腔内停留时间短，未经胃酸充分混合即呕出；如呕血为棕褐色咖啡渣样，则提示血液在胃内停留时间长，经胃酸作用形成酸化的血红蛋白。典型黑便呈柏油样，黏稠发亮，是由血红蛋白中铁与肠内硫化物作用形成硫化铁所致；当出血量大且速度快时，血液在肠内推进快，粪便可为暗红色甚至鲜红色，需与下消化道出血相鉴别。

2. 失血性周围循环衰竭

上消化道大量出血时，因循环血量迅速减少，静脉回心血相应不足、心脏排血量降低，故可发生急性周围循环衰竭，其轻重程度因出血量大小、失血速度快慢而异，患者可出现头昏、乏力、心悸、晕厥、出汗、口渴等一系列周围循环衰竭的表现，严重者可呈休克状态。

表 7-1　上消化道出血的病因

类型		病因
非静脉曲张性出血	食管疾病	食管炎，食管癌，食管贲门黏膜撕裂，食管异物，强酸、强碱或其他化学试剂引起的损伤等
	胃、十二指肠疾病	消化性溃疡、急性糜烂出血性胃炎、胃癌、异物、吻合口溃疡、息肉等
	上消化道毗邻气管疾病	肝脏疾病：肝血管瘤、肝脏破裂、肝脓肿等。 胰腺疾病：胰腺癌、急性胰腺炎、慢性胰腺炎、胰腺脓肿等。 胆道疾病：胆石症、胆道蛔虫、胆囊或胆管炎、胆道损伤或肿瘤。 纵隔病变：纵隔肿瘤、主动脉瘤等
	全身性疾病	血管疾病：过敏性紫癜、动脉粥样硬化等。 血液病：血友病、白血病、血小板减少性紫癜、弥散性血管内凝血等。 风湿免疫疾病：系统性红斑狼疮、结节性多动脉炎等。 急性感染：败血症、流行性出血热等。 脏器功能衰竭：肝、肾功能衰竭，尿毒症等
静脉曲张性出血		各种肝硬化、门静脉阻塞综合征、布加综合征等

3. 发热

上消化道大量出血后，部分患者可在 24 h 内出现发热，一般不超过 38.5 ℃，持续 3～5 d 降至正常。发热机制尚不清楚，可能与循环血量减少、急性周围循环衰竭导致体温调节中枢的功能障碍有关。

4. 氮质血症

氮质血症可分为肠源性、肾前性和肾性氮质血症。

（1）上消化道大量出血后，大量的血红蛋白分解产物在肠道中被吸收，可引起血中尿素氮浓度暂时增高，称为肠源性氮质血症。

（2）上消化道大量出血导致周围循环衰竭，使肾血流量和肾小球滤过率减少，为氮质血症的肾前性因素。大量或长期失血所致的肾小管坏死可引起肾性氮质血症。

（3）如无活动性出血的证据，血容量已基本补足而尿量仍少、血尿素氮不能降至正常，则应考虑是否因严重而持久的休克造成急性肾功能衰竭，或失血加重了原有肾病的肾损害而发生肾功能衰竭。

5. 贫血和血象变化

上消化道大量出血后均有失血性贫血。出血早期血红蛋白浓度、红细胞计数与血细胞比容的变化可不明显。在出血 3～4 h 后，因组织液渗入血管内使血液稀释才出现贫血，出血后 24～72 h 血液稀释到最大程度。贫血程度取决于出血量、出血前有无贫血、出血后液体平衡状态等因素。出血 24 h 内网织红细胞计数即见增多，至出血后 4～7 d 可高达 5%～15%，出血停止以后逐渐降至正常。如出血未止，网织红细胞计数则可持续增多。白细胞计数在出血后 2～5 h 增多，可达 $(10～20)\times10^9/L$，出血停止后 2～3 d 恢复正常。但肝硬化患者，若同时有脾功能亢进，则白细胞计数可不增多。

(三)诊断要点

1. 确定消化道出血

根据上述临床表现可诊断消化道出血，但应与消化道以外的出血进行鉴别。

(1)注意区别呕血与咯血。

(2)询问病史，鉴别食物或药物引起的黑便。

(3)通过询问病史和进行局部检查来鉴别口腔、鼻腔、咽喉部出血。

2. 失血量及周围循环状态的评估(表 7-2)。

表 7-2　出血量的评估

临床表现	出血量的估计
粪便隐血试验阳性	每日出血量＞5 mL
黑便	每日出血量 50～100 mL
呕血	胃内积血量 250～300 mL
头晕、心悸、乏力	单次出血量 400～500 mL
急性周围循环衰竭的表现	单次出血量≥1000 mL

急性大出血严重程度的评估主要依据血容量减少导致的周围循环衰竭表现。

出血性休克的早期体征为脉搏细速、脉压变小，血压因机体代偿作用可表现为正常甚至一时偏高，此时应特别注意血压变化，并及时给予抢救，否则血压将急剧下降。患者处于休克状态时，表现为呼吸急促，口唇发绀，面色苍白，皮肤湿冷，烦躁不安，精神萎靡，皮肤、黏膜出现灰白色或紫灰色花斑，压后褪色，经久不能恢复，体表静脉塌陷，严重者反应迟钝，意识模糊，收缩压下降至 80 mmHg 以下，脉压小于 25～30 mmHg，心率增快，超过 120 次/分。休克时尿量减少，若补足血容量后患者仍然少尿或无尿，则应考虑并发急性肾功能衰竭。

3. 判断出血是否停止

患者血压、脉搏稳定在正常水平，大便转为黄色，提示出血停止。但因肠道内积血需经数日(一般约 3 d)才能排尽，故不能以黑便作为继续出血的指标。当临床上出现下列情况时，提示有活动性出血或再次出血。

(1)反复呕血、呕吐物由咖啡色转为鲜红色。

(2)黑便次数增多、粪质稀薄、色泽转为暗红色，伴有肠鸣音亢进。

(3)周围循环衰竭的临床表现经充分补液、输血而未见明显改善，或暂时好转后又恶化，出现血压波动、中心静脉压不稳定等。

(4)血红蛋白浓度、红细胞计数、血细胞比容不断下降，网织红细胞计数持续增多。

(5)在足量补液、尿量正常的情况下血尿素氮浓度持续或再次增高。

(6)门静脉高压的患者原有脾大，在出血后脾常暂时缩小。如不见脾大恢复，则提示出血未止。

4. 判断出血部位及病因

（1）胃镜检查：为目前诊断上消化道出血病因的首选检查方法。胃镜检查可以直接观察出血病变的部位、病因及出血情况，同时对出血灶进行止血治疗。内镜诊疗的时机需在对患者的病情进行充分评估后权衡，在病情相对稳定的情况下应尽早行内镜检查（≤24 h）。

（2）影像学检查：具体如下。①消化道钡餐检查：目前多被纤维胃镜检查替代，主要适用于有胃镜检查禁忌证或不愿进行内镜检查者，或胃镜检查未能发现出血原因、疑病变在十二指肠降段以下的小肠段者。因为活动性出血时胃肠内有积血，且患者处于抢救阶段不能配合，所以检查应在出血停止、病情基本稳定数天后进行。②超声、CT 及 MRI：对了解肝、胆、胰疾病，诊断胆道出血有重要意义。③选择性血管造影：当内镜未发现病灶、怀疑消化道动脉性出血时，可选择血管造影剂血管介入治疗。

（3）手术探查：当各种检查不能明确出血灶、持续大出血危及患者生命时，需行手术探查。

（四）治疗与护理

上消化道大量出血病情急、变化快，严重者可危及生命，应积极采取措施进行抢救。对于血流动力学不稳定的患者，应首先进行液体复苏，控制出血的同时恢复终末器官、组织的灌注和氧合。

1. 严密观察病情

密切监测患者生命体征及神志的变化，给予吸氧及心电监护，急性出血期绝对卧床，准确记录尿量，观察活动性出血情况，定期复查血生化指标等，评估患者风险（风险评估工具）。有研究表明，对消化道出血患者进行临床护理路径管理可提高急救速度，快速止血，缩短血压恢复时间，降低再出血的发生率，改善肝功能，同时可预防并发症的发生，提高护理满意度。

2. 液体复苏

建立 2 条及以上的静脉通路，必要时进行中心静脉置管，积极补充血容量。遵医嘱进行交叉配血试验，配合医生迅速、准确地实施抢救措施，恢复和维持血容量，改善组织灌注，并观察治疗效果及不良反应。当血压恢复到出血前基线水平、脉搏<100 次/分、尿量>0.5 mL/(kg·h)、意识清楚、无明显脱水征、血乳酸水平恢复正常时，提示复苏充分。为静脉曲张破裂出血的患者输液时需谨慎，应避免因过度输液使血管压力增加而加重出血。对于合并心、肺、肾脏疾病的患者，应警惕输液量过多引起心力衰竭或肺水肿，必要时监测中心静脉压，将之作为调整输液速度和输液量的依据。

3. 输血治疗

大量失血患者需适当输注血液制品，以保证组织供氧和维持正常的凝血功能。经医生评估输血指征后，给予患者输血治疗。有以下情况时，应考虑输血：收缩压<90 mmHg；心率>110 次/分，血红蛋白浓度<70 g/L；血细胞比积<25% 或出血失血性休克。个体化权衡输血风险及获益，静脉曲张出血患者宜采用限制性输血策略，而血流动力学不稳定或持续大量出血患者则不适宜采用限制性输血策略。在输血过程中，应注意观察患者有无输血相关并发症。

4. 配合医生有效止血

对消化道出血导致失血性休克的患者，在减少血流动力学损害的同时进行有效止血非常重要。根据不同的病因采用的止血措施有所不同，其包括运用止血药物及内镜下治疗、介入治疗等。三腔两囊管压迫止血适用于 EGVB 者，宜在药物不能控制出血时暂时使用，或作为内镜、血管介入治疗前的桥梁手段，以争取治疗的时机。操作及观察注意事项详见本节中"三腔两囊管的应用及护理"。当经药物、内镜及介入治疗仍不能止血时，可考虑行外科手术探查治疗。

5. 一般护理

（1）饮食护理：大出血时需禁食，少量出血无呕吐者，可进温凉、清淡流食。饮食遵循流质—半流质—软食—普食的过渡原则。近年来的很多研究表明，早期开放肠道内营养具有保持肠道屏障结构及功能、维护肠道免疫功能、减轻应激反应、降低感染等诸多优势，因此，在消化道活动性出血停止后，应根据患者病情提供个体化的饮食指导方案，以保证营养供给和维护肠道功能，促进患者康复。饮食开放早期可选择无渣、少渣饮食，避免因食物刺激而加快肠道蠕动。EGVB 患者应注意限制钠和蛋白质摄入，避免进食坚硬、粗糙、刺激性食物。

（2）用药护理：备齐急救用品、药物。急救早期要快速补充血容量，输液、输血时可加压，待血流动力学稳定时，应注意根据患者的病情调整输液速度和输液量，必要时可监测中心静脉压，将之作为补液依据。肝硬化患者禁用吗啡、巴比妥类药物。因血管加压素可引起腹痛、心律失常、心肌缺血、血压升高甚至心肌梗死，故有冠心病、高血压、肺心病、心功能不全的患者及孕妇忌用。

（3）健康教育：大出血时，患者应绝对卧床休息，呕吐时头偏向一侧，防止窒息或误吸，保持呼吸道通畅。轻症患者可在床上适当活动，坐起、站立时动作应缓慢，以免发生体位性低血压。协助患者进行生活护理，注意肛周皮肤的清洁和保护。对卧床者，尤其是老年、消瘦及重症患者，应注意预防压疮的发生。

（4）心理护理：观察患者有无紧张、恐惧或悲观、沮丧等心理反应，保持室内环境安静，以减轻患者的紧张情绪。大出血时，应陪伴患者，使其有安全感。呕血或解黑便后应及时清除血迹、污物，以减少对患者的不良刺激。解释各项检查、治疗措施的必要性，耐心听取并解答患者及其家属的提问，以减轻他们的疑虑、紧张及恐惧心理。

6. 三腔两囊管的应用及护理

鉴于近年来药物治疗及内镜治疗的进步，目前已不推荐气囊压迫止血作为首选止血措施。其仅作为药物及内镜难以控制的 EGVB 者临时过渡措施。三腔两囊管易发生再出血及一些严重并发症，如食管破裂、吸入性肺炎等，因此熟练的操作技术、插管后的密切观察及护理是保障患者安全达到预期止血效果的关键。该管的 2 个气囊分别为胃气囊、食管气囊，3 个腔分别通往 2 个气囊和胃腔，其原理是利用充气后的气囊压迫食管胃底曲张静脉。

（1）三腔两囊管的安置及拔管。①安置：插管前仔细检查管道，确保通往胃管、食管囊及胃囊管的 3 个腔的通畅，并分别做好标记，检查确认气囊均完好、无漏气，抽尽囊内气体，经患者鼻腔插管至胃腔内。插管深度较普通胃管深度延长 10 cm（约 65 cm），以确保胃气囊完全进入胃内，检查确认胃管在胃内，并抽出胃内积血和胃内容物。向胃气囊注气 200～300 mL，至囊内压为 40～60 mmHg(5.3～6.7 kPa)时封闭管口，向外牵引管道，使胃气囊压迫胃底部曲张静脉。如仅用胃气囊压迫已止血，则不必对食管气囊充气。如未能止血，则继续向食管气囊内注气 50～100 mL，至囊内压达 20～40 mmHg(2.7～5.3 kPa)时停止并封闭管口，使气囊压迫食管下段的曲张静脉。管外端以绷带连接 0.5 kg 的牵引物，绷带与患者身体成 45°，牵引物距离地面约 30 cm，经牵引架作持续牵引。定时使用空针抽吸胃管、观察出血是否停止，记录抽吸液的颜色、性状及量；经胃管冲洗胃腔，清除积血，减少氨在肠道的吸收，以免因血氨浓度增高而诱发肝性脑病。②拔管：出血停止后，放松牵引，放出囊内气体(自然放气，先放食管气囊、再放胃气囊)，保留管道，继续观察 24 h，若未再出血，则可遵医嘱拔管。对昏迷患者可继续留置管道，用于管饲流食和药物。拔管前，口服液体石蜡 20～30 mL，以润滑黏膜及管、囊的外壁，约 20 min 后抽尽囊内气体，以缓慢、轻巧的动作拔管。气囊压迫时间一般以 3～4 d 为限(连续牵引压迫时间不宜超过 24 h)。

(2)护理：具体如下。①留置三腔两囊管期间防止发生意外。②定时测量囊内压，以防因压力不足而不能达到止血效果，或因压力过高而引起局部组织坏死。对食管气囊充气加压 12 h、胃气囊充气加压 24 h 后，应放松牵引，放气观察(避免因食管胃底黏膜受压时间过长而发生糜烂、坏死)15～30 min。若出血未止，则继续牵引。若出血已止，则继续放气观察 12～24 h，根据患者情况并遵医嘱拔管。③当胃气囊充气不足或意外破裂时，食管气囊和胃气囊可因牵引向上移动，阻塞于喉部而引起窒息。一旦发生，就应立即用备用剪刀剪断三腔汇合处上端，以快速放出囊内气体，拔出管道。对昏迷患者尤其应注意观察有无突发的呼吸困难、窒息。对烦躁或神志不清的患者，必要时约束双手，以防其试图拔管而发生窒息等意外。床旁备纸巾、弯盘等，为患者及时清除鼻腔、口腔分泌物，并嘱患者勿下咽唾液等分泌物。④留置管道期间，定时做好口腔、鼻腔的清洁，用液体石蜡润滑口唇、鼻腔。床旁备置剪刀。加强心理护理，留置气囊管会导致患者不适，有过插管经历的患者更易出现焦虑、恐惧，故应解释本治疗方法的必要性、目的及过程，多陪伴患者，加以安慰和鼓励，取得患者的配合，以达到预期止血效果。

7. 健康指导

(1)休息与活动：平时生活起居应有规律，避免过度劳累，避免长期精神紧张，避免剧烈咳嗽及用力排便。

(2)饮食指导：进食不宜过多、过快，不宜进食辛辣、粗糙的食物，进食带刺、带骨的食物时，避免吞下刺和骨。

(3)教会患者及其家属早期识别出血征象及采取紧急措施：出现头晕、心悸等不适，或呕血、黑便时，应立即卧床休息，减少活动、保持安静并及时就医。

(4)积极治疗原发疾病，去除诱因。有饮酒史者应戒酒。

(5)定期门诊随访，有呕血、黑便、上腹不适时，应随时就诊。

二、下消化道出血患者的护理

下消化道出血是指屈氏韧带以下的消化道出血，包括小肠出血和结直肠出血。下消化道出血在临床也较为常见，占全部消化道出血的 20％～30％。但病因相对较复杂、诊断及处理较困难。近年来,检查手段的增多及治疗技术的提高使下消化道出血的病因诊断率有了明显提高。

(一)病因

引起下消化道出血的病因很多,但在临床工作中以肠道恶性肿瘤、息肉及炎症性病变引起的最为常见。

1. 引起小肠出血的病因

(1)小于 40 岁:炎症性肠病(如克罗恩病)、肿瘤、梅克尔(Meckel)憩室、迪氏(Dieulafoy)病及息肉综合征等。

(2)大于 40 岁:血管畸形、迪氏病、非甾体抗炎药相关性溃疡、应激性溃疡、肿瘤、小肠憩室及缺血性肠病等,少见包括过敏性紫癜、小肠血管畸形和(或)合并门脉高压、肠道寄生虫感染、淀粉样变性、蓝色橡皮疱痣综合征、遗传性息肉综合征、血管肠瘘和卡波西肉瘤等。

2. 引起结直肠出血的病因

(1)常见病因:结肠肿瘤、缺血性结肠炎、结肠憩室病、急性感染性肠炎、结肠溃疡性病变、结肠病变外科或者内镜治疗术后出血等。近年来,服用非甾体抗炎药、阿司匹林或其他抗血小板药物、抗凝药物也逐渐成为结直肠出血的重要病因。

(2)少见病因:结肠血管畸形、迪氏病、放射性肠炎、孤立性直肠溃疡、直肠静脉曲张及物理化学损伤等。某些全身疾病,如肝功能障碍、肾功能障碍、凝血机制障碍、血液系统恶性肿瘤、结缔组织病等,也可引起结直肠出血。

(二)临床表现

1. 小肠出血

根据出血的部位、速度、出血量及相关病因,可表现为缺铁性贫血、粪便隐血试验阳性、黑便、血便、呕血或全身循环衰竭表现(如头晕、乏力、心悸、晕厥等)。肿瘤及小肠钩虫病引起的出血多表现为缺铁性贫血、粪便隐血试验阳性或黑便;恶性肿瘤可同时伴有消瘦、腹部包块及肠梗阻;血管病变引起的出血多以无痛性血便及黑便为主;炎性肠病多为间歇性大出血或慢性少量出血,常伴有发热、腹痛或腹泻,其中克罗恩病可同时伴有腹部包块及瘘管形成;肠息肉、肠套叠及憩室则常表现为腹痛及血便。

2. 典型临床表现

突然发作的便血,即暗红色或鲜红色血液通过直肠排出,出血量较大时可以伴有头晕、黑蒙、面色苍白、心率增快、血压下降等周围循环衰竭征象。少数情况下右半结肠的出血患者可表现为黑便。此外,便血也可能在急性上消化道出血患者中发现,约 15% 的假定急性下消化道出血患者最终被发现出血来源于上消化道。痔疮、肛裂等肛门疾病引起的出血在临床上也较为常见,诊断急性下消化道出血(结、直肠)时需排除肛门疾病引起的出血。结肠恶性肿瘤患者常有乏力、消瘦、大便习惯改变等表现,药物相关结直肠炎引起出血的患者多有明确的用药史,缺血性结肠炎患者在便血前多有突发的痉挛性腹痛。

(三)诊断要点

1. 实验室检查

实验室检查包括各种血、尿、粪便及生化等检查。对疑似结核者,可做结核菌素试验。对疑似伤寒者，可做血培养及肥达试验。对疑似全身疾病者，可做相应检查。

2. 内镜检查

结肠镜检查是诊断大肠及回肠末端病变的首选检查方法，建议有相关风险者应完成初次结肠镜检查。胶囊内镜或双气囊小肠镜检查可直接观察十二指肠及空肠和回肠的出血病变。

3. 影像学检查

(1)消化道钡餐检查：对小肠出血的总检出率为 $10\%\sim25\%$，此检查对肿瘤、憩室、炎性病变、肠腔狭窄及扩张等诊断价值较高，同时具有价格低廉、并发症少、技术要求相对简单等优点。随着内镜技术及 CT 重建的应用，气钡双重造影在检查小肠疾病中应用逐渐减少。

(2)小肠造影：包括 CT 小肠造影(computed tomography enterography，CTE)、磁共振小肠造影(magnetic resonance imaging enterography，MRE)等。CTE 集小肠造影和 CT 检查的优点于一体，能够同时显示肠腔内外的病变。对于肿瘤性小肠出血，增强 CTE 能清楚显示肿瘤病灶的大小、形态、向腔内和腔外侵犯的范围及肿瘤的血液供应情况等。MRE 应用于小肠出血诊断的相关研究较少，可观察的肠道疾病包括肠壁增厚及强化、肠腔狭窄及肠管扩张等，对小肠克罗恩病的早期诊断价值较高。

(3)选择性肠系膜动脉血管造影(digital substraction angiography，DSA)：为有创性检查，对小肠出血有定性及定位作用，造影剂外溢是出血部位的直接征象，异常血管是小肠出血的间接征象，对消化道出血的定位诊断率为 $44\%\sim68\%$。DSA 受消化道出血速度影响：当出血速度达到 0.5 mL/min 以上时，其对出血部位的检出率达 $50\%\sim72\%$；当出血速度低于 0.5 mL/min 时，检出率则下降到 $25\%\sim50\%$；在非出血期或出血减慢时，可显示血管发育不良、血管瘤、动静脉畸形及富血供的肿瘤等疾病。DSA 对于显性及隐性小肠出血均有一定的诊断价值，同时可对出血病灶进行注药和栓塞等治疗，DSA 的缺点在于为有创性操作，存在发生并发症的可能(如肾功能衰竭及缺血性肠病等)，同时有辐射暴露风险，对于造影剂过敏、严重凝血功能障碍、严重高血压及心功能不全者应慎用。

(4)核素显像(emission computed tomography，ECT)：主要用于出血病变的初筛和大致定位。ECT 常运用^{99m}Tc 标记的红细胞进行扫描，对微量慢性出血有其他方法不可替代的作用，适用于出血 0.1~0.5 mL/min 的慢性反复性出血患者，不适用于大出血患者，对怀疑憩室出血、疑似小肠出血的患者可考虑应用 ECT，其对小肠出血的诊断阳性率为 $15\%\sim70\%$，对梅克尔憩室的诊断阳性率为 $75\%\sim80\%$。

4. 手术探查

当各种检查不能明确出血灶且持续大出血危及患者生命时，必须进行手术探查。

5. 其他

其他如肛周指检、直肠指检等。

(三)治疗与护理

下消化道出血主要是病因治疗，大出血时应积极抢救。

1. 急救治疗与护理措施

见本节"上消化道出血患者的护理"。

2. 止血措施

针对不同病因，可选择药物治疗、内镜治疗、择期外科手术治疗等。

(1)止血药物灌肠：如凝血酶、云南白药等保留灌肠对左半结肠出血有效。

(2)内镜下止血：急诊结肠镜检查中如能发现出血病灶，则可试行内镜下止血，如热凝固、金属夹、黏膜下注射等内镜下止血治疗方式进行处理。

(3)血管活性药物：应用血管加压素、生长抑素等静脉滴注有一定作用。

(4)动脉栓塞治疗：对动脉造影后经动脉输注血管加压素无效者，可进行选择性插管，在出血灶注入栓塞剂。

(5)紧急手术治疗：随着内镜技术的不断发展，外科手术已不再是治疗下消化道出血的重要手段。但恶性、经保守治疗无效的大出血、肠穿孔、肠梗阻和不明原因的肠道反复出血等仍是手术治疗的指征。但需注意的是，急诊手术风险高，应慎重选择。

3. 病情观察

(1)准确记录 24 h 出入量，严密监测生命体征。

(2)对有引流管的患者，应观察引流物的量、颜色及性质并记录。

(3)观察便血量、颜色及性质并及时通知医生。

(4)根据休克指数判断失血量(表 7-3)。

表 7-3 根据休克指数判断失血量

心率(次/分)	收缩压(mmHg)	休克指数	失血量(%)
70	140	0.5	0
100	100	1	30
120	80	1.5	30～50
140	70	2	50～70

(5)如患者出血量减少，出血颜色由鲜红色转为暗红色，生命体征趋于平稳，则提示病情好转。

4. 心理护理

多数患者看到解血便会产生紧张、恐惧心理，护士要关心患者，宣讲疾病相关知识，帮助其树立战胜疾病的信心。进行各种操作前应做好解释工作，取得密切配合，使患者保持最佳心态参与疾病的治疗和护理。

5. 健康指导

(1)急性出血期需卧床休息，注意皮肤护理，便后立即用温水清洗肛周，必要时使用皮肤保护膜，以防止发生失禁性皮炎。指导患者床上适量活动，预防血栓发生。

(2)遵医嘱用药，切勿擅自停药或调整用药剂量，注意观察用药效果及不良反应。

(3)下消化道出血的病因诊断较为复杂，需要完善的检查多需要提前进行肠道准备等，因此应做好各项检查前准备，以保证检查效果。

(4)根据患者的文化水平及对疾病的了解程度，选择通俗易懂的语言，采取合适的方法，向其介绍有关预防下消化道出血的知识。

(周 敏)

第二节　重症急性胰腺炎患者的护理

急性胰腺炎(acute pancreatitis，AP)是指胰腺分泌的消化酶被激活后对胰腺自身消化所引起的化学性炎症。根据严重程度可将急性胰腺炎分为轻型急性胰腺炎(mild acute pancreatitis，MAP)、中度急性胰腺炎(moderately severe acute pancreatitis，MSAP)和重症急性胰腺炎(severe acute pancreatitis，SAP)。

重症急性胰腺炎是胰酶被激活引起的自身消化，胰腺细胞坏死，胰液外渗，使周围组织、器官被消化而坏死，导致毒素和胰酶被吸收，引起多器官损害的一种过程。它属于急性胰腺炎的特殊类型，是一种病情险恶、并发症多、病死率较高的急腹症，占整个急性胰腺炎的 10％～20％，病死率高达 10％～30％。因此，及时、准确地诊断与处理重症急性胰腺炎可显著改善其预后。

一、病因

70％～80％的重症急性胰腺炎是由胆道疾病、肝胰壶腹括约肌功能障碍、酗酒或暴饮暴食等所致，20％～30％则由其他多种原因引起。

(一)胆道疾病

急、慢性胆囊炎或胆管炎可伴发十二指肠乳头炎症性痉挛或狭窄，进而导致胆汁反流入胰管。胆结石一旦进入胰管，就容易损伤胰管并引起炎症和感染。

(二)肝胰壶腹括约肌功能障碍

肝胰壶腹括约肌功能障碍可使壶腹部的压力升高，影响胆汁与胰液的排泄，甚至导致胆汁逆流入胰管，从而引发重症急性胰腺炎。

(三)酗酒或暴饮暴食

可因大量的食糜进入十二指肠、酒精刺激促胰液素和胆囊收缩素释放而使胰液分泌增加，进而引起乳头水肿和肝胰壶腹括约肌痉挛，最终导致重症急性胰腺炎的发病。

(四)其他因素

其他因素包括：①不规律的作息生活及劳累；②与外伤及手术相关的创伤因素；③与腮腺炎、寄生虫、败血症等有关的感染因素也可引起；④与利尿药及避孕药等有关的药物因素及精神因素；⑤与代谢障碍有关等因素。

二、发病机制

(一)胰酶异常激活

1. 胆汁反流

胰管与胆总管的远端形成一条共同通道，胆道结石、胆道感染、十二指肠乳头炎性痉挛或狭窄均可导致胆汁反流至胰管内，使胰酶中的磷脂酶原 A 转变为磷脂酶 A。磷脂酶 A 作用于胆汁中的卵磷脂，产生溶血卵磷脂，进而使胰腺组织坏死。磷脂酶 A

还可破坏肺泡表面的卵磷脂，改变肺泡表面张力，促使组胺释放，导致呼吸和循环衰竭。

2. 十二指肠反流

穿透性十二指肠溃疡、十二指肠炎性狭窄、十二指肠憩室等可使十二指肠内压力升高，肠内容物反流入胰管，磷脂酶 A 及分解蛋白的酶被激活，导致胰腺组织自身消化而发生胰腺炎。

3. 胰管结石内结石

胰管内结石堵塞胰管，胰液不能流入肠腔内，造成胰腺组织内压升高，胰腺血流灌注量减少与缺血，致使胰腺组织坏死。

(二)酒精中毒

1. 酒精的刺激作用

酒精既可刺激胰腺分泌，又可引起 Oddi 括约肌痉挛和胰管梗阻，使胰管内压力升高，导致细小胰管破裂，胰液进入胰腺组织间隙，造成一系列的酶性病理损害及胰腺自身消化。

2. 酒精的直接损伤作用

血液中的酒精还可直接损伤胰腺组织，使胰腺腺泡细胞内脂质增高，线粒体肿胀并失去内膜，腺泡和胰小管上皮变性破坏，导致蛋白质合成减弱。

(三)胰腺微循环障碍

胰腺小叶是胰腺循环形态学的基本单位，小叶内微动脉因痉挛、栓塞、血栓形成或间质水肿而出现所支配区域的血供不足，继而引起胰腺微循环障碍，由此激活众多的炎性介质和细胞因子，最终进入全身性炎症反应综合征状态。

(四)其他

(1)外伤及手术(如腹腔手术)、腹部钝挫伤等可损失胰腺组织，导致胰腺严重血液循环障碍，引起急性胰腺炎。例如行 ERCP 插管时导致的十二指肠乳头水肿或注射造影剂压力过高等也可引起急性胰腺炎。

(2)与腮腺炎、寄生虫病、败血症等有关的感染因素常随感染痊愈而自行痊愈。当发生全身严重反应时，作为受损的靶器官之一，胰腺也可以有急性炎症损伤。

(3)与代谢障碍有关，高甘油三酯血症与急性胰腺炎有病因学关联，可能与脂球微栓影响微循环胰酶分解甘油三酯致毒性脂肪酸损伤细胞有关。因为高甘油三酯血症也常出现于严重应激炎症反应时，所以在急性胰腺炎伴有高甘油三酯血症时，应注意其是因还是果。甲状旁腺肿瘤、维生素 D 过多等所致的高钙血症可导致胰管钙化、促进胰酶提前活化而引发本病。

三、病情评估与辅助检查

(一)病情评估

1. 腹痛

突然发生的急性腹痛是急性胰腺炎的主要表现，腹痛往往非常剧烈，一般镇痛药不能缓解，通常为中上腹、右上腹或两腹部疼痛。重症患者由于渗出液扩散而感觉到全腹疼痛；胆源性胰腺炎患者的腹痛始于右上腹，随后转移至正中偏左的部位。

2. 黄疸

若呈进行性加重，又不能用急性胆管炎等胆道疾病来解释时，应考虑有重症急性胰腺炎的可能。

3. 休克

休克既可逐渐出现，也可突然发生，甚至在夜间发生胰源性猝死或休克而死亡。部分患者可有心律不齐、心肌损害、心力衰竭等症状。

4. 高热

在急性胰腺炎感染期，由于胰腺组织坏死，加之并发感染或形成胰腺脓肿，患者多有寒战、高热，进而演变为败血症或霉菌感染等。

5. 神志改变

重症急性胰腺炎患者可并发胰性脑病，表现为反应迟钝、谵妄甚至昏迷。

6. 消化道出血

重症急性胰腺炎患者可并发呕血或便血。上消化道出血多由急性胃黏膜病变或胃黏膜下多发性脓肿所致；下消化道出血多由胰腺坏死穿透横结肠所致。

7. 腹水

合并腹水者多数为重症急性胰腺炎，腹水呈血性或脓性，腹水中的淀粉酶浓度常升高。

8. 皮肤、黏膜出血

血液可呈高凝状态，皮肤、黏膜有出血倾向，并常有血栓形成和局部循环障碍，严重者可出现弥散性血管内凝血。

9. 恶心、呕吐

约有90%的重症急性胰腺炎患者可出现恶心、呕吐，部分患者呕吐较为剧烈，多与腹痛同时发生。起病时呕吐频繁，可持续数小时，呕吐物为食物或胆汁，呕吐不能缓解疼痛。呕吐既可能由肠麻痹或腹膜炎引起，也可能由剧烈腹痛或炎症波及胃后壁引起。

10. 腹胀

腹胀由局限性或弥漫性腹膜炎及腹膜后间隙受炎性细胞浸润引起肠麻痹所致，可与腹痛同时或相继出现。有部分患者没有腹痛，腹胀为其主要的临床表现。出现肠扩张或并发肠麻痹时，患者排气、排便停止，可持续2～3 d或更长的时间。

11. 脐周及腰部皮肤表现

部分患者的脐周或腰部皮肤可出现蓝紫色斑，提示腹腔内出血、坏死及血性腹水。脐周出现蓝紫色斑者称为卡伦(Cullen)征；腰部皮肤出现蓝紫色斑者则为格雷·特纳征(Grey-Turner)征。重症急性胰腺炎的症状、体征及相应病理生理改变见表7-4，Ranson评分量表见表7-5。

重症急性胰腺炎的临床评估指标：国内外应用最多的有Ranson指标，近年来也采用APACHEⅡ诊断标准。SAP需符合Ranson诊断指标≥3项，Ranson指标适用于发病后48 h内。

(二)辅助检查

1. 实验室检查

(1)淀粉酶测量:血清、尿淀粉酶浓度升高是重症急性胰腺炎的特征性诊断依据之一。血清淀粉酶浓度超过正常 3 倍时可诊断本病。血清淀粉酶浓度在发病后 2 h 开始升高,24 h 达高峰,持续 4~5 d。尿淀粉酶浓度发病后 24 h 开始升高,持续 1~2 周后降至正常。当患者出现胸水或腹水时,胸水、腹水中淀粉酶浓度超过血清淀粉酶浓度时,具有诊断价值。当患者的血清淀粉酶浓度已经降至正常,而胸水、腹水中淀粉酶浓度仍显著增高时,更具有诊断价值。

表 7 - 4 重症急性胰腺炎的症状、体征及相应病理生理改变

症状及体征	病理生理改变
低血压、休克	大量严重渗出、严重炎症反应及感染
全腹膨隆、张力较高、广泛压痛、移动性浊音,肠鸣音少而弱,甚至消失,少数患者可出现 Grey - Turner 征、Cullen 征	肠麻痹,腹膜炎,腹腔间室综合征,胰腺出血、坏死
呼吸困难、少尿、无尿	肺间质水肿、成人呼吸窘迫综合征、胸水、严重肠麻痹及腹膜炎、休克、肾功能不全
黄疸加深	胆总管下端梗阻、肝损伤
上消化道出血	应激性溃疡
意识障碍、精神失常	胰性脑病
体温持续升高或不降	严重炎性反应及感染
猝死	严重心律失常

表 7 - 5 Ranson 评分

入院时		入院 48 h 内	
年龄>55 岁		血球比积下降>10%	
白细胞计数>16×10^9/L		血尿素氮浓度上升>1.0 mmol/L	
血糖浓度>11 mmol/L		血钙浓度<2.0 mmol/L	
血清乳酸脱氢酶浓度>350 U/L		PaO_2<60 mmHg	
血清丙氨酸转氨酶浓度>250 U/L		碱缺失>4 mEq/L	
液体(腹水)丢失>6 L			
Ranson 指标与死亡率			
项数	死亡率	项数	死亡率
<3	0.9%	5 或 6	40%
3 或 4	16%	>6	100%

(2)血钙浓度降低:发病后的第 2~3 d,血钙浓度开始降低,这与胰腺发生炎症时

将血钙吸收至胰腺表面上有关。此过程称为皂化作用。当血钙浓度低于 2.0 mmol/L 时，常预示病情严重，预后差。

（3）血糖浓度升高：早期由于肾上腺皮质的应激反应，胰高血糖素代偿性分泌，患者的血糖浓度一般轻度升高。后期则是由胰岛细胞破坏、胰岛素分泌不足所致。在长期禁食的情况下，血糖浓度＞11.0 mmol/L 提示胰腺广泛坏死，预后不良。

（4）动脉血气分析：动态的动脉血气分析是重症急性胰腺炎治疗过程中判断病情变化的重要指标之一。它不仅可以反映机体酸碱平衡与电解质的情况，而且可作为诊断呼吸功能不全的依据。当患者的动脉氧分压进行性下降时，应考虑到发生急性呼吸窘迫综合征的可能。

2. 影像学检查

ERCP、CT、MRI、B超等影像学检查不仅能显示胰腺形态、坏死、出血，还能显示胰周渗液、假性囊肿、蜂窝组织炎、脓肿等并发症。动态增强CT扫描是目前对急性胰腺炎进行诊断、分期、严重度分级及并发症诊断最准确的影像学方法。其总的敏感度为87%，对胰腺坏死的发现率为90%。

CT影像上胰腺炎症的严重程度分级为 A～E 级。CT 严重指数（CTSI）可以从形态学上准确划分急性胰腺炎的严重程度。CT 严重指数≥3 分或 Balthazar CT 评分在 Ⅱ 级或 Ⅱ 级以上者，均可定为重症急性胰腺炎（表 7-6～表 7-8）。

表 7-6 重症急性胰腺炎 Balthazar CT 分级

CT 分级	评分
A 级：正常胰腺	0
B 级：胰腺局灶性或弥漫性增大	1
C 级：胰腺腺体异常伴有轻度的胰周炎症改变	2
D 级：单个胰周积液，通常局限于肾前间隙	3
E 级：有 2 个或多发的积液，胰腺内或胰周有气体	4

表 7-7 CT 严重指数

坏死区域	评分
无	0
1/3	2
1/2	4
＞1/2	6

注：CT 严重指数＝CT 分级评分＋坏死评分（0～10 分）。

表 7-8 Balthazar CT 分级的临床意义

重症急性胰腺炎的严重程度	得分	并发症和病死率
Ⅰ 级	0～3 分	A、B 级无并发症；C、D、E 级脓肿发生率为 34.6%；D 级死亡率为 8.3%；E 级死亡率为 17.4%
Ⅱ 级	4～6 分	
Ⅲ 级	7～10 分	

四、诊断

作为急腹症之一，应在重症急性胰腺炎患者就诊后 48 h 内明确诊断，内容如下。

(一)确诊急性胰腺炎

急性胰腺炎的诊断标准：①上腹部持续性疼痛；②血清淀粉酶和（或）脂肪酶浓度至少高于正常上限值 3 倍；③腹部影像学检查结果显示符合急性胰腺炎影像学改变。上述 3 项标准中符合 2 项即可诊断为急性胰腺炎。

(二)进行分级诊断(表 7-9)

表 7-9 急性胰腺炎的分级诊断

	MAP	MASP	SAP
脏器衰竭	无	48 h 内恢复	大于 48 h
APACHE Ⅱ	<8	>8	>8
CT 评分	<4	>4	>4
局部并发症	无	有	有
死亡率(%)	0	1.9	36~50
ICU 监护需要率(%)	0	21	81
器官支持需要率(%)	0	35	89

(三)寻找病因

住院期间应努力使大部分患者的病因得以明确，尽早解除病因有助于缩短病程、预防及避免日后复发。胆道疾病仍是急性胰腺炎的首要病因。应注意多个病因共同作用的可能。CT 主要用于急性胰腺炎病情程度的评估，在胰胆管病因搜寻方面不及磁共振胆胰管成像(magnetic resonance cholangiopancreatography，MRCP)敏感、准确，故不适用于急性胰腺炎的病因诊断。

五、治疗与护理

(一)治疗

重症急性胰腺炎的治疗方法包括非手术治疗、手术治疗及非手术及手术联合治疗。

原则上发病 14 d 内不进行手术治疗，但有下列情况时应考虑手术：①大量渗出，有压迫症状时，可行腹腔置管引流或经腹腔镜冲洗引流；②伴有局部感染，病情进一步加重；③腹腔间室综合征，严重的腹腔减压；④胆石性胰腺炎合并胆管炎、梗阻性黄疸、胆管扩张、胰腺病变严重，可根据具体情况进行早期（72 h 内）处理；⑤若为甲状旁腺亢进导致胰腺炎，则应及时处理甲状旁腺亢进病变。

1. 急诊内镜或外科手术治疗

对胆总管结石性梗阻、急性化脓性胆管炎、胆源性败血症等胆源性急性胰腺炎患者，应尽早在内镜下行 Oddi 括约肌切开术，取出结石，放置鼻胆管引流，这样既有助于降低胰管内的高压，又可迅速控制感染。这种微创对因治疗疗效肯定、创伤小，可迅速缓解症状、改善预后，有助于缩短病程、节省治疗费用、避免急性胰腺炎复发。大部分患者可通过内镜治疗获得成功，少数患者或不具备内镜治疗条件的医院则需施行外科手术，以解除梗阻。

适宜于急诊内镜治疗的其他病因包括胰腺分裂、Oddi括约肌功能障碍、胆道蛔虫病、肝虫病、胰管先天性狭窄等。泥沙样微胆石、Oddi括约肌功能障碍难以通过影像学检查获得诊断，可先用ERCP证实，随即进行内镜下治疗。

2. 外科手术治疗

手术治疗急性胰腺炎的原则具体如下。

(1)对全胰和胰周广泛坏死或坏死组织继发感染者，术中应尽量清除坏死组织，但因强行清除又可导致大出血且使感染扩散，故应特别注意。宜采用碟形引流或经后上腰腹膜后引流。如果坏死胰腺组织继发感染后形成包裹性胰周脓肿，则术中可采用就近引流的方法，以能有效清除感染的坏死组织和方便有效引流为宜。

(2)急性胰腺炎的手术治疗方式具体如下。①急性胰腺炎的外科手术方式：如坏死组织清除术、胰周引流术(开放引流术、后上腰腹膜后引流术、网膜囊引流术)等。②并发症的外科手术方式：如肠造瘘术、假性囊肿内外引流术等。

3. 非手术治疗

(1)早期液体治疗可改善组织灌注，须在诊断急性胰腺炎后即刻进行。对重症急性胰腺炎患者采用目标导向的治疗模式时，应反复评估血流动力学状态，以指导液体滴注速度。液体治疗首选乳酸林格液、生理盐水等晶体液，开始时，推荐以$5\sim10$ mL/(kg·h)的速度进行，过程中应警惕液体负荷过重导致的组织水肿及器官功能障碍。目前，液体治疗成功的指标尚未统一，可参考早期目标导向治疗的复苏目标，包括尿量>0.5 mL/(kg·h)、平均动脉压>65 mmHg、中心静脉压$8\sim12$ mmHg、中心静脉血氧饱和度$\geqslant70\%$。另外，动脉血乳酸、血清尿素氮浓度及血细胞比容的下降亦提示复苏有效。对持续存在低血压的急性胰腺炎患者，可在液体复苏过程中或之后给予去甲肾上腺素，以提升血压。

(2)减少胰酶分泌和抑制胰酶活性：①禁食与胃肠减压；②抑制胃酸分泌，H_2受体拮抗药、质子泵抑制剂、降钙素、胰高血糖素等能减少胃酸和胰液的分泌；③生长抑素可早期应用于急性胰腺炎，是目前抢救重症急性胰腺炎患者的首选药。

(3)支持疗法：①维持水、电解质及酸碱平衡；②解痉镇痛；③给予营养支持，以起到减少胃肠道负担、补充代谢所需营养、增强抵抗力、改善预后及降低病死率的作用。

(4)控制感染：急性胰腺炎在病程中容易继发各种感染，且一旦发生感染，常使病情加重，因此应选用抗菌谱广、对主要病原菌有强大的杀灭或抑制作用及兼顾抗厌氧菌功能的抗生素。

(5)早期血滤：有稳定血流动力学及内环境的作用，能早期清除过多的细胞因子等炎症介质，改善心、肺、肾等器官的功能。

(6)镇痛：多数患者在静脉滴注生长抑素或奥曲肽后，腹痛可得到明显缓解。对严重腹痛者，可肌内注射哌替啶止痛，每次$50\sim100$ mg。因吗啡可增加Oddi括约肌压力，胆碱能受体拮抗剂(如阿托品)可诱发或加重肠麻痹，故两者均不宜使用。

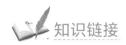 **知识链接**

重症急性胰腺炎镇痛治疗中国专家共识(2022 版)

重症急性胰腺炎中,镇痛治疗除了能缓解疼痛,还可能影响患者预后。亚洲急危重症协会中国腹腔重症协作组专家针对重症急性胰腺炎中疼痛和镇痛治疗对疾病和预后的影响、镇痛药物和镇痛方式,综合循证医学证据及临床经验制定《重症急性胰腺炎镇痛治疗中国专家共识(2022 版)》,旨在为临床医师提供参考和建议,以期改善患者预后。

1. 研究表明没有证据表明入院时疼痛的强度与 SAP 预后有关,但其与急性胰腺炎病情严重程度有关。

2. 疼痛会加重胰腺组织的损伤,镇痛治疗可以起到对胰腺组织保护的作用。

3. 非甾体抗炎药(NSAIDs)及胸段硬膜外镇痛(TEA)治疗可能有利于改善胰腺外器官的功能。

4. NSAIDs 具有镇痛、抗炎及器官保护作用,可作为 SAP 患者的基础镇痛治疗;合并急性肾损伤的 SAP 患者应避免使用 NSAIDs。

5. 阿片类药物应该是 SAP 患者镇痛的主要选择。

6. 对 SAP 患者来说,强阿片类药物适用于重度疼痛,弱阿片类药物适用于中度疼痛。

7. 小剂量氯胺酮可以用于 SAP 患者的镇痛,尤其是怀疑因中枢敏感化导致阿片类药物需求过高或顽固性疼痛的 SAP 患者。

8. 奈福泮有良好的镇痛作用,可用于 SAP 患者的多模态镇痛。

9. SAP 合并神经病理性疼痛或常规镇痛药物和方法效果欠佳时,可考虑联合使用钙通道调节剂类神经病理性疼痛镇痛药物。

10. 右美托咪定以其独特的药理学特点在 SAP 患者的多模态镇痛中发挥重要作用,且适用于合并 SAP 孕产妇的镇痛治疗。

11. 在阿片类药物中,吗啡、纳布啡及喷他佐辛可能会导致 Oddi 括约肌压力、收缩频率及幅度出现不同程度的增加。

12. 部分阿片类药物会加重 SAP 患者胃肠运动功能障碍,建议通过多模态镇痛来减少阿片类药物的消耗量。

13. 阿片类药物引起胃肠运动功能障碍的核心预防手段在于减少用量,主要治疗药物包括纳洛酮、外周阿片受体拮抗剂、鲁比前列酮和中医药治疗等。

14. 对成人阿片类药物戒断反应的诊断依赖于用药史及临床表现;对诊断为阿片类药物戒断反应的成年重症患者,建议通过多模态镇痛来减少阿片类药物的消耗量。

15. TEA 通过阻滞交感神经、感觉神经及运动神经,产生抑制交感神经兴奋、镇痛、肌松和血管舒张等多种作用,从而协同减轻胰腺及胰腺外器官损伤。

16. TEA 可以明显缓解 SAP 患者的疼痛。

17. TEA 可以改善胰腺炎患者的全身炎症反应、保护胰腺及胰外器官、改善预后。

18. SAP 中硬膜外镇痛的实施方案:建议选择第 6~12 胸椎间隙作为穿刺节段,导管尖端朝向患者头端,留置时间为 3~5 d。硬膜外镇痛使用的局部麻醉药物可以选择丁哌卡因或者罗哌卡因，可联合芬太尼或者舒芬太尼。

19．内脏/腹腔神经阻滞术可作为 SAP 患者镇痛的挽救治疗。

(二)护理

1．密切监测体温

因 SAP 早期主要是炎性介质、胰酶等毒性物质大量渗出，导致全身炎症反应，产生休克、内环境失衡、细胞凋亡、免疫抑制和器官功能衰竭，故体温＞39 ℃或持续低热说明有术后并发症的发生，要提高重视程度。

2．严密观察血压、脉搏变化

当脉搏≥100 次/分、收缩压≤80 mmHg、脉压≤20 mmHg 时，提示血容量不足和休克，需积极进行抗休克治疗，迅速建立有效的循环通道，最好行深静脉穿刺置管。准确记录 24 h 出、入量，根据病情调节补液速度和补液量，保证尿量在 30 mL/h 以上。

3．氧气支持与呼吸道管理

注意呼吸频率和深度，对血气进行动态分析，警惕发生肺部感染和急性呼吸窘迫综合征。患者入院后即给予 2～3 L/min 的氧气吸入。当鼻导管给氧不能减轻患者的缺氧症状时，需使用高流量吸氧，如果仍然等不到改善，则可以使用呼吸机辅助呼吸；同时进行雾化吸入，保持呼吸道通畅，协助患者拍背排痰，指导患者有效咳嗽，以预防肺部感染的发生。

4．禁食及胃肠减压

禁食及胃肠减压的目的在于减少食物和胃酸对胰液分泌的刺激，减轻呕吐、腹胀和肠道功能衰竭症状。患者常常需禁食 4～6 周，行胃肠减压时，应注意保持胃管的通畅和有效引流，观察引流物的颜色、性质及量。

5．营养支持

早期肠内营养不仅不会明显刺激胰腺分泌，还有助于防治肠道功能衰竭，降低肠道菌群易位的概率和胰腺坏死组织的感染率，并能满足早期患者的能量需求。重症急性胰腺炎早期的肠内营养支持具体如下。

(1)输注时机：建议液体复苏治疗结束后尽早(发病 48 h 内)开始肠内营养。

(2)部位选择：部位远离胰腺的空肠内营养是最佳选择。

(3)体位选择：当病情允许时，可采用半卧位，抬高床头 30°～45°。输注完毕，维持原体位 1 h，密切观察胃残留量，预防胃潴留，当胃潴留量超过 200 mL 时，应暂停灌注 2～8 h，然后根据患者具体的胃排空情况进行肠内营养输注。

(4)输注方式：采用营养泵由慢至快，最后匀速连续性输注。

(5)制剂选择：宜选用低脂、无须消化、可吸收的要素营养，以保证胰腺处于休息状态。对长期(＞3 周)使用成分制剂者，应考虑补充膳食纤维。

6．体位

协助患者取半坐卧位，使腹腔内的炎性分泌物和坏死组织局限在盆腔内，避免其在腹腔内扩散。

7. ERCP 内镜治疗的护理

做好术前准备配合及术中配合，术后密切观察生命体征、腹部情况、大便颜色，以及血清、尿淀粉酶浓度等。

8. 加强管道护理

术后患者携带多根引流管，如胃管、T 管、空肠造瘘管、胃造瘘管、鼻胆管等多个管道。①患者手术完毕返回病房时，应立即为其建立引流管标识系统，分别将各引流管的名称、置入部位及引流管置入的深度及置入时间写在引流标签上，并将小标签粘贴在相应的引流管上，以利于辨别；②密切观察引流液的量、颜色、性状，并做好相应的记录，及时告知医务人员；③妥善固定各种引流管及深静脉置管，防止更换体位时引流管脱出等相关的非计划拔管；④定时挤压伤口引流管，防止管道堵塞、折叠、扭曲、受压等情况的发生。

9. 预防压疮

重症急性胰腺炎患者病情危重时常常伴有呼吸衰竭，加上术后患者需要长期卧床、引流管及各种监护仪器众多、自立能力的下降，常导致翻身困难，易发生压疮，因此，应积极完善各项预防措施，可给患者用气垫床，对骶尾部及足部使用水凝胶贴剂，以减小骶尾部及足部承受的压力；根据患者情况适时翻身（间隔时间＜2 h），以有效预防压疮的发生。

10. 预防深静脉血栓形成

高脂血症、长时间卧床及手术损伤容易导致术后患者下肢深静脉血栓形成。因经，应在术后第 1 天就指导患者进行下肢主动及被动运动，指导家属对患者进行有效按摩，以促进下肢血液回流（如患者已发生深静脉血栓，则严禁按摩及热敷同侧肢体）；鼓励并指导患者进行床上主动运动、尽早下床活动，以达到有效预防深静脉血栓形成的目的。

11. 心理护理

患者担心自己的病情，心理压力很大，易产生焦虑等不良情绪，护士应与患者及其家属进行有效沟通，缓解患者的心理压力，帮助其树立信心，以促进早日康复。

（三）严重并发症的救治护理

1. 低血容量性休克

由于全身毛细血管渗漏，大量的体液渗出到胸腔或腹腔间隙，容易导致低血容量性休克。严密监测循环功能，出现异常时，迅速补充循环血量，以保证重要器官的组织灌注压。补充液体时，可提高胶体的比例（可用血浆、白蛋白等），给予大剂量激素短程治疗，以保护毛细血管内皮。

2. 间质性肺、脑水肿

提高血浆胶体渗透压，有助于减轻间质性肺、脑水肿。间质性肺水肿可发生于循环血量不足至补充过量的任何阶段，因此，治疗时需要监测中心静脉压，以对血容量作出准确的判断，从而指导实施正确的治疗方案。对伴有显著低氧血症者，可给予机械辅助通气。当出现间质性脑水肿时，应使用 20％甘露醇或者 25％油果糖，以迅速降低颅内压。

3. 急性呼吸窘迫综合征

患者血清卵磷脂活性增高，肺泡表面活性物质的活力降低，使肺泡表面的张力增高、肺的顺应性降低，因此容易发生急性呼吸窘迫综合征。在急性呼吸窘迫综合征早期，短程大剂量应用激素，既可提高机体应激能力，降低毛细血管通透性，阻止炎症解小动脉和支气管痉挛，降低血管阻力，改善通气功能，又可促进肺泡表面物质的分泌，保持肺泡的稳定性，抑制急性呼吸窘迫综合征后期肺纤维化的形成。当药物及氧疗效果不佳时，应尽早采用机械通气。轻度急性呼吸窘迫综合征患者可试用无创正压通气，无效或病情加重时，应尽快气管插管创机械通气。机械通气的目的是维持充分的通气和氧合，以支持脏器功能。因为急性呼吸窘迫综合征具有"不均一性"和"小肺"的特点，所以当采用较大潮气量通气时，气体容易进入顺应性较好、位于非重力依赖区的肺泡，使这些肺泡过度扩张，造成肺泡上皮和血管内皮损伤，加重肺损伤；而萎陷的肺泡在通气过程中仍处于萎陷状态，在局部扩张肺泡和萎陷肺泡之间产生剪切力，可引起严重的肺损伤。因此，急性呼吸窘迫综合征机械通气的关键在于，复张萎陷的肺泡并使其维持开放状态，以增加肺容积和改善氧合，同时避免肺泡过度扩张和反复开闭所造成的损伤(在使用机械通气时，要严密、动态地监测血气分析结果)。

4. 急性肾衰竭

(1)少尿期：每天补充液体总量＝显性失水＋隐性失水－内生水。应保持血清钠浓度在 $130\sim140$ mmol/L 的水平。当血清尿素氮浓度每日上升 30% 或血清钾浓度升高达 $6.5\sim7.0$ mmol/L 时，应行透析治疗或补充电解质。当患者出现急性肾功能不全时，可进行连续性血液净化，通过选择或非选择性制剂的作用，清除体内有害的代谢产物或外源性毒物，达到净化血液的目的。在 SAP 早期进行选择性血液净化，有助于清除部分炎症介质，改善和恢复患者肺、肾、脑等重要器官的功能，积极纠正水、电解质和酸碱紊乱，避免疾病进一步发展。

(2)多尿期：注意防治脱水、纠正电解质和酸碱平衡紊乱，适当增加营养支持，提供足够的非蛋白热量，应用复方氨基酸注射液(18AA)代替平衡氨基酸静脉输注。

(四)健康教育

(1)在急性胰腺炎早期，应与患者共同分析其所存在的 SAP 的高危因素，告知该病可能的不良预后，取得患者及其家属的积极配合。

(2)积极寻找及治疗重症急性胰腺炎病因的重要性，在病史采集、诊疗、检查等多方面取得患者的配合。告知不得隐瞒病史，以免耽误治疗时机。

(3)对胆源性的重症急性胰腺炎患者，应告知 ERCP 治疗的目的、意义，以及早期治疗的重要性。

(4)告知患者发生多器官功能衰竭时早期使用呼吸机及连续性血液净化治疗的作用。

(5)早期做好与家属的沟通工作，告知肠内营养的重要性及实施的重点。

(6)出院的有局部并发症的患者，应及时就医，定期随访。

(五)预后

轻症急性胰腺炎患者常在 1 周左右康复，不留后遗症。重症急性胰腺患者的死亡率约为 15％，经积极抢救"幸免于死"的患者容易发生胰腺假性囊肿、脓肿和脾静脉栓塞等并发症，遗留不同程度的胰腺功能不全。未去除病因的部分患者可经常复发急性胰腺炎，其反复炎症及纤维化可演变为慢性胰腺炎。

（六）预防

积极治疗胆、胰疾病，规律地进行活动及休息，适度饮酒及合理进食，部分患者需严格戒酒。

（刘　燕）

第三节　肝硬化患者的护理

肝硬化是指各种慢性肝病进展至以肝脏慢性炎症、弥漫性纤维化、假小叶、再生结节和肝内外血管增殖为特征的病理阶段，代偿期无明显症状，失代偿期以门静脉高压和肝功能减退为临床特征，患者常因并发食管胃底静脉曲张出血、肝性脑病、感染、肝肾综合征、门静脉血栓等多器官功能慢性衰竭而死亡。

一、病因

导致肝硬化的病因有 10 余种，在我国以乙型肝炎病毒（hepatitis B virus，HBV）为主，在欧美国家以酒精及丙型肝炎病毒（hepatitis C virus，HCV）为多见病因。

（一）病毒性肝炎

病毒性肝炎在我国最常见，占 60％～80％，主要以 HBV 为最常见的病因，其次为 HCV 及丁型肝炎病毒（hepatitis D virus，HDV）感染。HBV 和 HCV 经过慢性肝炎阶段可发展为肝硬化；甲型肝炎病毒（hepatitis A virus，HAV）和戊型肝炎病毒（hepatitis E virus，HEV）感染所致肝炎一般不发展为肝硬化。

（二）慢性酒精性肝病

长期大量饮酒可导致肝脂肪变性，进而可发展为慢性酒精性肝病，进而引发肝炎、肝纤维化、肝硬化。

（三）胆汁淤积

任何原因引起的肝内外胆道梗阻均会造成持续胆汁淤积，可发展为胆汁性肝硬化。根据胆汁淤积的原因，可将胆汁性肝硬化分为原发性胆汁性肝硬化和继发性胆汁性肝硬化。

（四）循环障碍

肝静脉和（或）下腔静脉阻塞、慢性心功能不全及缩窄性心包炎（心源性）可导致肝脏长期淤血、肝细胞变性及纤维化，最终引发肝硬化。

（五）药物或化学毒物

长期服用损伤肝脏的药物及接触某些化学毒物可引起中毒性肝炎，最终演变为肝硬化。

（六）免疫疾病

自身免疫性肝炎及累及肝脏的多种风湿免疫性疾病可进展为肝硬化。

（七）寄生虫感染

血吸虫的成熟虫卵被肝内巨噬细胞吞噬后可演变为纤维细胞，形成纤维性结节。因为虫卵在肝内主要沉积在门静脉分支附近，所以纤维化常使门静脉灌注发生障碍，所导致的肝硬化以门静脉高压为主要特征。

（八）遗传和代谢性疾病

由于遗传或先天性酶缺陷，某些代谢产物可沉积于肝脏，引起肝细胞坏死和结缔组织增生，主要有铜代谢紊乱［也称肝豆状核变性、威尔逊氏（Wilson）症］、血色病、血友病等。

（九）营养障碍

长期食物中营养不足或不均衡、多种慢性疾病导致消化不良、肥胖或糖尿病等导致的脂肪肝等均可发展为肝硬化。

（十）原因不明

部分患者无法用目前认识的病因解释肝硬化的发生，此类肝硬化又称隐源性肝硬化。

二、发病机制与病理

在各种致病因素的作用下，肝脏经历慢性炎症、脂肪样变性、肝细胞减少、弥漫性纤维化及肝内外血管增殖，逐渐发展为肝硬化。

(1)肝硬化发展的基本特征是肝细胞坏死、再生、肝纤维化和肝内血液循环紊乱。各种病因导致肝细胞变性或坏死，若病因持续存在，再生的肝细胞难以恢复正常的肝结构，则会形成无规则的结节状。

(2)炎症等致病因素激活肝星形细胞，胶原合成增加、降解减少，总胶原量增加，导致间隙增宽，肝窦内皮细胞下基底膜形成，干扰肝细胞功能，导致肝细胞的合成功能障碍。肝窦变狭窄、血流受阻、肝内阻力增加，可影响门静脉血流动力学，造成肝细胞缺氧和养料供给障碍，加重肝细胞坏死。

(3)汇管区和肝包膜的纤维束向肝小叶中央静脉延伸扩展，这些纤维间隔包绕再生结节或将残留肝小叶重新分割，改建为假小叶，形成肝硬化组织病理形态。肝纤维化发展的同时，伴有显著的、非正常的血管增殖，使肝内门静脉、肝静脉和肝动脉三个血管系之间失去正常关系，出现交通吻合支等，这是形成门静脉高压的病理基础。上述病变可加重肝细胞的营养障碍，促进肝硬化的进一步发展。

三、临床表现

肝硬化通常起病隐匿，病程发展缓慢，临床上将肝硬化大致分为肝功能代偿期和失代偿期。

（一）代偿期

此期大部分患者无症状或症状较轻，可有腹部不适、乏力、食欲减退、消化不良和腹泻等症状，多呈间歇性，常于劳累、精神紧张时或伴随其他疾病而出现，休息及服用助消化的药物可缓解。此期患者营养状况尚可，肝脏是否肿大取决于肝硬化的不同类型，脾脏因门静脉高压而常有轻中度肿大。肝功能实验室检查正常或轻度异常。

(二)失代偿期

此期症状较明显,主要有肝功能减退和门静脉高压两类临床表现。

(1)肝功能减退:具体如下。①消化吸收不良:食欲减退、恶心、厌食、腹胀,餐后加重,进荤食后易腹泻,多与门静脉高压时胃肠道淤血、水肿、消化吸收障碍和肠道菌群失调等有关。②营养不良:一般情况较差,消瘦、乏力,精神不振,营养不良,甚至因衰弱而卧床不起,患者皮肤干枯或水肿。③黄疸:皮肤、巩膜黄染,尿色深,肝细胞进行性或广泛坏死及肝衰竭时,黄疸持续加重,多为肝细胞性黄疸。④出血和贫血:常有鼻腔、牙龈出血,皮肤、黏膜瘀点、瘀斑及消化道出血等,与肝合成凝血因子减少、脾功能亢进和毛细血管脆性增加有关。⑤内分泌失调:肝脏是多种激素转化、降解的重要器官,但激素并不是简单、被动地在肝内被代谢降解,其本身或代谢产物均参与肝脏疾病的发生、发展过程。A. 性激素代谢:常见雌激素增多,雄激素减少。男性患者常有性欲减退、睾丸萎缩、毛发脱落及乳房发育等;女性患者有月经失调、闭经、不孕等症状。蜘蛛痣及肝掌的出现均与雌激素增多有关。B. 肾上腺皮质功能:肝硬化时,胆固醇酯合成减少,肾上腺皮质激素合成不足,促皮质素释放因子受抑,导致肾上腺皮质功能减退,促黑色生成激素增加,导致患者面部和其他暴露部位皮肤色素沉着,面色黑黄、晦暗无光,称肝病面容。C. 抗利尿激素:肝脏对抗利尿激素灭活作用减弱,导致抗利尿激素增加,促使腹腔积液形成。D. 甲状腺激素分泌异常:肝硬化血清 T_3、游离 T_3 水平降低,游离 T_4 水平正常或偏高,严重者 T_4 也降低,这些改变与肝病严重程度之间具有相关性。⑥不规则低热:肝脏对致热性激素等灭活作用减弱,还可由继发性感染所致。⑦低蛋白血症:患者常有下肢水肿及腹腔积液。

(2)门静脉高压:正常情况下,门静脉压力为 5～10 mmHg,当门静脉压力持续＞10 mmHg 时,称为门静脉高压。肝硬化时,门静脉血流增多且门静脉系统阻力升高,导致门静脉压力增高。①门腔侧支循环形成:持续门静脉高压,促进肝内外血管增殖。肝内分流是纤维隔中的门静脉与肝静脉之间形成交通支,使门静脉血流绕过肝小叶,通过交通支进入肝静脉。肝外分流形成的常见侧支循环有以下几种。A. 食管胃底静脉曲张:门静脉系统的胃冠状静脉在食管下段和胃底处,与腔静脉系统的食管静脉、奇静脉相吻合,形成食管胃底静脉曲张。其破裂出血是肝硬化门静脉高压最常见的并发症,因曲张静脉管壁薄弱、缺乏弹性,故难以止血,死亡率高。B. 腹壁静脉曲张:出生后闭合的脐静脉与脐旁静脉在门静脉高压时重新开放及增殖,分别进入上、下腔静脉;脐周腹壁浅静脉血流方向多以放射状流向脐上及脐下。C. 痔静脉:直肠上静脉经肠系膜下静脉汇入门静脉,其在直肠下段与腔静脉系统髂内静脉的直肠中、下静脉相吻合,形成痔静脉曲张。部分患者可因痔疮出血而发现肝硬化。D. 腹膜后吻合支曲张:腹膜后门静脉与下腔静脉之间有许多细小分支,称为 Retzius 静脉。门静脉高压时,Retzius 静脉增多和曲张,以缓解门静脉高压。E. 脾肾分流:门静脉的属支脾静脉、胃静脉等可与左肾静脉沟通,形成脾肾分流。大量异常分流既可导致一系列病理生理改变,如肝性脑病、肝肾综合征、自发性腹膜炎及药物半衰期延长等,还可导致门静脉血流缓慢,引起门静脉血栓形成。②脾功能亢进及脾大:脾大是肝硬化门静脉高压较早出现的体征。脾静脉回流阻力增加及门静脉压力逆转到脾脏,使脾脏被动淤血性肿大,脾组织和脾内纤维组织增生。此外,肠道抗原物质经门体侧支循环进入体循环,被脾脏摄取,抗原刺激脾脏单核巨噬细胞增生,形成脾功能亢进、脾大。脾功能亢进时，患者外周血象呈白细胞计数减少、增生性贫血和血小板计数减少，易并发感染及出血。血吸虫性肝硬化脾大常较突出。③腹腔积液：为肝功能减退和门脉高压的共同结果，是肝硬化失代偿期最突出的临床表现。患者常诉腹胀。大量腹腔积液可使腹部膨隆、状似蛙腹，甚至导致脐疝；同时可使横膈上移，运动受限，致呼吸困难和心悸。腹腔积液形成的机制包括门静脉高压、有效循环血量不足、低清蛋白血症、肝脏对醛固酮和抗利尿激素灭活能力减弱、肝淋巴量超过了淋巴循环引流的能力等因素。

（三）并发症

（1）消化道出血：具体包括以下几点。①食管胃底静脉曲张出血：门静脉高压是导致食管胃底静脉曲张出血的主要原因，临床表现为突发大量呕血或柏油样便，严重者可导致出血性休克。②消化性溃疡：门静脉高压可使胃黏膜静脉回流缓慢、屏障功能受损，易引发胃、十二指肠溃疡甚至出血。③门静脉高压性胃肠病：门静脉属支血管增殖，毛细血管扩张、管壁缺陷、广泛渗血。门静脉高压性胃病患者多出现反复或持续少量呕血及黑便；门静脉高压性肠病患者常出现反复黑便或便血。

（2）胆石症：患病率约为30％，胆囊及肝外胆管结石较常见。

（3）感染：具体包括以下几点。①自发性细菌性腹膜炎：为非腹内脏器感染引发的急性细菌性腹膜炎。因为腹腔积液是细菌的良好培养基，所以肝硬化患者出现腹腔积液后容易导致该病，其致病菌多为革兰氏阴性杆菌。②胆道感染：胆囊及肝外胆管结石所致的胆道梗阻或不全梗阻常伴发感染，患者常有腹痛及发热；当有胆总管梗阻时，可出现梗阻性黄疸，当感染进一步损伤肝功能时，可出现肝细胞性黄疸。③肺部、肠道及尿路感染：致病菌以革兰氏阴性杆菌常见，同时因大量使用广谱抗菌药物及患者免疫功能减退，故厌氧菌及真菌感染日益增多。

（4）肝性脑病：指在肝硬化基础上因肝功能不全和（或）门体分流引起的、以代谢紊乱为基础、中枢神经系统功能失调的综合征。约50％的肝硬化患者有脑水肿，病程长者可出现大脑皮质变薄，神经元及神经纤维减少。其常见诱因有消化道出血、大量排钾利尿、放腹腔积液、高蛋白饮食、催眠镇静药、麻醉药、便秘、尿毒症、外科手术及感染等。肝性脑病与其他代谢性脑病相比并无特征性。其临床表现为高级神经中枢的功能紊乱、运动和反射异常。其临床过程分为5期（表7－10）。

表7－10　肝性脑病的临床过程分期

分期	临床表现及检测
0期（潜伏期）	无行为、性格的异常，无神经系统病理征，脑电图正常，只在心理测试或智力测试时有轻微异常
1期（前驱期）	轻度性格改变和精神异常，如焦虑、欣快、激动、淡漠、睡眠倒错、健忘等，可有扑翼样震颤。脑电图多数正常。此期临床表现不明显，易被忽略
2期（昏迷前期）	嗜睡、行为异常（如衣冠不整或随地大小便）、言语不清、书写障碍及定向力障碍。有腱反射亢进、肌张力增高、踝阵挛及巴宾斯基（Babinski）征阳性等神经体征，有扑翼样震颤，脑电图有特征性异常
3期（昏睡期）	昏睡，但可唤醒，醒时尚能应答，常有神志不清或幻觉，各种神经症状持续或加重，有扑翼样震颤，肌张力高，腱反射亢进，锥体束征常呈阳性。脑电图有异常波形
4期（昏迷期）	昏迷，不能唤醒。因患者不能合作，故无法引出扑翼样震颤。浅昏迷时，腱反射和肌张力仍亢进；深昏迷时，各种反射消失，肌张力降低。脑电图明显异常

(5)门静脉血栓或海绵样变：因门静脉血流淤滞，门静脉主干、肠系膜上静脉、肠系膜下静脉或脾静脉血栓形成。该并发症较常见，尤其是在脾切除术后，门静脉、脾静脉栓塞率可高达25%。门静脉血栓的临床表现变化较大，当血栓缓慢形成，局限于门静脉左、右支或肝外门静脉时，侧支循环丰富，多无明显症状，常被忽视，往往首先由影像学检查发现。门静脉血栓严重阻断入肝血流时，可导致难治性食管胃底静脉曲张出血、中重度腹胀痛、顽固性腹腔积液、肠坏死及肝性脑病等，腹穿可抽出血性腹腔积液。

门静脉海绵样变是指肝门部或肝内门静脉分支部分或完全慢性阻塞后，门静脉主干狭窄、萎缩甚至消失，在门静脉周围形成细小迂曲的网状血管，其形成与脾切除、内镜套扎治疗[内镜套扎术(endoscopic band ligation，EVL)]、门静脉炎、门静脉血栓形成、红细胞增多、肿瘤侵犯等有关。

(6)电解质和酸碱平衡紊乱：长期钠摄入不足及利尿、大量放腹腔积液、腹泻和继发性醛固酮增多均是导致电解质紊乱的常见原因。低钾低氯血症与代谢性碱中毒容易诱发肝性脑病。持续重度低钠血症(<125 mmol/L)易引起肝肾综合征，预后差。

(7)肝肾综合征：患者肾脏无实质性病变，由于严重门静脉高压、内脏高动力循环，使体循环血流量明显减少；多种血管物质不能被肝脏灭活，引起体循环血管床扩张；大量腹腔积液引起腹腔内压明显升高，均可减少肾脏血流(尤其是肾皮质灌注)不足，出现肾衰竭。临床表现为少尿、无尿及氮质血尿。80%的急进型患者约于2周内死亡。缓进型临床较多见，常见难治性腹腔积液，肾衰竭病程缓慢，可在数个月内保持稳定状态。

(8)肝肺综合征：为在肝硬化基础上排除原发心肺疾病后，出现呼吸困难及缺氧体征，如发绀和杵状指(趾)，这与肺内血管扩张和动脉血氧合功能障碍有关，预后较差。

(9)原发性肝癌：详见本章第四节的相关内容。

(四)肝脏情况

早期肝脏增大，表面尚平滑，质中等硬；晚期肝脏缩小，表面可呈结节状，质地坚硬；一般无压痛，但在肝细胞进行性坏死或并发肝炎和肝周围炎时，可有轻压痛与叩击痛。

四、辅助检查

(一)实验室检查

(1)血常规：代偿期大多处于正常范围，失代偿期多有程度不等的贫血；脾功能亢进时白细胞计数及血小板计数常减少。

(2)尿液检查：尿常规一般在正常范围。

(3)大便常规：消化道出血时出现肉眼可见的黑便和血便；门脉高压性胃病引起的慢性出血时粪便隐血试验阳性。

(4)肝功能试验：代偿期正常或轻度异常，失代偿期多有异常。重症患者血清结合胆红素、总胆红素水平增高，胆固醇酯水平低于正常。

(5)甲胎蛋白(alpha - fetoprotein，AFP)：肝硬化活动时，AFP浓度可升高。

(6)血清免疫学检查：血清抗线粒体抗体、抗平滑肌抗体、抗核抗体阳性提示为自身免疫性肝病。

(7)腹腔积液检查：一般为漏出液。

（二）影像学检查

(1)上消化道钡餐：可发现食管胃底静脉曲张征象，但诊断的敏感性不如胃镜检查。

(2)超声检查：肝硬化的声像图根据病因、病变阶段和病历改变轻重的不同而有差异。

(3)CT：对于肝硬化和原发性肝癌的鉴别十分有用。

(4)MRI：对鉴别肝硬化结节、肝瘤结节的效果优于 CT 检查，还可用于门静脉高压病因的鉴定及肝移植前对门静脉的评估。

(5)放射性核素显像。

（三）特殊检查

(1)胃镜：可直接观察并确定食管及胃底有无静脉曲张，了解其曲张程度和范围，并可确定有无门脉高压性胃病。

(2)肝穿刺：取肝组织做病理检查，对早期肝硬化确定诊断和明确病因有重要价值。

(3)腹腔镜：可直接观察肝、脾情况。当对腹腔积液原因诊断不明时，腹腔镜检查有重要价值。

五、诊断

肝硬化的诊断依据主要包括病史、症状、体征、肝功能试验及影像学检查。临床常用蔡-皮(Child‐Pugh)评分将肝功能分为 A～C 3 级(表 7‐11、表 7‐12)。肝功能分级可随病情变化而波动，能为选择治疗方案、估计预后提供依据。Child‐Pugh 评分总分越高，提示存活率越低(表 7‐12)。

表 7‐11 肝功能 Child‐Pugh 评分

观测指标	分数		
	1	2	3
肝性脑病（期）	无	Ⅰ～Ⅱ	Ⅲ～Ⅳ
腹腔积液	无	轻度	中重度
胆红素(mol/L)	<34	34～51	>51
白蛋白(g/L)	>35	28～35	<28
PT[>对照(秒)]	<4	4～6	>6

表 7‐12 Child‐Pugh 评分与 1～2 年存活率的关系

分级	评分	1～2 年存活率(%)
A	5～6	100～85
B	7～9	80～60
C	10～15	45～35

六、治疗与护理

(一)治疗

对于代偿期患者，治疗以延缓肝功能失代偿、预防肝细胞肝癌为目的；对于失代偿期患者，治疗则以改善肝功能、治疗并发症、延缓或减少对肝移植的需求为目的。

(1)保护或改善肝功能：具体包括以下几点。①去除或减轻病因：抗肝炎病毒治疗及针对其他病因治疗。②慎用损伤肝脏的药物：避免不必要、疗效不明确的药物及保健品，减轻肝脏代谢负担。③维护肠内营养：肝硬化时，若碳水化合物供给不足，机体将消耗蛋白质供能，加重肝脏代谢负担。肠内营养是机体获得能量的最好方式，对于维护肝功能、防止肠源性感染十分重要。只要肠道尚可用，就应鼓励肠内营养。肝硬化常有消化不良，应进食易消化的食物，以碳水化合物为主，蛋白质摄入量以患者可耐受为宜，辅以多种维生素，可基于胰酶辅助消化。对食欲减退、食物不耐受者，可给予预消化的、蛋白质已水解为小肽段的肠内营养剂。肝衰竭或有肝性脑病先兆时，应减少蛋白质的摄入。④保护肝细胞：胆汁淤积时，微创方式解除胆道梗阻，可避免对肝功能的进一步损伤。保护肝细胞的药物有熊去氧胆酸、腺苷蛋氨酸、多烯磷脂酰胆碱、还原性谷胱甘肽及甘草酸二铵等。保护肝细胞的药物虽有一定的药理学基础，但普遍缺乏循证医学证据，一般同时选用 2 种以内为宜。

(2)门静脉高压症状及其并发症的治疗：具体包括以下几点。①腹腔积液。A. 限制钠、水的摄入：摄入钠盐 500～800 mg/d(氯化钠 1.2～2.0 g/d)，入量<1000 mL/d，如有低钠血症，则应限制在 500 mL 以内。B. 利尿：常联合使用保钾及排钾利尿剂，即螺内酯联合呋塞米，剂量比例约为 100 mg∶40 mg。利尿速度不宜过猛，以免诱发肝性脑病、肝肾综合征等。当使用大剂量利尿剂(螺内酯 400 mg/d 和呋塞米 160 mg/d)时，腹腔积液仍不能缓解，即为顽固性腹腔积液。C. TIPS，详见第十一章第一节的相关内容。D. 排放腹腔积液加输注清蛋白：通常用于不具备 TIPS 条件、对 TIPS 禁忌及失去 TIPS 机会时顽固性腹腔积液的姑息治疗，一般每放腹腔积液 1000 mL，输注清蛋白 8 g。该方法缓解症状时间短，易诱发肝肾综合征、肝性脑病等并发症。E. 自发性细菌性腹膜炎：选用肝毒性小、主要针对革兰氏阴性杆菌并兼顾革兰氏阳性球菌的抗生素。因为自发性腹膜炎多为肠源性感染，所以除抗生素治疗外，应注意保持大便通畅、维护肠道菌群。②食管胃底静脉曲张出血的预防及治疗。A. 给予一般急救措施和积极补充血容量：详见本章第一节的相关内容。B. 止血措施：包括以下几点。a. 药物止血：尽早给予收缩内脏血管的药物，如生长抑素、奥曲肽、特利加压素等，减少门静脉血流量，降低门静脉压，从而止血。b. 内镜治疗：当出血量为中等以下时，应紧急采用内镜下食管静脉曲张套扎术，此治疗不能降低门静脉压力，适用于单纯食管静脉曲张、不伴胃底静脉曲张者。c. TIPS：对急性大出血的止血率达到 95%，对大出血和估计内镜治疗成功率低的患者应在 72 h 内行 TIPS。d. 三腔两囊管压迫止血，详见第十二章第四节的相关内容。e. 一级预防：主要针对已有食管胃底静脉曲张，但尚未出血者，包括对因治疗、非选择性 β 受体阻滞剂(常用普萘洛尔)治疗、内镜下食管静脉曲张套扎术治疗，可用于中度食管静脉曲张。f. 二级预防：指对已发生过食管胃底静脉曲张出血的患者，预防其再出血，包括以 TIPS 为代表的部分门体断流术、内镜下食管静脉

曲张套扎术、经内镜或血管介入途径向食管胃底静脉注射液态栓塞胶或其他栓塞材料的断流术、以部分脾动脉栓塞为代表的限流术、使用一级预防相同的药物等。

（3）预防和治疗肝性脑病：去除引发肝性脑病的诱因、维护肝脏功能、促进氨代谢清除及调节神经递质平衡。①及早识别及去除肝性脑病发作的诱因。A.纠正电解质和酸碱平衡紊乱：低钾性碱中毒是肝硬化患者在进食量减少、利尿过度及大量排放腹腔积液后常出现的内环境紊乱，因此，应重视营养支持，同时利尿药剂量不宜过大。B.预防和控制感染。C.改善肠内微生态，减少肠内氮源性毒物的生成与吸收。a.止血和清除肠道积血：乳果糖口服导泻、生理盐水或弱酸液清洁灌肠可清除肠道积血。b.防治便秘：可给予乳果糖，保证每日排软便1或2次。乳果糖可用于各期肝性脑病及轻微肝性脑病的治疗。也可将乳果糖稀释至33.3%后保留灌肠。c.口服抗生素：可抑制肠道产尿素酶的细菌，减少氨的生成，常用的有利福昔明、甲硝唑、新霉素等。d.慎用镇静药物及损伤肝功能的药物：镇静、催眠、镇痛药及麻醉剂可诱发肝性脑病，在肝硬化（特别是有严重肝功能减退）时应避免使用。②营养支持治疗：尽可能保证热能供应，避免低血糖；补充维生素；酌情输注血浆或清蛋白。急性起病数日内禁食蛋白质（对1或2期肝性脑病患者可限制在20 g/d以内），患者神志清楚后，从蛋白质20 g/d开始逐渐增加至1 g/(kg·d)。门体分流后对蛋白质不能耐受者，应避免进食高蛋白饮食，但仍应保持小量蛋白质的持续补充。③促进体内氨的代谢：常用的是L-鸟氨酸-L-天冬氨酸。鸟氨酸能增加氨基甲酰磷酸合成酶和鸟氨酸氨基甲酰转移酶的活性，其本身也可通过鸟氨酸循环合成尿素，进而降低血氨浓度；天冬氨酸可促进谷氨酰胺合成酶的活性，降低血氨浓度，减轻脑水肿。谷氨酸钠或钾、精氨酸等药物理论上有降低血氨浓度的作用，临床应用广泛，但尚无证据肯定其疗效。④调节神经递质平衡。⑤阻断门体分流：TIPS术后引起的肝性脑病多是暂时的，随着术后肝功能改善、尿量增加及肠道淤血减轻，肝性脑病多呈自限性。对于肝硬化门静脉高压所导致严重的侧支循环开放，可通过TIPS术联合曲张静脉的介入断流术，阻断异常的门体分流。

（4）其他并发症的治疗：具体包括以下几点。①胆石症：应以内科保守治疗为主，因肝硬化并发胆石症的手术死亡率约为10%，尤其是肝功能Child-Pugh C级者，故应尽量避免手术。②感染：一旦疑诊，就应立即采取经验性抗感染治疗。③门静脉血栓：对新近发生的血栓应做早期静脉肝素抗凝治疗，可使80%以上的患者出现完全或广泛性再通，口服抗凝药物治疗应至少半年。④肝硬化低钠血症：轻度者，通过限水可改善；中重度者，可选用血管加压素V_2受体拮抗剂（托伐普坦），以增强肾脏处理水的能力，使水重吸收减少，提高血钠浓度。⑤肝肾综合征：TIPS有助于阻止缓进型转为急进型。肝移植可同时缓解这两型肝肾综合征，是该并发症有效的治疗方法。在等待移植的过程中，可采取静脉补充清蛋白、使用血管加压素、施行TIPS、进行血液透析及人工肝支持等方法。⑥肝肺综合征：高压氧舱适用于轻度及早期患者，可以增加肺泡内的氧浓度和压力，有助于氧弥散。肝移植可逆转肺血管扩张，使氧分压、氧饱和度及肺血管阻力均明显改善。⑦脾功能亢进：以部分脾动脉栓塞和TIPS治疗为主，传统的全脾切除术因术后发生门静脉血栓、严重感染的风险较高，故已不提倡。

（5）手术：肝移植是对终末期肝硬化治疗的最佳选择，掌握手术时机，尽可能充分做好术前准备，可提高手术存活率。

（二）护理

1. 常见的护理诊断/问题

（1）营养失调：低于机体需要量　与肝功能减退、门静脉高压引起食欲减低、消化和吸收障碍有关。

（2）体液过多　与肝功能减退、门静脉高压引起水钠潴留有关。

（3）潜在并发症：上消化道出血、肝性脑病、自发性腹膜炎。

（4）有效循环血量不足　与曲张静脉破裂出血、术后出血有关。

（5）思维过程改变　与血氨浓度增高、代谢产物引起中枢神经系统功能紊乱有关。

（6）自理能力缺陷　与意识障碍有关。

（7）有皮肤完整性受损的危险　与营养不良、水肿、皮肤干燥、瘙痒、长期卧床有关。

（8）有感染的危险　与机体抵抗力低下、门腔静脉侧支循环开放等因素有关。

（9）恐惧　与突然大量出血、担心预后、惧怕死亡、担忧体力下降影响工作和生活、容貌改变及需长期照顾有关。

（10）知识缺乏：缺乏肝硬化、饮食要求、预防出血等相关知识。

2. 护理措施

（1）营养支持：①肝功能损害较轻者，应进食高蛋白、高热量、高维生素、低脂饮食，维持每日摄入 2～3 kcal 热能；肝功能严重受损及分流术后的患者，应限制蛋白质及含氨食物的摄入；腹腔积液患者，应限制水和钠的摄入。②养成规律进食的习惯，少量多餐，食物以糖类为主。③家属按饮食要求为患者准备喜好、可口的食物，鼓励进食，增加摄入。④进无渣饮食，避免进食粗糙、干硬、带骨渣或鱼刺、过烫、油炸及辛辣的食物，防治食管黏膜损伤，以免诱发大出血。⑤必要时，给予全胃肠外营养支持。

（2）病情观察：观察神志、生命体征、腹腔积液及水肿等情况，准确记录出、入量，测量腹围、体重等变化。注意有无并发症发生，出现异常情况时，应及时通知医生，以便采取紧急处理措施。积极评估患者的饮食、营养状况。

（3）保护肝脏：遵医嘱给予保肝药物，避免使用红霉素、巴比妥类、盐酸氯丙嗪等损害肝脏的药物。对肝功能严重受损者，应补充支链氨基酸，限制芳香族氨基酸的摄入。

（4）心理护理：肝硬化为慢性过程，症状很难控制，预后不良，患者及其家属容易产生悲观情绪。护士应该同情和关心患者，及时解答疑问，安慰、理解、开导患者，帮助患者及其家属树立战胜疾病的信心，保持愉快的心情，规律生活，保持良好的心态，积极配合治疗，不断改善生活质量。

（5）腹腔积液患者的护理：具体如下。①体位：应多卧床休息，可抬高下肢，以减轻水肿；大量腹腔积液者卧床时可取半卧位，以利于呼吸，减轻呼吸困难和心悸；对阴囊水肿者，可用拖带托起阴囊，以缓解水肿。②避免腹内压骤增：如剧烈咳嗽、打喷嚏、用力排便等。③限制水、钠摄入：钠摄入量限制在 60～90 mmol/d（相当于食盐 1.5～2.0 g/d），限钠饮食和卧床休息是腹腔积液的基础治疗；有稀释性低钠血症者，应同时限制水的摄入，控制在 500～1000 mL/d。④腹腔穿刺放腹腔积液的护理：记录抽出腹腔积液的量、性质、颜色并及时送检。术后认真听取患者主诉，严密观察生命体征及穿刺部位情况。⑤遵医嘱测量腹围、监测体重。

（6）上消化道出血患者的护理：见本章第四节"消化道出血患者的护理"。

（7）肝性脑病患者的护理：①避免诱因。②减少肠内氮源性毒物的生成与吸收：灌肠或导泻，抑制肠道细菌生长，指导口服乳果糖。③促进体内氨的吸收。④密切观察患者的意识及行为改变，发现嗜睡、精神欣快、行为反常及血氨浓度增高等异常征象时，应立即报告医生并协助处理。

（8）肝癌患者的护理：见本章第四节的相关内容。

（9）肝肾综合征：密切观察患者的尿量变化，定期检测血钠浓度。

（10）皮肤护理：每天可用温水擦浴，避免用力搓拭、使用刺激性的药皂或沐浴液、水温过高等；衣服宜柔软、宽松；床铺要平整、洁净，定时更换体位，以防因局部组织长期受压、皮肤损伤而发生压疮或感染；皮肤瘙痒时勿搔抓，可涂抹止痒剂，以免皮肤破损和继发感染。

七、预后

Child-Pugh 评分与预后密切相关。呕血、黄疸、腹腔积液是预后不利因素。肝移植的开展已明显地改变了肝硬化患者的预后。移植后患者的 1 年生存率为 90%，5 年生存率为 80%，生活质量大为提高。

八、健康指导

（一）疾病知识指导

掌握本病的有关知识和自我护理方法，积极预防并发症，及早发现、分析和消除不利因素，注意保暖和个人卫生。

（二）休息与活动指导

不宜进行重体力活动及高强度体育锻炼。代偿期患者可从事轻体力劳动，失代偿期患者应多卧床休息，保持情绪稳定，减轻心理压力。

（三）用药饮酒指导

严格禁酒。避免服用不必要且疗效不明确的药物、各种解热镇痛的复方感冒药、不正规的中药偏方及保健品，以减轻肝脏代谢负担，避免肝毒性损伤。失眠者应在医生指导下慎重使用镇静、催眠药物。遵医嘱用药，勿擅自加减药物。观察药物疗效和不良反应，及时识别病情变化及并发症的发生，及时就医，定期随访。

（四）照顾者指导

指导患者家属理解关心患者，给予精神支持和生活照顾，细心观察、及早识别病情变化。

（李罗红）

第四节　肝癌患者的护理

肝癌也称为肝细胞癌，是指肝细胞或肝内胆管上皮细胞发生的恶性肿瘤。肝癌是我国常见的恶性肿瘤之一。90%的原发性肝癌为肝细胞癌。在世界范围内，肝癌在所有肿瘤中，发病率排第 5 位，肿瘤相关至死率排第 2 位；在我国，肝癌是第 4 大恶性肿瘤和第 2 大肿瘤相关死亡原因。肝癌的发病率以东南亚及非洲撒哈拉沙漠以南地区为最高，以欧美、大洋洲为最低。本病可发生于任何年龄，以 40～49 岁年龄组最高，男性发病率高于女性。

一、病因与发病机制

肝癌的病因和发病机制可能与下列因素有关。

(一)病毒性肝炎

HBV 和 HCV 感染与肝癌相关已得到公认。约 80% 的肝癌患者伴有 HBV 感染。HBV 感染后导致肝脏的慢性炎性损害和异常修复，逐步可发展为肝癌。而在欧美国家，以 HCV 感染为主要原因。

(二)肝硬化

肝癌合并肝硬化者可多达 80%，多数为乙型或丙型病毒性肝炎发展成大结节性肝硬化，肝细胞的恶变是在肝细胞受损再生的过程中发生的。在欧美国家，肝癌多发生在酒精性肝硬化的基础上。

(三)黄曲霉毒素

被黄曲霉菌污染的花生及发霉的大米经动物实验证明可致癌，原因在于黄曲霉菌的代谢产物黄曲霉毒素 B_1 有强致癌作用。流行病学调查发现，在肝癌高发区，粮油、食品受黄曲霉菌污染也较为严重。研究表明，黄曲霉毒素 B_1 的摄入量与肝癌的死亡率呈正相关。

(四)饮用水污染

饮用池塘水发生肝癌的相对危险度较高。池塘水中有致癌或致突变作用的有机物上百种，例如，池塘中滋生的蓝绿藻可产生藻类毒素，具有促癌甚至致癌的作用。

(五)肥胖、糖尿病

肥胖、糖尿病引发肝癌的机制尚不明确，但已有数个流行病学调查证实肥胖、糖尿病是肝癌发生的危险因素。

(六)其他因素

长期饮酒和吸烟可增加患肝癌的危险性。此外，遗传、有机氯类农药、亚硝胺类化学物质、寄生虫等可能与肝癌的发生有关。

二、病理

(一)分型

1. 大体病理分型

(1)结节型：肝脏多有结节性肝硬化改变，直径以 3～5 cm 居多。

(2)巨块型：肿块直径在 10 cm 以上，以肝右叶多见。

(3)弥漫型：最少见。

2. 组织病理分型

(1)肝细胞癌：占肝癌的 80%～90%，癌细胞由肝细胞发展而来，大多伴有肝硬化。

(2)胆管细胞型：少见，由胆管细胞发展而来，多为腺癌或单纯癌。

(3)混合型肝癌：最少见。

(二)转移途径

肝癌细胞可经血行转移、淋巴转移、种植转移造成扩散。

三、分期与预后

肝癌的临床分期种类繁多，一般分为基于外科手术的分期(如 TNM、CUPI 等)和基于非外科手术的分期(如 Okuda、CLIP 等)。

因 CLIP 评分操作简单，故可满足手术或非手术患者的需要，应用较广，有助于评估治疗效果和预后。CLIP 评分系统见表 7-13。

表 7-13　CLIP 评分系统

评价项		分数
Child-Pugh 评分	A 级	0
	B 级	1
	C 级	2
肿瘤形态	单结节型且病变体积≤50%	0
	多结节型且病变体积≤50%	1
	块型或病变体积>50%	2
甲胎蛋白	<400 ng/mL	0
	≥400 ng/mL	1
门静脉栓塞	无	0
	有	1

CLIP 评分 0～1 分，大致相当于肝癌早期，中位生存期为 22.1～35.7 个月；2～3 分，大致相当于肝癌中期，中位生存期为 6.9～8.5 个月；4～6 分，大致相当于肝癌晚期，中位生存期为 3.2 个月。

四、临床表现

起病隐匿，早期缺乏典型表现。经甲胎蛋白测定检出的早期病例可无任何症状和体征，称为亚临床肝癌。自行就诊的患者多为中晚期，其主要表现如下。

(一)症状

(1)肝区疼痛：最常见，半数以上的患者有肝区疼痛，常局限于右上腹部，呈持续性胀痛或钝痛。肝痛与肿瘤的迅速增长使肝包膜被牵拉有关。当肝癌结节破裂，坏死的癌组织及血液流入腹腔时，可引起全腹剧痛，产生急腹症的表现，严重时可出现休克。

（2）消化道症状：有腹胀、食欲减退、恶心、呕吐及进行性消瘦、发热、营养不良，晚期患者可呈恶病质等。

（3）转移灶症状。

（4）其他：肿瘤本身可导致代谢异常，引起红细胞计数增多、低血糖、高血脂、高血钙等。

（二）体征

（1）肝大：进行性肝大为最常见的特征性体征之一，肝脏触及质地坚硬，表面凹凸不平，有大小不等的结节，边缘钝而不齐，常有压痛。

（2）黄疸：一般在晚期出现，多数为阻塞性黄疸，少数为肝细胞性黄疸。

（3）肝硬化征象：肝癌伴肝硬化门脉高压者可有脾大、腹水、侧支循环建立等表现。腹水一般为漏出液，也可出现血性腹水。

（三）并发症

（1）肝性脑病：常为肝癌终末期的最严重并发症，死亡率高。

（2）上消化道出血：约占肝癌死亡原因的15%。因肝癌多合并肝硬化，引起食管胃底静脉曲张，一旦破裂，就可发生呕血、黑便。晚期可由于胃肠屏障功能减弱，凝血功能障碍，胃肠黏膜糜烂、溃疡而出现广泛出血。

（3）癌结节破裂出血：表现为急腹症症状，有10%的肝癌患者可发生肝癌结节破裂出血。肝癌组织坏死、液化可导致自发破裂或因外力而破裂。

（4）继发感染：由于患者长期处于消耗状态，进行放疗、化疗引起的不良反应可导致自身抵抗力低下，易继发肺炎、败血症、肠道感染等。

五、辅助检查

（一）甲胎蛋白检测

本方法已广泛应用于肝癌的普查、诊断、判断治疗效果和预测复发。甲胎蛋白异质体的检测有助于提高肝癌的诊断率，且不受甲胎蛋白浓度、肿瘤大小和病期早晚的影响。

（二）γ-谷氨酰转移酶同工酶Ⅱ检测

γ-谷氨酰转移酶同工酶Ⅱ在原发性肝癌及转移性肝癌均可升高，阳性率达90%。

（三）腹部超声检查

腹部超声检查是临床上应用最广泛、最经济的肝癌筛查方法。优质超声仪可检出直径<2 cm的微小病灶。甲胎蛋白结合超声检查是早期诊断肝癌的主要方法。

（四）腹部增强CT检查

腹部增强CT检查是目前检出肝癌最敏感的方法之一，易于发现直径为1~2 cm的肿瘤。如静脉注射造影剂使造影增强后，对1 cm以下的肿瘤检出率可达80%以上。

（五）腹部MRI检查

腹部MRI检查主要应用于临床怀疑肝癌而CT未能发现的病灶，或病灶性质不能确定时。

(六)肝脏穿刺组织活检

通过超声或 CT 的引导穿刺癌结节，吸取癌组织，检出癌细胞即可确诊。值得注意的是，对小结节(1～2 cm)的活检，可有 30％～40％的假阴性结果。

六、治疗与护理

(一)治疗

早期发现和早期治疗是改善肝癌预后的最主要措施。对早期肝癌，应尽早采取手术切除。对不能切除者，应采取多种综合治疗措施。

1. 手术治疗

手术是治疗肝癌的首选，包括肝癌切除术和肝移植术，但手术切除后仍有较高的复发率，术后宜加强综合治疗和随访。

2. 微创介入手术

(1)TACE：TACE 为非手术疗法中的首选方案，可提高患者的生存率。TACE 是经皮穿刺股动脉，在 X 线透视下将导管插至固有动脉或其分支，注射抗肿瘤药物和栓塞剂的方法。现临床多采用抗肿瘤药物和碘化油混合后注入肝动脉，发挥持久的抗肿瘤作用。目前，TACE 选择的原则如下。

1)对一期不能切除者，可行 TACE，以获得二期切除的可能。

2)对具有高复发倾向的肝癌患者，建议术后行 TACE；对姑息性切除的患者，建议术后行 TACE 治疗。

3)对患弥漫性肝癌而无法手术者，TACE 治疗有助于延长生存期。

(2)肝癌射频消融术：肝癌射频消融术是一种肝癌微创治疗手段，是在 CT 或超声引导下将射频消融针直接插入肿瘤内，通过射频能量使病灶局部组织产生高温，最终使肿瘤凝固坏死和灭活，以达到治疗肿瘤的目的。针对原发性肝癌，该方法主要适应于：不适合手术切除的直径≤5 cm 的单发肿瘤；最大直径≤3 cm 的多发(数量≤3 个)肿瘤，无血管、胆管和邻近器官侵犯及远处转移。

(3)肝癌冷冻消融术：肝癌冷冻消融术是指在影像设备引导下将一次性无菌冷冻针精准穿刺至肿瘤靶点，开启高压氩气冷冻系统，根据焦耳汤姆逊原理进行冷冻、复温，进行 2 或 3 个治疗循环，使肿瘤细胞坏死。其主要适应证包括小肝癌(单一病灶≤5 cm，或 2 或 3 个病灶其中最大直径≤3 cm)等。

(4)其他治疗：免疫治疗(如使用免疫制剂、干扰素、肿瘤坏死因子等)可起到巩固和增强疗效的作用。此外，口服靶向药物、中医治疗及生物治疗等也可根据患者病情选择应用。

(5)并发症治疗：肝癌结节破裂时，因患者凝血功能障碍，非手术治疗难以止血，在可耐受手术的情况下，积极采取手术探查止血。当并发肝性脑病、上消化道出血时，应及时处理。

(二)护理

1. 常见的护理诊断/问题

(1)疼痛　与肝癌肿瘤增长致肝包膜张力增大、肿瘤转移到其他组织有关。

（2）体液过多　与肝癌、肝硬化致门静脉高压、低蛋白血症、水钠潴留有关。

（3）营养失调：低于机体需要量　与肝癌所致的进行性消耗、食欲减退、恶心、呕吐及腹胀有关。

（4）潜在并发症：肝性脑病、上消化道出血、感染。

（5）预感性悲哀　与肝癌晚期临近死亡有关。

（6）知识缺乏：缺乏疾病的相关知识及放疗、化疗所致副作用的相关知识。

2. 护理目标

（1）患者疼痛减轻或消除。

（2）患者腹水有所减轻，自感舒适。

（3）患者营养状况得到改善，能维持机体需要。

（4）患者未发生并发症，或发生并发症后能得到及时有效的治疗和护理。

（5）患者了解与疾病相关的知识，熟悉放、化疗后的不良反应，能配合医生进行积极应对。

3. 护理措施

（1）疼痛护理：肝癌晚期患者往往疼痛剧烈且持续，难以忍受。在护理方面，除了给予关心、疏导外，还要给患者提供一个舒适、安静、利于休息的环境。应评估疼痛的性质、强度、部位，遵医嘱给予止痛药，并观察用药后的疗效。同时，可鼓励患者采取转移注意力、放松疗法等非药物方法止痛。

（2）微创介入手术围手术期的护理：具体如下。

1）术前护理：完善术前检查，询问有无碘过敏史，做血常规、生化、肝功能、肾功能、凝血常规等检查；完成腹部增强 CT 等；签署手术知情同意书，建立手术三方安全核查表。建立静脉通路（以左上肢为宜）。

2）术中配合：术中做好手术配合。手术过程中应密切观察生命体征及倾听患者主诉，如患者出现恶心、呕吐时，则应立即将患者的头偏向一侧，以防窒息。如出现病情变化，则应积极配合医生进行抢救。

3）术后护理．术后密切观察患者的生命体征、腹部症状，倾听患者主诉等。无恶心、呕吐者可正常饮食。注意观察穿刺处的敷料有无渗血、渗液，股动脉穿刺处足背动脉搏动的情况，肢端循环、皮肤颜色，穿刺处有无血肿，压迫器有无移位，压迫松紧是否适宜。每 3 h 对压迫器松压 1 次，持续压迫 6 h 后去除。对术肢进行制动，卧床休息。

（3）饮食护理：提供高热量、高维生素、优质蛋白及易消化的饮食。对有食欲不振、恶心、呕吐的患者，可通过清洁口腔，少量多餐等方法促进食欲。有肝性脑病倾向的患者，对蛋白的摄入量应减少。肝动脉化疗栓塞术术后遵医嘱常规补液，以进行水化。对进食少的患者，应给予营养支持治疗，包括肠道内营养、静脉营养，必要时还可通过静脉给予白蛋白。腹水严重的患者应限制每日水、钠的摄入量，准确记录出、入量。

（4）心理护理：本病起病隐匿，一旦发现多已是中晚期，面对突如其来的沉重打击，患者极易产生悲观、绝望的情绪。护士应密切观察患者的情绪及心理状况，加强和患者沟通交流，了解患者在不同阶段的情绪变化，给予相应的护理，使其接受患病事实，乐观对待疾病。做好疾病相关的健康宣教，鼓励患者参与治疗和护理，增强与疾病斗争的信心。对患者出现的不适症状，如疼痛、恶心、厌食等，应积极协助处理，避免对患者情绪带来负面影响。对那些对疾病有极度恐惧，易发生危险行为的患者，应加强监控与交接，以免发生意外。

（5）病情监测：观察患者抗肿瘤治疗的疗效及各种症状、体征的变化，如肝区疼痛程度，肝脏大小的变化，黄疸、发热、腹水、恶心等症状是否存在，有无转移灶的表现，有无上消化道出血、肝性脑病、癌结节破裂引起的急腹症等表现。发现异常时，应及时通知医生进行处理。

（6）并发症的护理：患者术后出现严重的恶心、呕吐时，遵医嘱使用止吐药物；出现疼痛难忍时，遵医嘱使用止痛药；出现发热时，遵医嘱给予物理降温，使用解热镇痛药物，必要时遵医嘱使用抗生素，并观察疗效。严密观察患者的生命体征、腹部症状及体征，从而出现肝癌结节破裂时，及早发现、及早处理。上消化道出血、肝性脑病的护理可参考本书相关章节。

（7）健康指导：具体如下。

1）护士应对确诊肝癌并进行治疗后出院的患者及其家属进行有关肝癌自我护理方法及并发症预防知识的宣教，教会患者自我监测病情的方法，以在出现异常情况时及时就医。

2）借助医院平台，对加入肝癌疾病慢病管理系统的患者，应跟随管理团队做好慢性肝病连续性健康管理服务；对部分需分阶段治疗的患者，应与其确定进行周期治疗的时间安排。

3）积极宣传普及预防肝癌的知识，例如：如积极预防治疗病毒性肝炎；做好粮食保管，防霉去毒，注意饮食卫生；禁止饮用污染的水源；对肝癌高发人群、高发地区居民定期复查等。

4）定期复查，门诊随访。如有不适，则应及时就诊。

七、预后

瘤体小于 5 cm、早期手术、癌肿包膜完整、尚无癌栓形成、机体免疫状态良好者预后较好。合并肝硬化或有肝外转移、肝癌破裂、消化道出血、丙氨酸转移酶水平显著升高者预后差。因此，建议高危人群定期普查、定期体检，做到早发现、早治疗。

（高境蔚）

第五节　急性肝衰竭患者的护理

一、背景

肝衰竭是多种肝脏疾病的终末期，是由于多种因素引起的肝脏自身功能严重障碍或失代偿，包括合成、解毒、排泄和生物转化等，并出现以凝血功能降低、黄疸甚至肝性脑病等为主要表现形式的一系列的临床症候群，此病病死率极高。急性肝衰竭或暴发性肝衰竭是既往没有肝脏疾病的病史而表现出严重肝损伤、黄疸和肝性脑病。

二、急性肝衰竭的定义

急性肝衰竭是指突发性的肝功能急剧减退导致肝性脑病和多器官的功能不全的病变。根据出现黄疸到发生肝性脑病的时间进一步分类，可将急性肝衰竭分为超急性肝衰竭、急性肝衰竭、亚急性肝衰竭（表 7-14）。

表 7-14　急性肝衰竭的分类

分类	出现黄疸到发生肝性脑病的时间	脑水肿	预后（生存率）
超急性	<7 d	普遍>70%	一般（36%）
急性	8～28 d	普遍>55%	差（7%）
亚急性	5～12 周	<15%	差（14%）

三、病因

急性肝衰竭的常见病因是肝炎病毒，主要是乙型肝炎病毒，其次是药物及肝毒性物质，如酒精、化学制剂等（表 7-15）。

表 7-15　急性肝衰竭的常见病因

常见病因	常见分类
肝炎病毒	HAV、HBV、HCV、HDV、HEV
其他病毒	巨细胞病毒、EB 病毒、肠道病毒、疱疹病毒、黄热病毒等
药物	对乙酰氨基酚、抗结核药物、抗肿瘤药物、部分中草药、抗风湿病药物、抗代谢药物等
肝毒性物质	酒精、毒蕈、其他有毒的化学物质等
细菌及寄生虫等	严重或持续感染（如脓毒症、血吸虫病等）
肝脏其他疾病	肝脏肿瘤、肝脏手术、妊娠急性脂肪肝、自身免疫性肝病、肝移植术后等
胆道疾病	先天性胆道闭锁、胆汁淤积性肝病等
代谢异常	肝豆状核变性、遗传性糖代谢障碍等
循环衰竭	缺血、缺氧、休克、充血性心力衰竭等
其他	创伤、热射病等

四、临床表现

急性肝衰竭最常见的临床表现为生化异常、黄疸、凝血障碍和肝性脑病。急性肝衰竭的病理表现为肝细胞坏死，有或者没有正常的肝细胞结构。大多数患者都存在黄疸，但对一些超急性肝衰竭患者，如由对乙酰氨基酚引起肝中毒的患者，临床上可以看到在黄疸出现之前就发展为肝性脑病。急性肝衰竭常见的临床表现如下。

（1）极度乏力，并伴有明显的厌食、腹胀、恶心、呕吐等严重消化道症状。

（2）短期内黄疸进行性加深，血清总胆红素≥10×正常值上限（ULN）或每日升高≥17.1 μmol/L。

（3）有出血倾向，凝血酶原活动度≤40%，或国际标准化比值≥1.5，且排除其他原因。

（4）肝脏进行性缩小。

此外，急性肝衰竭患者常出现一系列严重甚至致死性的并发症，如脑水肿、肝性脑病、肝肾综合征、感染、低钠血症及顽固性腹水、出血等。临床上要加强监测，必要时，要采取预见性治疗。

五、治疗与护理

急性肝衰竭的治疗包括内科综合治疗、人工肝治疗、肝移植等。目前，对急性肝衰竭的内科治疗尚缺乏特效药物和手段，原则上强调早期诊断、早期治疗，采取相应的病因治疗和综合治疗措施，并积极防治并发症。有条件者，应给予重症监护治疗和人工肝治疗，必要时进行肝移植。

（一）治疗

1. 内科综合治疗

（1）一般支持治疗：①卧床休息，减少体力消耗，减轻肝脏负担，病情稳定后适当加强运动；②加强病情监护，完善病因及病情评估、相关实验室检查及物理诊断检查等；③推荐肠内营养，给予高碳水化合物、低脂、适量蛋白饮食，进食不足者，每日静脉补给热量、液体、维生素及微量元素，推荐夜间加餐，以补充能量；④积极纠正低蛋白血症，补充白蛋白或新鲜血浆，并酌情补充凝血因子；⑤监测血气，纠正水、电解质及酸碱平衡紊乱；⑥消毒隔离，加强口腔护理、肺部及肠道管理，预防医院内感染。

（2）对症治疗：主要包括护肝、肠道微生态调节和免疫调节。

（3）病因治疗：对指导治疗及判断预后具有重要价值，包括病因治疗及去除诱因两类，常见诱因有重叠感染、应激状态、饮酒、劳累、药物影响、出血等。病因治疗主要包括以下几个方面。①肝炎病毒感染：对 HBV－DNA 阳性的肝衰竭患者，不论其检测出的 HBV－DNA 载量高低，应立即使用核苷（酸）类药物，进行抗病毒治疗，建议优先使用核苷（酸）类似物，如恩替卡韦、替诺福韦。对 HCV－RNA 阳性的肝衰竭患者，可根据肝衰竭的发展情况选择抗病毒治疗及药物治疗时机，抗病毒治疗首选无干扰素的直接抗病毒药物治疗方案，并根据 HCV 基因型、患者耐受情况等进行个体化治疗。对甲型、戊型病毒性肝炎引起的急性肝衰竭，目前尚未证明病毒特异性治疗有效。对其他病毒感染（如确诊或疑似疱疹病毒或水痘-带状疱疹病毒感染）导致急性肝衰竭的患者，应使用阿昔洛韦治疗，对危重者可考虑进行肝移植。②药物性肝损伤：停用所有可疑的药物。有研究证明，N-乙酰半胱氨酸对药物性肝损伤所致急性肝衰竭有效。对确诊或疑似毒草中毒的急性肝衰竭患者，考虑应用青霉素 G 和水飞蓟素。③急性妊娠期脂肪肝/HELLP 综合征导致的肝衰竭：建议立即终止妊娠，如果终止妊娠后病情仍继续进展，则需考虑人工肝治疗或肝移植治疗。④肝豆状核变性：采用血浆置换、白蛋白透析、血液滤过，以及各种血液净化方法组合的人工肝支持治疗，可以在较短时间内改善病情。

2. 人工肝治疗

人工肝支持系统简称人工肝，是暂时替代肝脏部分功能的体外支持系统，其治疗机制是基于肝细胞的强大再生能力，通过体外的机械、理化和生物装置，清除各种有害物质，补充必需物质，改善内环境，为肝细胞再生及肝功能恢复创造条件，或作为肝移植前的桥接。人工肝分为非生物型、生物型和混合型 3 种。目前非生物型人工肝在临床上广泛使用，并被证明是行之有效的体外肝脏支持方法。

(1)人工肝治疗的置管位置：根据需要选择置管部位，可选择锁骨下静脉、颈内静脉或股静脉等。①锁骨下静脉置管：优点是导管相关性感染的发生率较低，缺点是易受锁骨压迫而导致管腔狭窄，因此血栓形成的风险较其他部位置管高。压迫止血法效果差，出血并发症较多。②颈内静脉置管：优点是没有锁骨下静脉置管的缺点，且对患者活动限制少，缺点是导管相关性感染发生率相对较高。③股静脉置管：优点是压迫止血效果好，血肿发生率低，且其导管相关性感染的发生率并不比颈内静脉置管高，穿刺方便、技术要求低。

(2)人工肝治疗后患者的护理：①护送患者回病房，监测生命体征，严格交接班，嘱卧床休息；②观察穿刺处或置管处是否有渗血、敷料是否干净，留置管道是否妥善固定；③保持病房清洁，定时通风，减少探视；④指导患者进食清淡、高维生素、低脂的食物。

(3)人工肝治疗的并发症：具体如下。①出血：包括置管处出血、消化道出血及其他部位出血。进行非生物型人工肝治疗的患者多有凝血功能障碍，再加上治疗过程中需要加用抗凝药物，部分患者可能出现置管处、消化道、皮肤、黏膜、颅内出血等并发症。②凝血：接受人工肝治疗的患者可能会出现凝血并发症，表现为血浆分离器、灌流器、体外循环管路和静脉留置管内深静脉血栓形成。③低血压：可见于非生物型人工肝治疗全程。低血压发生的原因有有效循环容量不足，过敏，水、电解质及酸碱失衡，心律失常，血小板活性物质的异常释放等。④继发感染：包括与人工肝治疗放置临时性插管有关的感染和血源性感染，如细菌感染、病毒感染(尤其是 HCV 和 HIV 感染)。⑤过敏反应．血浆、肝素、鱼精蛋白、血浆代用品等也可引发过敏反应，一般表现为荨麻疹、眼面部血管神经性水肿，严重的有低血压、休克、呼吸困难、支气管痉挛、心血管症状、胃肠道症状等过敏反应。⑥失衡综合征：指在人工肝治疗过程中或治疗结束后不久出现的以神经、精神系统为主要症状的症候群，常持续数小时至 24 h 后逐渐消失。轻度失衡时，患者仅有头痛、焦虑不安或恶心、呕吐，严重时可有意识障碍、癫痫样发作、昏迷甚至死亡，失衡综合征的发生率一般为 3.4%～20%，此类并发症多见于肾衰竭患者，但在肝衰竭患者中有一部分合并急性肾衰竭，这类患者在进行人工肝治疗时可出现失衡综合征。⑦高枸橼酸盐血症：由于血浆中含有抗凝剂枸橼酸盐，血浆置换时患者可出现高枸橼酸盐血症，表现为低血钙、抽搐、手脚麻木等。因此，血浆置换时尽早补充钙剂可减少抽搐、手脚麻木等的发生。另外，将血浆置换与血液滤过、血液透析滤过等方法联合应用，可纠正高枸橼酸盐血症。

3. 肝移植治疗

肝移植治疗是治疗终末期肝衰竭的最有效的方法，也是提高肝衰竭患者生存率的根本措施，适用于经积极内科综合治疗和（或）人工肝治疗疗效欠佳，不能通过上述方法好转或恢复者。

（二）护理

1. 一般护理

急性期患者应绝对卧床休息，保证充足的睡眠，卧位时肝脏血流量增加约 40%，减少了生理性和病理性消耗，减轻了肝脏负担，有利于受损肝细胞的修复和再生。每日卧床时间应不少于 16 h，睡眠时间应不少于 12 h。随着肝功能接近恢复正常，可逐渐增加活动量。应保持呼吸道通畅，预防肺部感染。有大量腹水时，取半坐卧位，使膈肌下降，有利于增加肺活量。告诫患者戒烟、戒酒。

2. 生活护理

保持病室安静、舒适，定时通风，保持一定的温度和湿度，限制陪护及探视。保持床单元干燥、平整，嘱患者穿着宽松、柔软的棉制内衣裤，以保持皮肤清洁、干燥。对神志清醒者，督促进食后漱口，早、晚各刷牙 1 次。对凝血功能差者，指导其使用软毛牙刷。对危重、生活不能自理和昏迷的患者，每日至少进行口腔护理 2 次，检查其口腔内有无出血、溃疡和霉菌生长等现象，发现异常时，应及时行咽拭子涂片送检，并给予相应处理。

3. 饮食护理

因为患者身体内环境的改善会极大地改善肝衰竭导致的中毒情况，所以对肝衰竭患者的饮食进行合理指导是急性肝衰竭患者护理的重要内容之一。根据患者的病情给予清淡、低盐、低脂软食，辅以适量蛋白质、糖和丰富的维生素，鼓励患者夜间加餐，预防低血糖的发生。

4. 皮肤护理

协助患者勤翻身，每 2 h 翻身 1 次。对大量腹水和下肢水肿者，要适当抬高下肢。对极度消瘦和昏迷者，要使用气垫床，预防性使用泡沫敷料等防压疮贴，防止压疮发生。因为肝衰竭患者血液中胆汁酸含量较高，会刺激末梢神经而引起皮肤严重瘙痒，所以应帮助患者修剪指甲，嘱其夜间戴手套，以免抓伤皮肤，每日用温水擦拭全身皮肤 1 次，不用有刺激性的肥皂与化妆品。

5. 心理护理

因为急性肝衰竭属于重症疾病，患者易产生急躁、焦虑、愤怒、悲观等负性情绪，所以护士应该耐心倾听患者诉说，建立良好的护患关系，使患者对自己产生信任感。护士应多与患者交流，为患者普及治疗过程与治疗影响的知识，进而使患者的心理状态得到恢复，维持心理健康状态，同时要注重对患者家庭的心理干预，使患者获得最大的家庭支持，以保证患者心理状态的健康，促进肝衰竭患者的康复。

6. 用药护理

（1）用药原则：严格遵医嘱用药，禁用损伤肝脏的药物，避免使用镇静、催眠药物，防止诱发肝性脑病。对自发性细菌性腹膜炎患者，要及早根据药敏试验结果选择敏感抗生素，再根据腹水培养结果及时调整抗生素的种类和剂量，严重感染时要联合用药，疗程要长，一般不少于 2 周。对长期使用利尿剂的患者，应定期检查电解质浓度，及时纠正电解质紊乱。对使用糖皮质激素者，要注意预防和处理适应证、停药指征、不良反应,告知患者严禁自行停药和(或)减量。

(2)抗病毒药物的使用原则:任何情况下都不要随意停药或者减量用药,尤其是结束治疗时必须得到医生的认可,在医生的指导下才可以停药。有研究表明,自行停药是影响患者乙型肝炎病毒导致慢加急性肝衰竭预后的危险因素,因此,要充分告知患者及其家属自行停药的严重后果,使其明白遵医嘱服药和定期检测的重要性。

7. 并发症的预防与护理

(1)上消化道出血:上消化道出血作为急性肝衰竭患者常见的严重并发症,可诱发或加重肝性脑病。告知患者保持大便通畅,勿用力排便,及时发现出血先兆,一旦出现上消化道出血,就应严格禁饮禁食,绝对卧床休息,保持去枕平卧位,将头偏向一侧,以免误吸,并略抬高下肢,以保证脑部供血。立即建立双静脉通路,持续给予心电监护和低流量吸氧,同时给予心理安慰,消除患者的恐惧心理。密切观察患者的生命体征,如神志,脉搏,血压,四肢温度,大便的颜色、次数、性质和量等,以判断出血情况。应用生长抑素和胃黏膜保护剂,做好输血准备,保证热量供应,静脉补充血浆和白蛋白,并做好基础护理。如果患者出现烦躁不安、面色苍白、血压下降、脉搏细速等,则应该警惕有再次大出血的可能,立即做好各种抢救准备。待出血停止、粪便潜血试验阴性后,可给予温凉的流质食物,耐受后逐渐恢复正常饮食,但应以柔软、易烂食物为宜,避免再次出血。

(2)继发感染:急性肝衰竭患者网状内皮系统功能低下,清除细菌毒素的能力降低,同时应用大量抗生素时易发生细菌感染,如呼吸道感染和自发性细菌性腹膜炎。继发感染又可诱发和加重肝性脑病,是患者死亡的主要原因之一。有条件者应住单间,加强病室空气流通,严格执行探视制度,减少或限制探视人员数量。强调患者的饮食卫生,预防发生肠道感染性腹泻;对长期卧床者,加强翻身、叩背,预防出现坠积性肺炎;对痰多且黏稠者,给予雾化吸入,协助患者排痰;做好会阴清洁、加强口腔护理。医护人员严格遵守无菌操作原则,规范手部卫生,减少侵入性操作,防止交叉感染。对存在感染者,应根据药敏试验结果及早使用抗生素,以治疗感染。

(3)水、电解质和酸碱平衡紊乱:肝衰竭患者极易发生电解质紊乱,应注意观察其有无低血钾的临床表现,及时补钾,每日观察血钾浓度的变化,防止高钾血症的发生;注意监测有无糖代谢紊乱,遵医嘱尽早改善糖代谢及酸中毒。对肝衰竭并发腹水患者,应严格限制钠盐和水的摄入,合理应用利尿剂,准确记录 24 h 出、入量,观察腹水消长情况,每日测体重和腹围;对病情稳定者,可在无菌操作前提下行腹腔穿刺,放腹水,操作过程中注意观察患者的神志、血压变化,以及脑穿刺部位有无渗血、渗液,防止因大量放腹水而诱发肝性脑病,必要时,留取标本送检。

六、健康教育

(一)休息指导

提高睡眠质量,避免熬夜,这样才能有效地增加肝脏的血流量,从而获得更多的氧气和营养物质,促进肝细胞的修复。

(二)饮食指导

肝病患者应多吃一些清淡、易消化的食物,如高糖食物、碳水化合物、低脂食物、新鲜的蔬菜和水果、适量的蛋白质食物等，这样能有效减轻肝脏的负担。对进食不足的患者，可适当地输注营养液，以维持正常的身体需求。

（三）环境指导

对急性肝衰竭患者居住的环境一定要注意通风，保持空气的流动性，但是温度要适中，同时还要做好消毒、隔离工作，加强口腔护理，预防交叉感染的发生。

七、预防

（1）病因预防：慢性肝炎病毒感染的患者，应定期检查肝功能、病毒定量等，结果异常时，应及时就医。

（2）服用抗病毒药物治疗者，不可擅自停药，应定期复查肝功能、病毒定量等。

（3）戒烟、戒酒。

（4）谨慎用药，避免使用损害肝脏的药物。

（李珍艳）

第六节　炎症性肠病患者的护理

炎症性肠病是指一种病因不明的慢性非特异性肠道炎症性疾病，主要包括溃疡性结肠炎和克罗恩病 2 种类型。

炎症性肠病已成为一种全球性疾病，其发病率在人种和地域分布上存在显著差异。我国流行病学资料显示，黑龙江省大庆市炎症性肠病的标化发病率为 1.77/10 万，广东省中山市炎症性肠病的标化发病率为 3.14/10 万。炎症性肠病病因不明确，目前治疗临床手段有限且随着病程延长癌变的概率增加，因此被世界卫生组织列为现代难治病之一。

一、溃疡性结肠炎

溃疡性结肠炎是一种病因尚未清楚的直肠和结肠的慢性非特异性炎性疾病，又称慢性非特异性溃疡性结肠炎。该病病变主要位于大肠的黏膜及黏膜下层，少数重症者可累及肌层。本病多发生于 20～40 岁，也可见于儿童和老人。男性、女性发病率无明显差别。

（一）病因

本病病因至今尚未完全明确，已知肠道黏膜免疫系统异常反应所导致的炎症反应在该病发病中起重要作用，目前认为这可能是由环境因素、遗传因素、感染因素、免疫因素相互作用所致。环境因素作用于遗传易感者，在肠道菌群的参与下，启动肠道免疫系统，加上免疫调节异常，最终导致炎症过程，引发组织损伤，进而出现一系列临床表现。

（二）临床表现

本病患者多数起病缓慢，少数急性起病，常表现为发作期与缓解期交替，少数症状持续并逐渐加重。本病的临床表现与病变范围、病型、病期等有关。饮食失调、劳累、精神因素、感染等可使本病复发或加重。

1. 症状

(1)消化系统表现：具体如下。

1)腹泻：黏液脓血便是本病活动期的重要表现。大便次数及便血的程度与病情的轻重程度有关。轻者便中带血或无血，每日排便不超过 4 次；重者每日排便 6 次以上，并伴重度腹部绞痛和持续性出血，粪质多呈糊状，含有血液、脓液和黏液，少数呈血水样便。少数患者仅有便秘，或出现便秘与腹泻交替，这与直肠排空功能障碍有关。

2)腹痛：呈轻度至中度，多局限于左下腹，亦可累及全腹。有疼痛－便意－便后缓解的规律，伴有里急后重。若并发中毒性巨结肠或腹膜炎，则可出现持续剧烈的腹痛。

3)其他症状：可有腹胀、食欲不振、恶心和呕吐等。

(2)全身表现：常有低热或中度发热，甚至高热；可出现消瘦、贫血、低蛋白血症、营养不良、水与电解质紊乱等表现。

(3)肠外表现：外周关节炎、脊柱关节炎、结节性红斑、坏疽性脓皮病、虹膜睫状体炎、口腔黏膜溃疡、原发性硬化性胆管炎等。有时肠外表现出现早于肠道症状，常导致误诊。

2. 体征

患者常呈慢性病容，可出现贫血貌。轻症患者仅有左下腹轻压痛，偶可触及痉挛的降结肠和乙状结肠。重症患者常有明显的腹部压痛和鼓胀。若出现反跳痛、腹肌紧张、肠鸣音减弱等，则应警惕中毒性巨结肠或肠穿孔等并发症的发生。

3. 并发症

本病可并发肠道大出血、中毒性巨结肠、肠穿孔、直结肠癌变等。

(1)肠道大出血：约 10％的溃疡性结肠炎患者可出现严重出血，约 3％的溃疡性结肠炎患者可发生大出血且需要尽快进行结肠切除术。

(2)中毒性巨结肠：可见于急性重症结肠炎患者，占 2.5％。病变累及肌层及肠神经丛时，可导致急性结肠扩张。其可因低钾血症、钡剂灌肠、使用抗胆碱能药物或阿片类制剂而诱发。其主要表现为毒血症明显、肠管扩张、腹部膨隆、腹部压痛、肠鸣音减弱或消失、白细胞计数明显增高、脱水和电解质紊乱等，易出现急性肠穿孔，预后差，死亡率高。

(3)肠穿孔：多由中毒性巨结肠导致，但无中毒性巨结肠时，初发溃疡性结肠炎的患者也可发生肠穿孔，这是因为初发患者缺乏既往结肠炎发作所致的瘢痕。

(4)直结肠癌变：多见于广泛性结肠炎且病程长的患者，尤其是病程＞20 年的患者，发生直结肠癌的风险较正常人高 10～15 倍。

(三)诊断

溃疡性结肠炎缺乏诊断的"金标准"，主要需结合临床表现、实验室检查、结肠镜检查、组织病理学表现、X 线钡剂灌肠检查等进行综合分析，在排除感染性和其他非感染性结肠炎的基础上进行诊断。若诊断存疑，则应在一定时间(一般是 6 个月)后进行内镜及病理组织学复查。

1. 实验室检查

(1)血液检查：白细胞计数增高、C反应蛋白浓度增高及血沉加快提示患者处于疾病活动期。

(2)粪便检查：肉眼常见黏液脓血便，镜检可见脓细胞及红细胞，活动期检查可见巨噬细胞，粪便隐血试验呈阳性。

2. 结肠镜检查

结肠镜检查是诊断本病最有价值的方法，通过直视肠黏膜变化，可以多段、多点取材，进行直结肠黏膜活检，可明确病变的性质，适用于溃疡性结肠炎确立诊断、鉴别诊断、评估病变范围和活动性、对治疗的应答、评估并发症的重要手段。病变位于大肠，呈连续性、弥漫性分布，多数在直肠和乙状结肠，可延伸到降结肠、横结肠，甚至累及全结肠。

3. 组织病理学表现

(1)活动期溃疡性结肠炎的特点：①黏膜呈连续性、弥漫性炎症反应，肉眼可见黏膜弥漫性充血、水肿，表面为细颗粒状，黏膜血管脆性增加，触之易出血；②由于黏膜及黏膜下层有炎性细胞浸润，大量中性粒细胞在肠腺隐窝底部聚集，形成小的隐窝脓肿，当隐窝脓肿融合破溃时，黏膜出现广泛的浅小溃疡，且可逐渐融合成不规则的大片溃疡；③在慢性反复发作的炎症过程中，黏膜因不断破坏、修复，致使正常结构破坏，大量新生肉芽组织增生，可形成炎性假性息肉或黏膜桥。

(2)缓解期溃疡性结肠炎的特点：黏膜明显萎缩，颜色苍白，黏膜下层瘢痕化，使结肠变形、缩短，黏膜皱襞减少，结肠袋消失，甚至肠腔狭窄。内镜下可见病变黏膜连续性、弥漫性充血水肿，表面为粗糙颗粒状，黏膜血管质脆、易出血。黏膜上可有浅溃疡，呈多发性，表面可附有脓性分泌物。慢性病变可见假性息肉形成，结肠袋往往变钝或消失。

4. X线钡剂灌肠检查

无条件行结肠镜检查的医院可以进行此检查。经此检查可见结肠黏膜紊乱和(或)颗粒样改变；多发浅溃疡所致血管边缘呈毛刺状或锯齿状阴影；肠管缩短，结肠袋消失，肠壁变硬，可呈铅管状。对重症患者不宜做X线钡剂灌肠检查，以免加重病情或诱发中毒性巨结肠。

5. 诊断要点

在排除其他疾病的基础上，可按下列要点诊断。①具有上述典型临床表现者为临床疑诊，可安排进一步检查；②同时具备上述结肠镜检查和(或)X线钡剂灌肠检查特征者，可临床拟诊；③如为具备上述黏膜活检和(或)手术切除标本组织病理学特征者，则可以确诊；④初发病例如临床表现、结肠镜检查和活检组织学改变不典型，则暂不确诊溃疡性结肠炎，应给予密切随访。

6. 临床分型

临床上应根据本病的病程、程度、范围和病期进行综合分型。

(1)根据病程经过可将本病分为初发型、慢性复发型。

(2)根据溃疡性结肠炎蒙特利尔共识可将本病分为E1、E2、E3三个分型(表7-16)，该分型特别有助于癌变危险性的估计和监测策略的制订，有助于治疗方案的选择。

表 7-16 溃疡性结肠炎病变范围的蒙特利尔分型

分型	分布	结肠镜下所见炎症病变范围累及的最大值
E1	直肠	局限于直肠，未达乙状结肠
E2	左半结肠	累及左半结肠、脾区以远
E3	广泛结肠	广泛病变累及脾区以近乃至全结肠

（3）根据疾病活动性的严重程度可将本病分为活动期和缓解期。溃疡性结肠炎活动期根据病情严重程度可分型为轻度、中度、重度。疾病严重程度分型（改良 Truelove and Witts）标准易于掌握，临床实用性强（表 7-17）。溃疡性结肠炎患者的严重程度对于指导临床处理有重要意义，并且可预测远期结局。

表 7-17 疾病严重程度分型（改良 Truelove and Witts）

项目	轻度	重度
血便	<4 次/日	≥6 次/日
便血	轻或无	重
脉搏	正常	>90 次/分
体温	正常	>37.8 ℃
血红蛋白	正常	<75% 正常
血沉	<20 mm/h	>30 mm/h

注：中度介于轻度和重度之间。

（四）治疗与护理

1. 治疗

溃疡性结肠炎诊断成立后，应全面评估病情及预后，制订治疗方案。治疗的主要目标是控制急性发作、维持缓解、防治并发症、促进黏膜愈合、改善患者的生活质量。

（1）一般治疗：合理调理饮食和补充营养，饮食原则是进食高营养、低渣饮食，同时适当给予叶酸、维生素 B$_{12}$ 等多种维生素和微量元素。

（2）药物治疗：具体如下。①氨基水杨酸制剂：适用于轻度、中度溃疡性结肠炎患者，如柳氮磺吡啶、美沙拉嗪、奥沙拉嗪、巴柳氮等。②糖皮质激素：适用于氨基水杨酸制剂效果不佳或无效、中重度溃疡性结肠炎急性发作期患者。如注射用氢化可的松琥珀酸钠、注射用甲泼尼龙琥珀酸钠、醋酸泼尼松、甲泼尼龙片、布地奈德等。③免疫抑制剂：适用于激素治疗无效或激素依赖的患者，如硫唑嘌呤、6-巯基嘌呤、环孢菌素 A 和他克莫司胶囊等。④生物制剂：适用于具有以下预后不良高危因素之一的患者，如首次治疗即需要用激素，若激素、免疫抑制剂效果不好或不耐受，发病年龄小（<40 岁），合并肛周疾病、广泛性病变、食管病变、胃病变、十二指肠病变，则适合早期使用生物制剂积极治疗，如抗肿瘤坏死因子 α 制剂（英夫利昔单抗）和维得利珠单抗等。

（3）对症治疗：对贫血者，可输血治疗；对低蛋白血症者，应补充白蛋白，以及时纠正患者的水、电解质紊乱。对重症患者，应禁食，并给予完全肠外营养治疗。口服益生菌，如双歧杆菌三联活菌、枯草杆菌、复方嗜酸乳酸杆菌等，以改变肠道菌群、增加抗菌物质产生、加强肠道屏障功能及黏膜免疫调节，进而发挥作用。近年来，粪菌移植治疗在肠道微生态失衡的防治中得到了较多应用。

（4）手术治疗：具体如下。溃疡性结肠炎的绝对手术指征：并发肠道大出血、肠穿孔及合并中毒性巨结肠、癌变、高度怀疑为癌变。溃疡性结肠炎的相对手术指征：对经内科保守治疗无效的重度溃疡性结肠炎合并中毒性巨结肠内科治疗无效者，宜尽早行外科手术治疗；对内科治疗疗效不佳和（或）药物不良反应严重影响溃疡性结肠炎患者生活质量者，可进行外科手术治疗。

2. 护理

（1）护理观察要点：观察患者的神志、生命体征变化；观察腹痛部位、性质、持续时间、伴随症状等；观察腹泻的次数、颜色、性质及量；观察及处理常见并发症；遵医嘱用药，观察药物作用及副作用；记录 24 h 出入量。

（2）休息与活动护理：在活动期或者病情严重时均需卧床休息，减轻精神和体力负担；对轻症或缓解期患者，应鼓励其参加一般的轻松工作，适当休息；生活要有规律，注意劳逸结合，避免过度劳累。

（3）饮食护理：饮食护理因人而异，同一个人在不同的疾病阶段的饮食要求是有差异的，目前没有现成的方案供患者使用，因此，饮食应该采用个体化方案。①活动期：应进食流质或半流食，给予没有蛋白质的要素饮食；对病情严重者，应禁食，给予完全胃肠外营养，以利于减轻炎症、控制症状。②缓解期：平衡膳食，摄入高热量、优质蛋白、富含维生素、低脂、少纤维的食物，少食多餐，避免食用生冷、刺激性强、易产生过敏反应的食物。对乳糖不耐受者，应避免服用牛奶及乳制品。注意饮食卫生，提供良好的进餐环境，以增加食欲。

（4）用药护理：告知患者及其家属坚持用药的重要性，说明药物的具体服用方法及有关不良反应，勿随意更换药物、减量或停药。告知患者及其家属勿擅自使用解痉剂，以免诱发中毒性巨结肠。口服益生菌与抗生素的使用应至少间隔 2 h。教会患者家属识别药物不良反应的方法，具体如下。①因服用柳氮磺吡啶时可出现恶心、呕吐、食欲不振、皮疹、粒细胞减少、再生障碍性贫血、自身免疫性溶血等，故应餐后服药，多饮水，定期监测血常规。②服用糖皮质激素者，要注意激素不良反应，不可随意减量、停药，防止反跳现象发生，尤其是在对中重度溃疡性结肠炎患者进行大量糖皮质激素静脉治疗时，护士应告知患者用药的重要性、药物的作用和副作用，让患者有充分心理准备，主动配合治疗，告知患者激素的副作用会随着减药或停药而逐步减少或消失，不要过分担心。③应用硫唑嘌呤或巯嘌呤可出现胃肠道反应（恶心、呕吐），肝功能受损、骨髓抑制的表现，需注意监测血常规及肝功能。最初 1 个月内每周复查 1 次全血细胞，第 2～3 个月内每 2 周复查 1 次全血细胞，之后每个月复查 1 次全血细胞，半年后可视情况适当延长全血细胞检查间隔时间，但不能停止；最初 3 个月每个月复查 1 次肝功能，之后视情况复查。主动监测 6 -巯基嘌呤核苷酸（6 - TGN）药物浓度（浓度范围为 230～450 pmol/8×10^8红细胞），以指导调整剂量。④生物制剂：预防感染。接近下一次用药前做好英夫利昔单抗药物浓度（有效谷浓度 3～7 ug/mL）和抗药抗体主动监测，以指导临床决策。

(5)健康教育：①帮助患者及其家属正确认识疾病易复发的特点，强调预防复发的重要性，使患者增强自我保健意识，提高其依从性。②避免溃疡性结肠炎复发的常见诱因，如精神刺激、过度劳累、饮食失调、感染、擅自减药或停药。③告诉患者正确的饮食原则，合理饮食，必要时由营养治疗师给予个体化营养指导。④遵医嘱规范服药，定期复诊。疾病恢复期要预防感染。如有腹泻次数增多、腹痛剧烈、腹部包块、呕血或便血等症状，则应立即就诊。⑤对采用灌肠疗法治疗的患者，应选择个性化的灌肠时间，行保留灌肠治疗前，嘱其排尽大、小便，取左侧卧位，抬高臀部 10 cm 左右，使药液不易溢出，灌肠速度缓慢，避免在进食后 2 h 内灌肠，以延长药物在肠道内的停留时间。保护肛门及周围皮肤的清洁和干燥；手纸应柔软，动作应轻柔；腹泻次数多的患者，排便后可用温开水清洗肛门及周围皮肤，必要时可局部涂抹紫草油或鞣酸软膏或造口护肤粉及液体敷料，以保护局部皮肤。⑥建立积极的应对方式，提供较好的家庭及社会支持。⑦对药物疗效欠佳的持续活动性肠道炎症、溃疡性结肠炎病变范围广泛、病程迁延（≥8 年）、合并原发性硬化性胆管炎、具有多种肠外表现、多次复发或依从性不良的患者定期进行结肠镜瘤变监测。病变累及广泛结肠（E3 型、部分 E2 型）溃疡性结肠炎者，发病 8 年后开始接受规律性结肠镜监测，每 1～2 年 1 次；左半结肠（E2 型）溃疡性结肠炎者，可在发病 10 年后开始监测，连续 2 次结肠镜监测无异常者，可将监测间隔延长至每 2～3 年 1 次；溃疡性结肠炎合并原发性硬化性胆管炎，在原发性硬化性胆管炎确诊后需行结肠镜监测 1 次/年。

(6)心理护理：了解患者的情绪、信念及其对疾病的认知是建立良好护患关系的基础。应鼓励患者树立战胜疾病的信心，自觉配合治疗，在病情许可时，可适当参加活动，以分散注意力，做好自我情绪调节，及时宣泄不良情绪。护士应及时给予心理疏导和心理支持，必要时可寻求心理专家的帮助。

二、克罗恩病

克罗恩病是一种病因不明的慢性非特异性肉芽肿性疾病，好发于回肠末端和邻近结肠，也可累及整个消化道。可发病于任何年龄，最常发生于青年期，多在 18～35 岁，男性略多于女性。

(一)病因

同本节"溃疡性结肠炎的病因"。

(二)临床表现

克罗恩病起病多缓慢、隐匿，病程长，活动期和缓解期长短不等、交替出现，在反复发作中呈渐进性发展，有终身复发倾向。其临床表现随病变部位、病期及并发症的不同而各异。

1. 症状

(1)消化系统表现：具体如下。①腹痛：为克罗恩病最常见的症状，常表现为反复发作的右下腹痛或脐周痛，多为痉挛性腹痛、间歇性发作，伴肠鸣音亢进，餐后加重，排便后缓解。若病变局限于远端回肠，则常表现为右下腹疼痛；透壁性炎症会引起纤维性狭窄，这些狭窄常导致患者反复发生腹痛和小肠梗阻，有时也会发生结肠梗阻；

部分患者没有症状，直到肠腔狭窄导致腹痛和梗阻早期征象（排便减少）。②腹泻：主要由病变肠段炎症渗出、蠕动增加及继发性吸收不良引起。早期腹泻为间歇性，后期可转为持续性。粪便多为糊状，一般无脓血和黏液。病变累及下段结肠或直肠者，可有黏液血便和里急后重。③腹部肿块：部分患者伴有腹部肿块，多位于右下腹与脐周，由肠粘连、肠壁增厚或局部脓肿形成等所致。④瘘管形成：为克罗恩病的特征性表现。因透壁性炎性病变穿透肠壁全层至肠外组织或器官而形成瘘管，分为内瘘、外瘘，主要表现为流脓、疼痛、瘙痒、硬结或瘢痕等。⑤肛门直肠周围病变：肛门直肠周围瘘管、脓肿形成和肛裂等。肛门直肠周围瘘管表现为肛周疼痛及产生分泌物，肛周脓肿形成患者表现为肛周疼痛、发热和脓性分泌物。

（2）全身表现：包括体重减轻、发热、食欲不振、贫血、低蛋白血症和维生素缺乏等，青少年患者常有生长发育迟滞。

（3）肠外表现：包括杵状指（趾）、关节炎、结节性红斑、坏疽性脓皮病、口腔黏膜溃疡、虹膜睫状体炎、葡萄膜炎、小胆管周围炎、原发性硬化性胆管炎等。

2. 并发症

克罗恩病的并发症包括肠道狭窄、肠梗阻、腹腔内脓肿、瘘管、肛周脓肿、肠穿孔、肠大出血、癌变、胆石症、尿路结石、脂肪肝等，其中肠梗阻最为常见，其次为腹腔脓肿，偶可并发急性穿孔或大量便血。

（三）诊断

目前，临床上还缺乏诊断克罗恩病的"金标准"，具体需结合临床表现、实验室检查、内镜检查、影像学检查和组织病理学检查进行综合分析，同时应密切随访。

1. 实验室检查

（1）血液检查：同"溃疡性结肠炎"。

（2）粪便检查：活动期可查见巨噬细胞。

2. 肠镜检查

可行直肠镜、结肠镜、小肠胶囊内镜（small bowel capsule endoscopy，SBCE）及气囊辅助式小肠镜（balloon assisted enteroscopy，BAE）检查。结肠镜检查和黏膜组织活检应列为克罗恩病诊断的常规首选检查项目。镜下可见：①病变呈节段性分布或跳跃性非对称性分布；②可见阿弗他溃疡或纵行溃疡；③黏膜出现鹅卵石样外观，肠腔狭窄，肠壁增厚、僵硬及有炎性息肉。

3. CT 或磁共振肠道显像检查

CT 或磁共振肠道显像（CT/MR enterography，CTE/MRE）检查是小肠炎性病变的标准影响学检查方法，可清晰显示肠壁的炎症改变、病变分布的部位和范围、狭窄的存在及其可能的性质、肠腔外并发症等。活动期克罗恩病典型的 CTE 表现为肠壁明显增厚（>4 mm）；肠黏膜明显强化伴肠壁分层改变，黏膜内环和浆膜外环明显强化，呈"靶征"或"双晕征"；肠系膜血管增多、扩张、扭曲，呈"木梳征"；相应系膜脂肪密度增高、模糊；肠系膜淋巴结肿大，窦道形成及肠腔狭窄。

4. 钡剂灌肠

目前，钡剂灌肠已被结肠镜检查代替，但其对于肠腔狭窄无法继续进镜者仍有诊断价值。

5. 组织病理学检查

(1)克罗恩病的大体病理特点：病变之间黏膜外观正常，呈节段性分布或跳跃性非对称性分布；可出现阿弗他溃疡或纵性溃疡；黏膜出现鹅卵石样外观，肠壁增厚，肠腔狭窄，肠壁僵硬及炎性息肉。

(2)克罗恩病的组织病理特点：呈全肠壁炎症，伴充血、水肿、淋巴管扩张、淋巴组织增生及结缔组织增生。其典型改变包括：裂隙性溃疡，可深达黏膜下层甚至肌肉层，隐窝结构大多正常，杯状细胞减少；非干酪性肉芽肿，由类上皮细胞和多核巨细胞构成，可发生于肠壁各层及局部淋巴细胞。

6. 诊断要点

对慢性起病，反复发作性右下腹或脐周疼痛、腹泻、体重下降，尤其是伴有肠梗阻、腹部疼痛、腹块、肠瘘、肛周病变、发热等表现者，临床上应考虑本病。世界卫生组织提出了克罗恩病的诊断要点，见表 7-18。对于初诊的不典型病例，应通过随访观察来明确诊断。

表 7-18 克罗恩病的诊断要点

表现	临床	影像	内镜	活检	切除标本
①非连续性或阶段性病变	—	+	+	—	+
②鹅卵石样黏膜或纵行溃疡	—	+	+	—	+
③全壁性炎性反应改变	+（腹块）	+（狭窄）	+（窄）	—	+
④非干酪样肉芽肿	—	—	—	+	+
⑤裂沟、瘘管	+	+	—	—	+
⑥肛门部病变	+	—	—	+	+

注：具有上述①②③者为疑诊，再加上④⑤⑥三者之一可确诊；具备第④项者，只要再加上①②③三者之二即可确诊。

溃疡性结肠炎和克罗恩病的鉴别要点见表 7-19。

表 7-19 溃疡性结肠炎与克罗恩病的鉴别要点

项目	溃疡性结肠炎	克罗恩病
症状	脓血便多见	有腹泻，但脓血便少见
病变分布	病变连续	病变呈阶段段性或跳跃性
直肠受累	绝大多数受累	少见
末端回肠受累	罕见	多见
肠腔狭窄	少见，呈中心性	多见，呈偏心性
瘘管形成	罕见	多见
内镜表现	浅溃疡，黏膜充血、水肿，呈颗粒状、脆性增加	纵行溃疡、伴周围黏膜正常或鹅卵石样改变
组织学特征	固有膜弥漫性炎症、隐窝结构明显异常、杯状细胞减少	裂隙性溃疡、上皮样肉芽肿、黏膜下淋巴细胞聚集、局部炎症

7. 临床分型

(1)临床类型：推荐按蒙特尔克罗恩病表型分类法(表7-20)进行分型。

表7-20　克罗恩病的蒙特利尔分型

项目		标准	备注
确诊年龄(A)	A1	≤16 岁	—
	A2	17～40 岁	—
	A3	>40 岁	—
病变部位(L)	L1	回肠末段	L1+L4②
	L2	结肠	L2+L4②
	L3	回结肠	L3+L4②
	L4	上消化道	—
疾病行为(B)	B1①	非狭窄非穿透	B1p③
	B2	狭窄	B2p③
	B3	穿透	B3p③

注：①随着时间推移，B1 可发展为 B2 或 B3；②L4 可与 L1、L2、L3 同时存在；③p 为肛周病变，可与 B1、B2、B3 同时存在。"—"为无此项。

(2)疾病活动性的严重程度：临床上用克罗恩病活动指数(Crohn's disease activity index，CDAI)或简化 CDAI 计算法(表7-21)进行疾病活动性的严重程度评估和疗效评价。

表7-21　简化 CDAI 指数计算法

项目	0 分	1 分	2 分	3 分	4 分
一般情况	良好	稍差	差	不良	稍差
腹痛、腹部包块	无	轻	中	重	—
腹泻	稀便每日 1 次记 1 分				
伴随疾病①	每种症状记 1 分				

注："—"为无此项。①伴随疾病包括关节痛、虹膜炎、结节性红斑、坏疽性脓皮病、阿弗他溃疡、裂沟、新瘘管和脓肿等。≤4 分为缓解期，5～7 分为轻度活动期，8～16 分为中度活动期，>16 分为重度活动期。

(四)治疗与护理

1. 治疗

克罗恩病诊断成立后，需要全面评估疾病病情和预后，并制订治疗方案。治疗的主要目标为控制病情活动、维持缓解、防治并发症和促进黏膜愈合。

(1)一般治疗：同"溃疡性结肠炎"。

(2)药物治疗：具体如下。①氨基水杨酸制剂：用于结肠型、回结肠型克罗恩病患者，对控制轻中度患者的活动期有一定疗效，但仅适用于病变局限于结肠者。②糖皮质激素：用于中重度患者及对 5 -氨基水杨酸无效的中度克罗恩病患者。③免疫抑制剂：用于激素治疗效果不佳或对激素依赖的慢性活动性克罗恩病患者。④抗生素：合理使用抗菌药物，一些抗菌药物（如喹诺酮类、硝基咪唑类药）的应用，对控制病情活动有一定的效果，而且对并发症也有治疗作用。如甲硝唑对治疗肛周瘘管疗效较好，喹诺酮类药物对瘘的治疗有效。因以上药物长期使用不良反应多，故临床上一般与其他药物联合短期应用，以增加疗效。⑤生物制剂：包括抗肿瘤坏死因子-α制剂、阿达木单抗、乌司奴单抗和维得利珠单抗等。

（3）对症治疗：对贫血者，可给予输血治疗，对低蛋白血症者，应补充白蛋白，以及时纠正患者的水、电解质紊乱。

（4）营养支持治疗：作为克罗恩病整体治疗的一部分，其作用无可替代。肠内营养是活动期克罗恩病的基本治疗方法，尤其推荐儿童和青少年诱导活动期克罗恩病缓解的首选一线治疗方法；对于成年人，虽然肠内营养的缓解效果不如激素，但对于激素治疗无效或禁忌者，肠内营养仍可作为替代治疗方法。儿童疗程为 6～12 周，成人疗程为 4～6 周。若肠内营养有禁忌或不能达到目标治疗剂量的 60%，则应使用肠外营养。

（5）手术治疗：克罗恩病合并肠梗阻、腹腔脓肿、瘘管形成、急性穿孔、肠道大出血、癌变等；对内科治疗无效者，如激素治疗无效的重度克罗恩病，经内科治疗效果不佳（或）药物不良反应严重影响生活质量者，可进行外科手术治疗。

2. 护理

（1）护理观察要点：同"溃疡性结肠炎"。

（2）休息与活动护理：同"溃疡性结肠炎"。

（3）营养支持治疗护理：具体如下。①口服肠内营养液的指导：口服营养液包括营养制剂及自制营养液，应注意饮食卫生及营养液的调制方式、量，注意核对有效期，不进食过期食物。观察口服营养液后有无胃肠道症状，如腹痛、腹胀、腹泻、恶心、呕吐等，口服营养液是否满足当日需要量，若不能满足，则可采用静脉高营养补充治疗。注意口服营养液的速度，速度及浓度不要同时增加。②管喂肠内营养液的指导：具体包括以下几点。A. 管道：管喂前检查管道长度，判断是否有滑脱，用注射器回抽胃内容物，了解管道是否通畅及胃潴留。B. 体位：卧床时，抬高床头 30°～40°，完成肠内营养后，保持体位 30～60 min，防止因体位过低发生反流而引起误吸。C. EN 方式：分次推注时，应注意管喂温度以 38～40 ℃为宜，量不超过 200 mL，间隔时间不小于 2 h，打开后的营养液需在 8 h 内滴完，放置于冰箱内亦不能超过 24 h，同时应检查营养液的生产日期及失效期；应将药片研碎后再管喂，若注入新鲜果汁，则应与奶类分开，以免因产生凝块而堵塞管道。管喂完毕，用温开水或生理盐水 30 mL 冲洗管道，以防堵管。进行重力滴注肠内营养时，应注意速度由慢到快，初始速度为 25～45 mL/h，可至 100～120 mL/h；浓度由稀到稠，用量由少及多，初始为 400～600 mL/d，若耐受好，则 3～4 d 可逐渐增加至需要量 1200～1400 mL/d；连接输注管与营养液时要注意执行无菌操作，以免污染营养液，每 4 h 用温水 40～60 mL 冲洗管道 1 次，24 h 更换营养液输注管 1 次。注意观察鼻腔黏膜有无破损，进行口腔护理，保持口腔湿润，防止感染。注意观察腹痛、腹泻、腹胀的出现时间及程度。若肠内营养耐受性差，则可根据不同情况减慢或停止肠内营养，必要时改为肠外营养。③肠内营养并发症的观察及处理：肠内营养的安全性很高，但也可出现一些并发症（表7-22），其中以误吸、腹胀、腹泻最为常见。加强监测和护理是减少肠内营养并发症的关键。④营养指标的监测：定期监测血常规、血糖、肝功能、肾功能、血脂和电解质指标，定期监测体重及进行人体成分分析等。

表 7-22 肠内营养的并发症及处理方法

并发症	表现	处理方法
胃肠道并发症	恶心、呕吐、腹胀、腹痛、腹泻、便秘、肠坏死	减慢喂养速度，少量多餐或持续喂养；注意饮食卫生；右侧卧位；胃肠蠕动及规律排便习惯，摄入充足液体，进食和服药间隔或服药时停止连续喂养
代谢性并发症	高血糖症、糖尿病非酮症高渗性昏迷、低血糖、电解质紊乱、高碳酸血症、药物吸收和代谢异常	给胰岛素后低糖饮食，并监测血糖；监测电解质的变化，严格记录出、入量；在进行营养支持前，先纠正电解质平衡紊乱，逐渐恢复循环容量，密切监测心脏衰竭的表现，而后开始营养支持，从低剂量开始，循序渐进，同时监测水、电解质及代谢反应
机械性并发症	导管移位或脱落、堵塞、断裂、误吸及吸入性肺炎	进行营养治疗前，检查管道的长度，若有移位，则应及时调整；若出现误吸，则应立即停止鼻饲，取右侧卧位，放低头部，吸出气道内的吸入物，抽出胃内容物，以防止进一步反流；管道堵塞时，用温开水交替进行压力冲洗和负压抽吸，同时用手反复捏挤体外管道部分并调整患者体位，或用碳酸饮料反复抽吸，以利于凝块松脱；必要时，可更换营养治疗管道

（4）用药护理：同"溃疡性结肠炎"。

（5）心理护理：同"溃疡性结肠炎"。

（6）瘘管护理：注意观察患者有无发热、腹痛、腹膜炎等表现；若发生外瘘，则应保护瘘口周围皮肤，用生理盐水清洁并保持干燥，避免皮肤破损和继发感染；做好肛门功能锻炼，积极治疗原发疾病。

（7）健康教育：①必须戒烟；②注意劳逸结合，避免情绪激动，减少不良生活事件的刺激；③平衡膳食，避免较硬和粗糙的食物，必要时咨询营养治疗师，进行个体化的营养指导；④告知患者坚持治疗，教会患者识别药物的不良反应，勿随意更换药物或停药；⑤对有造瘘的患者，要教会其进行自我护理的方法。

（杨小莉）

第七节 消化道早癌患者的护理

消化道早癌是指患者的消化道病变浸润深度未能超过黏膜或仅局限在黏膜层，常见的消化道早癌有早期胃癌、早期食管癌和早期结直肠癌。胃肠道肿瘤可严重危害患者的健康水平，具有较高的发病率和病死率，及时发现并进行治疗极为关键。随着诊断技术的发展和进步，为提升患者的生活质量和改善预后，可选择内镜微创治疗方法。EMR 和 ESD 在诊治消化道早癌方面具有效果好、安全、创伤小、经济成本低等优点，是目前治疗消化道早癌的主要内镜微创治疗手段。

一、病因

消化道早癌涉及的病因很多。流行病学研究表明，在环境因素（存在强致癌物、促癌物、缺乏一些食管癌的保护因素）、食物因素（亚硝胺类化合物、高盐、低营养结构饮食）、饮食习惯（过烫、干硬、粗糙食物及进餐速度过快等）、吸烟与饮酒、营养与微量元素、真菌或 EB 病毒感染及机体免疫功能等影响因素方面，消化道早癌与其他肿瘤具有相似之处。

二、发病机制与病理

消化道早癌指黏膜的不典型增生。根据黏膜上皮细胞的异型程度及范围可将不典型增生分为轻度、中度、重度三级。轻度不典型增生可见于各种类型的炎症，经过治疗，病变可逆转。中度和重度不典型增生消退的可能性较小，目前将其视为消化道癌的癌前病变。增生的上皮细胞拥挤，有分层现象，核增大，失去极性，有丝分裂增多，腺体结构紊乱。早期胃癌好发于胃窦部及胃体部，特别是小弯侧。胃癌的发生经历了炎症—肠化、萎缩—不典型增生这一漫长过程，幽门螺杆菌感染为这一过程奠定了基础。胃癌前病变包括慢性萎缩性胃炎、肠化生和胃黏膜上皮不典型增生等，多表现为黏膜发红、发白或血管网消失等，又称为癌前状态。

早期食管癌可分为 4 个类型，即充血型、糜烂型、斑块型、乳头型。应将食管上皮增生（特别是不典型增生）视为食管癌前病变，包括食管慢性炎、Barrett 食管、食管息肉、缺铁性咽下困难综合征、贲门失弛缓症等。食管的癌前病变是鳞状上皮细胞不典型增生，按轻度不典型增生—中度不典型增生—重度不典型增生—原位癌的顺序依次发展，并继续发展成累及不同深度的浸润癌。

家族性腺瘤性息肉病、炎症性肠病等疾病被认为是结直肠癌的癌前疾病。

三、临床表现

消化道早癌早期常无明显症状，经内镜检查后可发现，当肿瘤长到一定大小，出现瘤体感染、破溃时，症状明显。

（一）早期胃癌

早期胃癌多见于男性，其发病年龄多在 45 岁以上。除普通发现者外，大多数患者都有不同程度的上消化道症状，如不规则的上腹部疼痛、反酸、嗳气等。

（二）早期食管癌

早期食管癌多无症状，在肿瘤较大时可出现吞咽困难。常见的症状有以下几点。

（1）大口进食或进食干硬食物时，出现轻微的哽噎感。

（2）胸骨后不适感，闷胀、疼痛或烧灼感。

（3）吞咽异物感。

（4）胸骨后疼痛，吞咽时胸骨后食管内刺痛或隐痛。

上述症状常常间歇出现，持续数年，缓慢、进行性加重。

（三）早期结直肠癌

早期结直肠癌常无明显症状，当瘤体感染刺激肠壁内脏神经时，可表现出类似结肠炎或直肠炎的症状，如腹部隐痛（右半结肠常在中腹部，左半结肠常在下腹部）、排便习惯改变、大便不成形、黏液便等。

四、辅助检查

消化道早癌的确诊主要依靠内镜检查及组织活检。这里重点介绍各种内镜检查。

（一）超声内镜

超声内镜能准确判断消化道早癌的浸润深度和淋巴结转移情况。

（二）染色内镜

染色内镜常用亚甲蓝染色，效果较好，良、恶性病变的色调可形成鲜明对比，内镜下良性病变呈蓝色，恶性病变呈红色，易于鉴别。目前国内应用较少。

（三）放大内镜

放大内镜可准确地反映病变组织的病理学特点，区分增生性、腺瘤性和癌前病变，从而可大致判断是否有消化道早癌及癌前病变，对可疑部位进行定点活检，提高胃癌及癌前病变的检出率。

（四）放大内镜加窄带成像

放大内镜加窄带成像能较好地显示黏膜血管，通过照射到黏膜中肠上皮化生的上皮顶端，可产生淡蓝色冠，有助于识别肠上皮化生区域，预测消化道早癌的组织学特征。

（五）荧光内镜

荧光内镜能发现内镜下不明显的病灶，能够确定传统内镜下不清楚的消化道早癌病灶边缘。

（六）共聚焦激光显微内镜

共聚焦激光显微内镜可提供放大 1000 倍的图像，可在内镜检查时进行活组织表面下成像，为体内组织学提供快速、可靠的诊断。

五、治疗与护理

一旦确诊为消化道早癌，就应采取相应的治疗措施。对 Ⅰa 期肿瘤，可在内镜下采用 EMR 或 ESD 切除。进行内镜微创治疗前，必须使用超声内镜进行肿瘤浸润程度诊断；术后，应进行病理学检查，以再次确定其肿瘤分期。

（一）治疗

1. EMR

EMR 是指在病灶的黏膜下层内注射药物，形成液体垫，使病变与其固有层分离，造成一假蒂，然后圈套电切的技术。EMR 是目前癌前病变及早期癌首选的治疗方法，也是在息肉电切术和黏膜注射术的基础上发展起来的一种新的治疗方法。对病变面积较大者，可行黏膜分片切除术（endoscopic piecemeal resection，EPMR）。其优点是能增加切除的面积和深度，达到根治的目的，主要适用于部分无蒂息肉、平坦或凹陷型息肉、平滑肌瘤、早期癌（包括食管、结肠早期癌）的切除。利用该治疗方法既可完整切除病变组织，还可有效降低出血和穿孔等并发症的发生率，使早期胃肠癌肿患者的非手术治愈成为可能。

2. ESD

ESD 是在 EMR 基础上发展起来的，在内镜下利用几种特殊的高频电刀将病变所在黏膜剥离，从而完整切除病变，达到根治消化道肿瘤的目的。ESP 可避免传统手术治疗风险，具有创伤小、疗效好、手术技术要求高的特点，适用于治疗消化道的早期癌和癌前病变，对整块组织的切除率显著高于 EMR，病变局部复发率也较低。

3. 内镜微创术治疗

若内镜微创治疗术后发现残端有癌细胞，则应追加其他手术治疗。

4. 其他治疗

其他治疗包括中医治疗、胃或空肠造瘘等。对局限在黏膜内及黏膜下的早期结肠癌和癌性息肉，可在内镜下行电凝切除、圈套切除和 EMR。

（二）护理

1. 护理目标

（1）患者焦虑、恐惧程度减轻，配合治疗及护理。

（2）患者自我舒适感良好，疼痛程度减轻或消失。

（3）患者营养状况得到改善或维持。

（4）患者无并发症的发生，或并发症发生后能得到及时的治疗及护理。

（5）患者了解疾病的相关知识和自我保健知识。

2. 主要护理措施

（1）并发症的护理：常见的并发症为出血和穿孔，密切观察患者有无呕血和黑便，监测血压和脉搏的变化，如患者出现面色苍白、出汗、血压下降、黑便、腹胀、腹部剧烈疼痛或腹膜炎等表现，则应立即通知医生，采取措施。

（2）心理护理：针对 ESD 患者存在的心理问题采取针对性的心理护理措施，指导患者通过看书、看报、听音乐等消除紧张感。

（3）用药护理：24～48 h 内常规补液，遵医嘱给予抑酸、止血和营养支持治疗，监督患者按时服药，观察药物的疗效和不良反应。

（4）饮食护理：禁食、禁水 24～48 h，由静脉补充营养，如无并发症，则可酌情给予饮食，由低温流质、半流质、软食逐渐过渡，可进食高蛋白、高维生素、高热量、易消化饮食，避免粗糙、刺激性大、含较多纤维及不易消化的食物。

（5）体位护理：术后绝对卧床休息，床上大小便，可取平卧位或者半卧位，指导患者翻身活动，但不宜过早下床活动，以防发生术后出血等并发症。

（6）麻醉后反应：观察有无焦虑、烦躁、表情痛苦、眼球震颤和意识恢复延迟等情况。一旦出现类似的症状，就应立即通知医生，静脉推注小剂量地西泮，同时密切观察生命体征变化。

（7）胃管护理：对进行胃肠减压的患者，应妥善固定胃管，观察引流液的颜色、量、性状，保持引流通畅，并及时倾倒引流液。

3. 内镜微创手术围手术期护理

（1）术前护理：具体如下。

1）心理护理：告知患者有关疾病和手术的知识、术前和术后的配合方法，给予其心理支持，消除其顾虑和消极心理，增强其对治疗的信心，取得理解，从而积极配合治疗和护理工作。

2）饮食和营养：术前禁食、禁水至少 6 h，减少胃液分泌。必要时，可建立静脉通道，补充足够能量、氨基酸类、电解质和维生素。

（2）术后护理：具体如下。

1）病情观察：术后密切观察患者的血压、脉搏、呼吸、神志的变化。

2）体位：术后取平卧位，生命体征平稳后可取半卧位，以减轻胸部皮肤张力，减轻疼痛，防止因胃液反流入食管而不利于切口恢复。

3）饮食：术后禁食至少 24 h，大病灶 ESD 治疗后禁食时间应酌情延长。食物以软食为主，忌烫、辛辣、刺激性大和粗纤维食物。安置胃管者，需拔除胃管后再进食。忌食生冷、坚硬和刺激性食物，少食牛奶、豆类等产气食物，注意少食多餐，开始时每日 5 或 6 餐，以后逐渐减少进餐次数并增加每次进餐量，逐步恢复正常饮食。

4）胃肠减压的护理：①妥善固定胃管，确保将胃管固定在规定的位置，防止脱出；②保持胃管引流通畅，使之处于持续引流状态，防止扭曲打折，维持有效负压，必要时可用少量生理盐水冲洗胃管，防止胃管堵塞；③观察引流液的性质和量，术后 24 h 内可能引流出少量血液或咖啡色液。若胃管引流出新鲜出血，则应警惕有伤口出血的可能，应及时通知医生处理；④加强口腔护理，必要时给予雾化吸入，以利于患者咳出痰液，预防肺部感染。

5）药物护理：术后应用制酸剂和胃黏膜保护剂。禁食期间补液，提供患者所需的水、电解质和营养物质，合理应用抗生素，以预防感染。

6）疼痛的护理：注意观察患者的腹痛、腹胀情况，当腹痛难忍时，应查找原因，排除其他器质性原因后可适当使用止痛药物。

7）嘱患者卧床休息 48～72 h。根据患者的个体差异，指导其进行早期活动，以促进肠蠕动，预防肠粘连。

4. 并发症的护理

（1）出血：严密观察生命体征变化，听取患者主诉。对于安置有胃管的患者，观察胃管内的引流液情况。出血发生后，应禁食、应用止血药物，必要时可输血。若非手术疗法不能达到止血效果或出血量大，则应紧急行手术止血。

（2）穿孔：临床上对 ESD 中发生的黏膜穿孔，大多采用金属夹夹闭的保守治疗。术后即刻经鼻插入胃管，进行胃肠减压负压引流并保持引流通畅，禁食，经静脉给予抗生素，协助患者取半卧位休息。大多数患者可避免进行外科手术。及时复查胸片和腹部平片，了解有无纵隔气肿和膈下游离气体，如保守治疗不能缓解，则须立即转外科进行手术修补。

六、健康指导

(1)出院后嘱患者选择以清淡、少刺激性、易消化为主的食物。少食多餐，规律、合理饮食，保持大便通畅。

(2)劳逸结合，避免剧烈活动，以增强体质，提高抵抗力，可参加一些力所能及的轻体力活动。

(3)学会自我调节，保持情绪舒畅。

(4)嘱患者出院后定期门诊随访，1、6、12个月复查内镜，观察手术后创面的愈合情况及病变有无残留或复发。

（何　艳）

第八节　胆管炎患者的护理

胆管炎是指以发热、右上腹痛为特征的，发生于胆道部分或完全梗阻后继发感染而导致的一种胆道急性感染性疾病，是临床常见的急症，可发展为重症、甚至可危及生命。

一、病因

胆管炎的病因为胆道梗阻和细菌感染。

(一)胆道梗阻

胆道梗阻最常见的原因是肝内外胆管结石。当胆道发生梗阻时，胆盐不能进入肠道，易造成细菌移位。此外，胆道蛔虫、胆管狭窄、胆管及壶腹部肿瘤等亦可引起胆道梗阻而导致急性胆管炎。在国外，恶性肿瘤、胆道良性病变引起狭窄、先天性胆道解剖异常等较常见。

(二)细菌感染

胆道内细菌多为肠道菌属，常有厌氧菌混合感染。

二、临床表现

胆管梗阻并继发感染时可导致典型的急性胆管炎症状，包括腹痛，寒战、高热，黄疸，又称沙尔科(Charcot)三联征。

(一)腹痛

疼痛位于剑突下或右上腹部，呈阵发性、刀割样绞痛，或持续性疼痛伴阵发性加剧。疼痛向右后肩背部放射，伴有恶心、呕吐。腹痛主要由Oddi括约肌痉挛所致。

(二)寒战、高热

剧烈腹痛后出现寒战、高热，呈弛张热，是由梗阻胆管继发感染后，脓性胆汁和细菌逆流并随肝静脉扩散所致。

(三)黄疸

黄疸多呈间歇性和波动性变化。出现黄疸时，患者可有尿色变黄、大便颜色变浅和皮肤瘙痒(血中高胆红素刺激神经末梢)等症状。部分患者可无症状或有肝区和患侧胸背部持续性单纯性肝内胆管结石胀痛。

三、诊断

(一)诊断标准

对发热、右上腹疼痛者均需考虑胆道感染的可能性。急性胆道感染多有进食油腻食物的诱因，多继发于其他胆道疾病。胆管炎的诊断标准如下。

(1)胆道疾病史、高热和(或)寒战、腹痛及腹部压痛(右上腹或中上腹)、黄疸。

(2)白细胞计数升高、C反应蛋白浓度升高、肝功能异常。

(3)胆管扩张或狭窄、肿瘤、结石等。

部分患者的梗阻性黄疸为一过性，可在1~3 d逐渐解除。如胆道一过性的排石，可伴有一过性转氨酶水平的升高。而急性持续性胆管梗阻继发化脓性感染即为急性梗阻化脓性胆管炎，是胆道感染的严重类型，又称为急性重症胆管炎。当胆道内压超过2.94 kPa(30 mmHg)时，胆汁中的细菌毒素可反流入血，产生严重的脓毒血症，导致感染性休克和神志改变，在经典的Charcot三联征基础上加上此两项即为Reynolds五联征，是诊断急性梗阻化脓性胆管炎的重要依据。

(二)辅助检查

1. 超声检查

超声检查无创、患者舒适度高、费用低、易获得，是诊断胆管炎首选的初步检查。

2. CT检查

CT检查受干扰少、检查范围较大，因此，对上腹痛表现的患者，建议首选CT检查。

3. MRI或MRCP

MRI和MRCP检查对明确引起胆管炎的原因和评估胆管炎的严重程度有较大帮助。

4. 增强CT和MRI

增强CT和MRI对胆管炎的诊断有意义。

5. 实验室检查

白细胞计数异常、C反应蛋白浓度升高、肝功能异常(碱性磷酸酶、γ-谷氨酰转移酶、门冬氨酸氨基转移酶、丙氨酸氨基转移酶浓度升高)。

四、治疗与护理

(一)治疗

(1)一般对症治疗：纠正水、电解质和酸碱平衡紊乱，禁食补液，解痉止痛。若出现感染中毒性休克、脏器功能不全，则可给予抗休克治疗及脏器功能支持治疗。进行抗感染治疗时，应尽可能通过胆汁培养和血培养获得病原学证据，选用能覆盖这些细菌并在胆道系统中有较好分布的抗生素。

（2）病因治疗及解除胆道梗阻治疗：任何抗菌治疗都不能替代解除胆道梗阻的治疗措施。轻症急性胆管炎患者经保守治疗控制症状后，可择期进行病因治疗。对重症患者，通常需要立即进行胆道引流。首选内镜下引流术，可行 ERCP，一方面可明确病因，另一方面可根据具体情况行内镜下十二指肠乳头切开（endoscopic sphincterectomy，EST）和内镜下支架植入术（endoscopic retrograde biliary drainage，ERBD）。如为结石性胆管炎，则可行内镜下取石经皮经肝胆道引流术（percutaneous transhepatic biliary drainage，PTCD）。PTCD 可作为结石性胆管炎的次选治疗方式。但对于肝门或肝门以上部位的肿瘤、结石或狭窄引起的梗阻，PTCD 可作为首选。

（二）护理

（1）注意休息，避免劳累，增强抵抗力，预防感染。

（2）合理饮食，避免暴饮暴食。指导患者选择低脂肪、高维生素、易消化、清淡的食物，避免饮酒，避免进食高胆固醇饮食（如动物内脏、脂肪）、辛辣、刺激性大的食物。定时进餐，可减少胆汁在胆囊中贮存的时间，并促进胆汁酸循环，预防结石的形成。

（3）监测生命体征，观察神志及腹部体征。警惕病情加重，如出现感染性休克等。若病情发生变化，则应及时通知医生。

（4）做好管道护理，对留有鼻胆管或 T 型管的患者，应关注引流液的性状、颜色及量。做好预防管道脱出、折叠相关健康知识宣教。

（5）做好皮肤护理，保持皮肤清洁，穿着棉质宽松衣裤，若衣物潮湿，则应及时更换。

（6）做好 ERCP 术后并发症（如穿孔、感染、出血等）的观察，详见胆管结石 ERCP 术后护理的相关内容。

（兰　华）

第九节　梗阻性黄疸患者的护理

梗阻性黄疸指由于各种原因阻碍胆汁进入肠道，造成胆道压力增高，胆汁由毛细胆管逆流入血窦，胆汁酸的肠肝循环受阻，使血清中胆红素水平升高，导致机体发生一系列病理生理改变的综合征。

一、病因

梗阻性黄疸的病因基本分 2 种：一种是良性胆道梗阻，多为胆道结石，胆总管下端炎性狭窄导致的梗阻；另一种是恶性胆道梗阻，常见于胆管癌、胆囊癌及胰腺癌等，原发与转移性肝恶性肿瘤及转移淋巴结等。梗阻性黄疸的病因见表 7-23。

表 7 - 23　梗阻性黄疸的病因

类型	病因
良性	胆管结石或胆囊结石阻塞胆管，造成胆汁无法排入十二指肠
	慢性胰腺炎患者形成胰头部假性肿瘤，自外而内压迫胆管
	胆管因发炎或手术造成狭窄
	其他如罕见的胆道出血，血块阻塞胆管，造成黄疸；肝吸虫或误入胆道的蛔虫等
恶性	胆管本身或胆囊的恶性肿瘤（胆管癌）
	胰头部癌
	华特壶腹癌（即十二指肠乳头癌）
	栓子堵住胆管的黄疸型肝癌
	癌症患者胆管旁肿大的淋巴结压迫胆管，造成胆管阻塞

二、临床表现

（一）典型症状

梗阻性黄疸的典型症状为皮肤、巩膜中度至重度黄染，部分患者可触及肿大的肝脏，有结节，质硬，有时可出现肝区叩痛，少数胆囊肿瘤晚期患者有腹水征。急性梗阻性黄疸的表现为突然出现右上腹绞痛，伴有畏寒、发热，黄疸可有明显波动，常与胆石症及急性梗阻性化脓性胆管炎相混淆。慢性梗阻性黄疸的表现为右上腹隐痛或钝痛、食欲减退、厌油、乏力、消瘦。随着黄疸的加深，可伴有皮肤瘙痒、陶土色便等，一般没有剧烈腹痛及发冷、发热，因此常被误诊。

（二）伴随症状

如果胆管炎症存在，则也可能表现为剑突下或右上腹部绞痛，疼痛呈发作性或持续性，可以辐射到右肩，伴有恶心、呕吐、发烧和发冷，体温可达 $39\sim40$ ℃。肿瘤患者也会出现腹水征、下肢肿胀、门静脉高压，甚至可能导致出血。

（三）并发症

1.肝硬化

胆管梗阻后胆道内压力增加，胆管细胞明显增生，肝胶原蛋白含量显著增加。梗阻后胆汁酸盐的淤积促使肝细胞凋亡、肝萎缩变小。持续黄疸又使肝血流量减少，进一步发展成肝硬化和门静脉高压。

2.内毒素血症

肝受损后导致单核巨噬细胞系统功能受损，使肝清除血内毒素的能力降低。另外，患黄疸时，肠管内因缺乏胆盐而导致菌群失调，且肠黏膜屏障功能遭到破坏，更易发生内毒素血症。

3.肾功能损害

高结合胆红素血症可增加肾对缺氧损害的敏感性，胆汁酸浓度的升高可损伤肾动脉内皮细胞，诱发血管内凝血，引起肾缺血。此外，内毒素血症也可促发血管内凝血，导致肾功能受损。

四、诊断

(一)诊断标准

诊断梗阻性黄疸时,首先应根据临床表现和血胆红素检查结果给予程度确定,然后用超声、核磁进行初步的定位和定性检查。总胆红素浓度升高($>34.2~\mu mol/L$),结合胆红素浓度明显升高,结合胆红素/总胆红素$>50\%$,有助于确诊。

(二)诊断方法

相关的实验室检查结果为胆红素浓度严重升高,转氨酶浓度轻微升高,碱性磷酸酶浓度升高。影像学检查主要有B超、CT、MRCP和ERCP等,MRCP及ERCP诊断的准确性高于B超和CT,准确率在90%以上。

五、治疗与护理

解除胆道梗阻、去除病因是梗阻性黄疸治疗的基本原则,另外,还需要严格评估患者的自身情况,结合实验室指标及影像学检查结果来选择最合适的治疗方法。

(一)治疗

1. 药物治疗

对于自身状态比较差或合并其他脏器严重病变或出、凝血异常等不适宜手术的患者,建议采用保肝药物,如丁二磺酸腺苷蛋氨酸肠溶片、多烯磷脂酰胆碱注射液、注射用肝水解肽、熊去氧胆酸片、还原型谷胱甘肽等,进行对症支持治疗。

2. 手术治疗

对于保守治疗无效的患者,一般采用手术治疗。

(1)内镜逆行性胰胆管造影术:该技术已由最初的诊断技术发展为一项集诊断和治疗为一体的内镜技术,是解除手术无法切除的恶性胆道梗阻很好的一种方法,其创伤小、术后患者恢复快、对患者体质要求低、胆管干扰较小,不会因丢失胆汁而引起胆汁丢失综合征。与外引流相比,该手术的内引流符合生理状况,没有长期带管引起的不适,也不会导致水、电解质紊乱。而经皮肝穿刺胆道引流术和鼻胆管引流术均属于外引流,导管容易填塞和脱落,难以长期保留。且胆汁大量流出,可导致水、电解质紊乱及消化功能障碍。尤其对中晚期胆管、胰腺肿瘤引起的梗阻性黄疸患者,应用该技术可解除胆道梗阻,缓解黄疸,改善肝功能。

(2)经皮肝穿刺胆道引流术:对于阻塞性黄疸,经皮肝穿刺胆道引流术是目前最常用的治疗手段之一,其具有较广泛适应证,可用于良、恶性梗阻性黄疸,高位或低位梗阻性黄疸及轻重度的梗阻性黄疸和外科手术后胆道狭窄、梗阻性黄疸性病变等。尤其对高位左、右肝内胆管均有阻塞的重度梗阻性黄疸、外科手术后需要做长期胆汁引流的恶性梗阻性黄疸更具有优越性。经皮肝穿刺胆道引流术可以对左、右肝内胆管同时进行引流,其退黄、减压速度快,同时还可进行内或外引流。内引流除减黄外,还可避免胆汁等营养物质丢失,有利于改善消化功能。经皮肝穿刺胆道引流术可同时对肿瘤组织进行活检。经皮肝穿刺胆道引流术简单,创伤性相对小,成功率高,疗效显著、迅速，可用于长期胆汁引流。如梗阻的胆道置入胆道支架，则可以去除携带的引流袋，减少心理负担和生活不便，提高生活质量。对无法手术者，结合动脉插管化疗栓塞或内放射治疗，可进一步延长阻塞性黄疸患者的生存期或为行二期手术切除提供机会。目前，该项治疗已成为恶性梗阻性黄疸姑息性疗法的理想选择。

（3）外科治疗：主要适用于肝外胆管梗阻，其优势在于不仅能解除黄疸，同时可以去除造成梗阻的原因，如对胰头癌或壶腹周围癌患者行惠普尔（Whipple）手术、取石和T管引流等。较多病例因病灶较大、侵及周围血管，不宜做根治性手术治疗，或因患者一般情况较差，有糖尿病、心血管疾病、高龄等，不适合进行手术治疗。

（二）护理

1. 一般护理

（1）饮食护理：梗阻性黄疸患者要多吃蔬菜及维生素C含量高的食物，应以清淡饮食为主，忌食辣椒、肥肉或者动物油等过于油腻、辛辣、刺激性大的食物。避免劳累，避免烟酒刺激。

（2）休息与活动：坚持适宜的体育锻炼，增强体质和抗病能力，尽量避免前往人流量大的场所，避免交叉感染，患者禁食期间做好口腔护理，口渴难忍时，可用少量白开水漱口，漱完口后需吐出，勿咽下，或用干棉签蘸水湿润嘴唇。

（3）术后护理：对行胆道支架置入者，术后无须进行特殊护理，主要应观察患者体温、大便颜色的变化，以便在第一时间发现胆道感染和支架堵塞不通等情况。对行胆道引流者，引流管置放后，需保持引流通畅，记录引流量，根据胆汁的性状、引流量及患者的恢复情况确定是否需进行引流管及胆道冲洗。可应用生理盐水或抗生素盐水进行引流管及胆道冲洗，冲洗时，要严格遵守无菌操作，做到"先抽后冲，抽出多少，冲入多少"。术后保持伤口处清洁，可用干净的温水毛巾轻擦；引流袋要双固定，站立行走时其位置要低于伤口位置，按时更换引流袋，注意引流液的颜色（表7-24）、量、性质，如有异常，则应及时到医院就诊。

表 7-24 胆汁引流液的颜色分类及特点

胆汁引流颜色	特点
无色透明（白胆汁）	当胆道长期阻塞但未合并感染时，黏膜吸收胆汁中的胆色素，并分泌黏液性物质，导致胆汁无色透明，对其无须处理，一段时间后，引流液会过渡到正常胆汁颜色
深棕色	如内含白色絮状物较多，则可每隔两天，用 200 mL 左右生理盐水冲洗引流管，直至引流液呈淡黄色，即正常胆汁颜色
浑浊黄绿色或墨绿色	考虑存在胆道感染，需每天用 250 mL 甲硝唑或其他抗生素盐水冲洗引流管，直至恢复正常胆汁颜色
有少量血液	多由穿刺过程中损伤肝内血管所致。如量少，则无须处理。如量大，则考虑为胆道出血，需重新置管

（4）引流管的观察及护理：引流管周围胆汁或腹腔积液漏出是较常见的术后并发症，尤易发生于右侧穿刺时。通常情况下，每隔 3 个月需更换引流管。如引流管无胆

汁流出，则应第一时间到介入科，在透视和造影下排除引流管移位、脱落、折叠、堵塞等原因，如在透视下无法调整、疏通，则需重新置管。

（5）心理护理：术前应由专科医护人员向患者及其家属就梗阻性黄疸的治疗方案、围手术期麻醉选择、疼痛控制和相关症状处理等内容进行沟通和宣教，积极的心理辅导可以有效缓解患者的焦虑和恐惧心理，减轻围手术期应激反应对身体的不良刺激，促进术后康复。

2. 健康宣教

（1）养成良好的工作、休息和饮食习惯，注意营养搭配，多吃谷类、水果、蔬菜及鱼类，避免劳累及精神过度紧张，如出现黄疸、发热、腹痛等症状，则应及时就诊，同时继续进行保肝、利胆、抗肿瘤、增强免疫及对症治疗。

（2）如带引流管出院，则请注意以下护理知识：①尽量穿宽松、柔软的衣服；②忌盆浴，淋浴时用塑料薄膜覆盖引流管，以进行保护；③避免提取重物或过度活动；④防止引流管扭曲、打折、受压、脱出；⑤保持引流管敷料及周围皮肤清洁；⑥每日在同一时间更换引流袋，并记录引流液的颜色、量和性质；⑦若发现引流异常，则应及时就诊。

（王　薇）

第十节　胆结石患者的护理

胆结石指发生在胆囊和胆管的结石，是胆道系统的常见病、多发病。胆结石的成因包括以下几点。①胆道感染：胆汁淤滞、细菌或寄生虫入侵等引起胆道感染。②胆管异物：虫卵（蛔虫、华支睾吸虫）或成虫的尸体可成为结石的核心。③胆道梗阻：胆道梗阻引起胆汁滞留，形成胆色素结石。④代谢因素：主要与脂类代谢有关。⑤胆囊功能异常：胆囊收缩功能减退，胆囊内胆汁淤滞亦有利于结石形成。⑥致石基因及其他因素。

一、胆囊结石

胆囊结石为发生在胆囊内的结石，主要为胆固醇结石和以胆固醇为主的混合性结石，常与急性胆囊炎并存，是常见病、多发病，主要见于成年人，以女性多见，男女之比约为1：3。

（一）病因

胆囊结石是综合性因素作用的结果，主要与脂类代谢异常、胆囊的细菌感染和收缩排空功能减退有关，这些因素引起胆汁的成分和理化性质发生变化，使胆汁中的胆固醇呈过饱和状态，沉淀析出、结晶而形成结石。其他如成核因子、雌激素及其水平亦可能与胆囊结石的形成有关。

（二）临床表现

约30％的胆囊结石患者可终身无临床症状，而仅于体检或手术时发现结石，这种结石称为静止性结石。单纯性胆囊结石、无梗阻和感染时，常无临床症状或仅有轻微的消化系统症状。当结石嵌顿时，则可出现明显的症状。

1. 症状

(1)腹痛：表现为突发的右上腹阵发性剧烈绞痛，可向右肩部、肩胛部或背部放射，常发生于饱餐、进食油腻食物后或睡眠时。

(2)消化道症状：常伴恶心、呕吐、厌食、腹胀、腹部不适等非特异性的消化道症状。

2. 体征

有时可在右上腹部触及肿大的胆囊。可有右上腹部压痛，若继发感染，则右腹部可有明显的压痛、肌紧张或反跳痛。检查者将左手平放于患者右肋部，拇指置于右腹直肌外缘与肋弓交界处，嘱患者缓慢深吸气，使肝脏下移，若患者因拇指触及肿大的胆囊引起疼痛而突然屏气，则称为墨菲(Murphy)征阳性。

(三)诊断

B 超检查可显示胆囊内结石；口服法胆囊造影可见胆囊内充盈缺损；CT 及 MRI 检查亦能显示结石，但其价格昂贵，临床不作为常规检查。

(四)治疗与护理

1. 治疗

(1)手术治疗：具体如下。

1)适应证：①胆囊造影时，胆囊未显影；②结石直径超过 2 cm；③胆囊萎缩或瓷样胆囊；④B 超提示胆囊局限性增厚；⑤病程超过 5 年，年龄在 50 岁以上的女性；⑥结石嵌顿于胆囊颈部。

2)手术类型：切除胆囊是治疗胆囊结石的首选方法，但对无症状的胆囊结石，一般无须立即切除胆囊，只需观察和随诊，然后根据病情选择经腹或腹腔镜做胆囊切除术。

(2)非手术治疗：对合并严重心血管病不能耐受手术的老年患者，可采取溶石或排石疗法。

2. 护理

(1)减轻或控制疼痛：根据疼痛的程度，采取非药物或药物止痛。①加强观察：观察疼痛的程度、性质；发作的时间、诱因及缓解的相关因素；与饮食、体位、睡眠的关系；观察腹膜刺激征及 Murphy 征是否阳性等，为进一步治疗和护理提供依据。②卧床休息：协助患者采取舒适体位，指导其有节律地深呼吸，达到放松和减轻疼痛的效果。③合理饮食：根据病情指导患者进清淡饮食，忌油腻食物；对病情严重者，给予禁食、胃肠减压，以减轻腹胀和腹痛。④药物止痛：对诊断明确的剧烈疼痛者，可遵医嘱通过口服、注射等方式给予消炎利胆药、解痉药或止痛药，以缓解疼痛。

(2)进行健康指导：介绍胆结石和与腹腔镜手术相关的知识，如疾病的发生、发展；手术适应证、术前准备、手术基本过程等，让患者了解相关知识，从而更好地配合治疗和护理工作。

(3)并发症的预防和护理：具体包括以下几点。①加强观察：包括生命体征、腹部体征及引流液情况，若患者术后出现发热、腹胀、腹痛或引流管引流出胆汁样液体等情况，则应警惕有胆瘘的可能。②及时处理胆瘘：一旦发现胆瘘的征象，就应及时报告医生并配合进行相应的处理。

二、胆管结石

胆管结石是指肝内外胆管内有结石形成，是最常见的胆道系统疾病，是一种常见病、多发病，多数为慢性起病、急性发作，病因比较复杂，多在进食油腻食物后发作。一般以慢性、反复发生的腹部疼痛为主要症状，严重者可导致感染性休克。胆管结石根据结石所在部位分两大类：左、右肝管汇合部以下的肝总管和胆总管结石为肝外胆管结石；汇合部以上的结石为肝内胆管结石。

(一)病因

1. 肝外胆管结石

肝外胆管结石多为胆固醇类结石或黑色素结石，按病因可分为原发性和继发性结石。

2. 肝内胆管结石

绝大多数肝内胆管结石为胆色素钙结石，病因复杂，主要与胆道感染、胆道寄生虫(蛔虫，华支睾吸虫)、胆汁瘀滞、胆道解剖变异、营养不良等有关。

(二)临床表现

1. 肝外胆管结石

肝外胆管结石患者平时无症状或仅有上腹部不适，当结石造成胆管梗阻时，可出现腹痛或黄疸，如继发感染，则可表现为典型的 Charcot 三联征。

(1)腹痛：发生在剑突下或右上腹，呈阵发性绞痛或持续性疼痛阵发性加剧，疼痛可向右肩背部放射，常伴恶心、呕吐，是由结石嵌顿于胆总管下端或壶腹部，刺激胆管平滑肌或 Oddi 括约肌痉挛所致。

(2)寒战、高热：为胆管梗阻并继发感染后引起的全身性中毒症状，多发生于剧烈腹痛后，体温可高达 39～40 ℃，呈弛张热热型。

(3)黄疸：由胆管梗阻后胆红素逆流入血所致。

(4)消化道症状：多数患者有恶心、腹胀、嗳气、厌食油腻食物等消化道症状。

2. 肝内胆管结石

肝内胆管结石患者可多年无症状或仅有上腹部和胸背部胀痛不适，常见的临床表现为伴发急性胆管炎时引起的寒战、高热和腹痛。当梗阻和感染仅发生在某肝段、肝叶胆管时，患者可无黄疸；双侧肝内胆管结石或合并肝外胆管结石时，可出现黄疸。体格检查可有肝大、肝区压痛和叩击痛等体征。

(三)诊断

1. 实验室检查

血常规检查可见白细胞计数及中性粒细胞比例明显升高，血清胆红素、转氨酶和碱性磷酸酶浓度升高。尿液检查示尿胆红素浓度升高，尿胆原含量降低甚至消失。粪便检查示粪中尿胆原含量减少。

2. 影像学检查

B超检查可显示胆管内结石影、近端胆管扩张。PTC、ERCP 或 MRCP 等检查可显示梗阻部位、程度、结石大小和数量等。

(四)治疗与护理

1. 治疗

对胆管结石的治疗以手术治疗为主，原则为尽可能取净结石、解除胆道狭窄及梗阻、去除结石部位和感染病灶、恢复和建立通畅的胆汁引流、防止结石复发。

(1)肝外胆管结石：对肝外胆管结石的治疗以手术治疗为主，常用的方法有以下几种。

1)胆总管切开取石加 T 管引流术：该术式可保留正常的 Oddi 括约肌功能，为首选方法，适用于单纯胆总管结石，胆管上、下端通畅，无狭窄或其他病变者。若伴有胆囊结石和胆囊炎，则可同时行胆囊切除术。

2)胆肠吻合术：因该手术可从根本上改变胆汁排泄的生理结构，废弃 Oddi 括约肌对胆系的控制功能，一旦肠道压力增加，则术后极易发生反流性胆管炎，故临床应用逐渐减少。

3)经皮经肝胆道镜（percutaneous trans - hepatic choledochoscope，PTHC）和 ERCP 取石：PTHC 取石术是在胆道引流的基础上对引流窦道进行扩张，通过胆道镜对肝内胆管结石进行治疗。ERCP 常用于胆总管胰管结石的碎石、取石治疗；各种原因的胆管、胰管和乳头狭窄的扩张和支架置入治疗；各种原因的胆道阻塞和炎症的引流，特别是对化脓性胆管炎急诊引流有立竿见影的效果。

(2)肝内胆管结石：对无症状的肝内胆管结石可不治疗，定期观察、随访即可。对临床症状反复发作者，应进行手术治疗。

1)胆管切开取石术：为最基本的方法，应争取切开狭窄部位，直视下或通过术中胆道镜取结石，直至取尽。

2)胆肠吻合术：多采用肝管空肠 Roux - en - Y 吻合术。当 Oddi 括约肌有功能时，应尽量避免行胆肠吻合术。

3)肝切除术：为积极的治疗肝内胆管结石的方法，切除病变部分的肝，包括结石和感染的症灶、不能切开的狭窄胆管。肝切除去除了结石的再发源地，且可防止病变肝段、肝叶的癌变。

(3)肝移植术：对于结石已布满全肝胆管且取净困难、已发生不可逆的弥漫性胆道系统损伤、胆汁性肝硬化并发门静脉高压等已发生肝功能损害严重的患者，肝脏移植术是目前已知的唯一有效的治疗手段。

2. 护理

(1)术前护理：具体包括以下几点。①病情观察：术前患者出现寒战、高热、腹痛、黄疸等情况时，考虑发生急性胆管炎，应及时报告医师，积极处理。对有黄疸者，观察和记录大便颜色，并监测血清胆红素的变化。②缓解疼痛：对诊断明确且疼痛剧烈者，给予消炎利胆、解痉镇痛药物。禁用吗啡，以免引起 Oddi 括约肌痉挛。③降低体温：根据患者的体温情况，进行物理降温和(或)药物降温；遵医嘱应用抗生素，以控制感染。④营养支持：给予低脂、高蛋白、高碳水化合物、高维生素的普通饮食或半流食。对禁食、不能经口进食或进食不足者，给予肠外营养支持，以维持良好的营养状态。⑤纠正凝血功能障碍：对肝功能受损者，肌内注射维生素 K_1，改善凝血功能，预防术后出血。⑥保持皮肤完整性：应指导患者修剪指甲，勿搔抓皮肤，防止破损；穿宽松纯棉质衣裤，去除金属的或者其他可影响造影的物品，取下活动性义齿；保持皮肤清洁，用温水擦浴，勿使用碱性清洁剂，以免加重皮肤瘙痒。对瘙痒剧烈者，遵医嘱使用炉甘石洗剂、抗组胺药或镇静药等。

（2）术后护理：具体包括以下几点。

1）病情观察：观察生命体征、体温情况、腹部体征及引流情况，评估有无出血及胆汁渗漏。

2）营养支持：禁食期间通过肠外营养途径补充足够的热量、氨基酸、维生素、水、电解质等，维持良好的营养状态。当患者恢复进食后，根据其胃肠功能恢复情况，鼓励其从进流食逐步转为进高蛋白、高碳水化合物、高维生素和低脂饮食。

3）T 管引流的护理：具体如下。①妥善固定：将 T 管妥善固定于腹壁，防止翻身、活动时牵拉造成管道脱出。②加强观察：观察并记录 T 管引流出胆汁的量、颜色和性状。正常成人每日分泌胆汁 800～1200 mL，呈黄绿色，清亮，无沉渣，且有一定黏度。③保持通畅：防止 T 管扭曲、折叠、受压。④预防感染：长期带管者，定期更换引流袋，更换时严格执行无菌操作。⑤拔管护理：若 T 管引流出的胆汁色泽正常，且引流量逐渐减少，则可在术后 10～14 d 试行夹管 1～2 d；夹管期间注意观察病情，若无发热、腹痛、黄疸等症状，则可经 T 管做胆道造影，造影后持续引流 24 h 以上；如胆道通畅，无结石或其他病变，则再次夹闭 T 管 24～48 h，若患者无不适，则可进行拔管。

4）并发症的护理：具体如下。①出血：可能发生在腹腔、胆管内或胆肠吻合口。A. 严密观察生命体征及腹部体征；B. 一旦发现出血征兆，就应及时报告医生并采取相应措施，以防止发生低血容量性休克。②胆瘘：具体如下。A. 严密观察生命体征及腹部体征：若患者出现发热、腹胀和腹痛等腹膜炎表现，或患者腹腔引流液呈黄绿色胆汁样，则应及时与医生联系，并配合进行相应的处理。B. 妥善固定引流管：无论是腹腔引流管，还是 T 管，均应用缝线或者胶布将其固定于腹壁，避免将管道固定在床上，以防患者在翻身或活动时被牵拉而脱出。对躁动及不合作的患者，应采取相应的防护措施，以防止脱出。C. 保持引流通畅：避免腹腔引流管或 T 管扭曲、折叠及受压；定期从引流管的近端向远端挤捏，以保持引流通畅。D. 观察引流情况：定期观察并记录引流管引出胆汁的量、颜色及性质。③感染的预防和处理：具体如下。A. 采取合适体位：病情允许时，应采取半坐位或斜坡卧位，以利于引流和防止因腹腔内渗液积聚于膈下而发生感染。B. 加强皮肤护理：每日清洁、消毒腹壁引流管口周围皮肤，并覆盖无菌纱布，保持局部干燥，防止因胆汁浸润皮肤而引起炎症反应。C. 加强引流管的护理：定期更换引流袋，并严格执行无菌技术操作。D. 保持引流通畅：避免 T 管扭曲、受压和滑脱，以免因胆汁引流不畅、胆管内压力升高而导致胆汁渗漏和腹腔内感染。

（3）健康指导：具体包括以下几点。

1）休息与活动：合理安排休息时间，劳逸结合，避免过度劳累及精神高度紧张。

2)饮食指导：进食低脂饮食，忌油腻食物，注意饮食卫生，定期驱除肠道蛔虫。

3)皮肤护理：黄疸患者会出现皮肤瘙痒，易发生皮肤破损和继发感染。应指导患者勿使用具有刺激性的皂液和沐浴液；对皮肤瘙痒者，给予止痒处理，嘱其勿用手搔抓，以免皮肤破损。

4)用药指导：遵医嘱用药，勿擅自加减药物。教会患者观察药物疗效和不良反应，及时识别病情变化及并发症的发生，并及时就医、定期随访。

（尹袁英）

参考文献

[1] 苗秋实.现代消化内科临床精要[M].北京:中国纺织出版社,2021.

[2] 池肇春,段钟平.肠道微生物与消化系统疾病[M].上海:上海科学技术出版社,2020.

[3] 孔令建.消化内科疾病诊疗理论与实践[M].北京:中国纺织出版社,2018.

[4] 杨雪萍,朱亮,陈幼祥.《2019年国际共识组指南:非静脉曲张性上消化道出血的管理》更新内容解读[J].中国循证医学杂志.2020.20(9):1000-1003.

[5] 邱嘉裕,徐珺,潘晓林.2021年美国胃肠病学会《上消化道溃疡出血的管理指南》解读[J].中国全科医学,2021,24(36):4549-4554.

[6] 中国医师协会急诊医师分会.急性上消化道出血急诊诊治流程专家共识[J].中国急救医学,2021,1(1):1-10.

[7] 张国,王文娟.《肝硬化门静脉血栓管理专家共识》解读[J].中国临床新医学,2021,14(8):740-744.

[8] 徐小元,丁惠国,令狐恩强,等.肝硬化门静脉高压食管胃静脉曲张出血的防治指南[J].临床肝胆病杂志,2023,39(3):527-538.

[9] 张铭光,杨小莉,唐承薇.消化护理手册[M].2版.北京:科学出版社,2015.

[10] 尤黎明,吴瑛.内科护理学[M].7版.北京:人民卫生出版社,2022.

[11] 陈向东,谭风雷.肝硬化患者营养风险评估及其影响因素[J].河南医学研究,2023,32(7):1214-1218.

[12] 肖乐尧,杨平,张莉,等.肝硬化患者睡眠障碍的研究进展[J].护理研究,2023,37(4):630-634.

[13] 黄秋桂,庄丽娜,成晓芬,等.人性化护理服务与临终关怀护理对老年晚期肿瘤患者心理状态、生活质量的影响[J].河北医药,2021,43:3502-3506.

[14] 陈敏山,胡自力.肝动脉灌注化疗在肝癌转化治疗中的研究进展[J].中华消化外科杂志,2021,20:171-177.

[15] 中国医师协会放射肿瘤治疗医师分会,中华医学会放射肿瘤治疗学分会,中国抗癌协会肿瘤放射治疗专业委员会.中国原发性肝细胞癌放射治疗指南(2020年版)[J].国际肿瘤学杂志,2021,48:1-10.

[16] 刘梦林,李缘婷,苏真芳,等.安宁疗护患者家属心理的研究进展[J].护理实践与研究,2021,18:3376-3379.

［17］ CHUANG M H，LEE F N，SHIAU Y T，et al. Physician palliative education associated with high use of hospice care service［J］. Am J Hosp Palliat Care，2022，39：237－242.

［18］ 段桦，王丹，连岩岩，等. 冷冻消融免疫效应的研究进展［J］. 中国肿瘤临床杂志，2020，47：949－954.

［19］ 中华医学会消化病学分会炎症性肠病学组. 炎症性肠病诊断与治疗的共识意见（2018. 北京）［J］. 中华消化杂志，2018，38（5）：292－311.

［20］ 中华医学会消化病学分会炎症性肠病学组，中华医学会肠外与肠内营养学分会胃肠病与营养协作组. 炎症性肠病营养支持治疗专家共识（第二版）［J］. 中华炎性肠病杂志，2018，2（3）：154－172.

［21］ 中华医学会消化病学分会炎症性肠病学组. 炎症性肠病诊断与治疗的共识意见（2018. 北京）［J］. 中华消化杂志，2018，38（5）：292－311.

［22］ 中华医学会肠内肠外营养学分会，中国医药教育协会炎症性肠病专业委员会. 中国炎症性肠病营养诊疗共识［J］. 中华消化病与影像杂志（电子版），2021，11（1）：8－15.

第八章　消化系统疾病与营养管理

第一节　消化系统疾病营养学概述

消化系统与营养物质的消化吸收、代谢利用、转运排泄有着非常密切的关系。营养素能为生命活动的存在提供物质基础。人体所需要的营养素包括水、碳水化合物、蛋白质、脂类、维生素及矿物质六大类。均衡的营养是维持生命新陈代谢的基础。食物中的大量营养素是结构有序的大分子物质，需要通过咀嚼、研磨，在胃肠道与各种消化液混合，经过多种消化酶复杂的消化分解过程变成小分子物质，从而在小肠吸收，提供可供全身组织利用的能量，未能被吸收的食物成分则经过肠道运转，最终构成粪便并排出体外。良好的消化系统功能也是机体良好营养状况的保证。因此，对消化系统疾病患者做好营养管理尤为重要。

消化系统的功能受神经、内分泌调节，交感神经兴奋可使消化吸收功能减弱，副交感神经兴奋可使消化吸收功能增强，同时胃肠运动还受消化系统本身及消化系统以外器官分泌的激素的调节，因此，胃肠道也是极易受损的器官。食物成分可以帮助调节肠道屏障，参与物质代谢的消化酶可调节肠道屏障功能，在其消化吸收的过程中，会影响肠道屏障功能的完整性；食物的成分及其代谢物也可调控肠道免疫功能，影响肠道菌群的组成和代谢。消化系统疾病因病变的病因、部位不同，体内的代谢变化也不尽相同。当水、电解质、热量、维生素与微量元素出现代谢紊乱时，会导致体内营养素失衡。

消化系统疾病的营养管理涉及临床医学、营养学、护理学等多学科的专科知识，因此，应基于"以患者为中心"的理念，构建多学科营养管理团队，发挥各自专业特长，从而达到改善患者的疾病预后和提高患者生活质量的目的。

一、消化系统疾病患者的营养评估与诊断

营养诊断的目的是了解患者的营养状况，是进行营养治疗的前提和基础。因此，在合理的营养治疗开始前，首先要了解患者的营养状况。相较于体温、脉搏、呼吸和血压这四大基本生命体征，对患者来说，其营养状况与健康的关系更为密切，它与疾病的发生、发展、转归及治疗效果密切相关，因此，对消化系统疾病的患者，建议在入院时即进行评估和记录。临床营养不良的三级诊断方法包括营养筛查、营养评估和综合评价。营养筛查的方法包括营养风险筛查、营养不良风险筛查和营养不良筛查；营养评估的方法包括营养评估量表分析、人体测量、膳食调查、实验室检查等；综合

评价则是根据患者的病情，充分了解其营养不良的原因，判断营养不良的类型及预后。

二、消化系统疾病患者营养不良的表现

消化系统与营养状况的相关症状包括厌食、恶心、呕吐、腹胀、便秘、腹泻、消化吸收障碍、吞咽困难等，这些消化系统症状可导致机体出现营养不良，而营养不良又会对人体的细胞生理带来不良影响，除此以外，在心理层面也会引起淡漠、厌食等精神症状，进而影响疾病恢复。营养不良的主要表现如下。

（一）消瘦型

消瘦型表现为体重减轻、皮下脂肪变薄、肌肉减少等，与摄入量不足或消化吸收功能紊乱有关。当发生食管狭窄、消化性溃疡、炎症性肠病、肝硬化、肿瘤等疾病时，可导致患者出现消瘦。

（二）水肿型

水肿型表现为低蛋白水肿症状，如腹水、四肢水肿、颜面水肿等，与白蛋白浓度降低、贫血、代谢紊乱等引起的组织间液渗出有关，常见于肝硬化失代偿期、消化道大出血。

（三）混合型

混合型表现为脂肪、肌肉减少，同时伴有体内生化值变化引起的水肿，这种类型的营养不良患者往往体重变化不明显，需综合评价患者的营养状况。

三、消化系统疾病营养治疗的原则

消化系统疾病营养治疗应遵循规范、合理的原则，要充分发挥营养治疗的效果，同时节约医疗费用，避免医疗资源的浪费。目前，有专家推荐采用五阶梯营养治疗法（图8-1），对于一般患者，可遵循由下向上的阶梯原则，首先选择饮食＋营养教育，依次向上选择饮食＋口服营养补充、全肠内营养、部分肠内营养＋部分肠外营养、全肠外营养。对危重患者，或腹部大手术后的患者，则可遵循由上向下的阶梯原则，由肠外营养尽快过渡到肠内营养，再过渡到普通饮食。

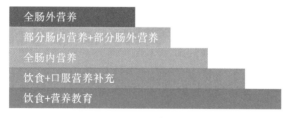

全肠外营养
部分肠内营养+部分肠外营养
全肠内营养
饮食+口服营养补充
饮食+营养教育

图8-1 五阶梯营养治疗法

（周　敏）

第二节　消化专科营养治疗及护理

营养治疗是消化系统疾病患者进行疾病综合治疗的基础。由于疾病，日常饮食不能完全满足机体的营养需求，为患者提供营养物质补充，有助于达到营养治疗的目的。当进行内镜下检查或治疗，而不能通过日常饮食来满足机体的营养需求时，也应为患者提供营养支持治疗。

临床营养治疗包括口服营养补充、肠内管饲营养和肠外营养。一般按照表8-1（成年人每日能量供给量）来估算每日能量供给量。

表 8-1　成人每日膳食能量供给量估算表（kcal/kg 标准体重）

体重情况	劳动强度		
	轻体力劳动	中体力劳动	重体力劳动
体重偏低	—	45	45～55
正常	35	40	45
超重	30	35	40
肥胖	20～25	30	35

营养治疗的四个达标包括：满足 100％蛋白质目标需求、100％微量元素目标需求、90％液体目标需求和 70％～90％能量目标需求。营养不良的治疗目标是最终达到调整异常代谢、改善疾病预后、提高生活质量。

一、口服营养补充

2006 年 ESPEN 指南中将口服营养补充（oral nutritional supplement，ONS）定义为特殊医学用途配方食品（foods for special medical purpose，FSMP）经口服途径给入，补充日常饮食营养素摄入的不足。ONS 具有方便、经济的优点，在临床上得到了广泛应用。ONS 包括口服液体、乳冻剂、粉剂和固体的形式，包括全营养配方和非全营养配方 2 种类型。

（一）实施口服营养补充

口服营养补充的目的是补充日常饮食的不足，而不是替代日常饮食。有研究建议 ONS 应以"3＋3"模式实施，即在一日三餐之间增加 ONS。其在消化系统疾病中有广泛应用，如炎症性肠病、慢性肝病、短肠综合征、食管狭窄的吞咽困难患者等。在制剂选择上多以液体、粉剂为主，根据患者的具体情况选择不同的制剂。

（二）口服营养补充的注意事项

在进行口服营养补充前，应明确患者有无肠穿孔、肠梗阻等禁忌证，针对不同疾病患者，要充分考虑 ONS 的营养素构成、口感、质地等，须由医生和专业营养师对患者进行全面评估，以便于对患者采取个体化的营养治疗干预。此外，在治疗期间保持对患者的动态观察也很重要，包括观察患者是否耐受、有无过敏、有无不良反应等，若有异常，则应及时向医生和营养师反馈。

二、肠内营养治疗及护理

肠内营养（enteral nutrition，EN）治疗是指经消化道以口服或管饲的途径为患者提供各种营养物质的营养治疗方法。肠内营养能够为人体提供安全、平衡、全面的营养素摄入，能够预防肠外营养或长期禁食所引起的胆汁淤积、肠道黏膜萎缩、菌群易位等胃肠道并发症，以及其他代谢性并发症、导管相关性并发症，保护肠道屏障，维持消化系统正常生理功能，更符合人体的生理需求。与肠外营养相比，肠内营养具有医疗费用低、患者胃肠功能恢复快、住院时间相对较短等优势。前面已介绍口服营养补充相关内容，这部分主要介绍管饲肠内营养。

（一）肠内营养的适应证与禁忌证

肠内营养治疗主要取决于小肠是否具有吸收营养素的功能，评估患者"肠道有功能且能安全应用"时，则首先考虑采用肠内营养治疗。临床上常见的肠内营养的适应证：经口进食障碍或摄入不足（如食管炎症、烧伤，头部严重外伤，昏迷等）；胃肠道疾病，如炎症性肠病、急性胰腺炎、食管瘘等；其他术后不能经消化道进食及器官功能不全。通常情况下，应尽可能为患者选择肠内营养，对于不确定的患者，也可考虑短期试用，如出现相关症状，则可立即停用。肠内营养治疗的禁忌证有真性完全性肠梗阻、严重呕吐、严重腹腔内感染、持续性腹压增高等。

（二）肠内营养的实施

肠内营养的实施以 ONS 为首选。对存在严重胃潴留和严重胃动力障碍（如胃瘫）的患者，推荐选用鼻肠管；对需要长期接受肠内营养的患者，可考虑采用经皮内镜下胃/空肠造瘘术。

根据患者的情况选择适宜的营养制剂，需考虑病情、营养代谢状况、胃肠道功能、乳糖耐受情况等。若患者能口服，则尽量口服；若患者不能口服，则可选择经管道向胃肠道内输注营养液，如间歇性重力滴注、连续性经泵输注，但不推荐使用推注，因为短时推注大量营养液易造成胃肠道刺激，有引发呕吐、误吸的风险，且肠内营养液通常为高渗溶液，过快摄入会引起相关并发症。

（三）肠内营养治疗的护理

在肠内营养治疗过程中，护士应加强对患者的观察巡视，及时评估反馈营养治疗的效果，同时也可尽早发现患者有无不适，避免并发症的发生。

（1）喂养时，应采取坐位/半坐位，卧位患者应抬高床头 $30°\sim45°$，以防因食物反流而导致误吸和吸入性肺炎。监测患者的胃肠道反应和耐受性，在肠内营养治疗开始阶段应每 $4\sim6$ h 观察 1 次，检查患者是否出现胃肠道不耐受表现，以后可每天检查 1 次。

（2）治疗前，应注意判断患者是否有胃潴留，在喂养前应先抽吸鼻饲管或经皮胃造瘘管，检查胃内是否存在食物残留。

（3）营养液现配现用，避免变质，营养液的温度应在 $37\sim42$ ℃，过热或过冷均可引起患者不适。

（4）对喂养速度、营养液的浓度及量应遵循循序渐进的原则，速度由慢到快，从低浓度到高浓度，最开始可给予全量的 1/3，根据患者的耐受程度逐渐增加，以防止腹胀、恶心、腹泻等症状。同时，在肠内营养给予过程中，应注意观察患者的耐受性及是否有胃肠道反应。

（5）经鼻胃/肠管喂养时，应先确认管道前端是否到达需要的位置（确认管道是否在胃内或肠内），注意做好管道固定，防止脱出。如发现管道位置不当，则应及时调整。每次管饲开始前和结束后，均应用 20～30 mL 温开水冲洗管道，保持管道通畅（管饲营养液黏度较高时，可以适当增加冲洗频次和量，保证管壁无营养液残留物附着，避免堵管）。

三、肠外营养治疗及护理

肠外营养（parenteral nutrition，PN）治疗是指经静脉为患者提供包括氨基酸、脂肪、电解质、维生素等多种营养素的方法，包括全肠外营养（total parenteral nutrition，TPN）、部分肠外营养（partial parenteral nutrition，PPN）。

（一）肠外营养的适应证和禁忌证

（1）当患者出现消化道功能丧失或需肠道休息时，如炎性肠病急性期、肠梗阻、腹膜炎、肠瘘等情况下，为保障患者的机体代谢器官运转，应给予肠外营养支持。

（2）如经口服或管饲营养能满足患者营养需求，只需短期、部分肠外营养支持的，则应鼓励肠内营养，不宜将肠外营养作为长期治疗计划使用。

（二）肠外营养的实施

（1）肠外营养治疗应严格遵医嘱执行。合理的营养制剂配方包括液体入量、葡萄糖、脂肪、氨基酸、维生素、电解质等营养素成分。医生和营养师会根据患者的病情及营养学评估指标等多方面对患者进行个体化评估，确定营养素需要量，从而制订合理的营养制剂配方。合理的营养制剂配制不但需要考虑机体所需的营养成分及其比例，同时还要考虑药物的相互作用。不合理的配方将导致患者内稳态失衡，糖、氨基酸、脂肪等代谢紊乱，造成肝、肾功能损害。

（2）目前临床常用的营养液制剂有全营养混合液（total nutrient admixture，TNA）和即用型预混式多腔袋营养液（multi-chambered bag，MCB）。在使用上 2 种营养液各有其优缺点。TNA 可提供个体化营养配方满足患者的不同需求，主要用于病情特殊或多变的、需要营养干预的患者；MCB 内含有人体必需的基本营养素且配比相对标准化，主要用于病情稳定的营养不良或高风险患者。

（3）肠外营养治疗需经静脉通道给予，根据输注途径可分为外周静脉置管（peripheral venous catheter，PVC）和中心静脉导管（central venous catheter，CVC）。临床上选择 PN 输注途径时需考虑 TNA 的渗透压、预计治疗的周期等，以此选择适宜的输注途径。虽然外周静脉置管给予肠外营养具有静脉入路方便容易、无中心静脉导管风险和较为经济等优点，但高渗营养制剂易引起血栓性静脉炎，根据 INS 最新静脉输液指南要求，对 PN 超过 7d 者，建议行中心静脉置管或经外周置入中心静脉导管。外周肠外营养适用于接受较低渗透浓度（通常建议≤900 mOsm/L）营养制剂的短期治疗。

（三）肠外营养治疗的护理

1. 静脉输液相关护理

根据患者的病情及治疗需要选择适宜的静脉输液途径，治疗周期超过 7 d 或肠外营养制剂渗透压超过 1200 mOsm/L 的患者，宜选用中心静脉导管或经外周静脉置入中心静脉导管输注。在输液过程中需注意预防可能发生静脉炎，导管移位、堵塞及导管相关性感染等。当穿刺处局部出现红、肿、热、痛等炎症反应时，应及时拔管。如考虑有导管相关性感染的可能，则在无菌操作下拔管后可取导管尖端做微生物培养。

2. 输液宜匀速进行

肠外营养治疗时速度不超过 200 mL/h，避免因输液过快而引起并发症等，输液过程中要注意观察有无高血糖或低血糖、药物过敏等情况发生。

3. 心理护理

因为进行肠外营养治疗的患者大多病程相对较长、每日持续输液时间久，多数患者易出现焦虑、厌恶等负面情绪，所以需要医护人员做好沟通解释，取得患者配合，以顺利完成治疗。

（周　敏）

第三节　消化系统疾病患者的饮食护理

食物是人类赖以生存的物质基础，不合理的饮食不利于健康，合理的饮食及平衡的营养是维持健康的基本条件。一些营养素的过多或过少均可损害健康，并影响疾病的发生与发展。为了预防疾病及促进疾病康复、维持生命与健康，人体必须从食物中获取营养素及热能，从而满足疾病康复过程中的营养需求，达到促进健康和恢复健康的目的。消化内科饮食大致上可分为基本饮食、治疗饮食、特殊饮食等几类。

一、基本饮食

基本饮食包括普通饮食、软食、半流食、流食。

（一）普通饮食

普通饮食为一般正常人的饮食，适用于消化吸收功能正常、体温正常、咀嚼功能正常、无须限制饮食的患者。

（1）此饮食应是符合集体需要、营养齐全的。

（2）一般食物均可选用。

（3）品种多样化，色、香、味俱全。

（4）每日进餐 3 次左右，碳水化合物 450 g 左右，总热量在 2200～2600 kcal，蛋白质在 70～90 g。

（二）软食

软食质软，易于咀嚼、消化，适用于消化吸收功能差、低热、咀嚼不便、消化道术后恢复期的患者。

（1）食物应切碎煮软，如软饭、面条、切碎煮熟的肉和菜等。

（2）少油炸、少油腻、少刺激、少粗纤维。

（3）为了补充维生素和无机盐，每日膳食中应适当供给适量鲜果汁或蔬菜汁。

（4）每日进餐 3 或 4 次，总热量在 2200～2600 kcal，蛋白质在 60～80 g。

（三）半流食

半流食一般是从流食至软食的过渡膳食，比软饭更细软，适用于消化道疾病、体弱、消化道术后的患者。

（1）食物呈半流质状，可做成泥末。

（2）易咀嚼、吞咽、消化。

（3）少量多餐，每日进餐 5 或 6 次，总热量在 1500～2000 kcal，蛋白质在 50～70 g。

（4）少渣、少油、少刺激。

（5）胃肠功能紊乱者禁用含纤维素或者易引起胀气的食物。

（四）流食

流食适用于急性消化道疾病、病情危重的患者，由液体食物组成，无须咀嚼，易于吞咽。

（1）所有食物都需呈液体状态，易吞咽，易消化。

（2）每 2～3 h 进餐 1 次，每日进餐 6 或 7 次，每次 200～300 mL，总热量 800～1000 kcal，蛋白质 40～50 g。

（3）不用含任何刺激性的食物及调味品。

（4）所含热量和营养素不足，只能短期使用 1～3 d，常辅以肠外营养。

二、治疗饮食

治疗饮食是在基本饮食的基础上适当调节热能和营养素，以达到治疗或者辅助治疗的目的，从而促进患者的康复。

（一）高热量饮食

高热量饮食适用于热能消耗较高的患者，如营养不良、肝炎、贫血、结核病等患者。

（1）在基础饮食前提下加 2 餐，每日总热量 3000 kcal。

（2）可进食鸡蛋、蛋糕、巧克力等。

（二）高蛋白饮食

高蛋白饮食适用于高代谢疾病（如营养不良、贫血、低蛋白血症等）患者。

（1）在基础饮食的基础上增加富含蛋白质的食物，特别是优质蛋白。

（2）每天总热量为 2500～3000 kcal，蛋白量为 1.5～2.0/（d·kg），总量不超过 120 g/d。

（三）低蛋白饮食

低蛋白饮食适用于限制蛋白摄入的患者，如肝性脑病患者。

（1）每日饮食中蛋白质总量不超过 40 g，视病情不同可减至每日 20～30 g。

（2）以植物蛋白为主。

（3）多补充蔬菜和含糖量高的食物。

（四）低脂肪饮食

低脂肪饮食适用于肝、胆、胰疾病，肥胖及腹泻患者。

（1）饮食应清淡，少油。

（2）禁用肥肉、蛋黄、动物脑等。

（3）每天脂肪含量少于 50 g，肝、胆、胰疾病患者每天脂肪摄入量应少于 40 g。

（五）低盐饮食

低盐饮食适用于肝硬化腹水、高血压、心脏病、急慢性肾炎患者。

（1）每日食盐量小于 2 g。

（2）禁用腌制食品，如火腿、咸肉、香肠、咸菜等。

（六）无盐低钠饮食

无盐低钠饮食的适用对象除同低盐饮食外，还包括水肿较重者。

（1）无盐饮食中含钠量每天小于 0.7 g，除食物中含的天然钠外，烹调食物时不放盐。

（2）低钠饮食食物中的钠含量小于每天 0.5 g。

（3）两类饮食中均禁含腌制品、油条及汽水等。

（4）应密切关注患者有无低钠血症。

（七）高纤维素饮食

高纤维素饮食适用于便秘、肥胖、高脂血症等患者。饮食中应含大量纤维素，如韭菜、粗粮、竹笋等。

（八）少渣饮食

少渣饮食适用于腹泻、肠炎、食管胃底静脉曲张等患者。

（1）食物中含少量纤维素。

（2）不用刺激性强的调味品，无坚硬、带碎骨的食物。

三、要素饮食

要素饮食是一种化学组成明确的精制食品，含有人体所必需的易于消化、吸收的营养成分。当患者通过导管注入要素饮食时，可以用注射器或者肠内营养泵。要素饮食具有维持肠道固有菌群正常生长、维持消化系统正常生理功能、促进免疫物质免疫球蛋白 A 分泌、减少菌群移位等优点。

（一）分次注入

将配置好的要素饮食或现成品用注射器分次注入管道内，每日 4 或 5 次，每次 200～400 mL。其优点是操作简单、方便，缺点是易引起恶心、呕吐、腹胀、腹泻等症状。

（二）间歇滴注

将配置好的要素饮食或现成品经输注管缓慢滴入，每次输注时间 30～60 min，每日 4～6 次，每次 400～500 mL。

（三）连续滴注

与间歇滴注大致相同，使用肠内营养泵持续泵入营养液。

（四）注意事项

（1）要素饮食的成分、浓度、速度、用量，应根据患者的病情，由临床医生、营养师、责任护士共同决定。

（2）按照少量、低浓度、缓慢原则开始，根据患者的耐受程度逐步增加。

（3）应将配置好的要素饮食放置在 4 ℃的环境中保存，使用时间 24 h，过期不应再使用。

（4）对配置好的要素饮食禁忌高温蒸煮，可适当加温，口服温度一般在 37 ℃，管饲温度在 41～42 ℃。

（5）使用过程中观察患者有无恶心、腹痛等症状。

（6）抬高床头，避免患者误吸。

（7）使用要素饮食期间，应监测患者的体重、尿量、大便等情况。

（8）责任护士要加强与医生及营养师的沟通，及时调整饮食方案。

（张俊丽）

参考文献

［1］ 乐滢玉,张荣臻,肖伟松,等.肝性脑病的肠道菌群调节及饮食治疗途径［J］.临床肝胆病杂志,2021,37(7):1694－1698.

［2］ 蔡悦,王颖,乐霄,等.住院患者肠内营养相关性腹泻的预防及管理最佳证据总结［J］.护理学杂志,2022,37(16):80－84.

［3］ 吕俊玲,夏路风,胡咏川,等.肠内营养制剂基本特点及治疗中的药学监护［J］.临床药物治疗杂志,2020,18(10):76－79.

［4］ 石汉平,凌文华,李增宁.临床营养学［M］.北京:人民卫生出版社,2022.

［5］ 中国抗癌协会肿瘤营养专业委员会,中华医学会肠外肠内营养学分会.中国肿瘤营养治疗指南 2020［M］.北京:人民卫生出版社,2020.

［6］ 中华医学会糖尿病学分会.中国 2 型糖尿病防治指南（2017 年版）［M］.中华糖尿病杂志,2018,10(1):4－67.

［7］ 中国抗癌协会肿瘤营养与支持治疗专业委员会.营养不良的五阶梯治疗［J］.肿瘤代谢与营养电子杂志,2015,2(1):29－33.

［8］ 蒋朱明,李卓,王杨,等.中国肠外肠内营养学的转化医学 3T 路线图概述［J］.中华临床营养杂志,2020,28(5):308－312.

［9］ KOMOLAFE O, BUZZETTI E, LINDEN A, et al. Nutritional supplementation for nonalcohol－related fatty liver disease:a network meta－analysis［J］. Cochrane Database Syst Rev,2021,7(7):CD013157.

［10］ YOSHIJI H,NAGOSHI S,AKAHANE T,et al. Evidence－based clinical practice guidelines for Liver Cirrhosis 2020［J］.J Gastroenterol,2021,56(7):593－619.

［11］ BISCHOFF S C,ESCHER J,HÉBUTERNE X,et al. ESPEN practical guideline:clinical nutrition in inflammatory bowel disease. Clin Nutr, 2020, 39 (3): 632－653.

第九章　消化系统疾病全程健康管理

第一节　消化系统疾病全程健康管理概述

全程健康管理是一个以患者为中心的照护模式，从患者入院前的院前准备、在院的医疗照护至出院后的追踪，建立一套系统的评估、照护、个体自我照顾能力提升的方案，透过规范制订、流程建立、信息介入，使患者的照护过程得以连续且健康信息得以数据化收集，建立全程管理的数据库，以之作为医疗科研、医疗流程改进的依据，进而回馈医疗机构于医疗、服务过程的质量监控。针对住院患者主要是要达到在临床治疗过程中配以生活环境和行为方面的全面改善，从而监控危险因素，降低风险水平，延缓疾病进程，提高生活质量。全程健康管理模式，即根据消化系统各类病种的不同治疗及管理方式，制订具有自身特色的单病种全程健康管理服务。患者在签约入组全程健康管理项目后，享受专科医疗团队带来的复诊、复查、定期随访、线上诊疗、健康教育及在线咨询等服务。对于患者群体来说，借助此管理模式建立了与医生群体双向互动的渠道，在接受医护人员主动提供全程管理的同时，也能更好地发挥自身的主动性，最终达到及时、准确地管理自身疾病的目的。对于医疗团队来说，借助此管理模式能长期跟进患者疾病的发展，从而更好地获得患者相关疾病指标的连续性变化，及时主动地针对性修改患者的疾病管理方案。

一、消化系统疾病全程健康管理组织体系

科室建立团队、设立团队负责人、界定核心流程和单病种全程健康管理标准化运行流程，并在评价核心业务流程状况后为患者提供全程健康管理服务。科室通过试运行发现问题，找出核心流程的薄弱环节，从而针对问题优化流程，以保证流程正常运行。运行过程中需要循环评估流程、发现问题，并根据项目需求不断优化流程（图9-1），消化系统全程健康管理团队的构成及职责见表9-1。

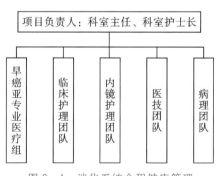

图9-1　消化系统全程健康管理团队构成

表 9 - 1　消化系统全程健康管理团队的构成及职责

内容	职责	频次	地点	负责人
患者纳入途径	专科医生、随访护士结合患者病情及需要推荐纳入（主要针对消化系统疾病患者）		门诊/住院病房	专科医生、随访护士
建立健康档案	根据患者情况，对连续性健康管理服务进行宣讲	1 年/次		随访护士
	协助患者签署知情同意书，确定加入连续性健康管理			
	询问病史，完善建档简表			
	完成各种评估量表			
	建立健康档案夹，负责资料录入			
门诊随访管理	评估患者病情，根据术后病理报告结果预约门诊面诊、慢性病合并疾病情况等	根据病种情况，4 次/年、6 次/年、12 次/年等		随访医生、随访护士
	评估患者的生活质量、心理情绪、营养等状况			
	根据检查结果调整方案			
	根据病理报告结果，确定是定期随访，还是需要追加外科手术、放疗、化疗，参加多学科讨论会诊，为患者提供系统化诊治方案，决定下一步治疗计划			
个体化健康教育	进行相关知识宣教，推送相关公众号，进行知识科普	根据病种情况，4 次/年、6 次/年、12 次/年等		随访护士
	进行异常指标风险评估与干预			
	给予疾病监测、用药、饮食、运动等指导			
	告知下次复查和复诊时间			

二、消化系统疾病全程健康管理信息化实践

基于全院全程健康管理优化和提高慢病管理效率的工作需求，四川大学华西医院构建了慢病信息管理平台。该平台分为科室端、患者端及管理端，突破了院内外信息壁垒，实现了医院信息系统中转诊、入院、医技检查预约等信息的互联互通，通过上线后的运行及反馈来不断完善慢病连续性健康管理的标准化流程。该平台连通医院官方 App"华医通"，实现了医生移动端-电脑端业务管理闭环，模块覆盖患者管理、健康宣教、随访表单、查看日程等常用工具。管理端通过智能推送和人工智能电话机器人完成事务性工作，通过数据大屏可以直观显示各个项目组的运行情况，使管理数据一目了然，达到辅助质控的目的。科室端可以直观地显示该科室全程健康管理项目运行情况及动态数据，使工作流程及工作量更清晰，计划随访日程更明确，能更好地提升工作效率；同时，能针对不同病种个性化地展示重点指标、患者治疗效果质控、智能治疗分析等，引导该项目组进行持续质量控制与改进。此外，为了满足不同病种的需

求、完善除随访闭环外的长期检测和健康宣教模块、更好地反馈和体现流程的效果，针对性地推出各类特色应用（患者端），包括智能专病随访提醒、智能高危患者筛查预警、智慧护理/院外监测、多媒体健康宣教等。患者通过线上平台向医疗团队发起线上复诊，可满足线上咨询、上线处方＋药品配送、线上宣教等互联网需求，使患者足不出户就能享受完整、专业、连续性的复诊服务（图9-2）。

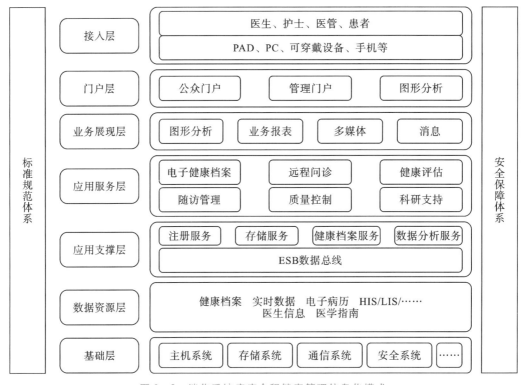

图9-2　消化系统疾病全程健康管理信息化模式

（申　明）

第二节　慢性肝病连续性健康管理服务

为了保障慢性肝病患者治疗的连续性，优化健康管理模式，完善患者院前、院中、院后的一体化医疗服务，消化科将医疗服务延伸至院后、社区和家庭，同时建立医疗大数据，用于慢性肝病患者的科研与后续管理，使住院患者的院外康复和继续治疗能得到科学、专业、便捷的技术服务和指导，利于提高医疗质量，增强医患沟通交流，提高患者满意度、治疗效果。消化科开展了慢性肝病治疗[肝硬化门脉高压内镜治疗、肝硬化门脉高压介入治疗（如TIPS、BRTO、下腔静脉成形术等）、原发性肝癌介入治疗（如TACE、RFA、HAIC等）]患者的长期随访和规范管理，以便于观察疾病进展，及时发现病情变化并指导形成药物治疗方案，减少并发症，提高患者的生活质量。

一、肝硬化门脉高压内镜治疗连续性健康管理服务

(一)筛选与入组

(1)肝硬化门脉高压出现食管胃底曲张静脉的患者,容易发生消化道大出血,危及生命安全。内镜治疗(食管静脉曲张套扎治疗、胃底静脉组织胶注射等)是目前肝硬化门脉高压患者食管胃底静脉曲张重要的一级预防、治疗手段,有助于控制急性出血及预防再出血。单次内镜治疗很难根除静脉曲张,一般需要 3～5 次、每月 1 次的规律内镜治疗,根除后还需要 6～12 个月进行 1 次内镜复查,并联合长期药物治疗。

(2)在肝硬化门脉高压患者入院行内镜后出院当天或医生门诊和患者面对面问诊的过程中,医生根据患者情况确定纳入或排除。由随访护士向纳入患者讲解参加治疗连续性健康管理服务肝硬化门脉高压内镜的目的及纳入流程,嘱患者签订慢性病连续性健康管理知情同意书,通过医院管理信息系统(hospital information system,HIS)开具医嘱单。患者完成缴费后即为慢病连续性健康管理服务的用户。患者及其家属在"华医通"App 上打开"慢病服务"专项的服务列表,点击对应的"肝硬化门脉高压内镜治疗",进入查看慢病服务详情。

(3)建立患者个人健康管理档案,包括患者详细的个人基本信息、相关评估量表(如心理、睡眠、生活质量、轻微肝性脑病等)测评,指导患者添加"华西慢性肝病连续健康管理"随访微信。患者和医务人员之间可以通过微信、"华医通"慢病智能系统进行远程疾病管理。

(4)医护人员使用账号和密码,选择相应的项目登录"华医通"慢病智能系统,选择"病患管理—新增患者",完成患者入组并完善相关信息。

(二)随访计划的制订及实施

1. 制订肝硬化门脉高压内镜随访计划

由消化科肝硬化门脉高压内镜治疗医护团队共同制订肝硬化门脉高压内镜随访计划。

(1)胃镜下食管静脉曲张套扎治疗并非病因治疗:需增强患者对该病及健康保健知识的了解,嘱其定期复查胃镜;加强饮食指导是防止再出血的关键,嘱患者出院后饮食以高热量、高维生素、高蛋白、清淡、易消化、无刺激性的食物为宜,适当限制动物脂肪,对血氨浓度偏高者,应限制蛋白质及钠盐的摄入,避免使用有损肝脏的药物,忌烟、酒,适当锻炼,注意劳逸结合,生活有规律,保持良好的心理状态,减小再次出血的可能性。嘱患者如有上腹部不适、头晕、心悸、呕血、黑便等再出血症状,应及时就诊。做好患者随访工作。

(2)肝硬化门脉高压内镜治疗:包括食管静脉曲张套扎术、食管静脉曲张套扎＋胃底静脉组织胶注射等。应制订序贯内镜治疗每月入院计划,为胃镜报告示重度食管静脉曲张者开具下次入院证,标注拟行食管静脉曲张套扎术时间,指导其完成入院信息登记,直至胃镜序贯套扎治疗后胃镜报告示食管静脉曲张为轻中度,然后改为门诊随访。

(3)饮食计划:术后 2 周内严格进无渣或低渣半流食,术后 1 个月内进软食,避免

进粗糙、坚硬、刺激性大、不易消化的食物，同时加强营养，保持大便通畅。

（4）休息与运动计划：注意休息，避免受凉及剧烈运动，尤其是术后 2 周内，避免做易使腹内压增高的动作。

（5）用药计划：具体如下。①针对患者合并症的情况，指导其及时到医院相关科室就诊，必要时通过慢病中心转诊。②针对肝硬化原因的药物，如乙肝后肝硬化患者需长期进行抗病毒治疗，口服恩替卡韦 0.5 mg，每天 1 次，晨起空腹服用。③进行门静脉高压药物治疗，口服卡维地洛 6.25 mg，每天 1 次，1 周后调整为每天 12.5 mg，每天 1 次。同时教会患者自我监测血压、心率，收缩压不能低于 90 mmHg，心率不能低于 55 次/分。④服用质子泵抑制剂，如艾司奥美拉唑肠溶胶囊 40 mg，口服，每天 1 次，连续服用 2 周，空腹服用。⑤告知患者如有不适或有用药、饮食、运动等方面的疑问时，可以通过远程方式联系肝硬化门脉高压内镜治疗连续性管理团队给予指导。告知患者一旦发生消化道出血等危急重症时，应及时到医院就诊。⑥按计划通知患者入院及门诊随访（协助患者开药、检查、预约检查、办理入院）。

2. 医院面诊/健康管理预约

（1）预约步骤具体如下。①患者首先拨打客服中心电话或通过微信提出线下复诊的申请；②等待客服后台核对信息资料，安排线下复诊；③预约成功后，"华医通"App 会自动推送复诊消息；④患者凭借身份证或就诊卡及就诊通知消息就诊/接受健康管理。

（2）"华医通"慢病在线复诊流程图见图 9-3。

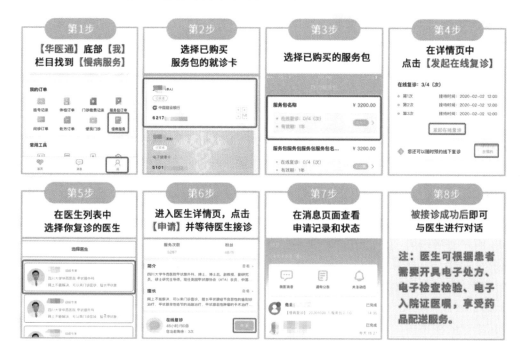

图 9-3　在线复诊流程图

3. 健康教育

随访护士给予相关健康宣教。

(三)效果评价

前期肝硬化门脉高压食管静脉曲张治疗连续性健康管理服务患者出血率低、复发率低、并发症发生率低，同时进行终身随访和规范管理，便于观察疾病的进展，及时发现病情变化并给予逆行用药指导。

二、肝硬化门脉高压介入治疗连续性健康管理服务

随着医疗技术的发展和微创手术治疗的应用，对于肝硬化及门脉高压并发症(如食管胃底静脉曲张破裂出血、顽固性腹水等)、布加综合征患者来说，TIPS、BRTO、下腔静脉成形术等介入治疗能有效控制门脉高压并发症，控制急性止血，预防再出血，减少其他并发症。术后1、3、6个月复查彩色多普勒超声、肝功能指标，了解支架分流通道情况及病情变化。此后半年至1年进行门诊复诊和长期随访评估。由于肝硬化TIPS等术后患者来自全国各地，受交通、通信等诸多因素的影响，患者不能准时规范地随访，随访率偏低。患者术后因为没有得到及时的健康管理，所以可能出现肝性脑病、支架堵塞和狭窄、抗凝不及时而再出血风险增加等。改善TIPS等术后患者的长期疗效面临的瓶颈问题是，通过规律随访，监测凝血指标、分流通道的血流速度、患者的生理指标，进行早期肝性脑病和消化道出血风险评估，以改善此类患者的疗效。肝硬化TIPS等术后患者的健康管理是提高患者生存率、降低再出血率、降低支架堵塞率、降低死亡率的重要举措。

(一)筛选与入组

(1)患者入院行肝硬化门脉高压介入治疗后出院当天或医生门诊和患者面对面问诊过程中，医生根据患者情况确定纳入或排除。由随访护士向纳入患者讲解参加肝硬化门脉高压介入治疗连续性健康管理服务的目的及纳入流程，嘱患者签订慢性病连续性健康管理知情同意书，通过HIS系统开具医嘱单。患者完成缴费后即成为慢病连续性健康管理服务的用户。患者及其家属在"华医通"App上打开"慢病服务"专项的服务列表，点击对应的"肝硬化门脉高压介入治疗"，进入查看慢病服务详情。

(2)建立患者个人健康管理档案，包括患者详细的个人基本信息、相关评估量表(如心理、睡眠、生存质量、轻微肝性脑病等)测评，指导患者添加"华西慢性肝病连续健康管理"随访微信。患者和医务人员之间可以通过微信、"华医通"慢病智能系统进行远程疾病的管理。

(3)医护人员使用账号和密码，并选择相应的项目登录进入"慢病智能系统"，选择"病患管理—新增患者"，完成患者入组并完善相关信息。

(二)随访计划的制订及实施

1. 制订肝硬化门脉高压内镜随访计划

由消化科门脉高压介入治疗医护团队共同制订肝硬化门脉高压介入治疗随访计划，定时进行健康宣教、护患沟通、满意度调查、家庭护理指导。定时整理数据，方便以后查询。根据患者肝硬化的原因及合并症情况等制订个性化随访计划，如1、3、6个

月等复查 1 次，以后 6～12 个月复查 1 次。

（1）门诊随访计划：肝硬化门脉高压介入治疗（如 TIPS）患者定期复查 TIPS 专科超声，评估分流通道情况，做超声心动图、肝功能、肾功能、凝血功能、甲胎蛋白等检查，评估患者介入术后的并发症，对出现术后并发症及疾病变化的患者，应安排择期入院。

（2）饮食计划：TIPS 术后不必过度限制蛋白质摄入，注意保持营养代谢平衡。患者可以进食高热量、高纤维、富含优质蛋白的食物，以优质植物蛋白为主；少食多餐，日间进食时间间隔应控制在 3～5 h，夜间可增加进食 1 次。夜间加餐可以碳水化合物为主或服用富含支链氨基酸的制剂，以利于预防骨骼肌减少、改善高氨血症。

（3）休息与活动计划：注意休息，劳逸结合，避免太劳累和剧烈运动，尤其是术后 1 个月内，避免做提重物等可能增加腹内压的动作。

（4）用药计划：病毒感染引起的肝硬化患者需要长期口服抗病毒药物，指导正确服用药物，如恩替卡韦 0.5 mg，要求每天口服，同时观察药物不良反应。

（5）保持大便通畅（每天 2 或 3 次），保证进食足够的蔬菜、水果，术后遵医嘱常规备用缓泻剂，如乳果糖等，规律服药，注意观察药物不良反应。

（6）观察患者的神志变化，一旦出现性格改变和行为异常等，应高度怀疑出现肝性脑病的可能，应及时就医，并与连续性健康管理服务团队联系，指导其用药。

2. 医院而诊/健康管理预约

同本节"肝硬化门脉高压内镜治疗连续性健康管理服务"的相关内容。

3. 健康教育

随访护士给予相关健康宣教。

（三）效果评价

通过前期肝硬化门脉高压介入治疗患者连续性健康管理服务，能瞬时了解患者的需求信息，提高咨询服务水平，提升健康宣教水平，提高随访率；通过建立随访数据库和预警 TIPS 术后出现再出血、支架堵塞的影响因素，可提供数据支撑；协同医护工作，有助于为医疗决策提供依据。

三、原发性肝癌患者介入治疗连续性健康管理服务

原发性肝癌是指发生于肝细胞或肝内胆管上皮细胞的恶性肿瘤，其具有起病隐匿、进展迅速、恶性程度高、治疗难度大等特点，给社会带来了沉重的医疗负担。原发性肝癌的治疗主要包括系统（药物）治疗和 TACE、HAIC、消融治疗等。这些治疗方式是肝癌非手术治疗的组成部分。介入治疗（射频消融、经导管动脉化疗栓塞术、肝动脉灌注化疗等）常用于治疗无法通过手术切除的肝癌，发挥持久的抗肿瘤治疗，同时也可为二期手术做准备。原发性肝癌介入治疗需要终身随访和规范的健康管理，术后首次 1 个月或 2～3 月需要进行随访，以了解疾病进展，评估序贯治疗指征及联合其他系统性治疗方案等。连续性健康管理服务便于集中有序管理患者，定期监测病情变化、按计划就诊，并进行门诊评估，保障医疗服务的连续性，优化个体化治疗方案，同时专业人员可以进行有针对性的指导，协助患者作出正确的治疗决策，提高患者的依从性和满意度。通过原发性肝癌介入治疗患者的连续性健康管理服务项目的开展，可为其提供以下服务。

①全程健康照护：健康档案建立、合并症管理、连续性疾病照护。②一对一随访管理：提供门诊复诊的流畅便捷通道，定期评估疾病活动度、异常结果风险，进行健康指导。③专业化就医指导：个体化治疗方案确定与调整、日常生活管理及饮食指导。④入院绿色通道：患者病情变化时的就诊指导。

(一)筛选与入组

(1)原发性肝癌患者入院行介入治疗后出院当天或医生门诊和患者面对面问诊过程中，医生根据患者情况确定纳入或排除。由随访护士向纳入患者讲解参加原发性肝癌介入治疗连续性健康管理服务的目的及纳入流程，嘱患者签订原发性肝癌介入患者连续性健康管理知情同意书，通过 HIS 系统开具医嘱单。患者完成缴费后即成为慢病连续性健康管理服务的用户。患者及其家属在"华医通"App 上打开"慢病服务"专项的服务列表，点击对应的"原发性肝癌介入患者连续性健康管理"，进入查看慢病服务详情。

(2)建立患者个人健康管理档案，包括患者详细的个人基本信息、相关评估量表(如心理、睡眠、生存质量、轻微肝性脑病等)测评，指导患者添加"华西慢性肝病连续健康管理"随访微信。患者和医务人员之间可以通过微信、"华医通"慢病智能系统进行远程疾病的管理。

(3)医护人员使用账号和密码，并选择相应的项目登录进入"慢病智能系统"，选择"病患管理—新增患者"，完成患者入组，并完善相关信息。

(二)随访计划的制订及实施

1. 制订原发性肝癌介入治疗患者随访计划

由消化科原发性肝癌患者介入治疗医护团队共同制订原发性肝癌介入治疗患者随访计划。

(1)原发性肝癌患者行介入(RFA、TACE、HAIC)等手术及肝癌系统治疗(介入联合靶向、免疫治疗)出院后，可根据介入手术方式的不同制订个性化治疗方案。如首次 1 个月，以后每 2～3 个月复查 1 次。门诊随访计划：原发性肝癌患者根据腹部增强 CT/核磁报告或超声造影检查结果，肝功能、肾功能等化验指标及患者介入术后的并发症，指导患者用药及合理饮食等，对需要择期序贯手术的患者(如 HAIC 每 3 周入院)，安排择期入院信息登记。

(2)患者日志记录管理：具体如下。①每天保证充足的睡眠(6～8 h)，对睡眠障碍患者，必要时可指导其口服助睡眠药物，劳逸结合，可做简单的运动，如散步、打太极拳等，每次活动时间不超过 30 min。以后根据康复情况逐渐增加活动量和强度，适当参加户外活动，保持心情愉快，以利于康复。②进食高蛋白、低脂肪、低胆固醇、高热量、高维生素、清淡、易消化的软食，不吃煎制、熏制食品，避免食用辛辣、刺激性大的食物。戒烟、酒，减轻对肝脏的损害。③监测体温变化，预防感冒。保持室内环境清洁，温度适宜，每日室内通风 2 次，每次不少于 30 min，保持空气湿润，湿度在 50％～60％。

(3)用药计划：具体如下。①靶向药物(如甲磺酸仑伐替尼胶囊等)需要坚持服药：注意观察药物的不良反应，若有轻度不良反应，则应给予对症处理，若有严重不良反应及病情进展，则应停药、换药。②进行免疫治疗计划的患者：每 3 周输注 1 次，每输 3 次进行复查，每次在输注药物前均需抽血检查甲状腺功能、心肌损害标志物等指标，用药期间如出现不良反应，则应及时与慢性病团队成员取得联系，根据病情进行对症处理，必要时应换药或停药。患者不可擅自停药或更换剂量服药，以避免造成严重后果。③辅助用药：应用增强免疫功能的药物，如槐耳颗粒、胸腺肽 α_1，可增强免疫系统反应性，改善患者的生活质量，加快 TACE 术后恢复。

（4）介入术后并发症的观察及预防：患者出院后，注意随访观察患者有无发热、恶心、呕吐、疼痛等栓塞反应，必要时指导用药。

2. 医院面诊/健康管理预约

同本节"肝硬化门脉高压内镜治疗连续性健康管理服务"的相关内容。

3. 健康教育

随访护士给予相关健康宣教。

（三）效果评价

通过前期对原发性肝癌介入治疗患者实施连续性健康管理，做好治疗期间的病情观察和宣传教育，并且定期回访，了解患者的病情进展状况，同时对患者实施一些心理护理，不仅改善了患者的情绪状况，改善了其生活质量，而且提升了护理满意度，对患者的治疗转归非常有利。

四、慢性肝病连续性健康管理智能系统的应用

详见图 9-4。

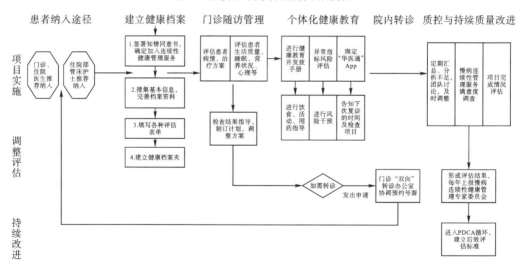

图 9-4 慢性肝病连续性健康管理服务项目流程

（一）登录

医护人员可登录慢病系统后通过系统总览页面查看当前项目中的患者总数、医护总数、项目总数、服务包总数、金额总数、本月新增患者数、本月已随访患者数、本月服务包到期患者数；支持每月查看新增患者和服务到期患者的对比统计图，支持查看医护人员的工作量数据，包括各医护人员所负责患者的数据和各医护人员的新增患者的数据。

（二）随访管理

医护人员在"随访管理"模块可查看有效期内患者、今日随访患者、暂存随访患者、我的责任患者、随访逾期患者、无随访计划患者，可查看患者的诊断信息、服务包信息、上次随访日期、下次随访日期、服务包到期时间；点击"随访"，可快速对患者进行随访操作，可以为患者快速添加随访计划，或者编辑下次随访计划日期。

（三）预约管理

通过患者的随访预约看板，医护人员可清楚地了解近期计划随访患者的预约时间安排；使用随访模板可快速为患者添加随访计划；通过患者管理可以查看有效期内的患者、停止服务的患者和我的责任患者及患者诊断信息、患者当前最新的服务包信息等。

（四）责任管理

医护人员可查看当前系统中患者的责任医护信息，为患者进行责任医护人员信息的系统管理。

（五）标签管理

医护人员可以为患者批量设置标签，通过标签对患者进行统一管理。

（六）电子病历-服务信息

医护人员可查看患者的服务包信息，包括服务包的有效期、服务内容、服务频次、服务包剩余天数、服务记录；可点击"新增减扣"手动减扣服务内容；可查看患者的基本信息、诊断信息、化验信息、影像信息、诊疗信息、特殊检查、随访信息、营养评估、运动康复、宣教信息、用药信息、治疗分析、健康监测、预警管理等内容。

（七）统计报表

医护人员可查看系统各项数据的统计分析报表，主要包括患者管理、临床质控、医护管理三类；可以选取两个年度的数据进行比较分析，也可以根据查询设置的条件来显示统计报表的数据。

（八）健康宣教

医护人员可新增或导入宣教资料，形成宣教资料库，并可对宣教资料设置分类，以便于快速检索；可使用宣教资料制订宣教模板，使用宣教模板可快速为患者添加宣教计划并选择宣教开始时间，系统将根据宣教计划时间按时将宣教资料推送至患者移动端；在患者宣教计划页面，可以查看患者的宣教计划详情；若患者无宣教计划，则点击"添加计划"可使用宣教计划模板快速为患者添加宣教计划。

（九）院外管理

医护人员在院外管理模块可查看患者在移动端记录的生命体征信息；可以查看每项生命体征记录的次数；点击"次数"，可以查看患者的生命体征记录详情，包括患者记录的具体数据和趋势折线图展示。

（十）小工具

小工具模块主要包括医学计算器、短信管理、智能 AI 管理、营养模板管理、模板设置等几个小工具。借助"短信管理"模块，医护人员可以自定义编辑短信模板，并选择患者发送，被发送的患者的手机将接收到相应的短信内容。医护人员可以在"智能 AI 管理"模块根据患者的化验信息建立模板，当系统检测到患者的化验项符合智能 AI 模板设置的条件时，会自动推送"提醒内容"到患者移动端。医护人员可以在"营养模板配置"模块配置营养评估相关的模板，包括饮食推荐模板、饮食建议、饮食注意事项、营养小结等。医护人员可以在"模板设置"模块中设置随访小结等模板。

（十一）"华医通"医生端

1. 慢病服务签约审核

患者支付成功后，医生会在"我—慢病签约审核"里收到一条待审核订单；医生可点击进行审核；服务团队中的"项目联络员"对订单可见，并审核。

2. 医生处理

医生可点击"患者健康档案"，查看患者病历资料，以佐证患者是否有资格加入该慢病服务。点击"审核通过"，患者慢病服务立即生效；点击"拒绝"后，输入拒绝理由方可拒绝患者签约慢病服务，届时订单金额将会原路返还（审核时间为 48 h，超时后订单将会自动审核不通过）。

3. 接待慢病复诊

患者发起慢病咨询后，医生选择是否接待患者，如成功接待，则扣除次数"1"；如医生拒绝接待，则将患者慢病咨询次数返还。

（十二）随访管理菜单

医护人员可选择预约回馈—选择 AI 电话—选择需要通知患者的随访时间段—选择需要自动通知的患者—设置呼叫时间，然后确定保存，系统将在设置好的时间对选择的患者进行自动语音呼叫。

（欧　艳）

第三节　消化道早癌连续性健康管理服务

2020 年全球癌症数据提示，结直肠癌、胃癌、食管癌的发病率分别新增 190 万、100 万、60.4 万，其死亡率分别位居全球第 2 位、第 4 位及第 6 位，共占据了 25.2%。消化道早癌筛查工作的开展及社会医疗卫生水平的提升在一定程度上减少了癌症负担，早诊早治使得晚期肿瘤的发病率及死亡率明显降低。消化道早癌主要是指发生于消化道黏膜层的局灶性癌症。早期食管癌是指浸润深度局限于黏膜层，且不伴有淋巴结转移的癌症；早期胃癌和早期结直肠癌是指浸润局限于黏膜或黏膜下层，无论病灶大小和淋巴结的转移的癌症。随着微创技术的不断发展，EMR 和 ESD 及其他技术目前在临床上使用广泛，它们较外科手术可更多地保留原来的器官，但存在术后复发和淋巴结转移的风险。有研究显示，ESD 的整块切除率为 81.3%，治愈性切除率为 86.1%，5 年生存率为 96.6%，局部复发率为 0.9%，异时癌的发生率为 7.8%，因此消化道早癌内镜手术治疗后需要规范长期随访，以便于观察疾病的进展，及时发现病情变化并给予相应的治疗。

但之前消化道早癌术后随访管理还不够规范，使患者复诊率及依从性不高。为响应中共中央、国务院印发的《"健康中国 2030"规划纲要》，进一步促进医患双方健康管理的有效互动、优化个体化治疗方案和健康管理方法、保证医疗服务的连续性、提高门诊患者的依从性和满意度，在医院的要求和支持下，科室不断推进连续性医疗服务，开展了"消化道早癌延续服务管理"项目。该项目对消化道早癌患者进行集中有序管理，在有效的疾病健康教育基础上，定时评估疾病活动度、监测患者病情变化。该管理模式能督促患者有序分诊、按计划就诊，有利于临床医生监测患者病情的变化，以期对患者术后相关并发症及早癌的复发和转移进行早诊断、早治疗，达到改善患者预后的目的。

一、消化道早癌连续性健康管理团队组成

根据项目实施要求，成立由消化内科主导、胸外科、肿瘤科、病理科、放射科、超声科等多学科医疗团队组成的消化道早癌患者连续性健康管理团队。完整的慢性病管理团队一般由消化道早癌亚专业医疗组各层级医生、病房各层级亚专业护士团队、内镜护士团队、医技团队、病理团队等组成。

二、制订消化道早癌管理框架及工作计划

管理团队制订的消化道早癌连续性健康管理框架（图 9 - 5）的内容包括健康管理服务宣传、服务对象招募（评估筛选患者、知情同意、入组）、患者管理（档案建立）、个体化健康管理计划制订、一对一健康管理服务实施及数据管理平台的建立与管理。

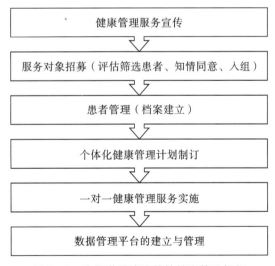

图 9 - 5 消化道早癌连续性健康管理框架

三、消化道早癌连续性健康管理服务的具体实施内容

（一）消化道早癌连续性健康管理服务宣传

为加强对消化道早癌患者的宣传，项目团队制订了消化道早癌相关疾病健康知识及延续服务管理宣传手册，主要介绍多种消化道早癌疾病相关科普知识、连续性健康

管理服务开展的重要性及目的、开展的主要项目及相关费用等具体内容。另外，消化内科与胸外科、肿瘤科、病理科和放射科等科室联合开展了"消化道早癌的多学科门诊"，制作了消化道早癌 MDT 宣传单，便于患者了解 MDT 开展的具体工作内容。MDT 可为患者选择合适的个体化诊疗方案，以期提高患者的远期生存率及生活质量。

(二)消化道早癌连续性健康管理服务对象招募

该项目服务对象主要来源于住院和门诊消化道早癌患者。首先，医生或护士对符合纳入标准的患者发放宣传单或宣传手册，并指导患者及其家属阅读，解答患者及其家属对该项目的疑问。其次，随访护士为自愿加入该项目的患者开具消化道早癌连续性健康管理服务导诊单，并指导患者缴纳 1 年的费用。最后，患者或其家属签署消化道早癌延续性健康服务知情同意书，有效时间 1 年。

(三)消化道早癌患者健康管理档案的建立

患者的健康管理档案包括纸质版和电子版。随访护士在患者入组时收集患者一般资料、出院病情证明书、内镜检查及治疗报告、病理检查报告、影像学检查报告和其他实验室检查报告，填写相关评估量表后，建立纸质版档案存档，同时将收集的信息录入患者电子档案。将患者档案根据疾病种类分类编号和归档，便于医护人员及时全面了解患者病情。

入组的患者还需加入一对一的内镜术后随访微信号、记录随访电话、下载"华医通"App，并在手机上绑定就诊卡号，以便于医护患之间的沟通。医护人员可以及时了解患者的病情动态和咨询需求，及时为患者进行检查报告解读、疾病相关知识指导及心理护理等。

(四)消化道早癌个体化健康管理计划制订

医护一体为患者制订个体化健康管理计划，包括随访时间及检查项目、MDT 门诊讨论及是否进行外科手术等。随访护士将计划整理后发送给患者，使其及时了解自己的随访安排。

(五)一对一健康管理服务实施

健康管理服务项目主要包括以下几点。

(1)每周医护一体讨论入组患者的病情至少 2 次，动态调整患者的随访计划。

(2)根据需要，不定期约患者面谈，解读病理报告，解答患者的疑难问题。

(3)微信推送患者的随访计划及检查结果解读。

(4)梳理入组患者的随访计划，每次提前 2 周通知复查患者，开具复查单。确定患者缴费后，预约相关检查时间，如检查项目为无痛胃肠镜，则应同时告知患者挂麻醉专科号，并告知患者复查时间需要 2 d。所有检查项目预约好后进行微信推送，并告知患者检查流程和注意事项。

(5)健康宣教：随访护士进行微信或电话随访，根据患者的需求进行术后饮食、用药、运动、心理等指导。

(6)做好计划、非计划访视和面谈记录，并存档。

(六)消化道早癌连续性健康管理随访数据的管理

为规范患者的随访数据，我们制订了消化道早癌连续性健康管理数据收集表和消化道早癌患者术后追踪管理记录表。前者将入组患者的所有详细信息进行电子化记录，包括患者的基本信息、各种检查报告、随访计划及随访结果等。后者分别记录了参加MDT及追加外科手术患者、消化内科本科室再入院患者、ESD术后出血患者和面谈患者的相关信息。我们将会依托医院慢病管理网络平台，逐步优化数据的管理。

（唐　莉）

第四节　炎症性肠病延续性健康管理服务

为了保障炎症性肠病治疗的连续性、输注生物制剂的规律性，更好保障患者的用药效果，促进患者黏膜愈合，提高生存和生活质量，进一步优化健康管理模式，完善患者院前、院中、院后的一体化医疗服务，消化内科医护专业团队将医疗、护理服务延伸至家庭、当地医院，使患者的院外用药指导、饮食指导、运动指导等有了更科学、更专业、更便捷的技术支持和服务，有利于提高患者用药依从性、医疗和护理质量，增强医护沟通，提高患者满意度，有效、及时评估用药效果，使患者能够更为及时地用药、换药，使医护团队及时追踪患者病情变化并进行有效指导，从而降低并发症的发生率。

一、筛选与入组

（一）筛选

炎症性肠病主要包括溃疡性结肠炎和克罗恩病，是一种主要累及胃肠道的慢性、非特异性、复发性、炎症性疾病。虽然近20年来国内外学者对炎症性肠病的发生机制和临床诊疗进行了深入研究，但是其具体病因和确切的发生机制目前仍然不清楚，也未发现能够治愈炎症性肠病的药物和方法。目前，炎症性肠病已经成为我国消化系统常见的疑难疾病之一，炎症性肠病的治疗也主要以药物治疗为主。在治疗炎症性肠病的一系列药物之中，生物制剂可通过不同靶点和机制对炎症性肠病发挥治疗作用，具有良好的疗效和安全性，已经成为治疗炎症性肠病的"主力"。使用生物制剂作为主要治疗手段的患者，必须排除禁忌证，拥有明确的适应证，才可以使用生物制剂。

（二）入组

（1）炎症性肠病患者入院期间或门诊就诊期间，医生根据患者情况开具炎症性肠病慢病连续性服务包，患者缴费后可自动纳入慢病管理项目。

（2）慢病管理护士向患者讲解参加炎症性肠病慢病连续性健康管理服务的目标及所包含的服务内容细则，嘱患者签订慢病连续性健康管理知情同意书。炎症性肠病患者及其家属在"华医通"App或者四川大学华西医院微信公众号上打开"慢病服务"专项的服务列表，点击对应的"炎症性肠病慢病连续性服务"，进入查看慢病服务详情。

（3）建立患者个人健康管理档案，包括患者详细的个人基本信息、相关评估量表（如克罗恩病经典CDAI评分、溃疡性结肠炎改良Mayo评分、华西心情指数量表、炎症性肠病生活质量量表等）测评，指导患者添加"华西炎症性肠病连续性健康管理"的随访微信。患者和医护人员可以通过微信、"华医通"慢病智能系统进行远程疾病管理。

（4）医护人员使用账号和密码，选择相应的项目，登录"慢病智能系统"，选择"病患管理—新增患者"，完成患者入组和完善患者信息。

三、随访计划的制订及实施

炎症性肠病患者使用不同生物制剂的随访计划不同。随访计划由炎症性肠病专科医生结合最新诊疗指南和炎症性肠病生物制剂治疗专家建议制订。随访计划所涉及的生物制剂主要包括英夫利昔单抗、阿达木单抗、维得利珠单抗、乌司奴单抗四类。

（1）用药时间、复查内容、时间节点的建立及推送：英夫利昔单抗使用随访表（第1年）见表9-2；阿达木单抗使用随访表（第1年）见表9-3；维得利珠单抗使用随访表（第1年）见表9-4；乌司奴单抗使用随访表（第1年）见表9-5、表9-6。

表9-2 英夫利昔单抗使用随访表（第1年）

项目		注射次数								
		1	2	3	4	5	6	7	8	9
注射时间		0周	2周	6周	14周	22周	30周	38周	46周	54周
体重（kg）		＊	＊	＊	＊	＊	＊	＊	＊	＊
肝炎筛查		＊					＊			＊
CMV、EBV		＊					＊			＊
结核筛查		＊					＊			＊
血常规		＊	＊	＊	＊	＊	＊	＊	＊	＊
血沉		＊	＊	＊	＊	＊	＊	＊	＊	＊
C反应蛋白		＊	＊	＊	＊	＊	＊	＊	＊	＊
肝、肾功能		＊	＊	＊	＊	＊	＊	＊	＊	＊
肠镜（结肠受累者）		＊			＊					＊
胃镜（上消化道受累者）		＊			＊					＊
小肠镜/胶囊内镜		＊			＊					＊
CTE/MRE/肠道超声		＊			＊					＊
肛管MRI（肛周病变）		＊								＊
粪便钙卫蛋白		＊			＊					＊
英夫利昔单抗浓度及抗体浓度										
合并用药	名称	＊	＊	＊	＊	＊	＊	＊	＊	＊
	剂量									
不良反应		＊	＊	＊	＊	＊	＊	＊	＊	＊

注："＊"为用药时间、复查内容、时间节点提示。

表 9-3 阿达木单抗使用随访表(第 1 年)

项目		注射次数										
		1	2	3	5	7	9	11	15	19	23	27
注射时间		0周	2周	4周	8周	12周	16周	20周	28周	36周	44周	52周
体重(kg)		＊	＊	＊	＊	＊	＊	＊	＊	＊	＊	＊
肝炎筛查		＊							＊			＊
结核筛查		＊							＊			＊
CMV、EBV		＊										
血常规		＊	＊	＊	＊	＊	＊	＊	＊	＊	＊	＊
血沉		＊	＊	＊	＊	＊	＊	＊	＊	＊	＊	＊
C 反应蛋白		＊	＊	＊	＊	＊	＊	＊	＊	＊	＊	＊
肝、肾功能		＊	＊	＊	＊	＊	＊	＊	＊	＊	＊	＊
肠镜(结肠受累者)		＊			＊							＊
胃镜(上消化道受累者)		＊			＊							＊
小肠镜/胶囊内镜		＊			＊							＊
CTE/MRE/肠道超声		＊			＊							＊
肛管 MRI(肛周病变)/超声		＊			＊							＊
粪便钙卫蛋白		＊			＊							＊
阿达木单抗浓度及抗体浓度					＊							＊
合并用药	名称	＊	＊	＊	＊			＊	＊	＊	＊	＊
	剂量											
不良反应		＊	＊	＊	＊	＊			＊	＊	＊	＊

注:"＊"为用药时间、复查内容、时间节点提示。

表 9-4 维得利珠单抗使用随访表(第 1 年)

项目	注射次数								
	1	2	3	4	5	6	7	8	9
注射时间	0周	2周	6周	14周	22周	30周	38周	46周	54周
体重(kg)	＊	＊	＊	＊	＊	＊	＊	＊	＊
肝炎筛查	＊				＊				＊
CMV、EBV	＊				＊				＊
结核筛查	＊				＊				＊
血常规	＊	＊	＊	＊	＊	＊	＊	＊	＊
血沉	＊	＊	＊	＊	＊	＊	＊	＊	＊
C 反应蛋白	＊	＊	＊	＊	＊	＊	＊	＊	＊
肝、肾功能	＊	＊	＊	＊	＊	＊	＊	＊	＊
肠镜(结肠受累者)	＊				＊				＊

续表

项目		注射次数								
		1	2	3	4	5	6	7	8	9
胃镜(上消化道受累者)		＊			＊					＊
小肠镜/胶囊内镜		＊			＊					＊
CTE/MRE/肠道超声		＊			＊					＊
肛管 MRI(肛周病变)		＊								＊
粪便钙卫蛋白		＊			＊					
维得利珠单抗浓度及抗体浓度										
合并用药	名称	＊	＊	＊	＊	＊	＊	＊	＊	＊
	剂量									
不良反应		＊	＊	＊	＊	＊	＊	＊	＊	＊

注："＊"为用药时间、复查内容、时间节点提示。

表 9 - 5　乌司奴单抗使用随访表 I（第 1 年）（每 8 周）

项目		注射次数							
		1	2	3	4	5	6	7	8
注射时间		0 周	8 周	16 周	24 周	32 周	40 周	48 周	56 周
体重(kg)		＊	＊	＊	＊	＊	＊	＊	＊
肝炎筛查		＊			＊				＊
结核筛查		＊			＊				＊
CMV、EBV		＊			＊				＊
血常规		＊	＊	＊	＊	＊	＊	＊	＊
血沉		＊	＊	＊	＊	＊	＊	＊	＊
C 反应蛋白		＊	＊	＊	＊	＊	＊	＊	＊
肝、肾功能		＊	＊	＊	＊	＊	＊	＊	＊
肠镜(结肠受累者)		＊		＊					＊
胃镜(上消化道受累者)		＊		＊					＊
小肠镜/胶囊内镜		＊		＊					＊
CTE/MRE/肠道超声		＊		＊					＊
肛管 MRI(肛周病变)		＊		＊					＊
粪便钙卫蛋白		＊		＊					＊
乌司奴单抗浓度及抗体浓度				＊					＊
合并用药	名称	＊	＊	＊	＊	＊	＊	＊	＊
	剂量								
不良反应		＊	＊	＊	＊	＊	＊	＊	＊

注："＊"为用药时间、复查内容、时间节点提示。

表 9-6 乌司奴单抗使用随访表 2(第 1 年)(每 12 周)

项目		注射次数					
		1	2	3	4	5	6
注射时间		0 周	8 周	20 周	32 周	44 周	56 周
体重(kg)		＊	＊	＊	＊	＊	＊
肝炎筛查		＊			＊		＊
结核筛查		＊					＊
CMV、EBV		＊			＊		＊
血常规		＊	＊	＊	＊	＊	＊
血沉		＊	＊	＊	＊	＊	＊
C 反应蛋白		＊	＊	＊	＊	＊	＊
肝、肾功能		＊	＊	＊	＊	＊	＊
肠镜(结肠受累者)		＊		＊			＊
胃镜(上消化道受累者)		＊		＊			＊
小肠镜/胶囊内镜		＊		＊			＊
CTE/MRE/肠道超声		＊		＊			＊
肛管 MRI(肛周病变)/超声		＊		＊			＊
粪便钙卫蛋白		＊		＊			＊
乌司奴单抗浓度及抗体浓度				＊			＊
合并用药	名称	＊	＊	＊	＊	＊	＊
	剂量						
不良反应		＊	＊	＊	＊	＊	＊

注:"＊"为用药时间、复查内容、时间节点提示。

(2)健康宣教计划的建立及推送:在慢病智能管理系统健康宣教计划库里面添加 4 种生物制剂的宣教计划模板(图 9-6)。为输注不同生物制剂的患者建立健康宣教随访计

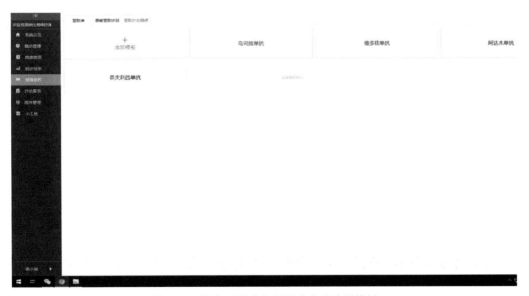

图 9-6 添加 4 种生物制剂的宣教计划模板

划（图9-7和图9-8）。系统会根据日期进行推送。自动统计患者的健康宣教推送信息，并进行记录。患者在"慢病服务"页面可接收健康宣教资料及每次随访计划时间节点的评估量表。

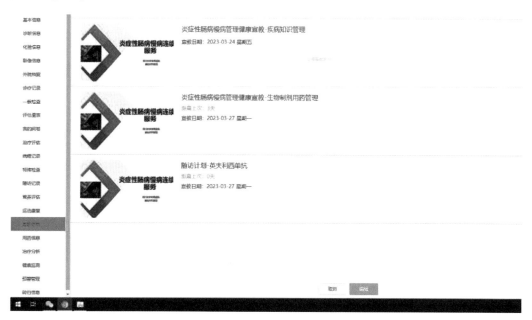

图9-7　建立健康宣教随访计划1

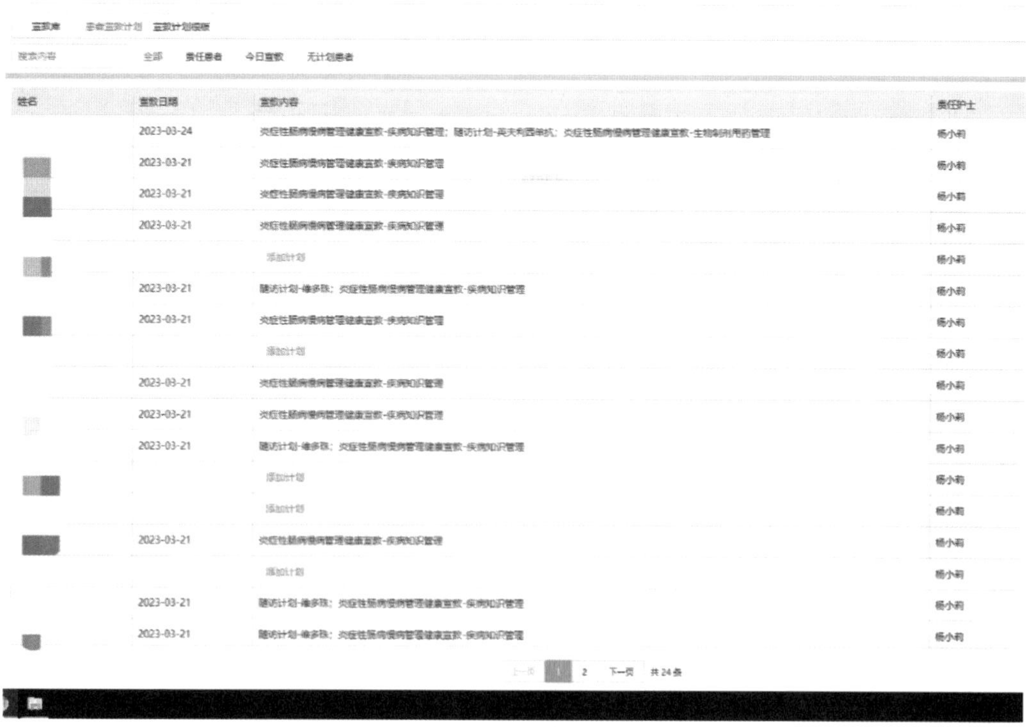

图9-8　建立健康宣教随访计划2

（3）线上复诊的预约：在"华医通"App 或四川大学华西医院微信公众号"慢病服务"板块点击"发起在线复诊"，选择复诊的医生或护士，点击"申请"，被接诊成功后即可与医生、护士进行对话。

（4）门诊慢病复诊的预约：患者通过慢病智能系统预约慢病医生团队的线下复诊。预约成功后，患者凭身份证或就诊卡到相应的诊区就诊。

三、效果评价

通过对参加炎症性肠病连续性健康管理服务的患者提供全面、整体的病情进展的管理，让专科医生对于患者的病情进展有了更好的把握，从而能够为患者提供更为有效的治疗；对于使用生物制剂的炎症性肠病患者来说，可以及时、有效地接受生物制剂治疗，提高生活、生存质量。

（刘怀青，杨小莉）

参考文献

［1］　中国医药教育协会炎症性肠病专业委员会.中国炎症性肠病生物制剂治疗专家建议(试行)［J］.中华消化病与影像杂志(电子版),2021,11(6):244－256.

［2］　中华医学会肝病学分会.肝硬化诊治指南［J］.临床肝胆病杂志,2010,35(11),2408－2425.

［3］　HAMEL B,GUILLAUD O,ROMAN S,et al. Prognostic factors in patients with refractory ascites treated by transjugular intrahepatic portosystemic shunt:From the liver to the kidney［J］. Dig Liver Dis. 2014. 46(11):1001－1007.

［4］　AKINYEMIJU T，ABERA S,AHMED M，et al. The burden of primary liver cancer and underlying etiologies from 1990 to 2015 at the global, regional, and national level:results from the global burden of disease study 2015［J］. JAMA Oncol,2017,3(12):1683－1691.

［5］　国家卫生健康委员会医政司.原发性肝癌诊疗指南(2022 年版)［J］.肝癌电子杂志,2022,9(1):1－22.

［6］　中国抗癌协会肝癌专业委员会转化治疗协作组.肝癌转化治疗中国专家共识(2021版)［J］.中华消化外科杂志,2021,20(6):600－616.

［7］　王姿涵.肝癌介入术后患者护理干预研究进展［J］.全科护理,2020,18(28):3774－3776.

［8］　朱英娥,俞静娴,裔馨颖,等.肝癌介入治疗术后延续性护理的实施效果［J］.国际护理学杂志,2021,40(3):549－553.

第十章 消化系统疾病内镜诊疗与护理

第一节 软式内镜诊疗设备的结构与保养维护

一、软式内镜诊疗设备的结构

软式内镜是消化内镜的主要设备，它由光学系统和机械系统组成。前者包括导像及导光系统；后者包括角度调控系统、注水注气系统、负压吸引系统、钳子管道系统及金属软管和橡胶外壳等。软式内镜的常见种类有电子内镜、十二指肠镜、小肠镜、结肠镜、胆道镜、超声内镜、胶囊内镜等。近年来，随着科学技术的迅速发展与交叉渗透，各类新型内镜不断出现。

（一）电子内镜的构造及原理

1. 电子内镜的组成

电子内镜的总体结构主要由导光插头部、导光软管、操作部、插入部、弯曲部、先端部组成。它通过一个螺旋状的导线连着电子内镜冷光源及图像处理器，图像通过光导纤维束或者CCD进行转换（图10-1、图10-2）。

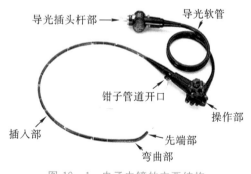

图10-1 电子内镜的主要结构

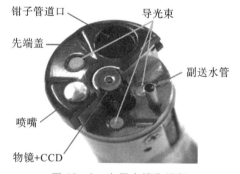

图10-2 电子内镜先端部

2. 电子内镜的光学成像系统（图10-3）

电子内镜的光学成像系统主要包括光源、传导光源的光纤、微型CCD图像传感器、视频系统处理器（内镜主机）及监视器5个部分。

光源是电子内镜成像的基础，通常采用高亮度的氙气灯或LED灯，它提供了光线，使得消化道内部有光照射，这样通过电子内镜才能够看到人体消化道内部的情况。

光纤是电子内镜成像的传输媒介，通常采用高质量的光纤，以保证光纤的传输质量和稳定性，将光线从光源传输到镜头。

微型 CCD 图像传感器及图像处理器是电子内镜成像的核心部分，能够将光线聚焦到人体消化道内部的组织上并将其反射回来，再通过视频处理器转换成视频信号。

监视器是电子内镜成像输出的部分，通过 CCD 传输回来的消化道内部图像经过视频处理器的转换后，再输送到监视器的屏幕上，供医生进行观察和诊断。

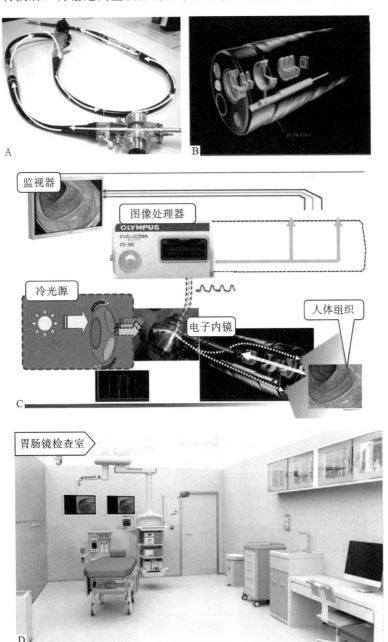

A. 冷光照明光源的传播方向；B. CCD 图像传感器；C. 内镜图像成像原理；D. 胃肠镜检查室。

图 10 - 3 电子内镜的光学成像系统

3. 电子内镜的机械系统

电子内镜通过光学成像系统来进行消化内镜的成像观察，而在复杂弯曲的消化道内做到消化道全腔道观察则需要靠电子内镜的机械系统来完成。电子内镜的机械系统主要分为弯曲及调控系统（操作部）、送气与送水系统、吸引活检系统，以及由金属软管和塑料制成的保护外壳等。电子内镜之所以能够进行消化系统疾病的内镜诊疗，就在于它精密的机械结构的作用。图 10-4 为插入部的内部及先端部的组成。

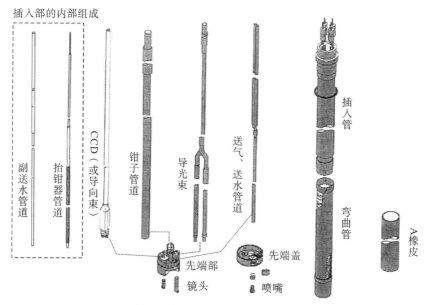

图 10-4　插入部的内部及先端部的组成

（1）弯曲及调控系统：电子内镜操作部（图 10-5）通过转动角度旋钮拉动钢丝，通过钢丝牵引拉动内镜插入部先端弯曲部（图 10-6）的弯曲骨架，从而做到内镜先端部上、下、左、右 4 个角度的控制。

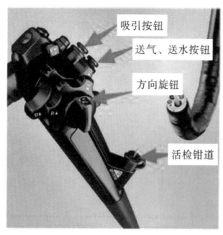

图 10-5　操作部

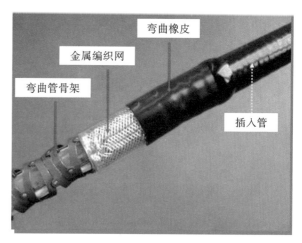

图 10-6　先端弯曲部

（2）吸引活检系统：按下吸引按钮，即可联通吸引系统，通过吸引管道实施负压吸引（图 10 - 7）。借助该管道，医务人员同时可经钳子管道开口插入电子内镜附件，对病变部位实施电子内镜下活体组织采集和电子内镜下微创治疗。

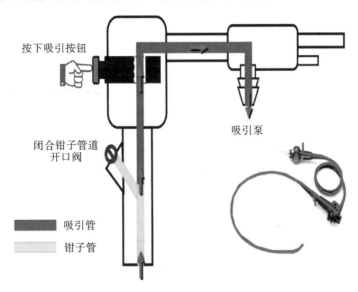

图 10 - 7　吸引活检系统

（3）送气与送水系统（图 10 - 8）：通过电子内镜主机气泵的连接，封住送气与送水按钮（图 10 - 9）出气口，即可完成电子内镜送气并充盈消化道，提供电子内镜诊疗操作视野空间；按下送气、送水按钮，即可完成送水，通过先端部喷嘴冲洗内镜 CCD，以保持视野的清晰。

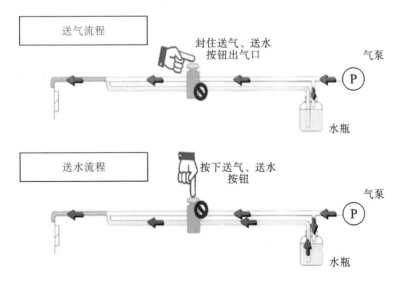

图 10 - 8　送气与送水系统

（二）超声内镜的构造及原理（图 10 - 10）

　　广义上的超声内镜分为内镜下超声及超声内镜 2 种。内镜下超声是指将超声微探头经内镜钳道插入，通过超声微探头进行病变的超声扫描，主要用于消化道黏膜下肿物及消化道早癌的诊断；而超声内镜是将微型超声探头安置在内镜的先端部，可直接观察黏膜表面，同时进行超声扫描，获得消化道管壁各层次及周围临近重要脏器的超声影像。超声内镜可分为电子环形扫描和电子凸阵扫描两种类型，借助电子凸阵扫描超声内镜引导可完成黏膜下、胆胰系统及其他腹腔内病变的穿刺活检或介入治疗。

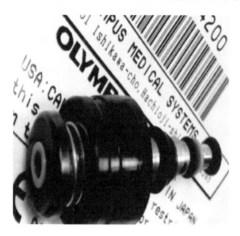

图 10 - 9　送气送水按钮

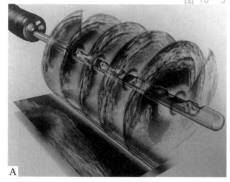

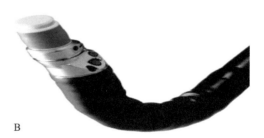

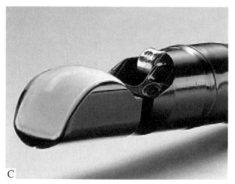

A. 超声内镜微探头；B. 电子环形扫描超声内镜；C. 电子凸阵扫描超声内镜。

图 10 - 10　超声内镜

(三)十二指肠镜的构造及原理(图 10-11)

十二指肠镜采用侧视镜的方式,可清楚观察十二指肠乳头结构及表面黏膜情况,使用抬钳器可调节插入附件的角度,从而顺利完成乳头病变的活检、胰胆管插管造影诊断及其他治疗。采用侧视镜,使其在操作上与普通前视型内镜相比有较大的差别,同时,侧视镜视野小,只能观察到部分食管及胃壁结构,容易遗漏部分病变,一般不作为上消化道病变的常规检查手段。

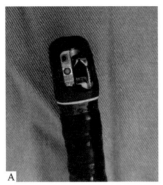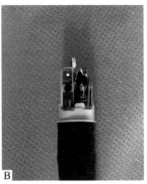

图 10-11 十二指肠镜

(四)高频电发生器

高频电发生器(图 10-12)又称高频电刀,是一种取代机械手术刀进行组织切割的电外科器械。它通过有效电极尖端产生的高频高压电流与机体接触时对组织进行加热,实现对机体组织的分离和凝固,从而起到切割和止血的目的。因高频电发生器需要在内镜下应用,故这里对其进行详细介绍。

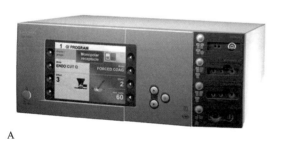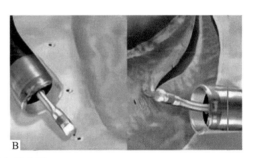

图 10-12 高频电发生器

1. 常用电切、电凝模式的选择应用

(1)电切:高频电输出的切割波为连续的正弦波,在单位面积上通有很高的电流密度,局部产生高温,使接触部位组织细胞中的水分汽化、蛋白分解破裂,从而被切开,但此种波形止血作用甚微。

(2)电凝:采用间断减幅正弦波,与切割不同,电凝仅使组织蛋白质变性与凝固,而不产生组织的汽化。

(3)切凝混合模式(ENDO CUT):为目前消化内镜手术主流的切割模式,由不同比例的切割波及凝固波共同组成,相互循环进行组织的切割,可以实现兼顾组织切割及血管凝固的目标。

2. 参数选择

(1)电切模式参数的选择：电切一般选择 ENDO CUT(图 10 - 13)，它由连续的电切和电凝自动交替，具有良好的可控性，在有效电切的同时可达到最佳的止血效果。以下为 ENDO CUT 3 个参数的设置技巧。①效果：主要设置切割过程中的电凝效果，效果参数越大、电切过程中电凝成分越多，则止血效果越好。②切割宽度：切割宽度越大，切割速度越快；反之，则越慢。③切割时间间隔：它主要设置电切输出和电凝输出构成的切割时间间隔，时间间隔时间越短，则电切、电凝构成的切割时间间隔越短，切割速度越快；反之，则越慢。

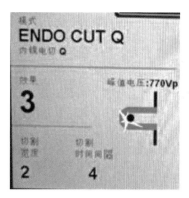

图 10 - 13 ENDO CUT

(2)电凝模式的参数选择：消化内镜手术主要选择参数为强力电凝和柔和电凝(图10 - 14)。①强力电凝：为快而有效的标准的电凝模式。②柔和电凝：能防止组织碳化，大大降低电极对组织的粘连，但较其他电凝模式深度更深。效果：同样决定电凝的效果，效果参数值越大，电凝效果越好。功率：功率大小决定电凝程度。

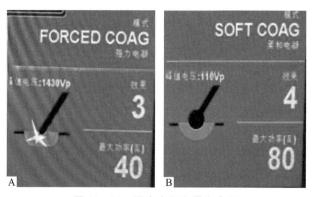

图 10 - 14 强力电凝和柔和电凝

3. 氩等离子凝固(argon plasma coagulation，APC)(图 10 - 15)

APC 通过氩气电离后形成具有导电性的氩等离子体，氩等离子体传导高频电流所产生的的热效应来达到止血或凝固病变组织的目的(图 10 - 16)。

APC 的优势：①有效、安全，非接触性使用，避免了因接触治疗而引起探头和组织的粘连；②有限的凝固深度，一般为 0.5～3 mm，不易发生穿孔，可大面积迅速凝血；③氩气电极均匀、细密，形成的结痂较为牢固。

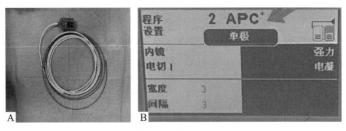

图 10 - 15　APC

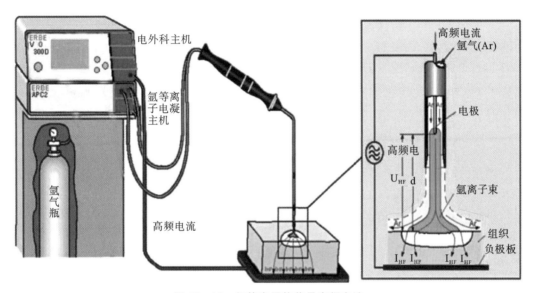

图 10 - 16　氩等离子体传导高频电流

4. 使用高频电发生器的注意事项

(1)患者准备：①检查患者是否佩戴金属饰品或有金属植入物。若佩戴金属饰品，则应嘱其取下，以防止因高频电磁场过大而使金属饰品灼伤患者皮肤；若体内有金属植入物，则应尽量将电极板贴在远离金属植入物处，以防止因高频电磁场过大而造成金属植入物处灼伤。②正确使用电极板，原则上应将电极板贴于易于观察、清洁、平坦、干燥、少毛、离切割点较近位置的皮肤处(图 10 - 17)，必要时，可进行备皮(刮除毛发)或在电极板上涂抹导电胶。③检查患者是否安置心脏起搏器，高频电发生器和心脏起搏器均会形成回路，两个回路相互作用、干扰，使得心脏起搏器可能被抑制，进而导致心脏起搏器停止搏动；高频电发生器的电流通过起搏器环路时，可灼伤环路上的组织，甚至可灼伤心肌。因此，切割点应尽量远离起搏器，不在起搏器范围内使用电刀，确保电流回路不经过或者不靠近起搏器，避免对起搏器回路造成干扰。可在术前请心内科会诊，做好患者的保障工作。④检查患者术前肠道准备用药是否为甘露醇，甘露醇清洁肠道后会在肠道内产生氢气、甲烷等易燃气体，在使用高频电发生器时有可能引起肠道爆炸。

(2)其他注意事项：①因使用高频电时会对打印、拍照、录像等设备造成干扰，导致记录效果不佳，故应尽量避免高频电发生器与内镜诊疗工作站接同一个电源；②诊疗期间必须远离易燃易爆物品；③应定期对高频电发生器进行质控及维护。

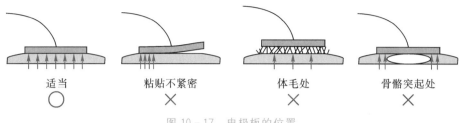

| 适当 ○ | 粘贴不紧密 × | 体毛处 × | 骨骼突起处 × |

图 10-17　电极板的位置

(五)其他特殊内镜技术

近十多年，许多特殊内镜技术不断开发并应用于临床，如色素内镜、放大内镜、共聚焦显微内镜、内镜光相干成像技术、AI内镜等新型内镜技术。内镜下微创治疗技术也得到飞速发展，包括EMR、ESD、POEM、经内镜逆行性胰胆管造影(endoscopic retrograde cholangiopancreatography，ERCP)等。这些技术的开展离不开内镜治疗设备和附件的发展。

二、消化内镜诊疗设备的日常保养维护

消化内镜是消化道疾病检查的首选工具。其设备的结构复杂、精细，容易因各种不当操作而损坏。一方面，设备的故障会影响临床内镜诊疗的安全、质量和工作进度，缩短设备使用寿命；另一方面，因为价格昂贵，维修难度大，维修费用较高，所以会影响科室的成本控制。因此，在日常工作中，熟练掌握设备的规范操作，进行精细的维护和保养，杜绝有损设备功能和结构的不良习惯和错误操作，是设备管理的重要组成部分。

(一)技术培训与管理

1. 强化设备管理意识

正确认识维修事件，包括费用、设备寿命、对患者安全的威胁、对工作的影响、养成正确操作习惯的必要性等。

2. 设备投入使用前的技术培训

操作人员须掌握设备的结构、操作方法及原理，熟悉日常保养的关键操作，这是降低设备因人为过失而造成损害的基本保障。

3. 专人负责

责任部门应做好设备管理运行、库存及技术培训管理。

4. 督导和反馈

负责人定期向全体工作人员反馈设备维修记录，分析故障原因，指出人为过失操作所致的故障，提出改进措施。

(二)日常维护与保养

1. 内镜诊疗操作间的维护与保养

(1)正确持镜：从转运容器中取用内镜前，应更换无菌手套，避免使经消毒、灭菌处理的内镜再受污染。注意对内镜先端部的保护，避免挤压和碰撞。右手握持内镜操作部，将其从容器中提起，同时，左手轻握导光电缆部和插入部，缓慢提起内镜，并顺延至弯曲部，食指和中指夹住弯曲部，与导光插头部形成分隔，操作过程中应避免对先端部的

挤压，禁止单手持镜。

（2）安全悬挂：右手将内镜操纵部妥善挂入内镜挂架卡槽内，反复调试 2 次，确认无滑脱后方可松开。

挂架卡槽应为软质且富于弹性的材质，避免材质过硬和棱角锋锐的结构对内镜造成损伤。右手握住插入部，顺着镜身下移至弯曲部，注意避免碰撞先端部和污染整个插入部（图 10-18）。操作时，可采用先端部保护套保护（图 10-19），将插入部前半部分置于治疗车的无菌治疗巾内，也可使之自然悬挂于主机旁。

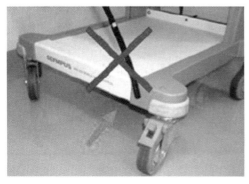
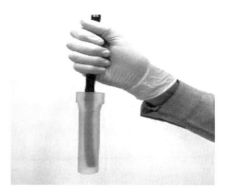

图 10-18　避免碰撞先端部和污染整个插入部　　图 10-19　采用先端部保护套保护

该操作属于日常工作中的频繁操作，是较易导致内镜损伤和污染的环节。对先端部镜头（特别是 CCD）的碰伤将会造成内镜图像模糊或无图像，影响内镜诊治，维修费用十分昂贵。

（3）内镜连接主机和光源：连接前，须确认导光电杆干燥清洁，以免因潮湿而影响电器对图像的干扰。另外，内镜导光杆如因长期的潮湿水蚀、残留消毒剂的腐蚀和水锈导致插入口电气接点腐蚀受损或氧化生锈，则可影响内镜与主机的密闭衔接及送气、送水功能等。插入导光杆时，应将导光杆对准光源（或 290 主机）插口，顺应插入，避免碰撞和插入角度错误。若为奥林巴斯 260 系列内镜，则需连接调光电缆，将调光电缆端的电气接点与主机端电气接点精准对接，否则会损坏电子 CCD 系统，导致图像异常，呈黑白、横条波纹等（图 10-20）。对准电气接点吻合，到底后右旋，至"白点"对齐。连接送气、送水瓶时，应注意准确对接，避免长期"盲接"磨损接口，导致密闭功能异常。

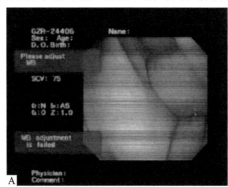
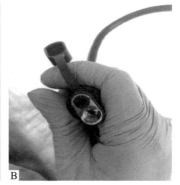

A. 图像横条波纹；B. 送气、送水瓶接口处磨损。

图 10-20　损坏电子 CCD 系统的表现

(4)防咬伤：内镜的咬伤多出现于无痛内镜患者诊疗过程中(图 10 - 21)，因此需注意以下两点。①牙垫的固定。宜使用戴固定弹力带的牙垫，在操作过程中，麻醉医生在固定氧气面罩的同时，用食指和中指辅助固定牙垫(图 10 - 22)。②诊疗过程中，需密切观察患者的躯体反应，维持安全有效的镇静深度，避免患者因躁动、牙垫松脱而咬伤内镜。进行床旁预处理前，应目测内镜有无咬痕。对发生被咬的内镜，应及时进行漏水测试，并与工程师取得联系，及时做好后续处理。

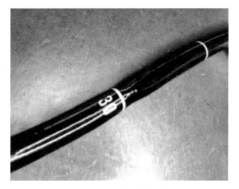

图 10 - 21　内镜的咬伤

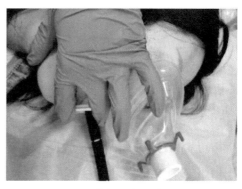

图 10 - 22　用食指和中指辅助固定牙垫

(5)防内镜附件的刺伤：内镜附件的刺伤常由经钳道插入诊疗器械所致。其常见情况如图 10 - 23、图 10 - 24 所示。在诊疗操作中需注意以下几点：①插入器械时，应先关闭器械，退出时，也须关闭器械或将器械收回到外鞘管后退出；②插入器械时，尽量使内镜的先端弯曲部呈自由位伸直，忌先端部在弯曲的状态下推出器械，比如胃底反转状态、直乙交界和降乙交界处的治疗；③插入器械时，应先快后慢；④插入不畅时，不能强行推送。

(6)三角部折损：见图 10 - 25。易导致三角部折损的临床现象有：①肠镜检查带裙进镜至镜身

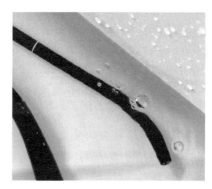

图 10 - 23　内镜外壁被锐器刺伤漏水

长度"不足"；②胃镜检查进入十二指肠水平段或外科手术后，患者的检查至镜身长度"不足"；③操作医生习惯性错误操作(图 10 - 26)(正确的持镜操作如图 10 - 27 所示)。

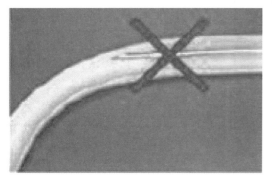

图 10 - 24　锐器未收回，刺伤钳道内壁

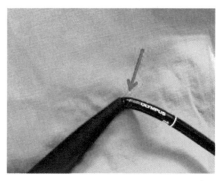

图 10 - 25　三角部折损

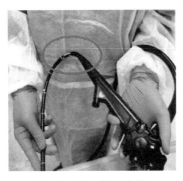

图 10-26 错误持镜

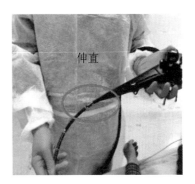

伸直

图 10-27 正确持镜

(7)内镜操纵部各功能键按钮磨损：按钮虽然属于耗损件，但是规范的操作会延长其使用寿命。操作者固定按钮时，应按压在按钮顶部平面上，如习惯按压在按钮的棱角上，则可因橡胶与内部的金属棱角摩擦而导致橡胶破损，这是临床较常见的漏水现象。进行漏水测试时，应常规检查 1 号按钮有无漏水。1 号按钮破裂如图 10-28 所示。

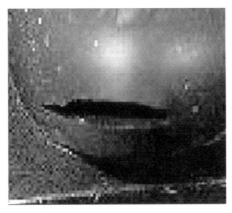

图 10-28 1号按钮破损

(8)过度用力转动方向旋钮和抬钳器，导致钢丝张力下降，功能异常：操作时，应注意避免暴力操作。

(9)正确从挂架上取下内镜：左手从挂架上取下操纵部时，右手扶住内镜插入部的中段，缓慢顺延至弯曲部，避免因动作过快、过大而导致内镜先端部与周围物品发生碰撞。

(10)床旁预处理：应注意以下事项。①及时完成。②解锁内镜操作部的大、小固定角旋钮，使之处于自由位。右手持插入部中段将内镜先端部放入多酶清洗剂容器中，防止碰撞。③选择内镜专用的多酶清洗剂。④擦洗内镜先端时，须顺应喷嘴方向擦拭，防止因反向擦洗而导致异物堵塞喷嘴，避免动作粗暴。⑤使用 AW 按钮，完成对送气、送水管道的充分冲洗。⑥加强对床旁内镜诊疗后内镜预处理的管理，外出时，应携带多酶清洗剂，用于术后床旁预处理。

(11)有调光电缆线的内镜(如 260 系列)的处理：卸除后，应将调光电缆接头妥善固定在挂架上(图 10-29)，避免因碰撞、拉扯而受损。

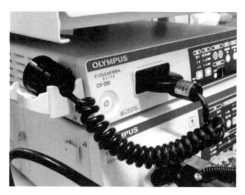

图 10-29　妥善固定调光电缆接头

（12）内镜转运：放入转运车时，应注意保护先端部，避免过度打折。对预处理后的内镜，应转运至内镜洗消室，及时进行再处理。避免长时间存放内镜，以防因残留污染物干涸而增加清洗难度；规范执行"一用一转运"原则（图 10-30），避免因一次转运多条内镜而造成对内镜的压迫，避免与锋锐器械混合转运（图 10-31）。

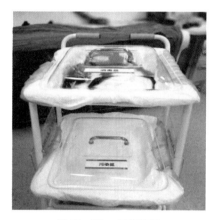

图 10-30　规范转运

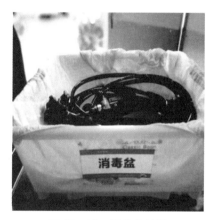

图 10-31　不规范转运

（13）节约光源时间：内镜冷光源由氙灯提供，因各种氙灯都有限定的使用寿命，故待机状态中应避免长时间打开光源等待操作，同时，还应避免频繁开关光源。当到达限定使用时间时，会出现视野亮度不足的情况，应及时更换灯泡，并在设备登记本上记录。

2. 内镜在清洗消毒期间的维护与保养

（1）清洗用的设备设施：①清洗槽内径应不小于 40 cm×40 cm，槽体内面应光滑完整，不宜采用内面有凹凸的水槽，以便于清理和消毒水槽；②应选择耐腐蚀材质制作的清洗消毒槽；③擦洗内镜应使用无屑的软布；④刷洗内镜管道，钳子管道开口处，送气、送水按钮时，清洗刷应规格匹配、结构完整、刷毛饱满、柔韧适中；⑤选用与内镜材质相容性好的清洗剂和消毒剂。消毒剂对内镜的腐蚀如图 10-32 所示。

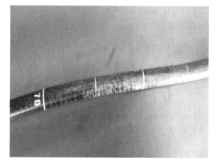

图 10-32　消毒剂对内镜的腐蚀

(2)操作规范和动作轻柔：①在整个操作过程中，均应注意对先端部的保护；②清洗前后，十二指肠镜的抬钳器应处于自由位，以免对镜身其他部位造成损伤；③小肠镜插入部较胃镜、结肠镜长，清洗消毒时注意盘圈直径应不小于 20 cm，避免暴力拖拽；④刷洗管道时，应注意保持从左手食指垫上退出清洗刷，避免对吸引底座的长期磨损（图 10 - 33 和图 10 - 34）；⑤避免与锋利的器械混合清洗；⑥清洗前，应检查防水盖是否盖好（图 10 - 35），以免漏水。

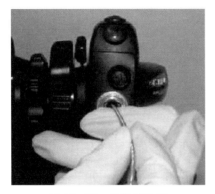
图 10 - 33 退出清洗刷

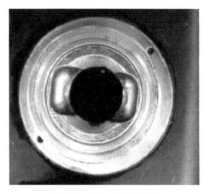
图 10 - 34 避免磨损

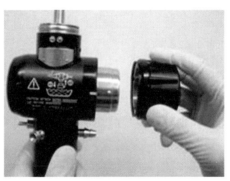
图 10 - 35 检查防水盖是否盖好

(3)测漏：为及时发现内镜破损的简单有效的方法，可防止因破损扩大和管壁内进水量增加或时间延长而导致的一系列危害，应根据情况及时给予相应处理。

(4)控制适宜的空气压力：①一般不超过 0.5 MPa，避免压力过高对管腔壁的损伤；②对十二指肠镜和超声内镜的抬钳器管道，宜采用 5 mL 空针连接专用冲洗连接管进行干燥处理。

(5)避免消毒机盖压迫内镜。

(6)正确刷洗送气、送水按钮：刷洗送气、送水按钮时，应轻柔环绕橡胶片刷洗，以减少对橡胶片的磨损（图 10 - 36）。

(7)选择适合软式内镜的灭菌方式，防止超过 1 h 的液体浸泡对内镜密闭性的破坏和灭菌气体对内镜的压力损伤。消化内镜只可使用过氧化氢低温等离子灭菌

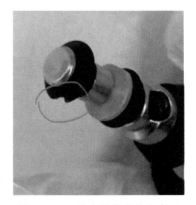
图 10 - 36 减少对橡胶片的磨损

（二氧化硫）。

3. 储存的维护与保养

（1）每日诊疗工作结束后，将内镜储存于专用储镜柜或储镜房内。

（2）储存的方式：可选择悬挂或盘存，应将弯曲旋钮置于自由位。存放过程中，应避免碰撞和折叠（如小肠镜、超声内镜的导光电缆），应控制带持续干燥功能的储镜柜内干燥空气的压力（图 10-37）。

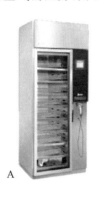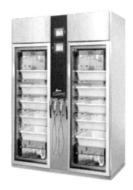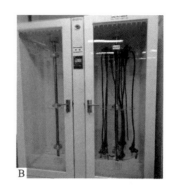

图 10-37 储存的方式

（3）储存环境的控制：①避免高、低温对内镜表面材质的破坏，应将储镜柜或储镜房内的温度控制在 18～56 ℃、应将湿度控制在 30%～70%（图 10-38）；②内镜储存期间，禁止采用紫外线消毒储镜柜或储镜房。

（4）储镜柜内表面或者储镜房墙壁内表面应光滑、无缝隙、便于清洁，每周应对其清洁、消毒 1 次。

（5）使用储镜柜储存的，应保持储镜柜的功能正常，防止储镜柜内部的通风、干燥功能丧失而导致内镜潮湿、滋生细菌，使镜身材质损坏等。

（6）储存超过 24 h 的内镜需经再次消毒后方能用于患者检查。

（7）对灭菌后的内镜及附件，应当按无菌物品储存的要求进行储存。

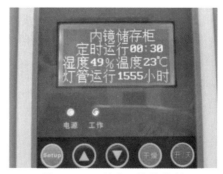

图 10-38 储存环境的控制

4. 内镜送修转运的方法

对将要维修的内镜，应用内镜转运箱妥善固定后转运。

5. 对内镜主机及光源的保养

（1）主机的物表消毒：一般情况下，应选择低或无腐蚀性的消毒剂（如 75% 酒精）进行每日消毒，特殊情况下，可用高腐蚀性消毒剂消毒后，及时用清水擦去残留的消毒剂。清洁消毒时，应避免液体对主机接口的侵蚀。

（2）定时对主机箱内进行除尘处理。工作结束后，应关闭电源，更换氙灯时，应均匀涂好散热胶。

（3）携设备外出操作时，应注意转运途中避免振荡和碰撞。

6. 工程师定期检修

（1）对内镜旋钮角度和按键功能进行检查和调试，及时调整内镜旋钮角度不够和按钮灵敏度不够的情况。

（2）对内镜橡胶老化的的情况进行检查（图 10－39），特别是插入部、先端部的橡胶老化可能对患者消化道黏膜造成损伤，故应适时更换。

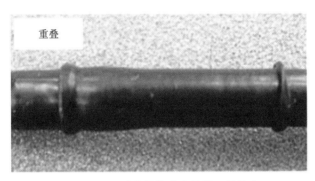

图 10－39　对内镜橡胶老化情况的检查

（3）对内镜先端部进行检查，其常见情况如图 10－40 所示。

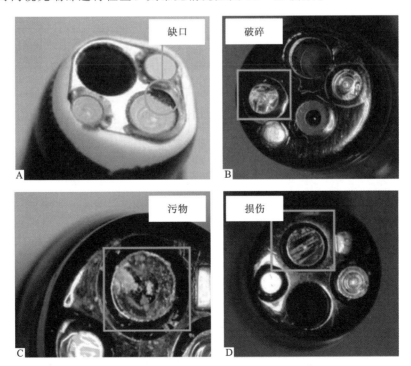

图 10－40　对内镜先端部进行检查的常见情况

（4）对反复维修使用寿命达到报废年限的内镜，应适时提出报废建议。

（白　帅，李　珊）

第二节　消化内镜使用后再处理的方案与操作流程

一、概述

消化内镜检查和治疗是一项侵入性诊疗技术，根据卫生部（现为国家卫健委）《软式内镜清洗消毒技术操作规范》（2016 版）的要求，对所有软式内镜，每次使用后均应进行彻底清洗和高水平消毒或灭菌处理；对凡进入人体无菌组织、器官，或接触破损皮肤、破损黏膜的软式内镜及附件，均应灭菌；对与完整黏膜相接触的软式内镜及附属物品、器具，均应进行高水平消毒。因为内镜构造精细复杂、管腔多且细长，容易滋生微生物，所以规范软式内镜的清洗、消毒流程（图 10-41），加强对内镜清洗、消毒、保养的管理，是预防和控制内镜相关医院内感染的关键手段。

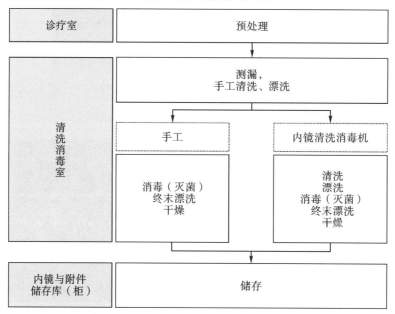

图 10-41　软式内镜的清洗、消毒流程

二、床旁预处理

（一）目的

软式内镜使用后的污染成分主要包括血液、糖类、脂肪类、蛋白类物质，尤其是以蛋白质为主的黏多糖，极容易干涸结痂，造成清洗困难，从而导致消毒失败。内镜诊疗结束后，应立即使用医用清洗剂及时清除附着在内镜表面及腔内的大部分污染物，避免污染物干涸，并及时送清洗、消毒间进行后续处理，以利于提高内镜清洗质量。

(二)步骤

(1)内镜诊疗结束后，立即用蘸有清洗剂的无菌纱布从操作部保护套至先端部进行擦拭；用避污纸关闭光源、气泵(图 10 - 42)。

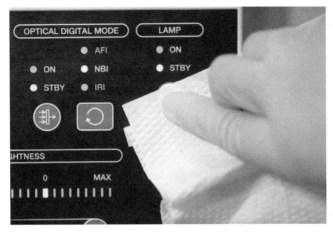

图 10 - 42　关闭光源、气泵

(2)将先端部浸入清洗剂中，按下吸引按钮，抽吸，直至清澈的清洗剂流入吸引管(图 10 - 43)。

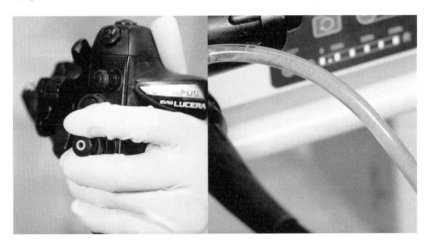

图 10 - 43　抽吸清洗剂

(3)取下钳子管道开口阀，置入清洗剂内，连接吸引接头于钳子管道开口，将吸引接头重力段置入清洗剂中，按下吸引按钮，持续向钳子管道冲洗约 10 s；将先端部从洗涤液中取出，按下吸引按钮，进行 10 s 的空气吸引；用避污纸关闭光源、气泵。

(4)将送气、送水按钮，吸引按钮和钳子管道开口阀取下，放入盛有清洗剂的容器内，并安装 AW 管道清洗接头(图 10 - 44)。

(5)打开气泵开关，并调节至最大输出("HIGH")。

(6)将先端部浸入清洗剂中，向管道中送气 10 s 或更长时间，然后将先端部提离水面，并按下 AW 管道清洗接头，向管道中送水 10 s(图 10 - 45)。

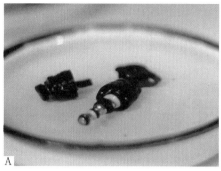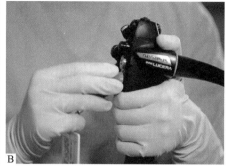

A. 取下相关按钮和开口阀；B. 安装 AW 管道清洗接头。

图 10 - 44　使用 AW 管道清洗接头

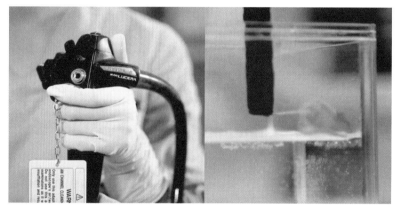

图 10 - 45　向管道中送水

(7)用避污纸关闭主机电源和气泵，取下送气、送水瓶接头，放置于接头卡槽内。确认防水盖内没有水渍并盖好，分离内镜电缆，拔除吸引管并放入黄色垃圾桶内，取下导光插入杆。

(8)将内镜置于污染内镜转运车内，拔下 AW 管道清洗接头，并将各类按钮一同放入转运车内。

(9)脱去手套、消毒双手；盖上转运车盖，将内镜放入转运车，并送至清洗消毒室（图 10 - 46），在这个过程中，应避免内镜先端受压及转运车盖污染。

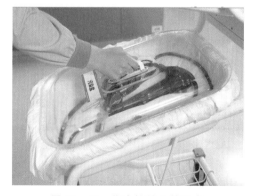

图 10 - 46　将内镜放入转运车

三、测漏

(一)目的

测漏是软式内镜再处理的重要环节。床旁预处理后,通过测漏,可及时发现内镜漏水现象,并及时进行必要的维修,以免因延迟维修而带来不良后果。

(二)步骤

(1)在40 cm×40 cm的槽中注入足够淹没整条内镜的清水;将测漏器接头插入保养装置中,然后启动保养装置;确认测漏器接头帽内侧干燥,轻按接头帽中的突起时,应有空气排出。

(2)将内镜从转运车内取出,检查外观有无明显破损、防水盖是否安装到位;确认防水盖的通气口外侧无水渍,将测漏器接头帽连接至通气口上并旋转到底;观察弯曲部橡皮是否膨胀,判断内镜内压是否正常。

(3)将整个内镜泡入水中,注意保护内镜前端,防止过度弯曲、碰撞及受压;连接全管道灌流器;用无菌纱布轻轻拭去附着在内镜表面的气泡;用20 mL空针向灌流管的送气、送水管道接口和吸引管道接口反复注水,直至先端部无气泡冒出(图10-47)。

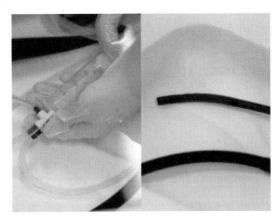

图10-47　向管道内注水

(4)在水中旋转角度控制旋钮(上、下、左、右四个方向)到最大角度并均停留10 s,观察内镜弯曲部、先端部、大小旋钮底座是否有气泡冒出(图10-48);依次按压内镜1~4号遥控按钮,观察各按钮处有无气泡冒出;用"S"形的方法检查内镜有无气泡冒出,特别是操作时容易发生皱褶的部位;注意"S"形幅度不能太小,以免因过度弯曲而损伤内镜。

(5)再次用20 mL空针向灌流管的送气、送水管道接口和吸引管道接口反复注水,观察内镜先端部、弯曲部是否有气泡冒出;取下全管道灌流管,将内镜连同测漏器一起从水中取出,并排出管道中的水;关闭保养装置,取下测漏器;取下测漏器前,务必先关闭保养装置,否则会使内镜非正常减压,导致内镜损坏。等待30 s或直到弯曲部的橡皮恢复原状后,方可取下侧漏器。

(6)从通气口上取下测漏器;脱下手套,消毒双手;记录时间、内镜编号、内镜型号、测漏结果、处理方法、操作人员等。

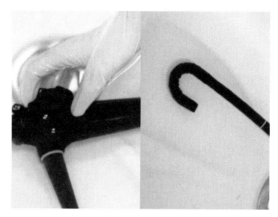

图 10 - 48　旋转大小旋钮

四、手工清洗、消毒

(一)目的

手工清洗具有十分重要的意义。通过手工清洗，可有效去除附着于内镜表面和管腔内的各种污染物，降低消毒剂生物负荷，保障消毒、灭菌效果。无论以何种方式进行消毒，彻底的手工清洗都是消毒成功的关键和基础。而有效的内镜干燥可以预防微生物病原体的繁殖，合格的储存则能避免微生物的滋生及内镜的二次污染。

(二)步骤

1. 清洗

(1)扫描操作人员及内镜 ID 卡，记录内镜信息、开始清洗时间及操作人员信息(患者信息已在检查前录入追溯系统)；根据清洗用水容积配置好清洗剂，水温的要求参照酶液产品说明书，这样才能使酶液效果达到最佳。如果水温低于或超过标准范围，则会降低酶活性，使菌体蛋白凝固成生物膜，增加清洗难度。清洗剂配比可参照产品说明书。

(2)将内镜浸泡在清洗剂中，用无菌纱布螺旋式擦洗内镜表面，沿喷嘴开口擦洗物镜表面，以免造成喷嘴堵塞。

(3)在距离刷头 3 cm 的位置握住管道清洗刷，将其以 45°角插入吸引活塞管道侧壁的开口内(图 10 - 49)，一边轻轻抖动，一边向插入部插入清洗刷，直到刷头从内镜先端部伸出，在清洗剂中清洗刷毛，拔出清洗刷并再次清洗刷毛，重复以上操作，直到完全除去所有碎屑。

(4)将管道清洗刷以 90°角插入吸引活塞的开口(图 10 - 50)，直到刷头从导光插头杆部的吸引接口伸出，在清洗剂中清洗刷毛，拔出清洗刷并再次清洗刷毛，重复以上操作，直到完全除去所有碎屑；将管道开口清洗刷插入吸引按钮开口内，直到刷子的一半插入活塞，旋转清洗刷 1 次，抽出刷子，在清洗剂中清洗刷毛，重复几次，直到完全除去所有碎屑；将管道开口清洗刷插入送气、送水按钮管道开口，旋转清洗刷 1 次，抽出清洗刷，在清洗剂中清洗刷毛，重复几次，直到完全除去所有碎屑。

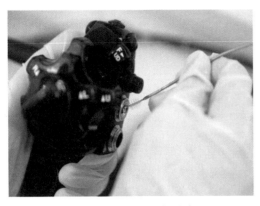

图 10-49 以 45°角刷洗

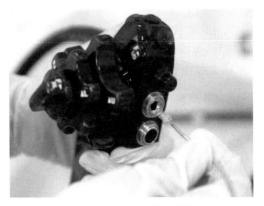

图 10-50 以 90°角刷洗

（5）将管道开口清洗刷插入钳子管道口内（图 10-51），直到刷柄接触到管道开口。旋转清洗刷 1 次，抽出清洗刷，在清洗剂中清洗刷毛，重复几次，直到完全除去所有碎屑。

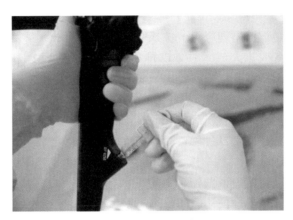

图 10-51 刷洗钳子管道口

（6）用管道开口清洗刷刷洗操作部各缝隙，特别是角度旋转按钮缝隙处，送气、送水按钮开口，吸引按钮开口，钳子管道口周围，重复刷洗几次，直到完全除去所有碎屑。

（7）安装全管路灌流器，用避污纸点击控制面板"灌流"按钮，向送气、送水管道，吸引管道，钳子管道内灌注清洗剂，灌洗时间应遵循产品说明书的要求（不小于 2 min）。

（8）用无菌纱布擦洗送气、送水按钮，AW 清洗按钮，吸引按钮和钳子管道开口阀的外表面；用管道清洗刷分别刷洗送气、送水按钮，AW 清洗按钮，吸引按钮开口处、通道及其内侧缝隙；用管道开口刷刷洗钳子管道开口阀内、外侧壁，开口和通道；用 20 mL 注射器向各类按钮、阀门的缝隙及吸引清洗接头管道内注水冲洗，用无菌纱布擦洗各类清洗刷和吸引清洗接头外表面；在清洗剂中清洗管道清洗刷。

（9）将所有按钮、阀门和清洗刷一同放入超声振荡仪内清洗（图 10-52），时间遵照产品说明书的要求；灌流结束后，排放清洗剂，点击"吹气"按钮，向内镜各腔道充气 30 s，以排尽清洗剂。

2. 漂洗

（1）从初洗水槽上拔下全管道灌流器，将内镜连同全管道灌流器一起放入漂洗槽内；扫描内镜 ID 卡，记录内镜漂洗时间；在流动水下用无菌纱布反复擦洗内镜表面（图 10-53）。

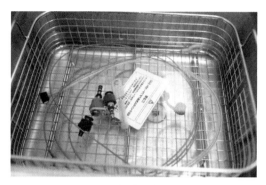 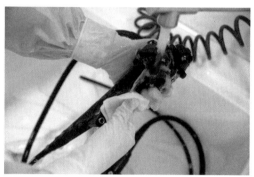

图 10-52　超声振荡仪内清洗　　　　　　　　图 10-53　漂洗

（2）安装灌流器，点击"注流"按钮，向内镜各腔道灌洗至少 30 s；从超声振荡仪中取出各类按钮、阀门、清洗刷和吸引清洗接头，并在流动水下反复冲洗；灌洗结束后，点击"吹气"按钮，向各腔道充气 30 s，以排尽水分；从漂洗槽上取下灌流器，用无菌纱布擦干内镜表面，并用高压气枪吹干内镜表面、管腔内及各类按钮、阀门上的水分。

3. 消毒

不同的消毒产品、测试方法、测定时间对比色卡的结果有所不同，需仔细阅读产品说明书，并严格执行。这里以过氧乙酸为例进行说明。

（1）测试消毒剂浓度（图 10-54），如消毒剂浓度不合格，则应立即更换；每天必须对消毒剂的浓度进行检测，消毒剂消毒的有效浓度和消毒时间按产品说明书的要求执行。一旦浓度低于有效浓度或使用时间超过说明书规定，就应及时更换。

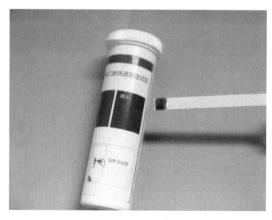

图 10-54　测试消毒剂浓度

（2）扫描内镜 ID 卡，记录消毒时间；将内镜连同全管道灌流器、各类按钮和阀门、清洗刷及吸引清洗接头一起浸没于消毒剂中。

（3）安装灌流器，用无菌纱布抹去内镜表面的气泡，反复按压和松开送气、送水按钮，吸引按钮，AW 清洗按钮，反复挤压钳子管道开口阀主体，并用 20 mL 注射器抽吸消毒液冲洗按钮内部和各小孔，直到没有气泡冒出，使内镜和消毒剂充分接触，保证消毒质量；盖上消毒槽盖，点击"灌流"按钮，消毒时间参照消毒剂产品说明书。消毒结束后，点击"吹气"按钮，充气 30 s，以排尽内镜各腔道内的消毒剂；没有全管路灌流系统的，可用 50 mL 注射器将消毒剂直接注满各个管路，进行浸泡消毒。

（4）脱下手套，清洁双手，打开槽盖，换上无滑石粉无菌手套；将内镜连同全管道灌流器及所有附件移入终末漂洗槽内；用无菌纱布持消毒槽盖，避免无菌手套被污染，将消毒槽盖好。

4. 终末漂洗

（1）扫描内镜 ID 卡，记录终末漂洗时间，在流动的纯化水下擦洗内镜表面及所有附件；末次清洗使用的纯化水应符合《生活饮用水卫生标准》（GB 5749—2022）的规定，应保证细菌总数≤10 CFU/100 mL；生产纯化水所使用的滤膜孔径应≤0.2 μm，并定期更换。

（2）安装灌流器，持无菌纱布点击"注流"按钮，用纯化水持续灌洗内镜各管道至少 2 min，直至无消毒剂残留；持无菌纱布点击"吹气"按钮，吹气 30 s，以排尽内镜各管道内的水分；用无菌纱布擦干内镜表面，并用洁净压缩空气吹干内镜各腔道及所有附件。

（3）取下全管道灌流器（如在清洗消毒时使用的全管道灌流器能与注射器连接，则无须取下）。

五、干燥

（一）目的

吹干内镜管腔和外表面的水分，防止细菌滋生。

（二）步骤

（1）扫描内镜 ID 卡，记录内镜消毒结束时间。

（2）将内镜和所有附件平放于专用干燥台上，将消毒好的全管道灌流器连接至内镜，并将先端部放入弯盘，用 20 mL 注射器向内镜各管道灌注 75% 乙醇，直至先端部有液体流出（图 10-55）。

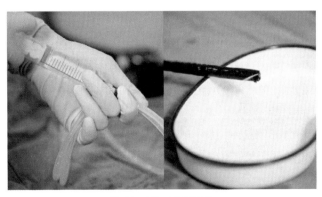

图 10-55　乙醇灌注

（3）使用高压气枪，以洁净压缩空气吹干角度控制按钮和导光插入杆，向所有管道充气至少 30 s（图 10-56），直至其干燥；用无菌纱布擦干内镜表面水分。吹干时，用无菌纱布覆盖先端部；吹干内镜表面时，用无菌纱布作局部防护，以减少气溶胶的扩散；用高压气枪将各类附件吹干。

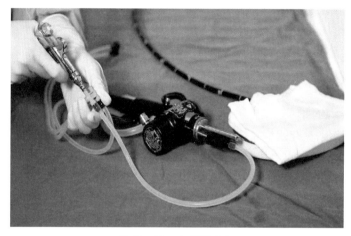

图 10-56　向管道充气

六、储存

（1）每日诊疗工作结束后，将内镜储存于专用储镜柜或储镜房内；应确保内镜在储存过程中微生物数量符合《软式内镜清洗消毒技术规范》（WS 507—2016）的相关要求，不发生微生物学特征改变，且在整个过程中温度、压力或任何其他过程变量应不对储存柜内的内镜造成伤害。

（2）将内镜各角度调至自由位，并将角度卡锁至"F"位置；将内镜存放于储存柜内，正确盘放内镜，避免先端部受压；将防水盖，送气、送水按钮，吸引按钮，钳子管道开口阀，ＡＷ清洗按钮放置于储存容器内；应定期对储存容器进行清洁消毒。

（3）使用储镜柜储存的，应保持储镜柜的功能正常，防止柜内通风、干燥功能丧失而致内镜潮湿、滋生细菌及镜身材质损坏等；储存过程中，每小时换气量至少10倍储存容积，捕集空气中 0.3 μm 以上颗粒物的效率达到 99.95%，空气质量应符合相关规定。

（4）保持储镜柜内空气洁净，进入储镜柜内的空气应使用高校过滤器，至少达到 HEPA 13 级的过滤效果，柜内空气细菌菌落总数每皿≤4.0 CFU/5 min；保持储镜柜内表面清洁，储存柜内物体表面微生物数量应≤10.0 CFU/cm²；使用过程中避免交叉感染。

（5）建议使用开放式储镜房，其具有以下优点：①开放式储镜房通风好，空调下可长期保持恒温状态；②便于清洁消毒。

（龚　慧，张　森）

第三节　消化内镜诊疗技术的发展与展望

一、消化内镜发展简史

(一)早期的硬式内镜

早在 1805 年，Bozzini 利用烛光，通过一根细铁管看到了直肠、泌尿道的内腔。1826 年，Swgales 制成了膀胱镜和食管镜。1868 年，Kussmaul 制成了世界上第一台直管式胃镜。1881 年，Mikulicz 制作了下 1/3 处可弯曲 30°的胃镜。总体来看，早期的硬式胃镜操作困难、患者痛苦大、视野不清晰、盲区较多，使其使用价值大受限制。

(二)半可曲式胃镜

1932 年，Wolf – Schindler 研制出半可曲式胃镜，在胃镜发展史上有了较大的进步。它包括近段的硬性部和远端的软管部，由 26 块短棱镜构成。因镜身大部分可弯曲，故使得胃黏膜的可视面积大为增加。1941 年，Taylor 在胃镜操作部上安装了弯曲装置，使末端可做上、下两个方向的弯曲，大大减少了观察盲区。1948 年，Benedict 将活检管道装于胃镜内，使胃镜的功能得到了极大扩展。

(三)纤维内镜

1957 年，Hirschowitz 制成了世界上第一台纤维胃镜(胃、十二指肠镜)，从而开启了纤维光学内镜的大门，这是内镜发展过程中的一次质的飞跃。日本自 1963 年开始生产纤维胃镜，在原胃内照相机上安装纤维光束，制成了带有纤维内镜的胃内照相机，后来又在纤维胃镜上增加了活检管道和纤维胃镜先端弯曲部，采用了导光束外接强光源的冷光技术，使纤维内镜进入了更为实用的阶段。20 世纪 60 年代后期，研究人员扩大了胃镜的视野角度，增加了胃镜远端多方向弯曲的控制能力，增加了活检和治疗管道等，同时制成了前视式和斜视式内镜，使食管、胃、十二指肠在一次检查中可以全部被窥视。1962 年，Overhoet 研制出了纤维结肠镜。1968 年，Mucun 首次通过纤维十二指肠镜乳头插管成功进行了 ERCP。

(四)乙状结肠镜与结肠镜

Howard A. Kelly 制成了一种 30 cm 长的硬质直管，利用头灯将光线反射进管内照明。1903 年，Tuttle 制成了直肠乙状结肠镜，长 25 cm，照明灯安装在镜身远端。20 世纪60 年代后期，随着纤维乙状结肠镜的出现，乙状结肠的检查效果更加令人满意。1968 年，Bergin Overholt 使用可曲式乙状结肠镜为 250 位患者进行了检查，后来他又利用与乙状结肠镜同样的技术制成了纤维结肠镜。

(五)电子内镜

电子内镜由美国的 Welch Allyn 公司于 1983 年首先创造发明并应用于临床。电子内镜的特点为既非通过棱镜，也非通过光导纤维传导图像，而是通过安装在内镜顶端被称为微型摄像机的 CCD 将光能转变为电能，由同轴电缆导出，再经视频处理器处理后将图像重建在电视监视器上。因此，电子内镜传导图像的机制与传统内镜完全不同。因其图像信号直接为电信号，故很容易被数字化，对其进行贮存、冻结、打印、局部放大等处理也很方便（图 10-57）。电子内镜的出现是消化内镜发展史的第三个里程碑（硬式胃镜—纤维内镜—电子内镜）。

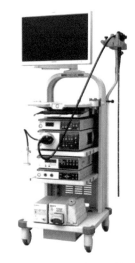

图 10-57　电子内镜

（六）超声内镜

超声内镜的原理：体腔内超声系统将微型超声探头安置在内镜前端，将内镜插入腔道后进行超声扫描，从而获得消化道壁的层次及周围毗邻脏器的高分辨率超声图像。

1957 年，Wild 和 Reid 等将 10~15 MHz 的超声探头插入直肠腔内对直肠癌进行超声扫描。1968 年，渡边等开展了前列腺的超声检查。1976 年，Franzin 将探头插入食管腔内进行心脏的超声检查。但以上均为非直视下将超声探头插入较浅体腔内进行的尝试。1980 年，Dimagno 和 Green 首次将内镜和超声组合在一起，形成电子线阵型超声胃镜，并将超声胃镜成功用于动物实验，从此便诞生了真正意义上的超声内镜。

目前，超声内镜（图 10-58）在临床上的应用已经非常广泛，其主要应用于判断消化系统肿瘤的侵犯程度及是否有淋巴结转移，确定消化道黏膜下肿瘤的起源、性质，开展超声内镜引导下细针抽吸活检术、超声内镜引导下胰腺假性囊肿置管引流术、超声内镜引导下胆胰管引流术等，在胆胰疾病的诊治过程中发挥着尤为重要的作用。

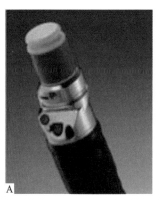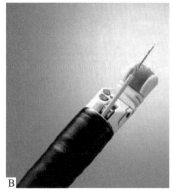

A. 环扫超声内镜；B. 扇扫超声内镜。

图 10-58　超声内镜

（七）放大内镜

放大内镜的起源应回溯至硬性胃镜的年代。1954 年，Gutzeit 及 Teitige 观察了胃体的腺窝。1964 年，Salem 和 Truelove 强调了这一方法在胃活检（特别是胃炎诊断）中的价值。日本的 Matsumomo 利用放大内镜报告了发生胃溃疡及胃癌时正常胃小凹被破坏并为特征形态的假小凹所取代。

自 1967 年开始,日本的一些制造公司开始生产一些具有放大功能的纤维内镜,如 1977 年的 ML 系列、1980 年的 HM 系列。1982 年,由 Tada 设计的能放大 170 倍的放大内镜(β-UHM 奥林巴斯)问世;同年,另一类型可放大 170 倍的 FGS-SML 内镜也问世了。这些高倍放大的纤维内镜可达到观察细胞及细胞核的水平。

放大内镜通过变焦,可将局部结构放大 1.5~170 倍,其放大倍数介于肉眼与显微镜之间,与实体显微镜所见相当,可重点观察隐窝、腺管开口形态或黏膜下血管形态(图 10-59),对早期黏膜病变的诊断效果明显优于普通内镜。奥林巴斯的 GIF-H260Z 目前已广泛应用于临床。其最新型号 GIF-HQ290 于 2014 年 5 月发布,该型号的内镜画质为全高清 1080 P,内镜的景深达到了 3~7 mm(NEAR FOCUS 近距),并采用双焦点,观察倍率放大 45 倍。

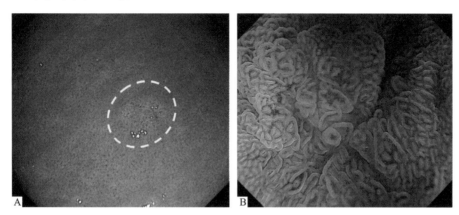

A. 普通倍数观察胃黏膜;B. 放大倍数观察腺管与血管。

图 10-59 通过放大内镜观察胃黏膜

(八)细胞内镜

细胞内镜是一款变焦式、放大倍数可达 500 倍的超放大内镜(图 10-60),它利用接触式光学显微镜的原理,可以在细胞水平对消化道黏膜进行观察。2004 年,Kumagai 等报道了第一代细胞内镜,为导管式内镜附件,有 2 种类型,分别能将组织

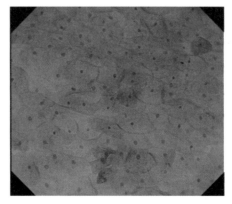

图 10-60 放大 500 倍的食管黏膜

放大 450 倍和 1125 倍，但是其操作烦琐、检查耗时长。2005 年，第二代细胞内镜面世，将放大附件与内镜合为一体，可以在内镜下自由切换放大倍数为固定的 80 或 450 倍，进一步提高了操作的便捷性。然而，固定的放大倍数并不能满足内镜医生对组织观察的需求。2009 年，第三代细胞内镜改用连续变焦的放大方式，实现了放大操作的连贯性，便于内镜医生在内镜下定位病灶组织。2016 年，第四代细胞内镜面世，与第三代相比，第四代细胞内镜的放大倍数提高至 500 倍，直径缩小至 9.7 mm。随着细胞内镜视野和操作技术的不断优化，使其在早癌筛查方面具有良好的应用前景。

（九）胶囊内镜

胶囊内镜由于其外形类似于药用胶囊制剂而得名，主要由内镜胶囊、信号记录器和图像处理工作站三部分构成。胶囊内镜有以下特点：全小肠段真彩色图像拍摄，突破了小肠检查的盲区，提高了消化道疾病的检出率；胶囊内镜为一次性使用，有效避免了交叉感染，胶囊外壳采用耐腐蚀医用高分子材料，对人体无毒、无刺激性，能够安全排出体外；只需吞服 1 粒胶囊，检查过程无痛、无创、无导线、无须麻醉，不耽误正常的工作和生活；操作简单，医生只需回放胶囊所拍摄到的图像资料，即可对病情作出诊断；克服了传统的插入式内镜所具有的耐受性差、不适用于年老体弱和病情危重者等的缺陷，可作为消化道疾病（尤其是小肠疾病）诊断的首选方法。现已广泛应用的胶囊内镜有以色列的 GIVEN、国产的 OMOM 等。

传统的胶囊内镜仅能依靠胃肠蠕动与自身重力进行被动运动，无法全面地观察胃黏膜。为了解决这个问题，磁控胶囊内镜应运而生。磁控胶囊内镜是一种新型的胶囊内镜，它可以通过体外磁场的控制，精准改变体内胶囊的位置与方向，使胶囊内镜精准地在消化道内移动，进行多角度拍摄，有助于减少胃部检查的盲区，保证胃部检查的完整度和诊断准确性。

（十）人工智能

人工智能（artificial intelligence，AI）是研究计算机模拟人类的某些思维过程和行为的一门新的科学技术。2006 年，随着深度学习的提出，AI 在各个领域迅速发展并得到广泛应用。与此同时，AI 技术在医学领域也展现出蓬勃的生机。鉴于我国消化内镜检查需求量大、人均内镜医生不足、检查质量参差不齐、内镜医生培训成本高昂等问题，AI 在消化内镜方面的研究成为医学 AI 研究的热门领域，在多个领域取得了重大突破。

在内镜检查质量控制方面，由于内镜医生之间的黏膜评估质量存在显著的观察者间差异，这可能导致肿瘤漏诊。AI 可以通过多任务实施上消化道内镜检查的质量控制措施，包括对盲点的预警、自动识别并拍照记录解剖标志、记录检查时间的等。在上消化道病变识别方面，AI 可以通过训练与深度学习，最终达到辅助识别肿瘤的目的。有研究报道，AI 识别非放大肿瘤图像的灵敏度高达 100%，识别放大肿瘤图像的灵敏度高达 96%。此外，AI 在胶囊内镜、结肠病变识别、肠道准备质量评估等方面也有较大优势。

二、消化内镜的发展方向

（一）图像质量更高

随着科技的不断发展和进步，CCD 制造技术、视频计算机处理技术在快速进步，内镜图像放大倍数越来越大，图像清晰度越来越高，图像颜色越来越逼真。

(二)内镜应用范围越来越广

经过近几十年的发展，新技术不断涌现，内镜的适应证不断扩大。如内镜下息肉切除、内镜下早癌剥离、内镜下胆管结石取出、内镜下胰腺假性囊肿引流等。其中 EMR、ESD、隧道法内镜黏膜下肿物切除术(submucosal tunneling endoscopic resection，STER)、POME、经自然腔道内镜手术(natural orifice transluminal endoscopic surgery，NOTES)等是近几十年在消化系统疾病的诊断和治疗中的新兴技术，且已比较成熟。相信经过内镜医生的不断拓展，将来会有更多的传统手术被内镜取代。

(杜　江，严　萍)

第四节　消化内镜诊疗前患者的护理

一、概述

随着消化内镜技术的发展，越来越多的消化系统疾病可以通过消化内镜得以诊断与治疗，如放大内镜检查、色素内镜检查、细胞内镜检查、磁控胶囊内镜检查、ESD、内镜下全层切除术(endoscopic full - thickness resection，EFTR)、POEM、ERCP、ERCP 联合胆道内超声、NOTES 等。安全、有效、舒适的消化内镜诊疗的前提是患者充分的术前准备。患者的术前准备包括患者为接受内镜诊疗的生理状态、心理状态、社会及家庭支持、内镜诊疗知情同意等准备。消化内镜诊疗前患者的护理也随着内镜技术的创新而拓展，目前国内外相关研究不断涌现，发表了多部相关的共识和指南，基于消化内镜诊疗前患者护理常规，进一步改进消化内镜诊疗前患者准备的方式方法，以期提高消化内镜诊疗的质量。

二、消化内镜诊疗前患者的护理常规

(一)消化内镜诊疗前患者的心理护理常规

大部分患者对消化内镜操作具有紧张、焦虑和恐惧的心理，少部分患者因不能耐受而导致内镜检查无法完成。因此，基于舒适护理理念，通过对患者情绪及行为支持的心理护理、运用通俗易懂的语言宣教指导，可有效缓解患者对消化内镜检查的焦虑、恐惧情绪，使患者积极面对疾病及检查，提高配合度。

1. 心理评估

观察和倾听患者对疾病、内镜操作的认知程度，分析导致患者焦虑和恐惧的原因。

2. 个性化的健康宣教

介绍内镜检查的原理和必要性、无痛技术在内镜检查中的应用、可能发生的不良反应及处理、患者充分配合的重要性、内镜清洗消毒规范要求等，消除患者对内镜检查的恐惧和焦虑。

3. 其他

推荐患者在麻醉专科评估后接受无痛技术下的内镜检查。

(二)患者基础疾病术前用药的护理常规

基于患者基础疾病的特征，了解患者的用药史，根据内镜诊疗项目给予相应的处理，以避免因错误用药导致术中并发症的发生。

1. 消化内镜诊疗前需继续遵医嘱服用的药物

各类慢性病常用药，如降压药、抗心律失常药、心功能不全药、支气管哮喘药、精神类药、甲状腺疾病治疗药物等，可在内镜检查前 4 h 服用；速效平喘药物（如万托林），可带入检查间，遵医嘱预防使用，以及急救备用。

2. 消化内镜诊疗前需要停服的药物

(1)抗血小板药和抗凝药可能带来内镜诊疗术中出血的并发症：抗血小板药常见的如阿司匹林、波立维、氯吡格雷，替格瑞洛等，口服抗凝药如华法林、达比加群、利伐沙班等。可结合内镜诊疗技术的出血风险和血栓形成风险制订适宜的停药和术后恢复用药的方案（表 10-1、表 10-2）。一般情况下，阿司匹林、波立维术前停服 3～5 d，华法林、氯吡格雷、利伐沙班术前停服 1 周，肝素停用 8 h，其他一些非甾体抗炎药停服 48 h。必要时，遵医嘱使用。

表 10-1　消化道内镜技术操作出血风险的评估

高出血风险内镜操作	低出血风险内镜操作
息肉切除术、壶腹切开术、内镜下括约肌切开术、静脉曲张治疗、经皮内镜胃造口术、经皮内镜下空肠造口术、治疗性的球囊辅助小肠镜（除氩离子凝固术）、超声内镜下细针穿刺术、内镜下止血术、肿瘤消融术（食管、胃、结肠和直肠）、贲门失弛缓症球囊扩张、囊肿内引流术、POEM、ESD、EMR、Zenker 憩室的内镜下治疗等	诊断性胃镜检查、结肠镜检查、未行括约肌切开的 ERCP 术、胆道支架置入或乳头球囊扩张术、推进式小肠镜或球囊辅助小肠镜、黏膜活检、未行细针穿刺的超声内镜检查、胶囊内镜检查、氩离子凝固术、食管扩张等

表 10-2　消化道内镜检查及围手术期停用抗栓药物后相关血栓栓塞风险的评估

高危血栓风险	低危血栓风险
冠状动脉药物洗脱支架置入术后＜12 个月、金属裸支架置入术后＜1 个月、急性冠脉综合征患者金属裸支架置入术后≤12 个月	冠状动脉药物洗脱支架置入术后＞12 个月、金属裸支架置入术后＞6 周，同时不合并危险因素、不伴心力衰竭的脑卒中＞6 周

(2)含有抗血栓成分或活血化瘀的中成药：如脑血栓片、丹参片、三七等，停服 5～7 d 后可行内镜检查。

(3)降血糖的药物：口服二甲双胍类降糖药、注射胰岛素的患者，因内镜检查前需空腹，故为避免发生低血糖，检查前停用。

(三)上消化道内镜诊疗前消化道准备

(1)评估患者有无胃镜检查的绝对禁忌证。

(2)检查前 1 d，应进食低脂肪、低蛋白、易消化饮食，检查当日、检查前应禁食至少 8 h、禁饮至少 2 h。对胃排空无异常的患者，推荐治疗前 2 h 适量饮用碳水化合物。对存在上消化道梗阻、胃排空障碍、胃食管反流等特殊情况的患者，应延长禁食、禁饮时间，必要时需术前给予胃肠减压。

（3）应在消化道钡餐检查 3 d 后行胃镜检查，以免影响视野。

（4）检查当日，评估患者上消化道排空的情况，确定无消化道潴留。

（5）术前指导患者正确口服局部黏膜麻醉剂、祛黏液剂、消泡剂等。

（四）下消化道内镜诊疗患者消化道准备

1. 评估患者

评估患者有无肠镜检查的绝对禁忌证。

2. 指导患者做好肠道准备

（1）嘱患者检查前 1～2 d 开始进少渣饮食，检查前 1 d 晚进无渣食物。

（2）指导患者进行肠道准备：一般于术前 5～6 h 开始。常用的肠道清洁方法为口服适当的肠道清洁剂（表 10-3）。①复方聚乙二醇电解质散，如和爽、恒康正清、舒泰清等，遵说明书稀释后口服；②磷酸钠盐口服溶液，遵说明书稀释后口服；③20％甘露醇 250 mL 加 5％葡萄糖注射液 500 mL 口服，半小时后重复 1 次，该方法禁用于拟行高频电治疗的患者；④33％硫酸镁口服液、番泻叶、蓖麻油、乳果糖等均可作为肠镜检查前的肠道清洁剂。

（3）对习惯性便秘的患者，需在检查前 1～2 d 给予口服缓泻剂/开塞露塞肛/肥皂液灌肠等处理，排除干结的宿便，以增强次日清洁肠道的效果。

（4）指导患者以适当的速度口服洗肠液，避免因过急而导致呕吐，并认真观察粪便，直至排出物为清水样。

（5）特殊患者的指导：对慢性心肺疾病、糖尿病、不完全肠梗阻、年老、衰弱的患者，应指导其及家属严密观察原发疾病的症状及排便情况，必要时，停止肠道准备，并及时就诊。

（6）术前仔细评估患者末次排便的性状，对未排泄至清水样便的患者，采取适当的补充清洁肠道的措施后再进行肠镜检查。

表 10-3　各种肠道清洁剂的比较

种类	特点	清洁效果	耐受性	安全性	费用
聚乙二醇	等渗	＋＋＋	＋＋	＋＋＋	＋＋
硫酸镁	高渗	＋＋	＋＋	＋＋	＋
磷酸钠盐	高渗	＋＋＋	＋＋	＋	＋＋
匹可硫酸钠	高渗	＋＋	＋＋＋	＋＋	/
甘露醇	高渗	＋＋	＋	＋	＋
中药	抑制吸收	＋～＋＋	＋＋	＋＋＋	

注：＋～＋＋＋，依次为清洁效果（差、好）、耐受性（差、好）、安全性（差、好）、费用（便宜、贵）。

（五）其他术前护理及指导

（1）无痛内镜诊疗患者当日需有家属陪同，着宽松衣裤和平底鞋，贵重物品、活动性义齿等应由家属保管。

(2)拟行高频电治疗的患者，应取下贴身的金属物品。

(3)当日有腹部 B 超检查的患者，应在完成 B 超检查后再接受胃肠镜检查。

(4)既往有内镜诊疗史的患者，宜携带既往的内镜报告，并提供给医生，以作为参考。

（龚　慧，陈婷婷）

第五节　内镜下消化道息肉切除术及护理

一、概述

消化道黏膜局限性隆起或局限性增生而形成的突出肠腔的赘生物，在未确定病理性质前都叫息肉。部分腺瘤性息肉存在癌变风险，90% 以上的结直肠癌是由息肉癌变所致，因此，应尽早切除有癌变风险或导致了腹痛、腹泻、消化道出血等症状的息肉。内镜下切除是目前治疗消化道息肉的首选方法，具有方法简单、创伤小、省时、费用低等优点。

二、息肉的分类

根据息肉的分类，内镜下可选择不同的治疗方法。常用的分类方法如下。

(一)按病理学的分类(胃息肉)

按病理学的分类（胃息肉）：①胃腺瘤；②胃底腺息肉；③增生性息肉；④错构性息肉，包括散发或综合征相关的幼年性息肉、Peutz-Jeghers 综合征息肉、Cowden 综合征和 Cronkhite-Canada 综合征相关息肉等。

(二)按病理学分类(结直肠息肉)

(1)普通型腺瘤：包括管状腺瘤、绒毛状腺瘤及管状绒毛混合型腺瘤。

(2)良性锯齿状病变：增生性息肉、广基(无蒂)锯齿状腺瘤/息肉、传统锯齿状腺瘤。

(3)炎性息肉：包括炎性假息肉、黏膜脱垂性炎性息肉等。

(4)错构性息肉：类型与胃相同。

(三)根据内镜下表现分类

根据内镜下表现可将息肉分为有蒂息肉、无蒂息肉、亚蒂息肉。

(四)根据息肉大小分类

直径小于 5 mm 的为小息肉，直径大于 20 mm 的为大息肉(图 10-61)。

三、内镜下息肉切除的禁忌证

随着内镜下息肉切除术的技术方法日趋成熟，内镜下息肉切除的禁忌证也有所变化：①同常规胃肠镜检查的禁忌证；②内镜下黏膜注射不能抬举的病变。

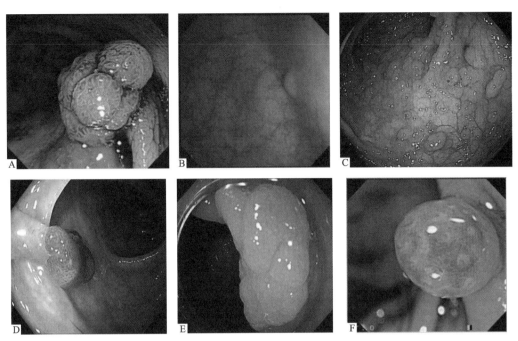

A. 腺瘤性息肉；B. 增生性息肉；C. 家族性腺瘤性息肉病；D. 带蒂息肉；E. 无蒂息肉；F. 亚蒂息肉。

图 10 - 61 部分息肉镜下表现

四、内镜下息肉切除的术前准备

(一)用物准备

1. 设备准备

所需设备包括内镜主机、内镜、高频电工作站、氩气刀工作站、内镜送水和送气装置、二氧化碳注气装置等。

2. 附件准备

根据术前胃镜、肠镜报告显示的息肉形态分类做准备：内镜注射针、圈套器(热、冷)、一次性热活检钳、一次性活检钳、透明帽、氩气电极、一次性高频止血钳、金属夹、爪钳、标本瓶、尼龙圈结扎环、负极片等。

3. 药物准备

所需药物包括甘油果糖 250 mL 加美兰 0.1 mL 或 0.9% 氯化钠 250 mL 加美兰 0.1 mL，具体需要的染色剂浓度也可参考医生习惯进行调整。

(二)患者准备

(1)评估患者有无治疗的禁忌证。

(2)告知患者息肉切除术的有关知识，取得患者良好配合，签署治疗同意书。

(3)术前查血常规、凝血功能、输血前全套、心电图等。

(4)取下患者贴身佩带的金属饰品和活动性义齿，交由家属保管。

（5）上消化道息肉切除者应禁食6～8 h。

（6）下消化道息肉切除者检查前1 d进食少渣、易消化的食物，检查当天术前4～6 h开始进行肠道清洁，清洁肠道直至排出清水样便。对行高频电切除息肉的患者，禁用20％甘露醇导泻（甘露醇进入肠道后，因细菌发酵可产生氢气和甲烷等易燃气体，在电切时可能发生爆炸）。

五、内镜下息肉切除的术中配合

（一）查对与询问

（1）查对患者的一般资料，核实病情、术前检查资料及治疗同意书的签署情况。

（2）询问患者消化道准备的情况。嘱上消化道息肉切除的患者口服局麻药（或消泡剂）。

（二）操作前工作

（1）连接内镜和内镜主机，检查功能状态，调节好各种参数。

（2）协助患者取好治疗体位（同胃肠镜检查体位）。

（3）将电极片贴于患者肌肉发达、血流丰富的部位，如臀部、大腿外侧、小腿后侧，避开瘢痕、毛发浓密部位，同时避开患侧肢体。

（4）打开高频电工作站，检查患者与工作站及电源等连接情况，调试适当的功率，常用高频电切凝混合模式。

（三）息肉切除

（1）对直径≤5 mm的半球形、扁状息肉，可采用热活检钳或活检钳钳取法。将热活检钳经钳道插入息肉部位，调整方向，钳夹住息肉顶端，向上轻轻提起息肉，使基底形成天幕状假蒂，并保持热活检钳前端金属部分全部伸出，防止因通电而损伤内镜前端。通过电凝，待息肉基底发白后，即可钳除取出，送病理活检（图10-62）；也可采用氩离子热凝固术进行切除，将高频电工作站模式调至氩离子热凝固术模式，连接氩气电极软管，将电极软管经内镜钳道插入，至距离息肉2 mm处，通电进行电凝，至局部组织呈轻度碳化干烙样（图10-63）。

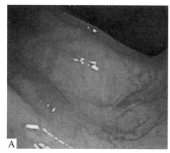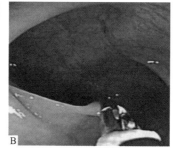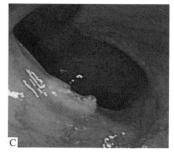

A. 扁状息肉；B. 钳夹息肉；C. 切除后的创面。

图10-62 息肉切除

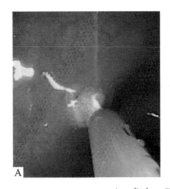
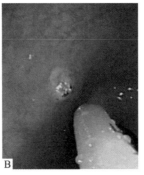

A. 术中；B. 术后。

图 10 – 63　使用氩离子热凝固术进行息肉切除

（2）对直径为 6～10 mm 的带蒂息肉、隆起性无蒂或亚蒂息肉，可使用冷圈套器切除术。冷圈套器切除术对黏膜下血管及肌层损伤较小，术后迟发性出血、穿孔的风险较热圈套器更低，尤其是对使用抗血栓药物的患者来说更是如此。使用冷圈套器进行息肉切除时的注意事项：①尽可能将待切除的息肉调整至内镜视野 5～6 点钟方向，将圈套器外鞘管靠近息肉，以评估息肉的大小；②打开圈套器，将圈套器尖端紧贴息肉口侧的正常黏膜；③将圈套器稍下压，套入息肉周围正常组织 1～2 mm；④保证完全套取息肉后，逐步收紧圈套器，直至息肉切除；⑤息肉切除后，及时通过吸引通道回收标本；⑥结合白光内镜、NBI 等电子染色内镜、放大内镜等方法，必要时注水冲洗创面，详细观察创面，以评估是否存在息肉残留（图 10 – 64）。

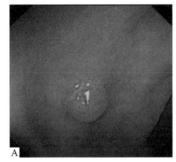
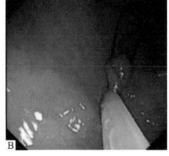
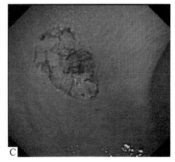

A. 术前；B. 术中；C. 术后。

图 10 – 64　使用冷圈套器进行息肉切除

（3）对直径大于 10 mm、小于 20 mm 的息肉，可使用 EMR 电切。它通过黏膜下注射液体（甘油果糖＋亚甲蓝/生理盐水＋亚甲蓝等），将黏膜病变与黏膜下层分离，然后采用电圈套器将黏膜病变完整切除。其操作步骤如下：①经内镜钳道插入注射针，到达息肉处，伸出注射针，连接黏膜下注射液，排出注射针内的空气；②进行结直肠息肉黏膜下注射时，应先注射息肉的口侧，再注射肛侧，使息肉基地部充分隆起；③将圈套器经内镜钳道插入至息肉处，伸开圈套钢丝，使圈套器的套取方向与息肉垂直，套入息肉后，使圈套器外套管抵达息肉基底，轻轻收紧圈套钢丝，轻轻向上抬起圈套器，使息肉基底部呈天幕状，先电凝，再电切或采用混合电流逐渐切下。在此过程中，圈套器的收紧力度应根据息肉基底的粗细，电凝和电切的时间及功率，一般先慢后快，避免因用力过猛而导致机械切割出血或因电凝时间太长而导致穿孔的发生(图10-65)。

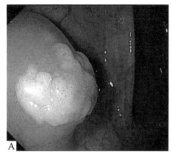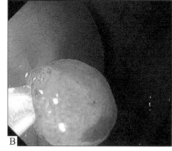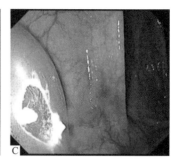

A. 术前；B. 术中；C. 术后。

图 10-65 EMR 电切

(4)有蒂息肉切除的方法：①对细长蒂的小息肉，可直接圈套蒂的中央，尽可能保留残蒂 5 mm，一般选用高频电切凝混合模式切除；②对有蒂的大息肉，尽可能先使圈套器放置在蒂与息肉交界处，再收紧钢丝，使息肉悬空于肠腔内，再通过高频电切凝混合模式切除；③对蒂较粗且长的息肉，可先采用尼龙结扎环结扎，再圈套电切。根据息肉大小选择直径大小不同的尼龙圈。取出尼龙结扎环置入器，先使塑料外套管退至前端，露出金属螺纹套管，然后推动手柄，使置入器挂钩与尼龙结扎环连接，收回手柄至挂钩全部回到金属螺纹管内，再推出塑料外套管，使尼龙结扎环全部回到塑料外套管内。稳妥后经内镜钳道插至息肉前端，后退外套管，使尼龙结扎环充分伸开，以圈套器法套住息肉，然后将塑料外套管推出至息肉基底处，使结扎环固定。必要时，可以再次退出少许，以调整结扎部位至满意状态，然后双手同步收紧尼龙圈挂钩并后退外套管，直至息肉颜色变为乌紫色，向前推动手柄，使挂钩与尼龙圈分离，再行圈套器法切除息肉，切除部位距离尼龙环以 5 mm 为宜。采用电凝与电切交替进行或混合电切模式，收紧圈套器，持续、均匀、适度用力。使用一次性一体式尼龙结扎装置则可免于安装，更为便捷(图 10-66)。

(5)对直径 20~30 mm 的息肉，可采用预切开内镜黏膜切开术(Precutting EMR)，它是基于 ESD 及 EMR 技术衍生的内镜切除术，即预先环周切开病灶周边黏膜后再行 EMR，其优势是可以整块切除病变且不需要进行黏膜下剥离，技术难度和操作时间均低于 ESD。但因为一般圈套器的最大内径约为 30 mm，所以 Precutting EMR 治疗病变的直径不能超过 30 mm。如果切除较为困难，则可将 Precutting EMR 作为一种有效的替代治疗方案。与 EMR 相比，Precutting EMR 还提高了较大病变(21~30 mm)的整块切除率。

(6)对直径≥20 mm 的息肉，不能一次性圈套切除，可采用内镜分片黏膜切除术(endoscopic piecemeal mucosal resection，EPMR)分片切除。但 EPMR 存在整块切除率低、复发率较高的缺点，不仅不能为术后病理提供完整标本，无法评估病变浸润深度及切缘，还会造成血管损伤，导致术中出血或延迟出血。相关研究显示，切除的病灶片数是 EPMR 术后复发的危险因素，与 2 片或整块切除的病灶相比，3 片切除的病

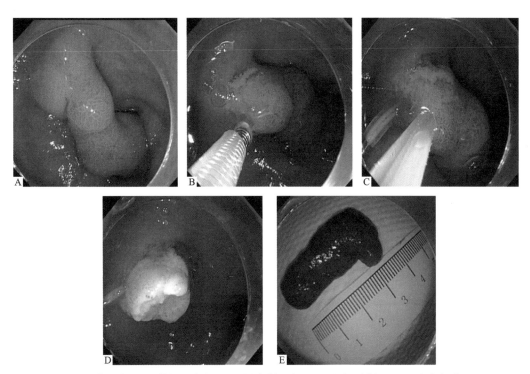

A. 长蒂息肉；B. 结扎基底部；C. 圈套器电切；D. 电切后创面；E. 息肉标本。

图 10 - 66　有蒂息肉切除

灶局部复发率明显更高。此外，EPMR 术后大肠内侧向发育型肿瘤的复发还与病变直径≥40 mm、术中出血和高度不典型增生相关。对 EMR 术后病变的复发进行黏膜缺损边缘预防性热消融，可显著降低局部复发率（21.0％比 5.2％），为预防复发提供了新的治疗思路。

（四）回收标本

对所有切除的息肉，均应回收并进行病理学检查。回收标本的方法包括以下几种。

1. 圈套（网篮）法

对息肉较大者，可使用圈套器或者网篮套取组织后随内镜一起取出。收紧圈套器（网篮）的力量以固定好息肉为度，以免因过紧而在消化道弯曲部位或狭窄部位将息肉断裂、遗失。

2. 负压吸出法

对直径小于 10 mm 息肉，进行圈套切除后，可采用负压吸引直接通过钳道回收到标本回收盒中。

（五）术后操作

（1）将一次性附件弃入黄色垃圾袋中；对重复使用的附件，应随内镜一同运回清洗消毒间进行再处理。

（2）协助患者取舒适卧位，观察有无腹胀、腹痛等不适。

（3）整理环境及用物，做好治疗记录。

(4)告知患者(家属)术后注意事项,送患者回病房继续治疗、观察。

六、内镜下息肉切除的注意事项

(1)长期服用抗凝剂的患者,需停药 3～5 d 后方能进行治疗。

(2)操作前充分评估病情,了解息肉的部位、大小,据此准备适当的附件。

(3)根据息肉的特征调节内镜高频治疗仪的工作模式和功率,操作附件时需医护人员默契配合。

(4)对切除后的标本,要及时回收、送检。

七、内镜下息肉切除的术后护理

(一)休息

小息肉切除者 24 h 内适当休息,避免剧烈活动;切除大息肉或较多息肉者,卧床休息 24 h,4 周内避免强体力活动。

(二)密切观察

密切观察患者有无腹痛、腹胀、呕血、便血、心慌、头晕等表现。

(三)饮食

胃小息肉切除者,术后 2～4 h 进食低温流食。对切除较大或多个息肉者禁食 24 h,然后根据患者术后情况进行饮食调整,1 个月内避免刺激、粗糙食物,限制饮酒。进行肠息肉切除的患者术后 2 h 无腹痛、腹胀、便血可进食半流质食物,24 h 后无腹痛、腹胀者可进食软食,逐步过渡到易消化的普通饮食,避免产气较多的食物,1～2 个月内避免饮酒,避免刺激性大、粗糙的食物。

(四)保持大便通畅

肠道息肉切除后,应注意保持大便通畅,必要时可口服缓泻剂。

(五)随访

指导患者定期进行内镜随访。

八、内镜下息肉切除的并发症

消化道出血、穿孔为内镜下息肉切除的常见并发症。

(一)出血

1. 术中出血

术中发生的持续超过 60 s 或需要内镜干预的出血。一般用金属夹、高频电止血钳或肾上腺素(1∶10000)进行内镜下止血。

2. 迟发性出血

迟发性出血指术后 24 h 内并发出血。对迟发性出血可行内镜下止血,必要时可行外科手术治疗。

(二)穿孔

观察有无腹痛、压痛、反跳痛等,辅助腹部影像学检查诊断。对确诊穿孔者,应及时进行胃肠减压，禁食禁饮，可行急诊内镜修补或外科手术。

（李小青，曹婷婷）

第六节　经内镜食管胃底静脉曲张治疗及护理

一、概述

食管胃底静脉曲张是门静脉高压导致的侧支循环开放，其临床表现为内镜下见胃底和(或)食管下段静脉曲张，可因静脉压力持续增高而发生破裂甚至大出血，首次出血后1～2年内再次出血的发生率为60％～70％，病死率高达33％。经内镜食管曲张静脉套扎术（endoscopic variceal ligation，EVL）、食管胃底曲张静脉硬化剂注射（endoscopic injection sclerosis，EIS）和组织黏合剂注射（endoscopic cyanoacrylate injection，ECI）等已在国内外广泛应用，并获得了良好的疗效。

二、术前准备

(一)物品准备

1. 胃镜

钳道直径≥2.8 mm、长度≤1400 mm的前视胃镜。

2. 附件

根据治疗准备。

3. 急救用物

急救用物包括双负压系统、氧气系统、心电监护仪、急救车、三腔两囊管，必要时备其他静脉用药等。

(二)患者准备

(1)询问病史(如有无上消化道出血史)及术前相关检查资料，判断静脉曲张的程度。

(2)建议在无痛技术下进行，行术前麻醉评估，签署麻醉知情同意书。

(3)向患者及其家属讲解手术风险，嘱其签署内镜微创治疗知情同意书。

(4)术前禁食、禁饮6～8 h(大出血时根据患者情况而定)。

(5)术前10～15 min口服盐酸利多卡因胶浆；若无无痛技术支持，则可于术前遵医嘱适量给予解痉剂、镇静剂。

(6)建立静脉通路(必要时备2条)，以备术中输液、输血时使用，必要时行中心静脉置管。

(三)术中护理

(1)同胃镜检查准备，术中严密观察患者脉搏、血压的变化，安慰、鼓励患者，避免因躁动、呕吐而并发术中出血。

(2)及时清除患者口、鼻腔内的分泌物，保持患者于侧卧位，以防误吸。

三、内镜治疗的护理配合

(一)食管曲张静脉套扎术

食管曲张静脉套扎术是一种局部断流术，在内镜下用橡皮圈结扎曲张的食管血管，使局部缺血坏死、肉芽组织增生、形成瘢痕，从而封闭曲张静脉，达到预防食管曲张静脉出血和曲张静脉出血时止血的目的。

1. 适应证

(1)急性食管静脉曲张破裂出血。

(2)手术治疗后食管静脉曲张复发。

(3)中重度食管静脉曲张患者虽无出血，但有明显的出血危险倾向。

(4)既往有食管静脉曲张破裂出血史。

2. 禁忌证

(1)有上消化道内镜检查禁忌。

(2)食管静脉曲张伴明显胃底静脉曲张。

(3)出血性休克未纠正。

(4)肝性脑病≥Ⅱ期。

(5)过于粗大或细小的静脉曲张。

(6)曾经进行过栓塞、硬化治疗的急性再发出血和再发静脉曲张，因曲张静脉缩小或食管壁纤维化而使结扎难以进行。

3. 用物准备

用物准备主要为套扎器(图10-67)，其由以下两部分组成。①结扎装置：由套筒及其上面预装的结扎环和触发线构成，使用时套在胃镜先端部，其上备有6或7个结扎环。②释放装置：由控制手柄、装载导管(或内含导丝)、冲水(气)管、固定绑带、旋转按钮等组成。

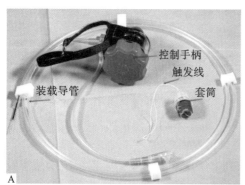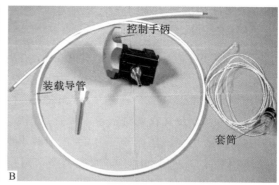

A. 天医套扎器；B. COOK套扎器。

图10-67 套扎器

4. 术中配合

(1)天医套扎器：摘除内镜钳道开口帽，将装载导管插入内镜通道并固定控制手柄；从内镜先端部将结扎装置的触发线与导丝尖端交叉连接；顺时针旋转控制手柄，使触发线逐渐拉直；将结扎装置的套筒稳妥安装在内镜先端部，并在内镜观察下缓慢调节控制线的长度和方向，防止用力过猛导致结扎环释放，应使触发线对称在镜头和钳道口两侧(图 10-68),以利于操作视野充分暴露。

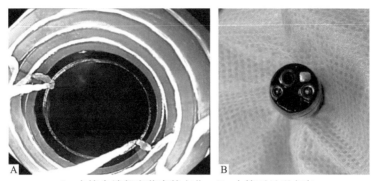

A. 内镜先端部安装套筒方位;B. 内镜下呈现方向。

图 10-68　套筒安装方向

(2)COOK 套扎器(图 10-69):摘除内镜钳道开口帽,将控制手柄插入安装好并固定,将装载导管的一端插入手柄上的白色自封阀内,直至从内镜头端露出,将结扎装置的触发线钩住,头端保留约 2 cm 绳长,将钩住触发线的装载导管抽回,通过自封阀将触发线固定到手柄的转动轴上,调整牵引线的松紧程度,其余安装同天医套扎器。

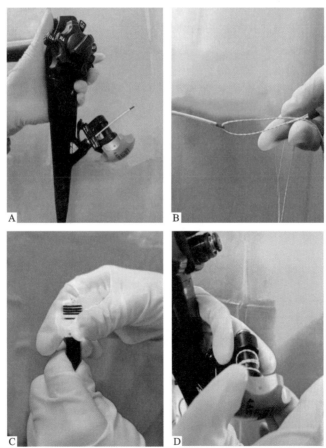

A. 安装控制手柄并插入装载导管;B. 连接触发线;C. 安装套筒;D. 调节牵引线松紧。

图 10-69　内镜用套扎器安装图

（3）对食管曲张静脉起始部位的套扎尤为重要，应自齿状线由肛侧至口侧实施结扎；为控制急性出血，对每根曲张静脉可行多个套扎环；套扎时，应避开瘢痕部位，避免在同一平面多点套扎；将胃镜对准靶点，吸附后持续负压吸引，待近视野全红时，旋转旋钮释放结扎环，结扎环脱落后，牢牢地将静脉套扎为饱满球形，适当充气旋转退镜，重复上述操作，完成对曲张静脉的套扎治疗（图10-70）。

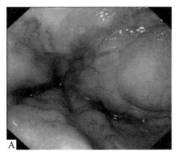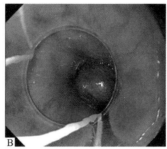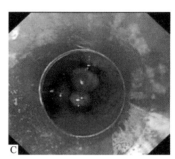

A. 套扎前；B. 套扎中；C. 套扎后。

图 10-70　食管曲张静脉套扎术的过程

（二）食管静脉曲张内镜下硬化治疗

食管静脉曲张内镜下硬化治疗可行血管内注射和血管旁注射。血管内注射会因引起血管内皮细胞受损而导致血栓形成，达到快速止血和预防曲张静脉破裂出血的效果。血管旁注射可使血管周围黏膜下组织产生无菌性炎症反应，1周后组织坏死，形成溃疡，约10 d后肉芽组织形成，3~4周后发生纤维化，形成一层致密的纤维组织，可闭塞静脉血管。

1. 适应证

（1）同食管曲张静脉套扎术的适应证。

（2）硬化剂可作为胃底静脉曲张组织胶治疗的预充剂。

（3）食管静脉曲张直径＞2 cm、乳胶过敏、曾接受过内镜下套扎术、内镜下硬化治疗，食管壁纤维化或瘢痕化、食管静脉曲张伴食管狭窄扭曲，内镜下套扎术难以操作；对于以上不适合行内镜下套扎术治疗的食管静脉曲张患者，可考虑应用内镜下硬化治疗。

2. 禁忌证

（1）上消化道内镜检查禁忌。

（2）对硬化剂成分过敏。

（3）难以纠正的弥漫性血管内凝血或多器官功能衰竭。

（4）未控制的肝性脑病或未纠正的失血性休克。

（5）严重肝、肾功能损害或大量腹水。

3. 用物准备（图10-71）

（1）23 G 或 25 G 前端有钝性保护的注射针 2 或 3 套，针头长度一般选择 4~6 mm 为宜，操作前，

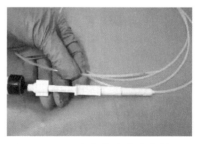

图 10-71　食管静脉曲张内镜下硬化治疗的用物准备

检查注射针的完好性和灵活性，确保注射针伸缩自如。

（2）药品：亚甲蓝，硬化剂（目前最常用的为聚桂醇，还包括5％鱼肝油酸钠、无水乙醇、十四烷基硫酸钠、乙醇胺油酸酯等），用5～10 mL无菌注射器抽取药液备用。

4. 术中配合

（1）暴露曲张的食管曲张静脉后，医生选择最佳部位。

（2）将注射针递与术者，等待术者调整好注射角度。

（3）当食管静脉曲张急性出血、存在溃疡或血栓头时，在出血点、溃疡或血栓头的肛侧血管内注射；初次治疗时，根据血管情况注射5～10 mL为宜，每次注射1～4点，单次总量一般不超过40 mL，复治或联合治疗时，依照残留血管的直径与长短决定注射剂量。

（4）注射针平面与血管的夹角以30°～45°最佳，但可以根据血管形态及操作的具体情况选择进针点。进行静脉旁注射时，避免深入固有肌层，以局部出现白色隆起为标记；进行静脉内注射时，须以回抽见血或亚甲蓝示踪为标准，保证注射针针尖斜面在血管内，快速推注，一般在15 s内完成推注，使局部快速达到较高的血药浓度；一旦注射完毕，就应将注射针针尖收回至外套管，压迫穿刺点约10 s，无出血时即可退出注射针（图10-72）。

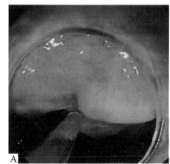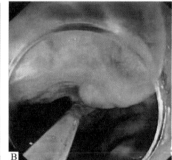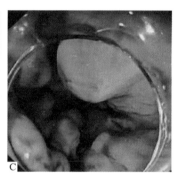

A. 注射前；B. 注射中；C. 注射后。

图10-72 食管静脉曲张内镜下硬化治疗的过程

（5）如发生操作中出血，则可用镜身压迫针眼止血，也可使用消化道狭窄用的水囊扩张器进行压迫止血。

（6）禁止将硬化剂注入动脉血管。

（三）内镜下组织胶注射术

组织胶羟丙氰化丙烯酯为亲水性化合物，与血液接触后可立即发生聚合作用，导致血管栓塞，进而起到止血和预防止血的作用。其注射方法为硬化剂—组织胶—硬化剂的"三明治"注射法。

1. 适应证

（1）急性胃底静脉曲张出血。

（2）胃底静脉曲张有红色征或表面糜烂且有出血史。

2. 禁忌证

同食管静脉曲张内镜下硬化治疗的禁忌证。

3. 用物准备

(1)注射针准备同食管静脉曲张内镜下硬化治疗。

(2)组织胶(图 10 - 73)、聚桂醇或 50％葡萄糖注射液(根据胃底曲张静脉的大小进行总量估计),用 2 mL、5 mL 或 10 mL 无菌注射器抽取药液备用,注意根据使用先后顺序放置。

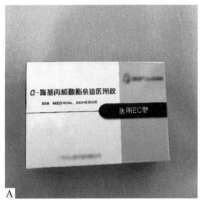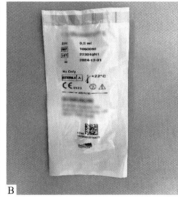

图 10 - 73　组织胶

4. 术中配合

(1)操作同食管静脉曲张内镜下硬化治疗。

(2)遵医嘱出针,确认针尖斜面全部进入曲张静脉后,迅速将聚桂醇或 50％葡萄糖注射液推入血管内,随后迅速注入组织胶,再接第 2 支聚桂醇或 50％葡萄糖注射液推入,注射结束后,将针尖收回至外套管内,使外套管在针眼处停留数秒,再轻触静脉团,确认静脉已硬化且无出血,退出注射针(图 10 - 74)。

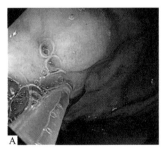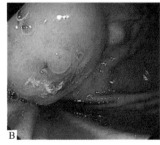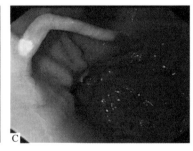

A. 注射中;B. 注射后;C. 排胶。

图 10 - 74　内镜下组织胺注射术的过程

(3)必要时,可按照上述步骤更换注射针,进行第 2 次注射。

(4)注意避免内镜反转状态下推出和退出注射针,退出注射针之前应观察有无组织胶的粘连,以免对内镜造成粘连。

（四）内镜超声在食管胃底静脉曲张防治中的应用

近年来，内镜超声（endoscopic ultrasonography，EUS）在食管胃底静脉曲张治疗中的应用也逐渐得到关注。EUS引导可精准地将组织胶注射在曲张静脉内，根据曲张静脉直径判断注射剂量并能实时评估曲张的静脉是否闭塞，且急性出血时EUS视野不受腔内血凝块及血液影响，同时联合弹簧圈置入可减少门体分流道所致的组织胶异位栓塞风险。但EUS-食管静脉曲张内镜下硬化治疗费用较高，对操作者内镜操作水平要求高，且单纯食管静脉曲张内镜下硬化治疗对食管旁静脉及交通静脉亦有一定治疗作用，因此不推荐常规使用EUS-食管静脉曲张内镜下硬化治疗食管静脉曲张。

目前相关指南建议将EUS-内镜下组织胶注射术或联合弹簧圈置入作为胃静脉曲张出血的一级预防措施，将控制急性出血作为二级预防措施，特别适用于胃底静脉曲张直径≥2 cm、常规内镜治疗失败或伴有较大脾-肾分流者或胃-肾分流者（直径≥5 mm）。随着技术与经验的积累，EUS必将在食管胃底静脉曲张和食管胃底静脉曲线破裂出血的监测、治疗、预后及随访等方面发挥重要作用。

四、术后护理

（1）卧床休息24 h，避免剧烈咳嗽、用力排便、快速改变体位及其他可增加腹内压力的行为。

（2）术后禁食24 h、禁饮4～6 h，若无出血等并发症，则可进低温清流食，逐渐过渡到流食，1周内逐步过渡到半流食或软食。饮食应清淡、细腻、易消化，避免刺激性大、质硬、粗糙的食物。

（3）患者在48 h内有不同程度的吞咽不适、哽噎感和胸骨后隐痛不适，一般可自行缓解。

（4）监测患者的生命体征，若有并发症发生，则应及时通知医生，遵医嘱处理。常见的并发症有以下几种。①出血：当食管曲张静脉套扎术后套扎环过早脱落，食管静脉曲张内镜下硬化治疗、内镜下组织胶注射术后局部溃疡时，可再发出血。应密切观察患者的生命体征、呕吐物与大便的颜色，如有异常，则应及时通知医生配合处理。②疼痛：治疗时形成的局部黏膜暂时性水肿、溃疡与食管功能异常有关。评估疼痛的性质、程度及原因等，必要时遵医嘱用药。③异位栓塞：为内镜下组织胶注射术最严重的并发症，比较少见，与异常的血管交通支及注药量有关，使用聚桂醇进行三明治疗法和超声引导下的弹簧圈置入联合组织胶注射术均可大大降低异位栓塞的风险。④其他并发症：如食管溃疡、食管狭窄、感染等，应根据患者的具体情况遵医嘱对症处理。

（5）做好随访，首次食管曲张静脉套扎术后间隔2～4周可行第2次食管曲张静脉套扎术；每次食管静脉曲张内镜下硬化治疗的间隔时间为1～2周，一般需要3～5次；内镜下组织胶注射术后每2～4周进行1次内镜评估。3种治疗方式的最佳目标为静脉曲张完全消失或基本消失。静脉曲张消失后3～6个月内均需再次进行1次内镜评估，随后每年至少需进行1次内镜评估。

（李小青，吴念宏）

第七节　非静脉性消化道出血内镜下止血及护理

一、概述

消化道出血是指从食管到肛门之间各种病因导致的消化道出血。其临床主要表现因出血量、出血部位、出血速度、患者的全身情况的不同而不同，常见的为呕血、黑便、贫血症状、循环血量不足等，严重时可威胁患者的生命。内镜下止血的常用方法包括利用药物止血治疗，例如局部喷洒止血剂、局部注射止血药物，如硬化剂、组织胶、组织黏合剂等；利用热原理止血，如高频电凝止血、氩离子凝固等热凝固方法止血；利用机械性方法夹闭血管止血，如金属钛夹、超级范围夹、套扎治疗等。内镜止血具有见效快、费用低等优点，内镜护士的操作配合是内镜治疗抢救成功的重要保证。本节主要介绍非静脉性消化道出血的内镜下止血及护理。

（一）适应证

（1）消化性溃疡出血。

（2）急性胃黏膜病变并发出血。

（3）血管畸形并发出血。

（4）良恶性肿瘤并发出血。

（5）息肉出血。

（6）食管贲门黏膜撕裂综合征出血。

（7）术后并发出血。

（二）禁忌证

1. 相对禁忌证

（1）心肺功能不全。

（2）血流动力学不稳定。

（3）血红蛋白浓度＜50 g/L。

2. 绝对禁忌证

（1）严重心肺疾病，如严重心律失常、急性心肌梗死、重度心力衰竭、哮喘发作期、呼吸衰竭不能平卧、脑卒中等无法耐受内镜检查。

（2）休克、怀疑穿孔等。

（3）对严重精神失常不合作的精神病患者，禁止行普通内镜下止血术。

（4）急性炎症（尤其是腐蚀性炎症）、内镜不能插入。

二、术前准备

（一）用物准备

1. 设备

（1）采用带副注水功能（图 10 - 75）或双钳道的内镜，以满足同时进行冲洗出血部位和插入止血器械的

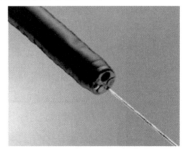

图 10 - 75　带副注水功能的内镜

需求，提高治疗成功率。

（2）内镜高频电治疗仪（图 10-76）。

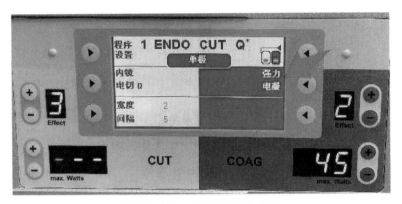

图 10-76　内镜高频电治疗仪

2. 止血药物

注射用 1∶10000 盐酸肾上腺素生理盐水（盐酸肾上腺素 1 mg＋生理盐水 10 mL 稀释）、注射用 8∶10000 重酒石酸去甲肾上腺素（重酒石酸去甲肾上腺素 8 mg＋生理盐水 10 mL 稀释）、凝血酶、冰生理盐水等内镜下使用的药物；静脉输入的止血药及扩充血容量的液体。

3. 止血器械

内镜注射针、金属钛夹、氩气电极软管、高频止血钳等（图 10-77）。

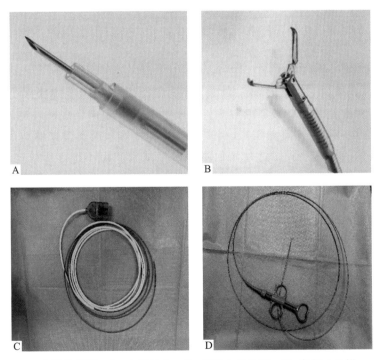

A. 内镜注射针；B. 金属钛夹；C. 氩气电极软管；D. 高频止血钳。

图 10-77　止血器械

4. 其他急救设备

其他急救设备包括心电监护仪、吸氧装置、负压吸引装置、抢救车等。

(二)患者准备

(1)评估患者的病史、生命体征、神志、出血量等。

(2)评估患者的心理状态，给予心理护理。

(3)与家属充分沟通，签署内镜诊疗知情同意书和麻醉风险评估知情同意书。

(4)建立1或2条有效的静脉通道。

(5)根据病情进行恰当的消化道准备，避免加重出血。

(6)对术前精神紧张者，可给予安定 10 mg 肌内注射。

(7)必要时，可行气管插管麻醉下无痛内镜检查及治疗。

三、术中护理

(一)患者护理

(1)给予心电监护和持续中流量吸氧，观察患者的生命体征、意识、血氧饱和度等的变化。

(2)维持静脉通道的通畅，遵医嘱给予用药处理。

(3)协助患者取左侧卧位，注意防止误吸，并做好误吸抢救的准备。

(4)给予保暖措施，鼓励和指导患者配合治疗。

(二)常见的止血方法

1. 药物喷洒止血法

药物喷洒止血法适用于黏膜表面出血量小的渗血，目前多作为其他止血措施的辅助手段。

(1)附件准备：喷洒导管、大容量注射器。

(2)药物：具体如下。①重酒石酸去甲肾上腺素 8 mg＋冰生理盐水 100 mL 稀释。②凝血酶：凝血酶原 200 U 或 400 U＋生理盐水 20 mL 溶解，现配现用。③内镜下专用止血粉(复合微孔多聚糖止血粉)：由多种天然纤维素和微孔多聚糖组成的粉末状物质。其微孔结构能够迅速吸附并凝结血液中的红细胞和血小板，形成坚固的凝血块，从而达到止血的目的。同时，复合微孔多聚糖止血粉中的纤维素成分能够促进血液凝固，加速止血。

(3)药物用法：包括以下几种。①液体药物的用法：使用时可直接经钳道内喷洒，也可以连接喷洒导管(图 10－78)，在内镜下对准出血部位喷洒，以起到局部止血的效果。②止血粉的用法：运用医用止血粉止血时，先充分暴露病灶，喷洒前用生理盐水冲洗并暴露出血病灶；保持专用喷洒管干燥，将之经内镜钳子管道插入至出血创面，将止血粉喷洒在出血病灶表面，止血粉形成膜状物并附着在创面上，观察 1～2 min，确认无出血后，拔管退镜

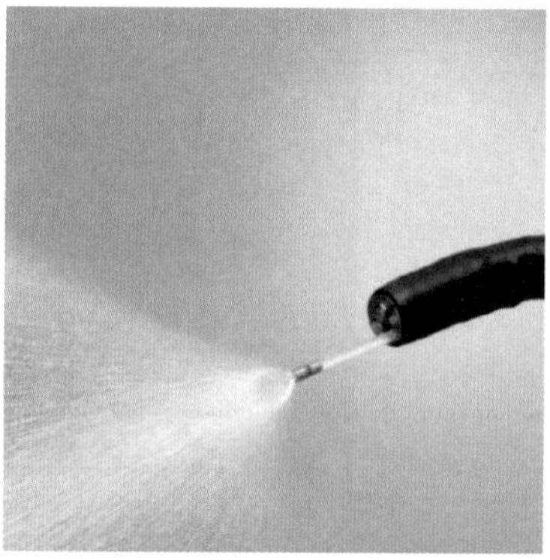

图 10－78 喷洒导管

（图 10 - 79）。

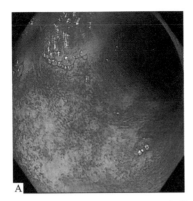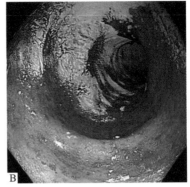

A. 术前；B. 术后。

图 10 - 79 喷洒前后

　　（4）注意事项：进行喷洒止血时，需保留药液，以浸泡出血灶，同时应避免吸气时将药液吸出。

　　2. 注射止血法

　　注射止血法多用于血管显露的活动性出血，于血管旁和血管内注射。

　　（1）止血器械：内镜注射针、10～20 mL 注射器。

　　（2）药物：常用 1∶10000 盐酸肾上腺素生理盐水（盐酸肾上腺素 2 mg＋生理盐水 18 mL）。

　　（3）注射：配制好止血药，连接于注射针经内镜钳道插入，在距出血血管周围 1～2 mm 处选多点注射。注射深度不超过 2～3 mm，随着注射观察到黏膜隆起、变白，每点注射 1～2 mL 直至出血停止。

　　（4）注意事项：黏膜下注射盐酸肾上腺素生理盐水时需注意观察患者心率、血压改变。

　　3. 机械止血法

　　机械止血法适用于小动脉破裂止血。

　　（1）止血器械：金属钛夹。

　　（2）金属钛夹止血的操作配合及注意事项：①选用可重复开闭的金属钛夹，以便于精准夹闭破裂动脉；②在充分冲洗视野并确定出血部位后，自内镜钳道插入金属钛夹并将之送至出血部位；③在术者调整出足够的空间后，助手轻轻推出金属夹，至悬挂部分完全暴露，调整金属钛夹开口的方向；④待术者将金属钛夹对准出血灶并压紧周边正常黏膜后，即可收回手柄，进行预夹闭，确认夹闭位置正确（必要时可再次打开金属夹，调整夹闭位置）后，即可快速收紧手柄并释放金属钛夹。当听到"咯哒"声后，轻轻推出少许手柄，再将金属钛夹插入部全部退出，弃入黄色垃圾袋；⑤必要时进行重复操作，当钳夹住出血血管时，可见出血停止或出血量明显减少（图 10 - 80）；⑥应该注意的是，推出金属夹时要有足够空间，若空间过小，则容易因碰触到创面而加重出血，或因碰触临近黏膜而使金属钛夹歪斜和脱落，张开金属钛夹到最大角度时要保持稳定，避免无效释放，将金属钛夹旋转到最佳角度，配合负压吸引，使金属钛夹更有效地顶住黏膜，从而把握最佳夹闭时机。

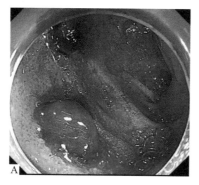
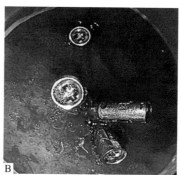

A. 术前；B. 术后。

图 10 - 80　金属钛夹止血法

4. 超级范围夹止血法

超级范围夹(over - the - scope - clip system，OTSC)止血法适用于较大管径的血管破裂出血或较大创面的出血及其他原因引起的难治性出血的止血。

(1)设备及器械准备：OTSC(包括吻合夹、施夹透明帽、释放手轮)、"双臂抓取钳"(作用为抓取病变双侧组织，拉紧配合吸引)、"内镜锚"(利用利齿刺入组织并进行抓取)(图 10 - 81)。

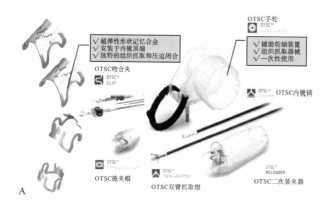
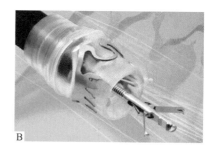

图 10 - 81　OTSC 吻合夹组件

(2)OTSC 止血的操作配合及注意事项：①将 OTSC 安装在内镜前端，进镜至病灶部位，将其置于内镜视野中心，通过透明帽进行吸引，如病灶不规则或直径较大，则可用"双臂钳"或"内镜锚"将病变同周围组织拉近，将病变吸入透明帽后，转动手轮，释放吻合夹，夹闭病灶后，冲洗病变观察病变出血情况；②放置 OTSC 前确保定位准确；③使用抓取钳和内镜锚时注意不要被吻合夹夹住。图 10 - 82 为溃疡中心血管出血，钛夹止血失败后使用 OTSC 夹闭出血点。

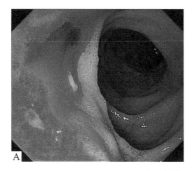
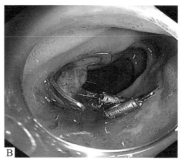

A. 术前；B. 术后。

图 10 - 82 OTSC 止血法

5. 氩等离子凝固止血法

氩等离子凝固(argon plasma coagulation，APC)止血法适用于急性黏膜糜烂、溃疡出血、息肉摘除后基底的渗血、EMR 及 ESD 术后创面的处理等，禁忌用于静脉曲张破裂出血。

(1)设备及器械准备：氩等离子凝固器、高频电治疗仪、氩气电极软管。

(2)APC 止血的操作配合具体如下：①连接好高频电治疗仪电源，将负极片贴在患者臀部或小腿后侧，打开程序选择，进入 APC 程序(图 10 - 83)，调节好使用功率(一般选用 50～60 W)，氩气流量 1～4 L/min。检查 APC 电极软管是否通畅、前端是否破损；②镜下观察出血部位，充分暴露出血灶；③将连接好的 APC 电极软管递与术者，经内镜钳道送至距离出血灶黏膜 2～3 mm 处，开始进行热凝固(图 10 - 84)，直至局部组织发白、干烙，出血停止。当 APC 电极软管前端有血液或组织黏附时，用湿纱布擦除。

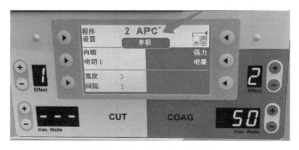

图 10 - 83 进入 APC 程序

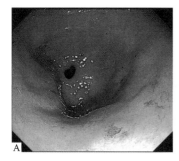
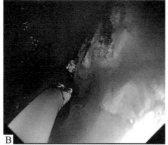
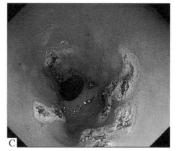

A. 术前；B. 术中；C. 术后。

图 10 - 84 氩等离子凝固止血法

6. 高频电凝止血法

高频电凝止血法适用于出血灶确定、面积较小或有明确的小动脉出血的止血。

(1)仪器及治疗器械：高频电治疗仪、高频电止血钳(图 10 – 85)。

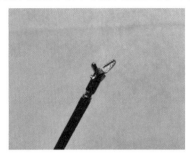

图 10 – 85　高频电止血钳

(2)高频电止血钳的特点：钳口呈小鼠齿状，可对较滑的硬质组织及较粗的血管进行牢固抓取。

(3)高频电凝止血的操作配合：①连接高频电治疗仪，选择电凝模式，调节好使用功率。一般选择 36～48 W；②内镜下观察，确定出血部位，将止血钳与高频电治疗仪相连，经内镜钳道送达出血部位，根据术者指令，于出血点上方推开手柄，打开钳杯，旋转手柄，调节钳杯方向(沿顺时针方向旋转)，对准目标，直接钳夹出血部位，进行电凝止血(图 10 –86)；③在高频电止血钳的使用过程中，需及时清除前端附着的碳化组织，以免影响止血效果；充分电凝后轻轻打开，避免因强力张开撕扯碳化组织而引起再出血。

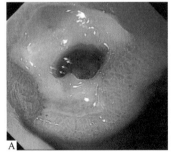
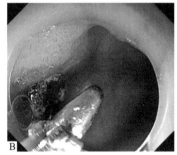
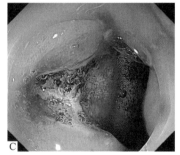

A. 术前；B. 术中；C. 术后。

图 10 – 86　高频电凝止血法

四、术后护理

(一)病情观察

严密观察患者的生命体征变化，以及有无呕血、便血、腹痛等。

(二)饮食

止血成功 24 h 后，可进流食，逐渐给予半流食，在此期间经静脉补充液体及电解质。

（三）休息

术后嘱患者卧床休息，给予生活护理，直至生命体征正常，大便转为黄色，自觉无头昏、心慌等症状，方可离床活动。

（四）用药

遵医嘱常规给予 H_2 受体拮抗剂或质子泵抑制剂、胃黏膜保护剂、血管活性药物、凝血酶等，以预防再出血；注意观察药物效果及不良反应。

（五）健康宣教

（1）术后1周避免进粗糙、刺激性大的食物，注意饮食卫生，避免感染。

（2）适当活动，避免剧烈运动。

（3）出院指导：①遵医嘱用药，不得随意更改药物种类和剂量，如有疑问，则应及时咨询医生；②注意观察有无腹痛、腹胀等不适及大便颜色，观察有无黑便，并判断是否为出血所致，如有异常，则应及时就诊；③定期进行胃肠镜检查，以观察病情变化，及时发现问题；④1个月内注意避免剧烈活动及重体力劳动；⑤保持进食规律，进易消化、无刺激性的食物；⑥正确选择和服用非甾体抗炎药和止痛药；⑦保持情绪稳定。

（白　帅，吴念宏）

第八节　经内镜消化道异物取出术及护理

一、概述

消化道异物是指误吞入上消化道的各种物体及因消化道病变而不能正常通过的食物团。消化道异物很常见，可以发生在任何年龄，根据异物停留部位的不同常表现为吞咽困难、哽噎、胸骨后疼痛、恶心、呕吐等。不能主诉病史的儿童，可表现为拒食、流涎与易激惹等。随着内镜技术的发展，经内镜消化道异物取出术具有方便易行、痛苦小、成功率高、费用低等特点，是上消化道异物治疗的首选方法。

（一）适应证

1. 绝对适应证

耐受且配合内镜操作、预计难以自然排出且无并发症。

2. 相对适应证

对不能配合普通胃镜下异物取出术者、无并发症的高危异物（尖锐异物、临近重要器官与大血管异物、腐蚀性异物）者，应行全身麻醉或气管内插管全身麻醉下操作。

（二）禁忌证

1. 绝对禁忌证

（1）同一般胃肠镜检查的绝对禁忌证。

（2）合并有严重心、肺、脑等器官疾病；严重的食管静脉曲张。

（3）凝血机制障碍、血小板减少、有明显出血倾向。

（4）异物导致大量出血、严重全身感染。

（5）对小儿等不能配合者，不能在普通胃镜下进行。

（6）异物导致其他重要器官或血管损伤。

2. 相对禁忌证

（1）异物导致瘘管形成。

（2）异物导致局部脓肿、积气。

（3）异物有或明确穿孔。

（4）对异物临近重要器官与大血管，内镜下取出后可能导致器官损伤、大量出血等严重并发症者，可在家属知情同意的情况下，按照外科手术标准做术前准备，在手术室试取。对经内镜消化道异物取出失败者，转外科手术。

（三）并发症

（1）消化道出血、穿孔。

（2）感染。

（3）黏膜损伤。

（4）误吸或窒息。

二、术前准备

（一）物品准备

（1）内镜及主机。

（2）内镜检查常规用物。

（3）根据异物的性质和形态准备不同附件，如异物套、透明帽、活检钳、鼠齿钳、圈套器、爪形钳、网篮等，辅助使用透明帽、内镜外套管等。

（4）根据术前检查评估情况，必要时准备不同型号的金属钛夹、局部喷洒止血药等。

（二）患者准备

（1）评估患者的生命体征和主要症状，如有无胸痛、吞咽时呛咳、呼吸困难、咯血和呕血等。

（2）了解病史，患者误服或吞入异物的时间、性质、形状、大小和数量。

（3）根据异物种类选择 X 光或 CT 检查，CT 可以发现部分 X 光未能发现的异物，并判断是否存在相关并发症，应将之作为诊断上消化道异物的重要影像手段。

（4）术前向患者及其家属详细说明异物取出的可能性及风险，取得患者及其家属同意，签署手术知情同意书。

（5）建立静脉通路，保证安全。

（6）检查前 15 min 口服 2% 利多卡因胶浆 10～20 mL，使咽喉部松弛。对无麻醉高风险的患者，建议在无痛内镜下治疗。

（7）评估患者的心理状况，做好解释与鼓励，减轻紧张、恐惧心理，取得患者的信任和配合。

三、术中护理

(一)患者护理

(1)术中观察患者的一般情况,必要时给予心电监护和吸氧。

(2)进行全身麻醉时,配合麻醉医生,注意观察患者的呼吸情况,及时吸出口腔内的分泌物和滞留异物,防止反流误吸。

(3)对剧烈恶心、呕吐者,嘱患者做深呼吸动作,以减轻不适感。

(4)安慰和鼓励患者配合治疗,防止患者躁动。

(二)术中操作配合

(1)连接内镜系统并检查好功能状态。

(2)患者体位同胃镜检查。

(3)经内镜观察异物的位置、形状、大小、嵌入黏膜下的深度等。

(4)常见上消化道异物的内镜处理方式如下。①长条形非锐性异物(图10-87):可使用圈套器。将圈套器置入异物所在部位后,套住异物近口侧端,最好套在离末端1 cm的位置,使异物与内镜成一条线,收紧圈套器和内镜,将两者一并退出。②锐利异物:鱼刺、禽类骨头、回形针、刀片、义齿等(图10-88):可使用鼠齿钳、透明帽、异物套等。经内镜钳道插入鼠齿钳,至异物部位后,夹住异物的非锐利端(或其中一端),使尖端向下,异物体与镜身平行,一并退出。也可将异物尖锐(如义齿的金属钩)端夹住后拉至透明帽内,和内镜一并退出。对较短较粗的锐利异物(如碎玻璃块等),可先在体外将鼠齿钳从钳道插入,钳住异物套,使两者一同到达异物所在处。将异物套释放在异物旁,钳取异物,放入异物套内,然后夹住异物套,与内镜一并退出。对尖端向上的异物,可先将异物推至胃腔内,调整其方向,使异物尖端向下后再取出。对复杂、形状不规则、锋利的异物,也可使用内镜外套管进行异物取出,将外套管充分润滑后套在内镜外面,与内镜一同进入消化道,夹住异物后,将异物拉至外套管内,与内镜一并退出(图10-89)。③扁状异物(图10-90):可使用鼠齿钳夹住异物的边缘,最好是夹在有凹槽的部位,与内镜一并退出(图10-91)。④球形异物(图10-92):可使用取石网、异物套、爪形钳等。取石网进入异物部位后,先将取石网伸开,套住异物,收紧网篮,再与内镜一并退出。或先用爪形钳将球形异物放入异物套内,再用鼠齿钳夹住异物套,与内镜一并退出。⑤胃内结石等(图10-93):使用碎石器、爪形钳、圈套器等。对能一次性取出的胃内结石,可用圈套器或取石网套住,与胃镜一并退出。对较大的结石,可先进行机械碎石,然后分次取出。碎石时,可使用专用的碎石网,也可用鼠齿钳或圈套器多次反复夹碎结石。⑥形状复杂的异物(图10-94):可用爪形钳、圈套器、鼠齿钳等。圈套器或鼠齿钳到达异物处后,张开并套住(或抓住)异物,与内

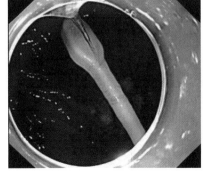

图 10-87　长条形非锐性异物

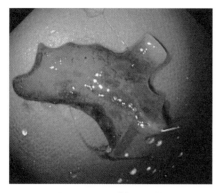

图 10 - 88　锐利异物

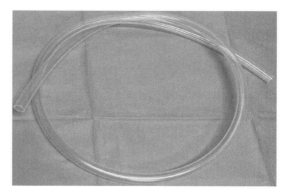

图 10 - 89　内镜外套管

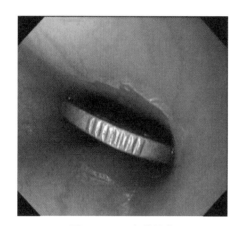

图 10 - 90　扁状异物

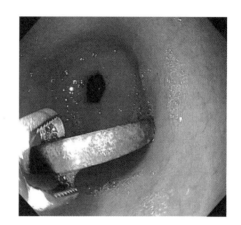

图 10 - 91　用鼠齿钳夹取异物

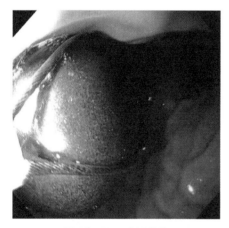

图 10 - 92　球形异物

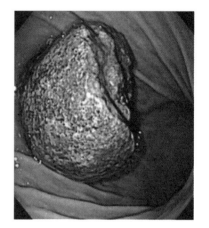

图 10 - 93　胃内结石

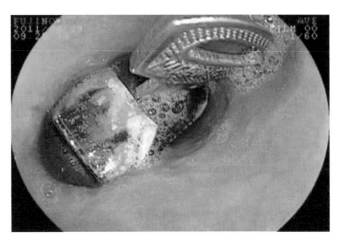

图 10 - 94 形状复杂的异物

镜一并退出。对滞留在食管内的形状复杂的异物，也可先将其推入胃内，再行圈套取出。⑦嵌顿在食管壁内的锋利异物：术前首先排除未伤及大动脉，其次排除急性穿孔，然后方可仔细观察试取。可先暴露异物的一端，然后钳住，随胃镜退出（图 10 - 95）。⑧食管内的食物团块：可用内镜推入胃内，待其消化后自然排出。对不易完整取出的食物团块，可用异物钳、圈套器等捣碎后再处理。除钳取外，对部分异物可尝试用外套管或透明帽负压下吸引取出。⑨毒性物品：取出时，应用异物套，取出时应谨慎，避免因异物套破裂而使毒物泄漏入消化道。⑩下消化道异物：经内镜观察异物的位置、形状、大小等，据此选择合适的附件。

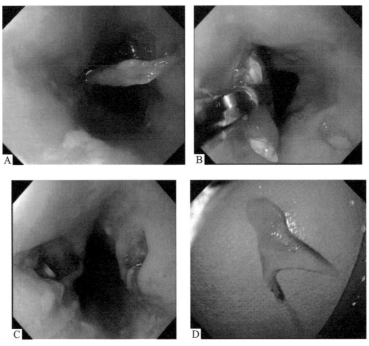

A. 嵌顿在食管；B. 用异物钳取出；C. 食道损伤；D. 取出的异物。

图 10 - 95 嵌顿在食管内的锋利异物的取出

（5）取出异物后，拍照，留标本与家属确认。

（6）再次进镜，观察黏膜受损、出血、消化道壁破损等情况。①出血：对黏膜渗血者，给予重酒石酸去甲肾上腺素生理盐水或冰盐水局部喷洒止血；对有明确的小动脉出血者，可行金属钛夹夹闭止血治疗，必要时行外科手术。②消化道壁破损：根据异物的种类、破损的位置、大小、患者的全身状况等采取保守治疗、金属钛夹夹闭、全覆膜金属支架置入、OTSC 治疗，必要时行外科手术治疗。

（7）观察患者有无腹痛、心慌、气紧等不适。

四、术后护理

（1）黏膜无受损的患者可离院回家。

（2）黏膜受损和出血比较明显或有疑似穿孔的门诊患者行内镜下处置后，应留院观察 24 h，无异常情况后方可离院，症状加重者入院观察治疗。

（3）根据消化道损伤情况指导患者进食，无黏膜损伤者可术后 2 h 缓慢少量进温凉流食或半流食；有黏膜出血者，术后禁食、禁饮，必要时经静脉补充营养。

（4）嘱患者观察大便颜色，如有呕血、黑便、剧烈胸痛、腹痛等，应及时就医。

（5）对儿童及精神异常者，监护人应提高防范意识，加强宣教，使之远离异物。

（汪旭丽，唐川君）

第九节　经内镜鼻空肠营养管置入术及护理

一、概述

经内镜鼻空肠营养管置入术是利用胃镜将鼻肠管放置到空肠内，建立一条空肠的营养通道，从而使营养物质通过营养管输入空肠，达到肠内营养的目的。它具有以下优点：①有助于促进肠道运动，维护肠道的完整性，减少菌群移位，降低能量的消耗与高代谢水平，减少胃潴留；②可提高患者对肠内营养的耐受性，加速营养目标量的实现，降低肺部感染的发生率，降低误吸风险。

（一）适应证

（1）吞咽和咀嚼困难。

（2）意识障碍或昏迷。

（3）消化道瘘。

（4）急性胰腺炎。

（5）高代谢疾病。

（6）慢性消耗性疾病。

（7）纠正或预防手术前后的营养不良。

（8）各种原因引起的胃排空障碍。

（二）禁忌证

（1）食管胃底静脉曲张。

(2)肠梗阻、肠道出血。

(3)肠道坏死、穿孔。

(4)严重腹胀、腹泻间隙综合征。

(5)对严重腹胀、腹泻，经一般处理无改善者，建议暂停使用肠内营养。

二、术前准备

(一)用物准备

1. 胃镜准备

同胃镜检查常规准备。

2. 营养管

根据治疗需要，选择适当的营养管(如双腔鼻空肠营养管、三腔鼻空肠营养管)。向腔内注入生理盐水，以检查管腔是否通畅(图 10-96)。

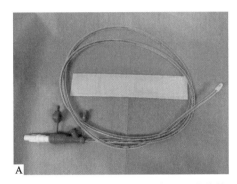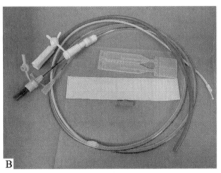

A. 双腔鼻空肠营养管；B. 三腔鼻空肠营养管。

图 10-96　空肠营养管

3. 其他

异物钳、液体石蜡、纱布、胶布、空针、标签等。

(二)患者准备

(1)同胃镜检查护理常规。

(2)为清醒患者置管前，应向其讲解安置营养管的目的、方法及注意事项，告知其术中如有不适，则可通过深呼吸缓解，以取得其配合。

三、术中护理

(一)患者护理

(1)持续给予心电监护及吸氧。

(2)密切观察患者的神志、面色及生命体征等情况。

(3)安慰、鼓励患者，指导其正确配合，保证治疗顺利完成。

(4)如口腔有分泌物，则应及时吸引，以防止误吸。

(二)术中护理配合

(1)内镜护士与麻醉医生、内镜医生三方查对患者的身份信息，核实患者的病例资料及同意书签署情况。

（2）协助患者口服盐酸利多卡因胶浆。

（3）协助患者取左侧卧位，铺治疗巾于颌下。

（4）拔出鼻空肠营养管导丝，再次抽吸生理盐水，注入鼻空肠营养管腔内，重新放入导丝。用液体石蜡润滑管道前端60～70 cm。

（5）询问患者有无鼻部手术及鼻衄病史，清洁患者鼻腔，持鼻空肠营养管经鼻腔插入，根据患者有无食管气管瘘等情况选择插入深度，可插入胃内，由另一助手固定。

（6）术者行胃镜检查，至鼻空肠营养管前端时，经胃镜钳道插入异物钳，调整异物钳开口方向，使之与管道前端呈几乎垂直的角度。夹住管道前端，随着胃镜插入将营养管带至空肠内，保持管道位置，逐渐退出胃镜，边退镜边插入异物钳，直至胃镜退至胃窦部，固定胃镜，松开异物钳，反复张合，使之与管道分离，轻轻合闭，退异物钳至胃镜视野内。再次夹住管道，边退镜边插入异物钳至一定距离后，固定胃镜，松开异物钳，退异物钳至胃镜视野内，直至食管中段夹住管道，松动鼻胃肠管内置导丝，退导丝至胃镜视野内，另一助手扶住胃镜插入部，协助退镜。继续边插入异物钳边退胃镜，直至全部退出，松开异物钳，退出胃镜钳道（图10-97）。

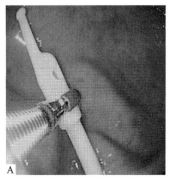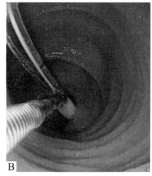

A. 夹住营养管前端送入；B. 用异物钳配合退镜。

图10-97 营养管置入术

（7）拔除内置导丝，向营养管注入清水，确定管道通畅，清洁患者口面部的分泌物，采用具有延展性的黏性胶带结合高举平台法固定鼻空肠管。记录鼻肠管的插入深度并粘贴管道标签于鼻空肠管末端。

（8）协助患者取舒适卧位，询问患者有无特殊不适；行置管术后给予健康宣教。

（9）整理用物，做好治疗记录。

四、术后护理

（1）妥善固定营养管，严防导管脱落。注意管道固定不宜过于靠近鼻孔的内面，适时更换固定部位，以免因压迫而引起局部黏膜或皮肤损伤。

（2）掌握肠内营养的原则：由低浓度到高浓度，容量由少到多，速度由慢到快，营养液加温输注（37～40 ℃）。

（3）保持管道通畅，每次管喂营养液前后，用30 mL温开水冲洗管腔。如需管喂药物，则必须充分捣碎溶解后方可注入，管喂后，须用温开水冲洗导管。

（4）管喂前，在病情允许的情况下，可抬高床头≥30°，对需吸痰的患者，给予充分吸痰。管喂后，协助患者继续维持原位 30 min 以上，以免引起患者反流误吸。

（4）管喂后，记录管喂营养液及药物的量和时间。记录胃肠减压引流物的性状和量。定期更换胃肠减压管。

五、并发症的处理

（一）鼻、咽、食道黏膜损伤和出血

鼻空肠营养管置管后可能会损伤鼻、咽、食道黏膜，患者可表现为咽部不适、疼痛，自鼻腔或口腔流出血性液体。当黏膜损伤引起的出血量较多时，可遵医嘱使用冰生理盐水浸润的纱条填塞止血。每日行口腔护理 2 次，保持口腔黏膜湿润，防止出血部位感染、溃疡等。为预防鼻黏膜干燥引起的出血，可给予温水棉签擦拭或液体石蜡滴鼻。

（二）上消化道出血

当上消化道出血时，经胃肠减压管可回抽或涌出咖啡色或鲜红色液体，有的患者有呕血或解黑便。出血量过大时，可引起低血容量性休克。当患者出现上消化道出血时，应及时遵医嘱给予禁食、补液、胃肠减压等处理，必要时，再次行内镜检查，明确出血位置、出血原因并进行内镜下止血治疗。

（三）堵管

鼻空肠管使用不当会导致堵管，主要表现为鼻饲阻力增大，仅能注入温水或温水完全不能注入。在堵管早期，应及时用温开水反复冲吸，或使用内置的导丝插入管腔进行机械通管。必要时，重新置管。

六、注意事项

（1）术前了解消化道是否通畅。

（2）盲插鼻空肠管不宜超过食管气管瘘水平面，避免因插入瘘道而造成损伤。

（3）鼻空肠管到达目标深度后，退镜与进异物钳须同步，以保持鼻空肠管无移位。

（4）在空肠松开异物钳时，可反复张合数次或轻轻抖动手柄，然后闭合异物钳，以保证异物钳与营养管分离，避免营养管移位/脱出和夹住黏膜造成损伤。

七、复杂上消化道梗阻患者置管

（一）概述

复杂上消化道梗阻患者置管是指因消化道结构改变或各种原因引起的上消化道狭窄甚至梗阻，无法通过常规经口胃镜下钳夹推送置管方法置入空肠营养管，需用改良的方法将营养管推送至空肠。目前较常见的方法有 X 线透视下经鼻空肠管置入法、电子胃镜下斑马导丝转换技术置入法，或是这两者结合使用。也有报道提出通过 X 线透视下使用 SIM 1 造影导管选择幽门进行置管。

(二)适应证

(1)经常规鼻空肠管置管失败。

(2)胰腺占位性病变(包括炎症、囊肿、肿瘤等)导致十二指肠狭窄。

(3)解剖改变：上消化道重建术后，远端胃癌切除术后毕Ⅱ式重建或 Whipple 术后。

(4)胃癌幽门梗阻、胰腺癌或壶腹周围癌侵犯十二指肠。

(三)禁忌证

同本节"概述"的相关内容。

(四)术前准备

1. 用物准备

(1)胃镜准备：同胃镜检查常规准备或使用小儿胃镜。

(2)营养管：根据治疗需要，选择适当的营养管，另外需要斑马导丝、一次性硅胶导尿管。向管腔内注入生理盐水，以检查管腔是否通畅。

2. 患者准备

同本节"术前准备"的相关内容。

(五)置管流程及方法

(1)胃镜经口进镜至狭窄处口侧(或是狭窄肛侧或十二指肠水平部，根据患者具体情况具体操作)。

(2)通过活检孔道置入黄斑马导丝(若是内镜前端在狭窄口侧，则可用斑马导丝前端探明肠道的大致方向，然后将导丝前端迈过狭窄部远端)。

(3)内镜与导丝交替退镜，缓慢退出胃镜，保持导丝位置固定，防止移位，直到胃镜完全退出口腔，助手于口侧固定斑马导丝并盘旋于手中。

(4)用液体石蜡润滑导尿管前端后，经一侧鼻腔插管至咽部，将导尿管于咽部夹出。

(5)将导丝顺尿管前端孔道逆行穿出至鼻腔后，拔除导尿管，将导丝顺利留置于鼻腔内。

(6)向鼻空肠管内注满水或润滑油，剪去鼻空肠管前端。

(7)沿导丝经鼻腔置入鼻空肠管，可同时下胃镜，进行直视下观察与调节，直到送至合适位置或当胃部标记至鼻腔长度与所记刻度相同时，停止送入，缓慢螺旋式退镜后，最后拔除导丝。

(8)若无法判断鼻空肠管置入前端位置时，可经鼻空肠管注入泛影葡胺，X 线造影确定营养管位置及在胃内无盘曲后，缓慢退镜。

(六)术后护理及并发症

见本节前文的相关内容。

(唐廷婷，严　萍)

第十节 内镜下胃肠道狭窄治疗及护理

一、概述

上消化道狭窄导致患者不能正常进食，长时间可引起营养不良及机体水、电解质紊乱等。其常见病因有炎性狭窄、术后吻合口狭窄、良性或恶性肿瘤性狭窄、外压性狭窄、烧伤后狭窄、食管动力性狭窄（贲门失迟缓）、发育异常性狭窄等。通过内镜下治疗，可以良好地解除狭窄部位的通过障碍，具有创伤小、安全、有效、可重复进行等优势。目前，主要的内镜下治疗措施有经内镜狭窄扩张、经内镜支架置入、经内镜肌切开治疗贲门失迟缓症等。

大肠肿瘤在我国的发病率呈逐年上升趋势，临床表现中7%～29%的结直肠癌患者会出现急性肠梗阻症状，85%的梗阻患者需要急诊手术治疗。结直肠恶性梗阻患者行外科手术治疗后并发症的发生率为20%～60%，病死率为17.0%～35.0%。金属支架置入为失去手术根治机会的晚期结直肠癌患者提供了一种姑息性解除梗阻的治疗方法，也可替代结肠造瘘术解除梗阻，恢复肠道通畅，是一种择期行一期手术的过渡性治疗手段。

（一）适应证

1. 上消化道狭窄扩张的适应证

（1）食管炎性狭窄。

（2）食管术后吻合口狭窄。

（3）食管烧伤后狭窄。

（4）先天性狭窄：食管环或食管蹼。

（5）动力障碍性狭窄：贲门失弛缓症。

（6）食管癌放疗术后狭窄。

（7）失去手术机会的食管癌。

2. 上消化道支架置入的适应证

（1）失去手术机会的晚期食管癌、贲门癌引起的食管狭窄，造成进食障碍或伴有食管、气管、纵隔瘘。

（2）食管、贲门癌术后或放疗引起的瘢痕狭窄及肿瘤复发引起的狭窄。

（3）部分良性食管狭窄复发扩张治疗无效，包括贲门失弛缓症及其手术后吻合口狭窄、化学灼伤的瘢痕狭窄等。

（4）高龄或伴有其他疾病，一般情况差，不能承受外科开胸手术的食管癌。

3. 肠道支架置入的适应证

肠道支架置入主要用于术前过渡性治疗，以快速解除梗阻症状；作为姑息性治疗，用于肠道、盆腔晚期肿瘤的治疗。

（1）病变部位在左半结肠和横结肠远端。

（2）以病变长度＜10 cm的病变为宜。

(3)病变距肛门口 3～4 cm 为宜。

(二)禁忌证

1. 消化道狭窄扩张的禁忌证

(1)患者不能合作(如患精神疾病、老年痴呆等)。

(2)严重的心肺功能不全。

(3)狭窄严重，引导钢丝无法通过，治疗非常困难为相对禁忌证。

(4)有凝血功能障碍。

(5)食管化学性灼伤后的急性炎症期。

(6)手术瘢痕狭窄者在术后 3 周内不宜扩张。

2. 上消化道支架置入的禁忌证

对于晚期食管癌、贲门癌的姑息性治疗，食管支架置入术无绝对禁忌证，但如有以下情况，则应慎用。

(1)严重的心肺系统疾病且病情不稳定。

(2)严重恶病质，全身情况差，肝、肾功能不良，估计生存期在数周到 1 个月内。

(3)存在多发性消化道狭窄或梗阻。

(4)对 80 岁以上的老年患者，应视全身情况慎重选择。

(5)良性病变一般不用此法。

(6)颈段高位吻合口狭窄。

3. 下消化道支架置入的禁忌证

(1)有严重的出血倾向或凝血功能障碍。

(2)因严重的心肺功能衰竭而预计无法耐受操作过程刺激。

(3)疑似有小肠广泛粘连、梗阻。

(4)梗阻结肠已坏死、穿孔。

(5)结肠位置位于直肠远端，距肛门较近，或伴重度内痔出血。

(6)溃疡性结肠炎出血期。

(7)多节段肠肿瘤。

二、术前准备

(一)患者准备

(1)术前行胃镜、肠镜、CT 、X 线钡剂或碘油造影。对重度狭窄、疑似有食管气管瘘的患者，应先行复方泛影葡胺造影，以了解狭窄部位情况。必要时，留取活体组织做病理检查，以明确病因。

(2)完成心肺功能检查，了解患者的心肺功能。

(3)完成血常规、凝血功能、肝功能、肾功能等生化检查。

(4)长期服用抗凝药物治疗者，应在停药 3～5 d 后进行该项治疗。

(5)检查前 24～36 h 应进食流质，禁食时间根据狭窄程度确定，以保证手术时上消化道没有食物残留；对下消化道，则需清洁灌肠。

(6)知情同意书的签署：向患者及其家属说明扩张治疗的目的、简单过程和可能发生的并发症,取得患者及其家属的理解配合,并签署治疗同意书。

(7)向患者做好解释工作,告知患者术中扩张时因黏膜轻度撕裂而有少许疼痛和渗血是正常的,以取得患者配合。告知患者若有不适,则可用眼神或肢体语言表示,建议在无痛技术支持下进行治疗。

(二)用物准备

1. 内镜准备

内镜包括胃镜、超细胃镜、双钳道内镜等。

2. 治疗附件准备

(1)探条式扩张器和球囊扩张器、扩张压力泵、金属导丝、水溶性润滑剂、注射器、异物钳等(图 10 - 98)。

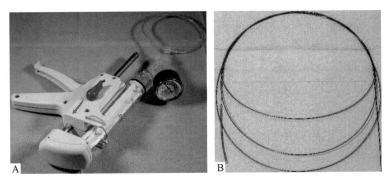

A. 扩张压力泵;B. 金属导丝。

图 10 - 98　扩张附件

(2)食管金属支架:根据食管狭窄的预后选择合适的支架(覆膜的可回收或不可回收金属支架),根据食管狭窄的长度选择支架的规格(内径/长度)(图 10 - 99)。检查支架的包装有无破损、是否有效期内。

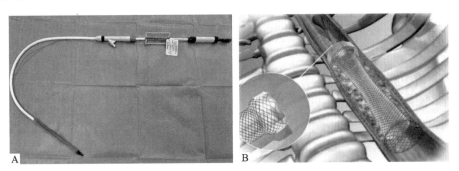

A. 支架置入器;B. 覆膜金属支架。

图 10 - 99　上消化道金属支架

(3)肠道金属支架:根据结肠狭窄情况选择合适的支架(图 10 - 100),包括支架的类型、直径、长度。检查支架的包装有无破损、是否在有效期内。

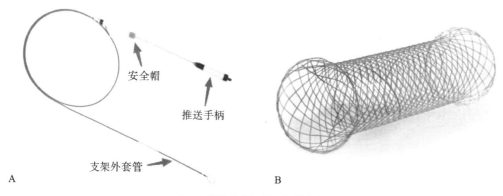

A. 支架置入器；B. 金属支架。

图 10 - 100　肠道金属支架

（4）黄斑马导丝和（或）钢导丝、异物钳、造影导管等。

（5）碘海醇、润滑剂、生理盐水、空针、纱布、防水治疗巾等。

3. 必要时在透视下完成

需准备碘海醇、造影导管、超滑导丝等。

（1）探条式扩张器（又称 Bourgie 扩张器或 Savary 扩张器）：目前国内使用的大部分是硅胶制成的探条式扩张器，它由 6 根外径不同的探条和 1 根导丝组成，外径大小分别为 5 mm、7 mm、9 mm、11 mm、13 mm 和 15 mm。该扩张器前端为锥形，中空，可通过导丝，有不透光标志，可在内镜下和（或）X 线引导下进行。探条式扩张器一般用于非动力性狭窄、肿瘤性狭窄、吻合口狭窄和炎性狭窄（图 10 - 101）。

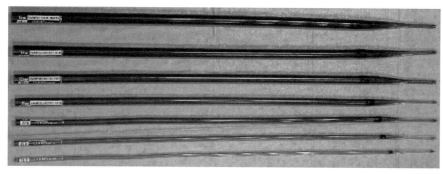

图 10 - 101　探条扩张器

（2）导丝引导球囊扩张导管：目前常用的有 2 种类型。①可以通过内镜活检孔的水囊扩张导管：通过增加水囊内的压力而改变水囊的直径，有外径 6～20 mm、长度 5～20 mm 等各种不同规格。水囊扩张导管可用于晚期食管癌狭窄、吻合口狭窄和食管化学性烧伤后狭窄等（图 10 - 102）。②不能通过钳道的气囊扩张导管：气囊直径大，有多种规格，外径为 25～40 mm。气囊内一般有 3 个刻度，在内镜下可见。刻度也有不透X 线标志，扩张时，应使中间标志位于狭窄处。该气囊主要用于贲门失迟缓症的扩张治疗。术前，应先对球囊扩张导管的水囊和气囊进行检查，再进行塑形处理，以保持最小体积（图 10 - 103）。

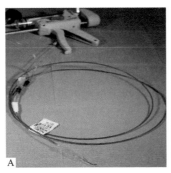
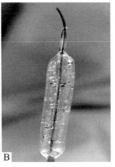

A. 水囊扩张导管的构成；B. 水囊扩张导管的前端。

图 10 - 102　水囊扩张导管

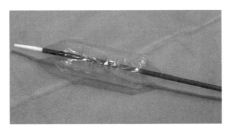

图 10 - 103　气囊扩张导管

三、术中护理

(一)患者护理

(1)查对患者所有资料及内镜治疗同意书。

(2)患者于术前 15～20 min 口服 2％的盐酸利多卡因胶浆 10 mL。

(3)协助患者取左侧卧位，置入牙垫，在操作过程中嘱患者保持体位不变，指导患者全身放松，缓慢做深呼吸，如口腔有分泌物，则应让其自行流出，不宜吞咽，以免引起误吸或窒息。

(4)连接心电监护仪，术中密切观察患者的生命体征、神志、面色、疼痛反应等情况。如患者生命体征及神志出现异常、疼痛难忍、置入探条式扩张器遇到阻力，则应立即停止扩张，不可强行通过，以免导致出血或穿孔等并发症。

(二)上消化道狭窄扩张术的操作配合

护士应熟悉所有操作步骤，与术者默契配合；送入扩张器时，动作要轻柔、准确，并准确记录扩张次数及每次扩张的时间，以确保扩张的效果。

1. 探条式扩张器扩张法

(1)镜下观察：术者插入胃镜，观察狭窄部位情况，准确记录狭窄距门齿的距离。

(2)进导丝：将金属导丝经钳道插入，并穿过狭窄段置入胃腔内。术者退镜，护士送导丝，两者速度保持一致，保证导丝在胃内且未弯曲。术者也可边插导丝边退镜，直至内镜全部退出。

(3)扩张：应根据病变狭窄程度选择探条。沿金属导丝送入探条，用力要轻柔、缓慢。保留金属导丝并退出探条。从小到大逐一扩张，直至术者判定扩张效果安全、满意为止。将最后使用的探条连同金属导丝一并退出。扩张后，再次进行内镜复查，以了解扩张的程度和局部的损伤情况。

2. 水囊扩张导管扩张法(图 10-104)

(1)插镜:详见探条式扩张器扩张法。

(2)选择合适的水囊扩张导管,去除球囊扩张导管的塑形外套管,采用水溶性润滑剂润滑球囊。

(3)插入球囊:经内镜钳道插入导管,使球囊中点处于扩张目标处。如患者狭窄较重或弯曲成角,则可先行插入金属导丝,确认金属导丝位置后,沿金属导丝插入水囊扩张导管。

(4)连接压力泵,配合术者用压力泵向水囊内缓慢注入无菌水,并及时告知术者压力指数,观察狭窄部位的扩张程度和黏膜有无撕裂。术者固定好镜身和扩张导管,使扩张起来的水囊中段恰好位于狭窄处。根据病情需要控制压力泵压力和水囊直径。保持 2~5 min 后,抽尽水囊中的无菌水。此过程可反复多次,直至扩张效果满意后,将水囊扩张导管退出钳道(图 10-105)。

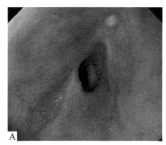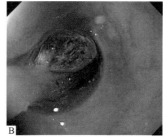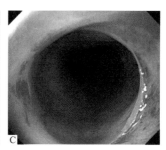

A. 术前;B. 术中;C. 术后。

图 10-104 水囊扩张导管扩张法

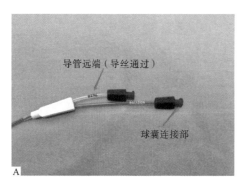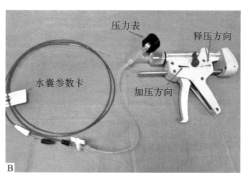

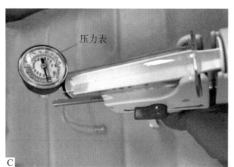

A. 水囊扩张导管;B. 水囊及压力泵的连接方法;C. 压力泵;D. 水囊参数卡。

图 10-105 水囊及压力泵的连接

3. 贲门失迟缓症的扩张(气囊扩张导管扩张法)（图 10 - 106）

(1)插镜：同探条式扩张器扩张法，记录狭窄部位距门齿的距离。

(2)进导丝：同探条式扩张器扩张法。

(3)接镜：同探条式扩张器扩张法。

(4)扩张：抽空气囊内的气体，锁住导管尾端三通接头通气囊的通路，在气囊处涂以润滑剂，以便于插入。向患者解释并指导其配合操作，沿导丝送入气囊，送入深度参考内镜下观察结果。护士固定扩张气囊导管，术者再次进镜，直至可清晰观察扩张气囊，在内镜直视下将中间刻度通过狭窄横膈平面以下约 2 cm 处，护士连接带压力泵的注射器，向气囊内注气，当气囊压力达到 40 kPa 时，维持 1～3 min，抽尽气囊中的气体。再注气，放气，反复 2 或 3 次。

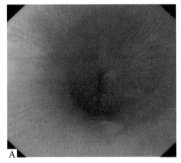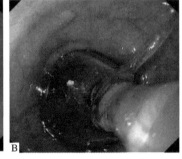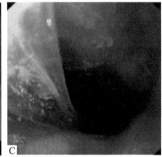

A. 术前；B. 术中；C. 术后。

图 10 - 106　气囊扩张导管扩张法

(5)抽尽气囊内的气体，将气囊和导丝一起退出。

(6)进镜检查：再次进镜复查扩张的程度和局部的损伤情况。

(三)上消化道支架置入术的操作配合

(1)行胃镜检查，观察并记录狭窄部位的长度及口侧(上沿)和肛侧(下沿)距门齿的距离，或瘘道的远、近两端的距离，以此为依据选择使用支架。

(2)插入引导导丝：方法同探条式扩张器扩张法(图 10 - 107)。

(3)再次核实支架类型、规格与治疗所需是否一致。润滑支架前端，经导丝引导，将支架经口置入患者食管，至所需深度。在胃镜直视下调整支架位置，直至准确，以支架远、近端超过病变上、下沿约 2 cm 为宜。松开安全帽，右手固定置入器，保持支架位置不变，左手退出外套管(或拉出支架释放线)，将支架全部释放，然后将支架置入器和导丝一并退出患者体外，必要时进一步调整支架位置(图 10 - 108)。

(4)再次询问患者病情，有无胸痛、气紧、胸闷、心慌等不适。无特殊不适可送患者回住院病房。

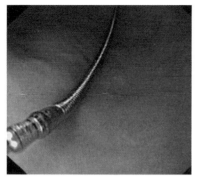
图 10 - 107　插入引导导丝

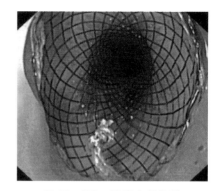
图 10 - 108　观察支架位置

(四)肠道支架置入术的操作配合

(1)协助患者取左侧卧位,在其臀下垫防水吸水棉垫。

(2)行肠镜检查,镜下观察狭窄的长度及程度。若肠镜无法通过狭窄处,则可经内镜钳道插入斑马导丝并越过狭窄段,在斑马导丝引导下导入造影导管,越过狭窄段肠道。保持造影导管位置固定,经造影导管注入碘海醇,观察狭窄的长度、程度、弯曲度等,以此为依据选择使用支架的规格型号。重新顺造影导管插入斑马导丝,待导丝越过狭窄段肠道后,保留导丝,退出造影导管。

(3)检查金属支架的规格、型号、有效期等,其长度以超越狭窄病变 4 cm 为宜。

(4)拔出支架前端的金属固定钢丝,用润滑剂润滑支架前端,用生理盐水冲洗支架内腔道。

(5)在导丝引导下将支架经钳道置入肠道,在肠镜直视及 X 线透视下将支架置入,直至远端越过狭窄段肠道口侧 2 cm。

(6)松开安全帽,左手固定置入器,以保持支架位置不变,右手退出外套管,将支架全部释放,将支架置入器和导丝一并退出患者体外(图 10 - 109)。

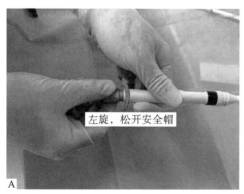

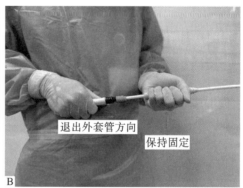

A. 松开安全帽;B. 退出外套管,释放支架。

图 10 - 109　肠道支架置入术的操作配合

(7)再次在肠镜下及 X 线透视下观察支架位置及支撑效果,必要时,使用异物钳调整支架位置,保证支架上、下沿均超越病变边沿约 2 cm(图 10 - 110)。

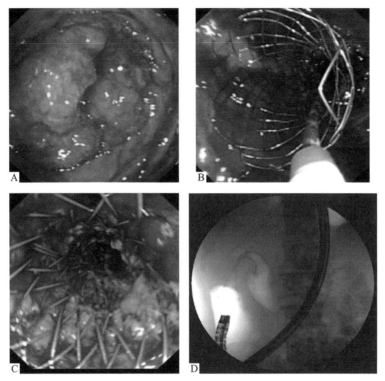

A. 支架置入术前；B. 支架置入术中；C. 支架置入术后；D. 术后 X 线片。

图 10 - 110 肠道支架置入术的过程

（8）再次观察病情，若无腹胀、腹痛、心慌、气紧等不适，则可将患者送回病房。

四、术后护理

（1）常规护理同胃肠镜检查护理。

（2）术后应密切注意患者有无胸痛、呼吸或吞咽困难、咳嗽、发热、皮下气肿等，以及时发现消化道穿孔和食管气管漏等并发症。

（3）观察有无消化道出血。当狭窄部的黏膜有轻微撕裂而少量出血时，不需要处理。如术中出血明显，则可局部喷洒止血药物。术后 24 h 内应密切观察血压、脉搏的变化及呕吐物和大便的颜色，必要时，术后给予静脉输入止血药物等处理。

（4）术后卧床休息，避免用力咳嗽及进行过多的体力活动。食管支架置入术后，患者多有胸骨后疼痛，这一点与置入支架的膨胀性刺激有关，可持续 1～2 周，对此可适当给予止痛剂。

（5）饮食护理：具体如下。①上消化道扩张术后，为减少术后由黏膜撕裂引起的渗血，应禁食 2 h，2 h 后无特殊不适时，可先进食温凉流食，再进食半流食，逐步向普食过渡。应避免刺激性大的食物和暴饮暴食，减少油腻食物的摄入。餐后 2 h 或睡眠时，应抬高床头 15°～30°，以防止食物反流。②为了避免支架移位，上消化道支架置入术后禁食 24 h，1 周内进流食，1 周后逐渐过渡到半流食、软食，宜少食多餐、细嚼慢咽。不要进食干、硬、大块及粗纤维的食物，以免导致支架堵塞，如果发生支架堵塞，则可行胃镜下异物取出术。忌生冷食物，防止食管支架遇冷后收缩，造成支架变形、移位或脱落。如发生支架变形、移位或脱落，则可试行胃镜下调整支架位置。如无法调整，则可重叠放置支架。进食前后，可饮少量温水冲洗食管，以免因食物滞留堵塞或在局部储留而导致感染。③肠道支架置入术后，当患有排便 2 h 后，先给予饮食，第 2 天改为半流食，逐渐过渡到软食。可进食营养丰富、含适量纤维素的清淡、易消化的食物，少量多餐；禁食长纤维、大团块的食物及生、冷、硬、辛辣等刺激性食物；适量增加饮水量；保持大便通畅，避免用力排便；观察患者的大便次数、量、性状，以及有无腹痛、腹胀、便血、肛门停止排便、排气等。若出现腹痛、腹胀或肛门停止排便、排气等症状，则应及时就医，行腹部 X 线平片检查，以排除肠道穿孔、肠道支架移位等。

(6)上消化道狭窄扩张术后常规用止血药、制酸剂、黏膜保护剂等 3～5 d。

（杜　江，谢　佳）

第十一节　ESD 与其衍生技术及护理

一、概述

ESD 是继 EMR 发展起来的另一种内镜切除胃肠黏膜病变的方法，主要用于对大且平坦的黏膜早期癌变或平坦的息肉类病变进行一次性切除。ESD 治疗早期胃癌可实现较高的整块切除率（92％～97％）和治愈性切除率（82.35％～94.74％），5 年总生存率和 5 年疾病生存率分别为 96.2％～97.1％ 和 100％。结直肠 ESD 的整块切除率和治愈性切除率分别为 82.8％ 和 75.5％。可使患者免除传统手术治疗风险，具有创伤小、疗效好、手术技术要求高等特点。ESD 目前在消化道早癌上获得了广泛的应用，并进入了临床治疗指南。

ESD 衍生技术主要包括 POEM、STER、EFTR、NOTES 等。POEM 是一种通过隧道内镜进行肌切开的微创新技术，2008 年首次用于贲门失弛缓症的治疗。我国于 2010 年开始临床使用 POEM，经过近年来的迅速发展，目前已成为开展该技术最多的国家。STER 是一种新型术式，是在 ESD、POEM 的基础上形成、发展起来的，术中创建黏膜下隧道，通过黏膜下层与固有肌层之间的间隙完成肿瘤切除操作，安全可靠。2009 年，国内学者报道了无腹腔镜辅助 EFTR 的临床研究。EFTR 技术促进内镜治疗的飞速发展，在临床上得到了广泛应用。NOTES 是一种新近发展起来的超微创技术，使用内镜穿过口腔、食管、结直肠、阴道等人体自然腔道到达胸腹腔进行病变切除等操作。总体来说，以上衍生技术与 ESD 存在相似之处，鉴于篇幅有限，本节仅重点阐述 ESD 及 POEM。

（一）适应证

1. ESD 的适应证

(1)消化道巨大、平坦息肉：直径≥2 cm 的广基、平坦息肉。

(2)局限于黏膜层和没有淋巴结转移的黏膜下层早期癌及癌前病变。

2. POEM 的适应证

(1)确诊为贲门失弛缓症并影响生活质量者，均可接受 POEM 治疗。

(2)特殊贲门失弛缓症：食管明显扩张，甚至呈"S"或"U"形的患者，既往行外科 Heller 术，术前曾接受过其他治疗(如球囊扩张术、肉毒素注射和支架治疗等)的患者，均可接受 POEM 治疗。

(二)禁忌证

(1)凝血功能障碍。

(2)胃肠镜检查禁忌。

(3)肿瘤表面有瘢痕或黏膜下注射抬举征阴性。

(4)超声内镜提示病变已侵及黏膜下层 2/3 以上。

(5)无无痛技术支持的内镜中心不能开展 ESD。

二、术前准备

(一)用物准备

1. 设备

(1)内镜设备：选用钳子管道 3.7 mm 以上的、带副注水功能的电子内镜，必要时配合放大内镜。根据不同的内镜型号和病变特点，选择不同型号的透明帽。

(2)内镜高频电发生器。

(3)冲水设备：注水瓶内盛无菌水，连接后检查注水是否通畅。

(4)二氧化碳气体及注气泵：用于内镜下注气，可减轻患者术后腹胀感。二氧化碳气体对并发穿孔后的皮下、纵隔、腹腔等处气体的吸收较空气快。

(5)心电监护仪、吸氧装置、负压吸引装置两组。

(6)麻醉呼吸机、注射泵及其他气管插管麻醉所需设备。

2. 附件

(1)内镜注射针。

(2)喷洒管：染色时使用。

(3)高频电切刀：Dual 刀、IT 刀、HOOK 刀、黄金刀等。

(4)止血附件：各种型号的金属钛夹、高频止血钳等。

(5)回收组织附件：爪钳、网篮等。

(6)其他手术用品：泡面板、大头针、装有福尔马林溶液的标本瓶、比例尺、空针等。

3. 药物准备

(1)黏膜染色剂：具体如下。①胃肠黏膜：1.5%醋酸；靛胭脂＋1.5%醋酸；靛胭脂等。②食管黏膜：卢戈氏液 3 mL＋生理盐水 12 mL。

(2)黏膜下注射剂的配制：①甘油果糖 250 mL＋亚甲蓝 0.1～1 mg，根据术者的习惯选择亚甲蓝的剂量；②生理盐水 250 mL＋亚甲蓝 0.1～1 mg，根据术者的习惯选择亚甲蓝的剂量；③透明质酸制剂配制液：取上述液体 16 mL＋玻璃酸钠 2 mL。

(3)抢救车。

（二）患者准备

（1）了解患者病史，尤其是既往胃肠镜检查和超声检查结果；评估患者的禁忌证。

（2）向患者及其家属介绍手术方法、目的、过程、效果、并发症及处理等，签署手术同意书和麻醉知情同意书。

（3）上消化道 ESD 准备同胃镜检查，术前常规禁食、禁饮 6～8 h。下消化道 ESD 按肠息肉切除术准备肠道。

（4）术前检查血常规、血型、出血时间、凝血时间及心电图等。询问有无使用抗凝药物，使用者应停用 1 周后再行手术。

（5）建立静脉通路。

（6）对患者佩戴的金属饰品应全部去除，并交给家属保管。

（7）行 POEM 者的术前准备须特别注意以下几点。①延长禁食、禁饮时间：禁食、禁饮 48 h 以上，必要时，术前用生理盐水冲洗食管或内镜下清除食管内残留的内容物，避免影响视野及麻醉后误吸和感染的可能。②食管冲洗：安置胃管于食管腔内，长度为距门齿 35 cm，给予生理盐水反复冲洗，直至抽出的液体澄清且无食物残渣。对食管黏膜水肿严重者，可改用 10％氯化钠溶液（为高渗溶液，可减轻水肿、避免术中出血）。

三、术中护理

（一）患者护理

（1）监测心电图、血压、脉搏、血氧饱和度、气道压力等，随时观察病情变化。保持呼吸道通畅，气道分泌物多时，应随时吸痰。

（2）在操作中随时观察是否有穿孔表现如皮下气肿、腹部胀满、气道压力突然增加且持续存在、持续注气肠腔仍不能展开等。

（二）ESD 术的操作配合

（1）观察病灶：暴露病灶，明确病灶范围（图 10-111）。

（2）染色：必要时，行内镜下病变染色，使病灶边界清晰。

（3）标记：除了边界清晰的肠道肿瘤或黏膜下来源肿瘤，对其他黏膜病变需做病变范围标记。在病灶外缘 5 mm 处进行电凝标记，常调整高频电刀参数，以柔和电凝模式进行标记。可用 Dual 刀、针状刀、黄金刀等做标记（图 10-112）。

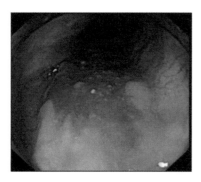

图 10-111　观察病变

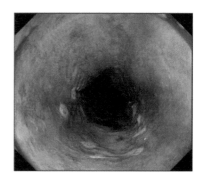

图 10-112　染色并标记边缘

（4）黏膜下或隆起边缘注射：抽吸配制好的注射液，连接内镜注射针，排气后，一定先将针尖收回鞘内再递给术者。于病灶标记点外侧进行多点黏膜下注射，直到靶部位足够隆起。先收针，再退出钳道（图10-113）。

（5）黏膜切开：可直接用电切刀切开黏膜，沿标记点外侧5mm处切开黏膜。

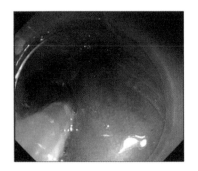

图10-113 黏膜下注射

（6）黏膜下剥离或全层切除（图10-114）：①根据术者习惯选用高频电刀沿黏膜下层进行剥离。剥离过程中应保持病灶始终抬举、黏膜下染色清楚。护士在每一次交换附件时，及时用酒精纱布清除刀头的焦痂，并检查附件功能，保持内镜注射针针尖收回在鞘管内。②保持视野清楚，当镜头模糊不清时，可用酒精棉签清理镜头。若见小血管，则可直接用切开刀止血；若出血量较大，则可使用高频止血钳电凝止血或金属钛夹止血。护士在手术过程中应时刻关注手术动态，随时准备帮助术者迅速止血。③当剥离过程中出现穿孔时，可视穿孔大小及病变剥离程度采取金属钛夹夹闭，以修补穿孔。

（7）创面处理：对可见小血管或出血点的创面，用高频止血钳等止血；对局部较深、肌层分离的创面，可用金属钛夹夹闭创面，以预防穿孔（图10-115）。

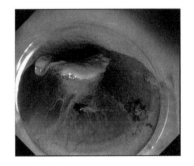

图10-114 黏膜下剥离

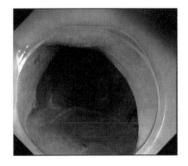

图10-115 创面处理

（8）标本处理：将标本吸引在透明帽内同内镜一起退出。如为瘤体组织，则不用固定。如为黏膜隆起病变，则基底部向下、黏膜面向上，用昆虫针将标本底部边缘以一定张力固定在泡沫板上，再次喷洒染色剂染色标本，观察病灶边缘是否完整剥离。用标尺测量其大小，标记口侧、肛侧，留取内镜图像，随后放入福尔马林溶液中固定（图10-116）。

（三）POEM术的操作配合（图10-117）

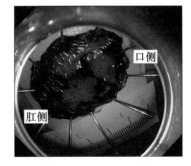

图10-116 标本固定

1. 黏膜切开（隧道开口）

将内镜注射针经钳道插至距胃食管连接部上方约10cm处，行黏膜下注射，再以高频电切开刀切开黏膜，切开长度以内镜能顺利进入黏膜下层为宜，一般为1～1.5 cm。黏膜切开一般选择纵行切开。

2. 黏膜下隧道建立

用高频电切开刀沿食管黏膜下层自上而下分离，在黏膜下层和肌层之间形成一纵行隧道，横向剥离范围约为食管壁的2/5，隧道的长度一般从食管中段的切口延伸至胃食管连接部远端3 cm处。这与术者针对患者病情的不同而进行的选择有关，但基本原则应该是隧道的长度能够保证有足够的空间进行肌层的充分切开。对创面出血点，应随时给予电凝止血。高频电刀和止血钳退出后应及时清除前端附着的碳化组织，以保持其正常功能。

3. 切断环形肌

胃镜直视下从胃食管连接部上方7～8 cm，应用高频电切开刀纵行切开环状肌至胃食管连接部下方2 cm，切开的过程为由浅而深切断所有环形肌束。完全、有效、足够长度的肌切开是保证POEM疗效的关键。虽然多数学者在行POEM治疗时，仅仅是离断固有肌层的内环肌，而保留纵行肌，但也有学者指出，食管固有肌层全层切开与仅切开内环肌相比，只要做到隧道入口的完整闭合，就是安全的。为保证长期疗效，建议对症状严重者行全层肌切开术，尤其是胃食管连接部上、下5 cm范围的全层切开。

4. 封闭隧道入口

完整切开环形肌后，一般用内镜下金属钛夹进行闭合。将黏膜下隧道内和食管腔内的液体吸净，用无菌生理盐水冲洗创面并用止血钳电凝创面出血点和小血管，退镜至黏膜层切口，用多枚金属钛夹由肛侧向口测夹闭黏膜层切口。两个金属钛夹之间的距离不能太大，以保持切口的良好闭合，防止因食物、黏液等流入而引起术后感染。

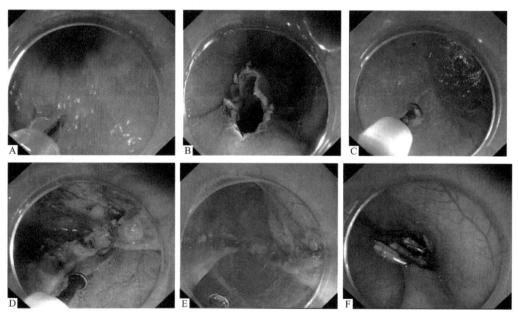

A. 黏膜下注射；B. 隧道开口；C. 黏膜下隧道建立；D. 环形肌切开；E. 黏膜下隧道建立；F. 隧道关闭。

图 10-117 POEM术的治疗过程

四、术后护理

(一)ESD 术后护理

(1)病情观察：手术结束后继续监测生命体征，直至患者苏醒，严密观察血压、心率、呼吸的变化，以及有无呕血、便血、腹痛、胸痛等。待患者病情稳定、自诉无特殊不适后，方可将其送回病房。

(2)迟发出血和穿孔：通常发生于术后 24～48 h，因此在此时间段内，预防出血和穿孔是护理工作的重点。护士需持续观察患者有无腹痛、气紧、皮下气肿、腹部压痛及反跳痛等，以判断有无穿孔。

(3)饮食护理：根据病变大小，术后给予禁食 24～48 h，大病灶者 ESD 术后禁食时间可酌情延长。24 h 后进温凉流食，3 d 后进半流食，2 周后进软食。

(4)休息：术后卧床休息 24 h，可取健侧卧位，以减少胃酸对创面的影响。对病变较大者，可适当延长卧床时间，并给予生活护理。2 周之内避免剧烈活动。

(5)下消化道术后患者应注意保持大便通畅，避免因便秘导致结痂过早脱落或因腹内压过高导致出血。

(6)用药护理：上消化道术后遵医嘱常规给予 H_2 受体拮抗剂或质子泵抑制剂、胃黏膜保护剂等，以促进创面愈合。酌情应用抗生素，以预防感染。

(7)出院指导：注意休息，加强营养。遵医嘱合理用药。根据病变的性质、大小指导患者适时进行门诊内镜随访。

(二)POEM 术后护理

(1)绝对卧床休息 24 h，取半卧位，以防食管反流，影响隧道口愈合。

(2)严密观察颈部和胸前有无皮下气肿，有无腹痛、腹胀、呕血、黑便等出血和穿孔的情况，并注意生命体征的变化。

(3)给予静脉输液营养，抗生素抗感染，质子泵抑制剂制酸、止血等治疗。

(4)嘱患者尽量避免做扩胸、弯腰等动作，以减轻手术部位的疼痛。

(5)饮食护理：禁食、禁饮 48 h，给予静脉内营养。48 h 后，如无特殊不适，则可进食少量温凉流食，术后 1 周进食半流食，再逐步过渡到软食。嘱患者少食多餐，进食后 2～3 h 不可平卧，以免出现胃食管反流。

(6)随访：术后 1 个月、3 个月、6 个月复查胃镜、食管造影、食管测压。

(三)POEM 的并发症及预防

(1)黏膜层损伤甚至穿孔：多见于贲门部位。黏膜损伤甚至可穿孔破坏隧道的密闭性，导致食管内容物进入隧道，进而引起纵隔感染。对此须用金属钛夹夹闭，必要时应安置胃肠减压管。

(2)气胸、纵膈气肿和气腹：轻度气胸通常不需要特殊处理；对于肺压缩体积＞30%的气胸，可行胸腔穿刺闭式引流；如腹胀明显，则可行胃肠减压，必要时行腹腔穿刺放气。

(3)胸腔积液：POEM 术后胸腔积液的发生率约为 40%。严重时应尽快安置胸腔闭式引流。

（4）出血：POEM术后出血的发生率较低。若患者在术后出现心率加快、血压下降、胸痛进行性加重或呕血、黑便等，则应考虑出血的可能。此时应及时行胃镜下止血，如不能明确出血点，则可用三腔两囊管压迫止血。

（5）感染：主要包括黏膜下隧道感染、纵隔感染和肺部感染，是POEM术后可能发生的严重并发症。术前应充分清洁食管，预防性使用抗生素，气管插管过程中应防止误吸，对创面进行严密止血，确保黏膜切口夹闭严密。对术中穿孔或有反流吸入的患者，术后可使用抗生素，以避免术后感染的发生。

（6）消化道瘘：包括食管纵隔瘘和食管胸腔瘘等。保持食管黏膜完整性是预防消化道瘘的关键。

五、未来展望

随着早期消化道肿瘤诊断水平的不断提高、消化内镜专用器械的开发和改良，ESD及其衍生技术在治疗消化道早期黏膜及黏膜下肿瘤、贲门失弛缓症、腹腔疾病等方面显示出了更加广阔的前景。

（杜　江，李传慧）

第十二节　经皮内镜下胃造瘘术及护理

一、概述

经皮内镜下胃造瘘术（percutan eousendoscopic gastrostomy，PEG）是在内镜引导下经腹部皮肤穿刺，在胃部留置胃造瘘管，进行胃肠内营养，以改善患者营养状况的治疗方法。PEG在床旁局部麻醉或全身麻醉下即可进行，为许多吞咽困难或吞咽功能丧失但胃肠道功能尚可的患者提供了一种长期肠内营养的途径。该方法操作简便、可行性大且创伤小，患者易于接受。PEG有效避免了长期留置胃管导致的鼻部、咽部、食管、贲门黏膜糜烂，保留了食管下段、贲门的抗反流功能，减少了胃食管反流和吸入性肺炎的发生率。

（一）适应证

（1）不能经口进食的疾病，如中枢神经系统损伤引起的吞咽困难、脑卒中、食管疾病、脑外伤、植物人、渐冻症等。

（2）头颈部肿瘤放疗或手术前后。

（3）因呼吸功能障碍而做气管切开。

（4）食管穿孔、食管吻合口瘘。

（5）腹部手术后胃瘫、胃肠淤积。

（6）经口摄食障碍但胃肠功能正常。

（二）禁忌证

（1）因消化道梗阻而使内镜不能通过。

（2）因大量腹水而使胃前壁与腹壁不能贴近。

（3）巨胖、胃次全切除术后及腹膜透析。

（4）凝血功能异常。

（5）肝大、胃底静脉曲张、胃壁肿瘤或受肿瘤侵犯、巨大裂孔疝、神经性厌食、心肺功能衰竭、脑室分流等。

（6）急腹症、皮肤严重感染。

（7）严重糜烂性胃炎或胃溃疡。

（8）穿刺点有肿瘤组织侵入。

二、术前准备

（一）物资准备

（1）设备准备：同胃镜检查。

（2）胃造瘘装置：见图 10－118。

（3）其他物品：皮肤消毒剂、棉签、5 mL 空针、2％利多卡因 1 支、活检钳、治疗巾、牙垫、无菌手套若干及无菌纱布等无菌物品（图 10－119）。

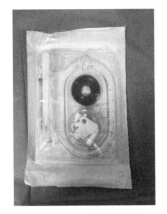

图 10－118　胃造瘘装置

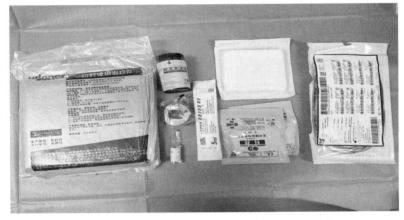

图 10－119　其他物品

（二）患者准备

（1）完善相关检查：如凝血功能、心电图等。对有凝血功能障碍和重度贫血者，应纠正后才能进行治疗。

（2）抗凝血药物停药时间：①使用低分子肝素者，术前应停用 24 h 以上；②建议术前 5 d 停用阿司匹林和氯吡格雷等抑制血小板聚集的药物；③使用华法林的患者，应在术前 1 周将华法林改为低分子肝素，术前 24 h 停用低分子肝素。

（3）检查前禁饮、禁食 6～8 h，特殊患者可根据具体情况而定。

（4）向患者及其家属解释 PEG 治疗的目的、必要性、风险等，签署知情同意书。

三、术中护理

(1)查对患者的身份信息、诊疗信息、相关检查(如血常规、心电图、凝血功能)、知情同意书等。连接胃镜装置并检查功能是否正常。

(2)协助患者取左侧卧位,含牙垫,置治疗巾于颌下,指导患者深呼吸、放松。

(3)胃镜进入胃腔后,协助患者将体位改变为仰卧位,将头部抬高15°~30°。

(4)造瘘口定位:正常情况下,造瘘口标准部位在体表左上腹,胃内在胃体中下段或胃窦与胃体交界处的胃前壁。可在关闭房间灯光后,透过腹壁,借助内镜光源在腹壁的投影确定最佳位置,在皮肤上进行标记。

(5)常规消毒皮肤,以标记点为中心进行皮肤消毒,铺无菌治疗巾,按无菌操作放入5mL空针1副。术者戴无菌手套后取出空针,护士抽吸2%盐酸利多卡因5 mL,麻醉医生沿标记点周围(直径约3 cm)局部逐层浸润麻醉至胃腔内见针尖。

(6)检查造瘘装置的有效期、包装密闭性,打开胃造瘘装置包。术者取出一次性手术刀并切开皮肤,切口约为0.5 cm。

(7)穿刺与穿线:通过皮肤切口,沿利多卡因注射路线插入穿刺器,直至内镜下可见(图10-120A),退出针芯,送入牵引线,将穿刺器固定在穿刺口,经内镜钳道插入活检钳,拉出牵引线(图10-120B),退出内镜。

(8)将牵引线与造口器捆绑,经口放入造口器并随牵引线牵拉至造口外端(腹壁),退出穿刺器(图10-120C)。经内镜观察造口器头端固定是否妥当(图10-120D),避免压迫过紧。

(9)清理、消毒腹壁切口,固定腹壁外固定盘,与腹壁间保留0.5 cm的距离(图10-120E),以减少内固定盘对胃黏膜的压力,然后夹闭造瘘管卡扣,用无菌纱布覆盖创口(图10-120F),固定造瘘管末端。整理内镜及用物。

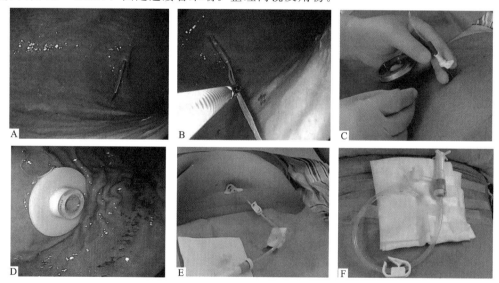

A. 插入穿刺器;B. 拉出牵引线;C. 垂直拉出牵引线(腹壁);

D. 固定造口器头端;E. 固定导管;F. 用敷料覆盖创口。

图10-120 胃造瘘术

四、术后护理

(1)术后禁食 4～8 h，卧床休息。观察有无呕血、便血、腹痛、腹胀等，如无不适，则可通过造瘘管注射生理盐水进行测试，如患者无不适，则遵医嘱经造瘘管进行肠内营养。

(2)必要时，遵医嘱给予止血、抗感染、抑酸治疗。

(3)造瘘口及造瘘管的护理：①观察造瘘口有无出血、红肿、分泌物，确认管道置管深度等。如有渗血，则可局部压迫止血，出血较多时，应及时通知医生进行处理。若出现较多分泌物，则应及时消毒及更换敷料，并继续观察。②保持造瘘口周围皮肤清洁、干燥，防止感染。③术后 1 周，每日常规消毒造瘘口周围皮肤 2 次，待干后覆盖两层"Y"形开口的无菌纱布，使之紧贴造瘘口并固定妥当。伤口干后，可改为每 3 d 更换 1 次敷料，以防止感染。④造瘘管滑脱：由固定不牢或患者不慎所致。如有发生，则应立即就医。⑤造瘘管堵塞：常与注入营养液的浓度、导管口径、管壁上生物膜或痂壳的形成、未进行足够时间的冲管等因素有关。如发生阻塞，则应按照以下顺序进行处理：①用注射器抽取温开水，采用抽吸与推注相结合的方式冲洗造瘘管；②若方法①失败，则采用 8.4% 碳酸氢钠溶液代替温开水进行上述冲洗；③若方法①②均失败，则使用稀释的胰酶＋碳酸氢钠溶液充满导管并夹闭 5～10 min 后再进行上述冲洗；④若方法①②③均失败，则需更换造瘘管；⑤若堵塞是由真菌感染所致，则必须更换导管。

(4)造瘘管肠内营养的护理：①注意推注量及速度应根据患者胃排空的情况确定，保持少食多餐，每次进行肠营养时，需回抽胃残留量，如胃内残留量＞100 mL，则停止进食。②营养液温度适宜，一般为 37～40 ℃，推注时速度由慢到快，浓度由低到高，让患者逐渐适应。温度过冷及过热都会刺激胃黏膜，引起患者不适甚至腹泻。尤其对意识不清的患者，喂养时更应注意。③喂养后 30～60 min，嘱患者取坐位或半坐位，以防止出现胃食管反流。④注意食物和喂养工具的清洁，避免因污染而导致患者出现腹泻等不适。

五、出院指导

(1)指导患者及其家属日常清洁造瘘口周围皮肤，使用清水或肥皂清洁皮肤表面污渍，并用棉签清除皮肤碎屑，清洁后，保持皮肤裸露及自然干燥。

(2)正确喂养，保持管腔通畅。

(3)定期来医院更换造瘘管，一般根据造瘘管产品说明书有效期进行更换。建议患者经皮内镜下胃造瘘术后 3～4 周进行第 1 次胃造瘘管的更换，4 周后因瘘道已形成，故多数可经原瘘道再次置入。若发生非计划性脱管，则应立即来院就诊。

(4)指导患者及其家属除定时定量喂饲外，还应注意观察其合并症，一旦患者出现呛咳、发热、局部皮肤红肿等不适，就应及时就诊。

(5)平时活动、穿/脱衣服、清洁造瘘口皮肤时，应注意避免因拉扯导管而导致导管滑脱。

（杨欢欢，李小青）

<h1 style="text-align:center">第十三节　ERCP 及护理</h1>

一、概述

ERCP 是通过内镜下经十二指肠乳头对胆管或胰管选择性插管并进行造影，显示胆管或胰管形态的重要技术(图 10 - 121)。ERCP 使胆、胰疾病的诊断与治疗发生了划时代变革，其对部分疾病(如胆总管结石等)的治疗基本取代了传统的外科手术。

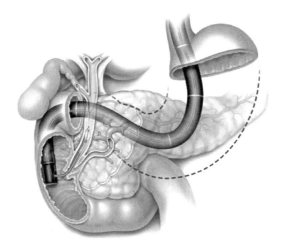

图 10 - 121　ERCP 示意图

(一)适应证

1. 胆道疾病

胆道结石、怀疑胆道良性或恶性梗阻导致的黄疸、原发性硬化性胆管炎、反复胆道感染及胆管炎、手术或创伤导致的胆道损伤。

2. 胰腺疾病

特发性胰腺炎、胰腺创伤、胰管结石、慢性胰腺炎或胰腺假性囊肿的术前评估、临床考虑胰腺恶性肿瘤而无创性检查未发现病变、胰腺分裂症。

3. 指导内镜下组织或体液取样

通过胆管或胰管内组织活检、刷检、胆汁或胰液分析。

4. 指导内镜下治疗

治疗性 ERCP 的实施及方案选择均需先完成胆胰管造影。

5. 其他

其他包括 Oddis 括约肌测压、十二指肠壶腹部病变观察及活检等。

(二)禁忌证

1. 绝对禁忌证

同胃镜检查。

2. 相对禁忌证

严重心肺疾病、肝硬化食管静脉曲张、近期胃肠吻合术、胃出口或十二指肠近段狭窄等。

二、术前准备

(一)用物准备

1. 设备

内镜主机、十二指肠镜、内镜高频电治疗仪、X光机、铅衣、铅围脖、铅帽、护目镜。对十二指肠镜须进行灭菌处理，灭菌后的内镜送气、送水瓶内盛灭菌注射用水。

2. 附件

铺无菌台，根据患者治疗需要将下列附件选择性地放在无菌台上备用。

(1)造影导管：用于十二指肠乳头插管，先端部有标记环，X光下可观察(图10-122)。

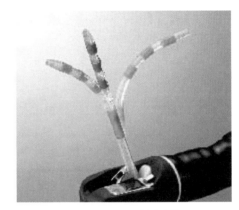

图 10-122　造影导管

(2)弓形切开刀：常用于十二指肠乳头插管及乳头括约肌切开(图10-123)。

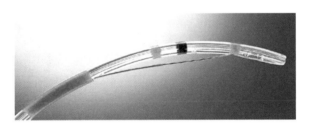

图 10-123　弓形切开刀

(3)针状切开刀：当用弓形切开刀等插管失败时，可由经验丰富的内镜医生采用针状切开刀在乳头上方沿胆管走向进行预切开，常用于乳头结石嵌顿(图10-124)。

(4)导丝：为ERCP治疗的必备附件，采用导丝辅助插管，可提高插管的成功率，缩短插管时间。导丝引导插管成功后，成为置入或更换其他附件的引导工具。

导丝的类型主要为亲水性超滑导丝(图10-125)，如斑马导丝、血管造影导丝、双头导丝。导丝的直径有0.035 in、0.025 in可供选择。

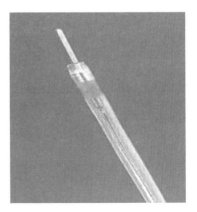

图 10-124　针状切开刀

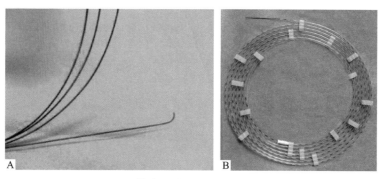

A. 血管造影导丝；B. 斑马导丝。

图 10 - 125　导丝

（5）取石网篮：主要用于胆道/胰管结石的取出，常用的网篮有 4 线网篮、8 线网篮及可通过导丝的网篮。4 线网篮张开后的宽度为 2～3 cm，工作长度为 195～220 cm。8 线网篮的网眼更小，可以更有效地抓取小结石。可通过导丝的网篮：网篮不易进入胆管时，可在导丝引导下进入胆管（图 10 - 126）。

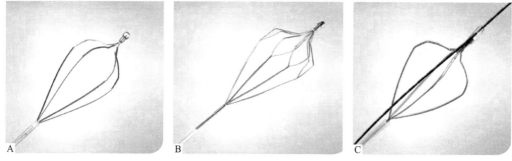

A. 4 线网篮；B. 8 线网篮；C. 可通过导丝的网篮。

图 10 - 126　取石网篮

（6）取石球囊：主要用于胆道结石的取出和胆道造影，常用的三腔球囊有 3 个独立的通道，分别用于插导丝、推注造影剂和球囊注气（图 10 - 127）。

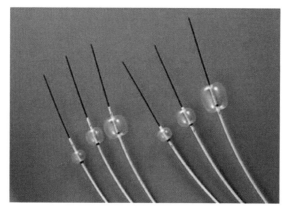

图 10 - 127　取石气囊

(7)碎石取石网篮：主要用于对直径＞15 mm 的结石进行机械碎石后取石（图 10 - 128）。

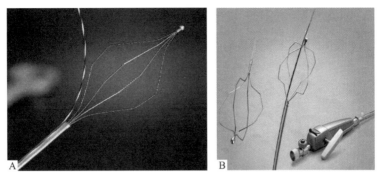

A. Boston 碎石取石网篮；B. Olympus 碎石取石网篮。

图 10 - 128　碎石网篮

(8)鼻胆/胰引流管：用于胆道和胰管引流，常用的鼻胆/胰引流管前端有 2 种形状，即直形和猪尾形鼻胆/胰引流管（图 10 - 129）。

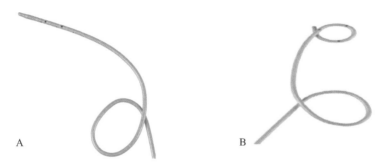

A. 直形鼻胆/胰引流管；B. 猪尾形鼻胆/胰引流管。

图 10 - 129　鼻胆/胰引流管

(9)胆/胰管扩张探条：主要用于胆管/胰管狭窄部位的逐级扩张，为置入引流管/支架创造条件。扩张探条直径有 6 Fr、7 Fr、8.5 Fr、9 Fr、10 Fr、11.5 Fr 等，其头端长 5 cm，较细，呈锥形，便于通过狭窄段（图 10 - 130）。

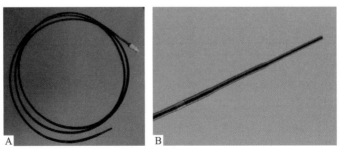

A. 扩张探条；B. 扩张探条先端。

图 10 - 130　胆/胰管扩张探条

（10）塑料支架：主要用于胆/胰管的内引流，常用支架的外径有 7 Fr、8.5 Fr、10 Fr 等，长度为 5～15 cm，不同外径的支架配有对应的支架推送器（图 10-131）。

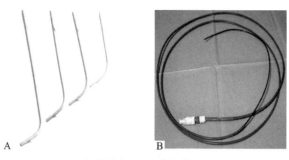

A. 塑料支架；B. 支架推送器。

图 10-131　塑料支架系统

（11）金属支架：分覆膜支架和无覆膜支架 2 种，常用的长度有 4 cm、6 cm、8 cm、10 cm，直径为 8 mm（图 10-132）。

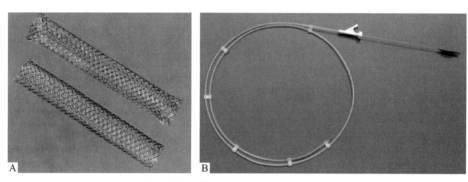

A. 金属支架的外观；B. 金属支架及推送器。

图 10-132　金属支架

3. 造影剂

目前常用的造影剂是 20% 碘海醇注射液。它是非离子性造影剂，罕见过敏反应。用法：生理盐水 13 mL＋碘海醇注射液 7 mL 稀释待用。

4. 其他

同胃镜检查。

（二）患者准备

（1）评估患者有无 ERCP 的适应证、禁忌证等。

（2）常规检查血常规、凝血常规、肝功能、肾功能、血淀粉酶等。

（3）常规检查 B 超、X 线胸片、心电图、心肺功能，必要时做 CT 或 EMRI。

（4）术前进行医患沟通，签署手术知情同意书，行无痛 ERCP 的患者还需签署麻醉风险评估知情同意书。

（5）检查前日晚餐后禁食，检查当日禁食早餐。

（6）患者着装不宜太厚，去除贴身的金属饰品及有金属纽扣的内衣，取下活动性义齿，着患者衣裤。

（7）建立静脉通道并保持通畅。

（8）术前 10～20 min 口服咽部局部麻醉药及消泡剂。

（9）遵医嘱给予镇静、解痉、止痛药肌内注射或静脉推注。

（10）体位：常采用俯卧位，头偏向右侧。在患者膝关节、踝关节、女性乳房等部位垫软枕，防止受压（图 10 - 133）。

（11）给予氧气吸入，安置心电监护。

（12）为患者提供性腺、甲状腺等 X 射线辐射防护。

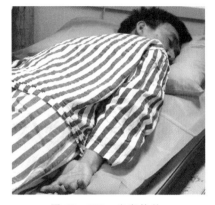

图 10 - 133 患者体位

三、术中护理

（1）查对患者的基本信息、ERCP 相关资料及知情同意书。

（2）连接并检查内镜吸引，送气、送水功能及图像质量，确认内镜高频治疗仪等功能状态是否完好。

（3）再次指导和鼓励患者做好术中配合。

（4）医护人员穿着铅衣、铅围脖、铅帽等防护用品（图 10 - 134）。

（5）配合术者进行十二指肠镜下观察。

（6）十二指肠乳头插管：常规选择弓形切开刀和导丝，用生理盐水润滑导丝，将导丝插入弓形切开刀导丝腔内，对注射腔用造影剂排气，配合主刀医生进行插管。其注意事项：胆管开口在乳头开口顶点偏左 11～12 点钟方向。护士观察内镜图像，适时调整弓形切开刀的刀丝角

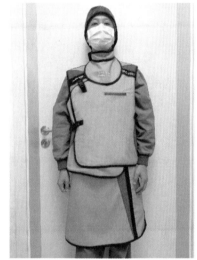

图 10 - 134 医护人员穿着防护用品

度，配合反复"插、拉"或"点插"插入导丝，导丝插入力量均匀、适当，必要时可在 X 线监视下配合插管（图 10 - 135），也可选择用造影导管进行插管。

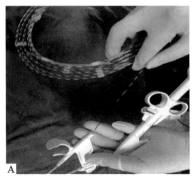

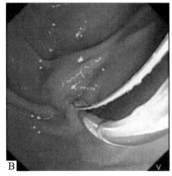

A. 准备导丝和弓形切开刀；B. 用导丝辅助插管。

图 10 - 135 插管

（7）造影配合：将导管插入胆总管后，必须在 X 光监视下推注造影剂，推注速度不宜太快，力量不宜太大，以每秒 0.2～0.6 mL 为宜。避免因造影剂进入胰管而造成术后胰腺炎；避免因将胆总管结石推到肝内胆管而造成取石困难（图 10－136）；胆管有梗阻时，导管跨越狭窄部位后，先抽吸滞留的胆汁，再推注造影剂；有脓性胆汁流出时，先抽吸胆汁，再推注造影剂；必要时，选择取石球囊完成胆管造影；根据显影结果拟定进一步的治疗措施。

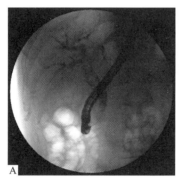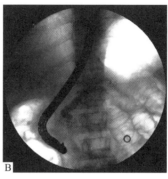

A. 胆管造影；B. 胰管造影。

图 10－136　造影

（8）EST：①根据乳头切开范围可分为大切开、中切开、小切开，医生根据胆总管远端直径与适应证来选择切开范围。②根据病情需要做 EST 时，将弓形切开刀的前 1/3 刀丝插入乳头内部，后 2/3 刀丝在乳头外，既能满足治疗需求，也能避免穿孔和出血的发生；轻微拉动刀丝，使弓形切开刀的刀丝接触十二指肠乳头顶端，将刀丝定位在 11～1 点钟的范围内；开启高频电发生器，选择混合电流，连接高频电导线与弓形切开刀，检查所有连接是否处于工作状态，在内镜直视下对乳头进行逐层切开。

（9）内镜下球囊扩张术：球囊扩张导管有 3 个腔，分别为导丝腔、水囊腔、造影腔，其规格有 8～10 mm、10～12 mm、12～15 mm 3 种。应根据胆管的直径、结石的大小和数量来选择大小合适的球囊，用生理盐水润滑球囊扩张导管的导丝腔，沿导丝腔插入导丝，在 X 线监视下，使球囊中部处在狭窄处的中部，也可使 1/3 的球囊位于乳头外，接上压力表，缓慢注入造影剂，一般 2～8 个大气压，在 X 线监视下，见球囊腰部消失，持续不超过 1 min 后，抽出造影剂。必要时，间歇 30 s 后再进行扩张（图 10－137）。

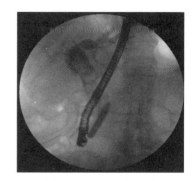

图 10－137　球囊扩张

（10）内镜下胆管碎石与取石术：①术者根据结石的大小和位置、乳头括约肌切口的大小选择合适的取石网篮。检查取石网篮是否收放自如、形状正常，将网篮收回塑料管内，经内镜钳道插入胆管内，在 X 线监视下，见取石网篮越过结石后，缓慢张开取石网篮，进行套取（图 10－138）。②术中注意要点：A. 在结石上方打开网篮，缓慢注入造影剂，防止造影剂将小结石冲入肝内胆管，增加取石难度。B. 胆总管扩张、结石较小时，可用取石球囊或改用8线网篮。C.胆管高位结石不易套取时，可用导丝引导取石球囊，将结石往下拉，或在带导丝的网篮越过结石后再张开网篮，套取结石。D.结石嵌顿在取石网篮内时，松开并反复抖动取石网篮，将结石释放，或将取石网篮推到较粗胆管处或胆管分叉处，顶着胆管壁使钢丝弯曲，游离结石后，收紧取石网篮，也可再进入针状刀，将乳头切口扩大。E.结石较大者，可用一体式碎石器碎石，其有导丝引导，并有独立造影剂注射通道，用把手配合加压手柄，可进行机械碎石。当结石嵌顿太紧而无法释放时，将取石网篮的手柄剪断，退出内镜及网篮的塑料套管，更换应急碎石器(图10-139)。③使用球囊取石时，首先确认球囊的容量，检查球囊是否漏气，管道是否通畅，插入胆管后，在X线监视下可见球囊上下两端的标记，越过结石后注入空气，要随时根据胆道的直径调整球囊容量，球囊扩张不足不能成功取石，球囊过度扩张患者不能耐受，应在透视下看到球囊充气影，关闭球囊通道，由上向下缓慢牵拉，调节球囊压力，直到结石从乳头切口排出。

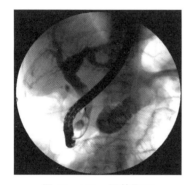 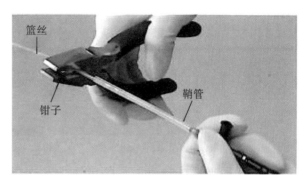

图10-138 网篮取石　　　　　　图10-139 应急剪断取石网篮

(11)内镜下鼻胆/胰管引流术：需用弓形切开刀引导导丝进入肝内导管。退出弓形切开刀时，留置导丝在肝内胆管内，术者向外退出弓形切开刀，护士向内插入导丝，护士插导丝的速度应与术者退出弓形切开刀的速度一致，插入速度过快，会导致导丝进入肝内胆管过长或导丝在乳头口结襻而弹出。退出弓形切开刀后，将导丝插入鼻胆/胰管，术者顺着导丝向肝内插入鼻胆/胰管，护士向外拉导丝，速度要一致，拉导丝的速度如果太快，就会将导丝拉出乳头外。鼻胆/胰管到达所需位置后，护士将导丝拉出60 cm左右，为了增加十二指肠镜内鼻胆/胰管的硬度，导丝不能完全退出，此时术者在X线透视下边进鼻胆管，边退内镜。当内镜退出口腔外时，将导丝完全退出鼻胆/胰管，此时护士一手固定住靠近口侧的鼻胆/胰管，另一手将内镜钳道内的鼻胆/胰管向外拉出。注意保持口腔侧的鼻胆/胰管无移位。为了保持术中护士和术者的速度一致，护士不仅要看内镜图像并保持导丝不动，还要观察术者拉出和插入的速度，做到医护默契配合(图10-140)。

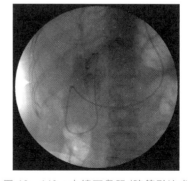

图10-140 内镜下鼻胆/胰管引流术

(12)内镜下胆管塑料支架置入术：具体如下。①探条扩张的配合：弓形切开刀引导导丝进入肝内胆管后，退出弓形切开刀，留置导丝在肝内胆管内，术者根据狭窄的程度先选择较细的扩张探条，然后逐级使用较粗的扩张探条。术者将导丝插入扩张探条，护士在 X 线透视下拉动导丝，术者将扩张探条顺着导丝插入胆管并使扩张探条前端的金属标记超过狭窄部位，继续保留导丝在肝内，更换另一根探条。护士与术者的配合要点同安置鼻胆/胰管的方法(图 10 - 141)。②支架置入的配合：若为非一体式支架，则应选择直径、长度合适的支架推送器。在 X 线监视下，沿导丝送入内支架及推送器，待推送器前端的标记越过狭窄部位后，固定不动；将推送器外套管与内芯松开，一手固定内芯及导丝不动，术者向前推送外套管，使内支架继续向前走，越过狭窄段 1~2 cm 后，调整好内支架位置，当末端倒刺紧贴十二指肠乳头时，用推送器外套管顶住内支架不动，护士依次将导丝、内芯和推送器退出(图 10 - 142)。

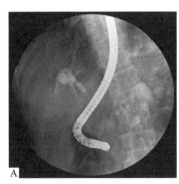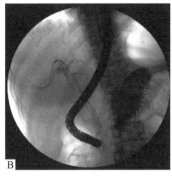

A. 胆道狭窄 X 线影像；B. 探条扩张术中。

图 10 - 141 扩张探条

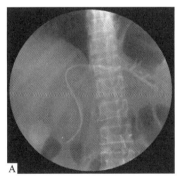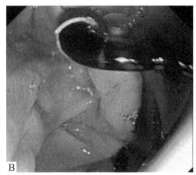

A. 塑料支架置入术后透视器；B. 塑料支架置入术后内镜图。

图 10 - 142 塑料支架置入

(13)内镜下胆管金属支架置入术：①进行 ERCP 造影后，根据病变的性质、部位、范围确定选用金属支架的长度。若为肝门部梗阻，则一般应放置在胆管内，支架先端应超过狭窄段 2 cm 以上。若为胆管下端梗阻，则金属支架应留置在乳头外 1 cm 以上。②支架置入前，可用探条或柱状气囊进行狭窄段的扩张。③顺导丝插入金属支架，使之通过狭窄上段。④先向选好的金属支架的导丝腔内注入生理盐水，进行冲洗润滑，以利于导丝的通过及支架的释放，再沿导丝送入，待支架越过狭窄段上端后，在 X 线监视和内镜直接监控下，缓慢释放支架(图 10 -143)。

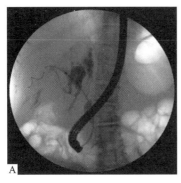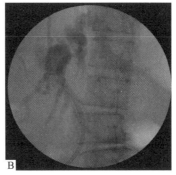

A. 胆道狭窄扩张术中；B. 胆管金属支架置入。

图 10 - 143 内镜下胆管金属支架置入术

四、术后护理

(一)饮食护理

术后禁食 24 h，若 24 h 后无腹痛、发热，血清淀粉酶和脂肪酶水平正常，白细胞计数正常，则可饮清水，并逐渐过渡到流食、低脂半流食，直至正常饮食。

(二)病情观察

严密观察患者的生命体征，以及有无腹痛、腹胀、呕吐、发热、黄疸等情况。

(三)监测相关化验结果

术后 2 h、24 h 分别采血，查淀粉酶水平和血常规。若发现有术后胰腺炎和感染等并发症，则应及时处理。

五、术后并发症的处理

(一)ERCP 术后胰腺炎

其发生率在 1.3%～5.4%，主要与下列因素有关。

(1)反复胰管插管或注入造影剂。

(2)既往有 ERCP 术后胰腺炎发生。

(3)怀疑 Oddi 括约肌功能障碍。

(4)女性、年轻患者。

(二)胆道感染

其发生率在 0.6%～1.0%，主要与造影剂过多注入胆囊、器械消毒不严等有关，单纯诊断性 ERCP 极少导致胆管炎。

(三)消化道出血

其发生率在 0.8%～2.0%，单纯诊断性 ERCP 极少见，与乳头切开、血管畸形、结石过大撕裂十二指肠、操作时患者剧烈呕吐导致贲门撕裂或十二指肠镜导致胃肠道黏膜损伤等有关。

（四）穿孔

其发生率在0.3%～0.6%。主要与消化道狭窄或梗阻、手术导致的解剖改变（毕Ⅱ氏术后）、操作时动作粗暴等有关。

（杜　江，罗永红，苏秋同）

第十四节　EUS检查及护理

一、概述

EUS是通过内镜钳子管道插入超声微探头或将超声微探头安置于内镜先端部，既可直接观察消化道腔内形态，又可对消化道管壁及邻近脏器进行超声探察的检查方法，适用于消化道黏膜下肿瘤及邻近器官病变，而经普通内镜及体表超声不能明确诊断者。对某些消化系统疾病（尤其是肿瘤）有较高的诊断价值（图10-144），不仅可以判定有无邻近脏器的浸润及淋巴结的转移等，也为黏膜下病变的定性诊断提供了最佳方法。

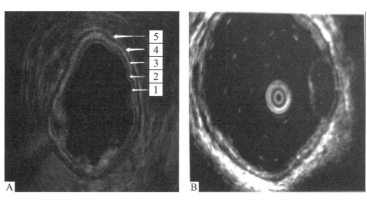

A. 食管壁层次；B. 食管囊肿。

图10-144　常见超声内镜图像

（一）适应证

（1）黏膜下病变：常见的黏膜下病变包括平滑肌瘤、胃肠间质瘤、脂肪瘤、异位胰腺、神经内分泌瘤、囊肿等。

（2）消化道恶性肿瘤（如食管癌、胃癌、胃淋巴瘤、结直肠癌）：通过EUS进行比较准确的TNM分期。

（3）纵隔病变：对食管周围的中纵隔和后纵隔的病变显示较为精确，特别是超声内镜引导下的细针穿刺，对不明原因的纵隔淋巴结肿大有重要的诊断价值。

（4）胆道、胰腺的病变：EUS对与消化道临近的胆管、胆囊、胰腺病变的大小及部位有诊断与鉴别诊断价值。

（5）造影增强超声内镜检查术：指利用微气泡导致被扫查对象界面回声的声阻抗差改变，从而提高超声诊断和鉴别诊断能力的技术。超声造影剂应经静脉注射。

(6)联合 ERCP 的技术应用：EUS 对于胆总管结石、胆管下端狭窄、壶腹癌等病变检查并发症少；对可疑胆总管疾病来说，EUS 是一种安全有效的检查方法。EUS 能指导选择性地进行 ERCP，提高治疗效果，减少检查带来的风险。

（二）禁忌证

EUS 禁忌证与普通胃肠镜检查相同。

（三）EUS 检查的操作方法

(1)直接接触法：指用超声微探头直接接触消化道黏膜进行扫描的方法（图 10 - 145），适用于以环阵探头、凸阵探头检查病变时。

(2)水囊法：指经注水管道向水囊注入 3～5 mL 无气水（蒸馏水或经过煮沸的饮用水），使其接触消化道管壁以显示图像的方法（图 10 - 146），适用于消化道管壁相邻的器官疾病（尤其是胆、胰疾病）的检查。

(3)水充盈法：指将超声胃镜插至检查部位后，先抽尽胃肠腔内的空气，再注入无气水 300～500 mL，使探头浸泡在水中以显示图像的方法（图 10 - 147），适用于胃底、胃体中上部、十二指肠、结肠的检查。

(4)持续注水法：指通过持续注水以显示图像的方法（图 10 - 148），适用于难以将水留住的部位（如食管上端、食管下端贲门部、幽门孔等处）的病变的检查。

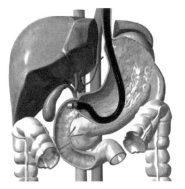

图 10 - 145　直接接触法

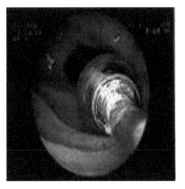

图 10 - 146　水囊法

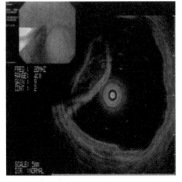

图 10 - 147　水充盈法

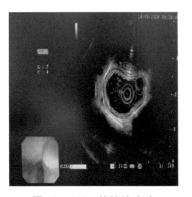

图 10 - 148　持续注水法

二、术前准备

(一)用物准备

(1)检查设备及配件、材料的准备。①超声内镜主机、超声键盘、探头驱动器(图10-149)。②超声内镜、超声微探头：根据影像学资料以及既往内镜报告评估病灶的部位、大小、形态选择合适的超声内镜(图10-150)。A.环扫超声内镜：为360°电子环形扫描，能得到管壁1周的环形超声视野，适用于消化道周围器官疾病的诊断，可通过彩色多普勒图像充分获取病变及周围血管的详细信息。B.扇扫超声内镜：为单方向扫描，约150°，扫描的方向与穿刺针插入方向的切面一致，可直视穿刺针针道，适用于进行多种治疗，是治疗型超声内镜，穿刺的同时可通过彩色多普勒图像观察血管和脏器血流情况，提高穿刺的安全性。C.超声微探头：探头细，从内镜钳道口进入，扫描方式为环扫式，扫描范围为360°，探头直径为2.0～2.9 mm，工作长度为2050 mm，工作频率为12～20 MHz，适用于黏膜、胃肠壁各层较表浅器官的检查，需要额外的小型马达进行驱动。内镜下超声微探头检查可选用治疗内镜、双钳道内镜、十二指肠镜。③自动注水装置(图10-151)：向贮水瓶中装入无气水，保持水温在37℃左右，以免因水温过低而使患者感到不适。④注水接头(图10-152)。⑤超声内镜专用水囊(图10-153)。

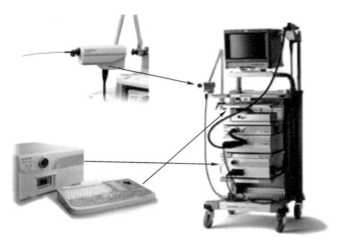

图10-149 超声内镜主机

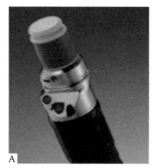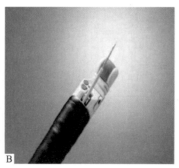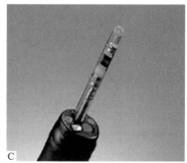

A.环扫超声内镜；B.扇扫超声内镜；C.超声微探头。

图10-150 部分超声内镜专用设备

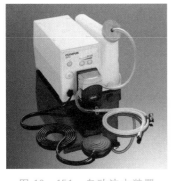
图 10-151 自动注水装置

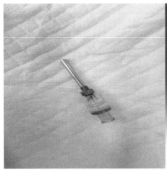
图 10-152 注水接头

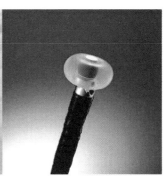
图 10-153 专用水囊

（2）急救器材的准备：如氧气、负压吸引装置、心电监护仪、抢救车等。

（3）超声微探头的连接与调试：具体如下。①将超声微探头末端连接部上标志性固定栓向上与探头驱动器上的白色标记点对齐（图 10-154），平直地插入超声驱动装置（图 10-155），顺时针方向旋转拧紧（图 10-156）。②打开超声驱动装置，将超声微探头置于无气水中，观察超声波形是否正常。

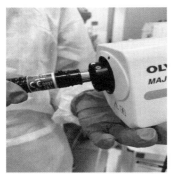
图 10-154 超声微探头的连接1

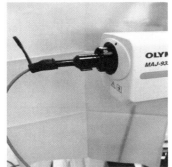
图 10-155 超声微探头的连接2

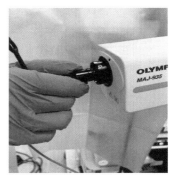
图 10-156 超声微探头的连接3

（二）患者准备

（1）同胃肠镜检查。

（2）检查前了解患者的病史、既往内镜检查报告或其他影像学资料。

（3）必要时，行穿刺活检术或介入治疗，向患者进行知情告知并嘱其签署知情同意书。

（4）在无痛超声内镜检查前，进行麻醉风险评估。

三、术中护理

（一）患者护理

（1）检查体位同胃肠镜检查，必要时协助患者改变体位。

（2）检查前 15 min 口服 2% 盐酸利多卡因胶浆 10～20 mL。

（3）术中观察患者的一般情况，监测患者的生命体征。

（4）观察患者的呼吸情况，防止反流误吸。

(5)指导、鼓励患者配合检查。

(二)术中配合

(1)直接接触法检查的配合：同胃肠镜检查术中配合方法。采用环形扫描超声内镜或线阵式扫描超声内镜，超声内镜在消化道腔内对应扫描的器官部位见表10-4。

表10-4 超声微探头扫描部位所对应的观察区域及标记

扫描部位	观察区域	重要标记
十二指肠球部	胰头、胰颈、胆管、胆囊	门静脉、肠系膜上静脉、脾静脉
十二指肠降段	胰头、胰腺、钩突、壶腹部、胆囊	腹主动脉，下腔静脉，肠系膜上动、静脉，门静脉
胃	胰腺体尾	脾动、静脉，左肾、脾脏、肠系膜上动脉，腹腔干、腹主动脉

在十二指肠球部和降段操作时，因肠腔狭小弯曲，患者恶心、呕吐明显，故应嘱患者深呼吸，也可按压其合谷穴，以减轻症状。如无特殊原因，则一般可在无痛内镜下完成。

(2)水囊法检查的配合：具体如下。①安装前，应检查水囊有无破损、膨胀，以确定内镜注水瓶内的无气水是否用完，否则将气体注入水囊内将会影响观察效果。②将水囊置于专用推送器中，使其大孔径一端橡皮圈翻折覆盖于推送器边缘，卡在其凹槽内。③将水囊推送器套在超声内镜前端，使翻折橡皮圈在超声内镜前端的大凹槽内。④拔出推送器，将水囊小孔径一端橡皮圈卡到超声内镜前端的小凹槽内。⑤安装完毕，按压注水阀门，向水囊内注无气水，水囊3 cm为限度，如发现水囊边缘渗水，则可调整水囊位置。注意水囊内有无气泡存在，若有气泡，则可将超声内镜头端朝下，反复吸引注水，吸尽囊内气泡；检查隆起性病变时，向水囊内注水不宜过多，水囊过大会压迫病变，影响观察效果。

(3)浸泡法检查的配合：具体如下。①进行浸泡检查时，为使病变完全浸没在水中并获得满意的图像，根据病变位置的不同，可采用头低位、头高位、仰卧位或俯卧位。②内镜下发现病灶，插入微探头，插入时，一手用纱布拿住微探头先端部，另一手扶住微探头插入部，进行传递，操作医生打开钳子管道阀门帽，手持微探头，在距开口阀距离小于处4 cm插入，避免因手持位置太远和插入用力过猛而发生微探头折损；在探查胃底病变时，须先取直内镜，伸出微探头后再反转内镜。③注水：向胃内注水300~500 mL，一次不超过500 mL，注水过程中密切观察患者有无呛咳等不适，以避免误吸。④将微探头浸入无气水中，贴近病变，当注水量不足时，会导致超声图像模糊不清，须及时补充注入无气水。⑤注水前，吸尽局部空气，可减少注水量，注水后应尽量减少注气。⑥检查完毕，将残余的水和气吸尽，以免患者术后发生腹痛、腹胀。

(4)持续注水检查法的配合：在食管、贲门、幽门、十二指肠等蓄水困难的部位，可采用持续注水的方法进行微探头扫描。在食管及贲门部位注水过程中，应密切观察患者有无呛咳等不适，以避免误吸。

(5)下消化道 EUS 检查的配合：具体如下。①下消化道超声检查的肠道准备同肠镜检查；②用白光内镜确认病变区域；③将超声微探头经钳道插至病变部位；④注水法同上消化道。

四、术后护理

(1)超声内镜检查后约 30 min 即可进温凉流食，如无呛咳，则可进软食。

(2)超声胃镜检查较一般胃镜检查时间更长，如有咽部不适或声音嘶哑，则可用淡盐水含漱或含服润喉片，如未缓解，则应及时就医。

(3)超声肠镜检查后可能会出现轻微腹胀、腹痛等不适，与术中注水、注气有关，一般可自行缓解。因操作中使用二氧化碳气体注入，故退镜时应尽量吸净肠腔内残余的水、气体。

(4)检查后，注意观察患者有无呕血、便血、腹痛、腹胀等。必要时，及时就医。

(5)无痛超声内镜检查当天不得驾驶机动车辆和从事高空、精细作业，且不宜做过重的体力劳动和重大事项的决策。

五、内镜、超声微探头的消毒处理

(1)超声内镜：进行高水平消毒，对穿刺治疗用超声内镜进行灭菌处理；清洗时，应避免粗暴擦洗换能器表面，规范完成水囊管道、抬钳器管道的清洗、灭菌处理。

(2)超声微探头：进行高水平消毒，清洗消毒时动作应轻柔，注意避免微探头受压和打折。

（汪旭丽，向珍颖）

第十五节 超声内镜引导下细针穿刺活检术及护理

一、概述

超声内镜引导下细针穿刺活检(endoscopic ultrasound – guided fine – needle aspiration biopsy，EUS – FNA)指在超声内镜引导下用细针穿刺，以得到组织细胞或活检病理标本的技术。EUS – FNA 首次于 1992 年由 Vilmann 等应用于胰腺囊性病变的诊断，此后不断发展，目前已广泛应用于消化道及其周围病变的诊断。与腹部超声引导下的经皮穿刺细针抽吸术相比，EUS – FNA 具有穿刺距离短、安全性高等优点。

(一)适应证

(1)胰腺占位病变。

(2)胰腺周围及腹膜后包块、淋巴结。

(3)纵隔占位病变及淋巴结。

(4)食管及胃肠道黏膜下包块。

(二)禁忌证

1. 绝对禁忌证

(1)严重心肺疾病，如严重心律失常、心肌梗死急性期、重度心力衰竭、哮喘发作期、呼吸衰竭不能平卧等。

(2)疑有休克、消化道穿孔等。

(3)食管重度狭窄。

(4)口腔咽喉急性炎症。

(5)食管、胃急性腐蚀性炎症。

(6)明显的主动脉瘤、脑梗急性期、脑出血。

2. 相对禁忌证

(1)心肺功能不全。

(2)消化道出血而血压未平稳。

(3)有出血倾向，血红蛋白浓度<50 g/L。

(4)高度脊柱畸形、巨大食管或十二指肠憩室。

二、术前准备

(一)患者准备

(1)向患者及其家属介绍检查方法并嘱患者及其家属签署侵入性检查/治疗同意书。

(2)麻醉患者准备：因治疗操作时间较长，故一般在全身麻醉下进行。术前需进行麻醉评估，并嘱患者签署麻醉知情同意书。

(3)患者需在术前常规检查出血时间、凝血时间、凝血酶原时间、血小板计数及心电图等。

(4)了解有无严重的心肺疾病。对女性受检者，应了解月经史情况。

(5)了解用药史，告知患者检查前需停用抗凝药物。

(6)手术当日患者禁食、禁饮 6 h 以上。

(二)用物准备

1. 超声内镜

穿刺用超声内镜，一般是凸阵扫描彩色多普勒穿刺超声内镜(图 10-157)。

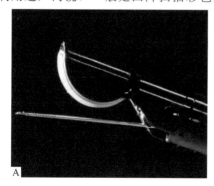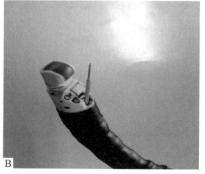

A. 潘泰克斯穿刺镜；B. 奥林巴斯穿刺镜。

图 10-157 穿刺超声内镜

2. 穿刺针

穿刺针由手柄、针鞘、针芯等组成，规格为19～25 G(图10-158)。常用的穿刺针有 COOK 穿刺针和 Olympus 穿刺针。

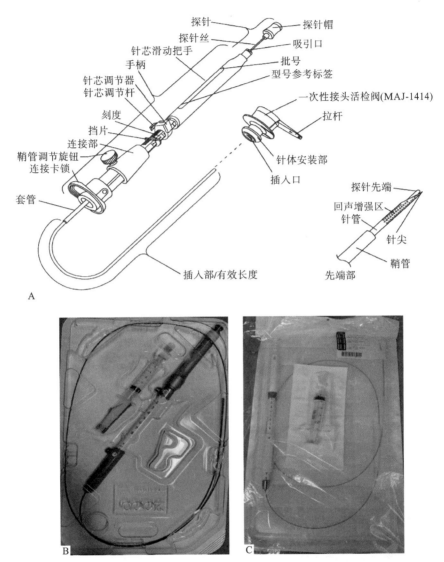

A. 穿刺针的结构；B. COOK 穿刺针；C. Olympus 穿刺针。

图 10-158 穿刺针

3. 其他用物准备

准备无菌治疗台、酒精纱布、无菌手套、无菌生理盐水、5 mL 注射器、95% 酒精、干燥玻璃片及装有福尔马林固定液的标本瓶等。关闭负压注射器阀，抽取负压10 mL待用(图10-159)。

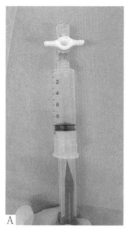
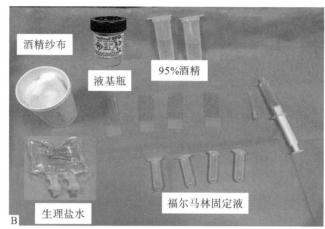

酒精纱布

液基瓶

95%酒精

生理盐水

福尔马林固定液

图 10-159　其他用物准备

三、术中护理

(一)患者护理

(1)查看患者的术前常规检查结果、内镜治疗同意书、麻醉知情同意书、穿刺部位影像资料等。

(2)询问患者的消化道准备情况。

(3)术前需留置静脉留置针,建立静脉通道。

(4)在整个检查过程中,护士应严密监测患者的生命体征,如有异常,则应及时告知医生。

(5)患者体位同超声内镜检查。

(二)超声穿刺操作流程及配合方法

(1)显示病变,选择合适的穿刺位置与路径(图 10-160)。

(2)插入穿刺针(图 10-161)。

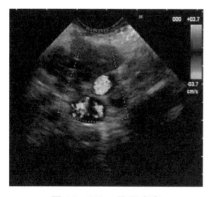
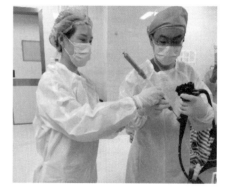

图 10-160　显示病变　　　　　　图 10-161　插入穿刺针

(3)在 EUS 实时监视下将穿刺针刺入病灶内部(图 10-162)。

(4)拔除针芯(图 10-163)。

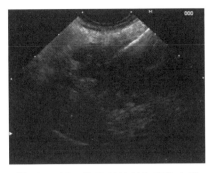

图 10 - 162　将穿刺针刺入病灶内部

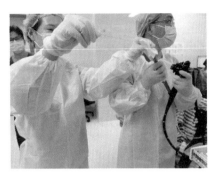

图 10 - 163　拔除针芯

（5）接上负压（图 10 - 164）。

（6）来回提插（图 10 - 165）。

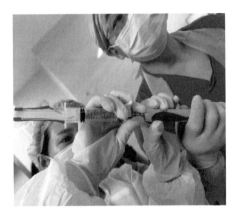

图 10 - 164　接上负压

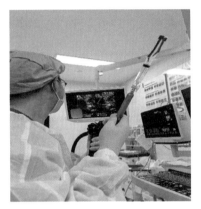

图 10 - 165　来回提插

（7）解除负压，拔除穿刺针（图 10 - 166）。

（8）推出针道内容物并进行相应的处理（图 10 - 167），评估是否需要重复穿刺（图 10 - 168）。

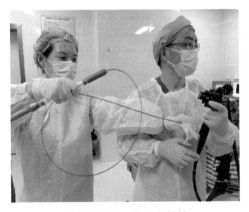

图 10 - 166　拔除穿刺针

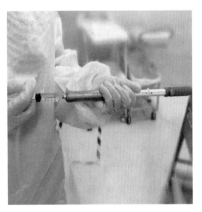

图 10 - 167　推出针道内容物

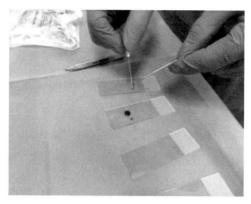

图 10 - 168　再次评估

（三）标本的处理

将针芯插入针腔内，将内容物推出至液基细胞瓶内（图 10 - 1699），先后用液基细胞液、空气冲洗针腔，挑选高质量组织条送检（图 10 - 170），将剩余组织学标本分别涂片（图 10 - 171）及装入液基瓶内（图 10 - 172）送检，必要时进行细胞块或者流式细胞学检查。

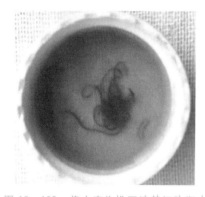

图 10 - 169　将内容物推至液基细胞瓶内

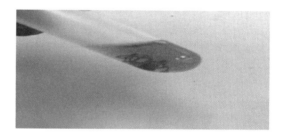

图 10 - 170　挑选高质量组织条

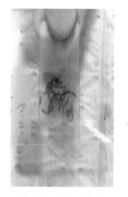

图 10 - 171　涂片

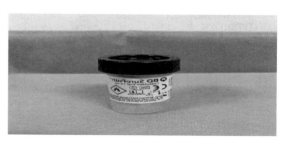

图 10 - 172　液基瓶

四、术后护理

(1)麻醉复苏监护：给予吸氧，监测血压、血氧饱和度、脉搏、呼吸及意识状态。

(2)观察并发症：EUS-FNA术并发症的发生率为0.5%～2%。文献报道常见的并发症为出血、感染和穿孔，少见的并发症为咽喉部损伤、食管贲门撕裂、一过性发热、气胸和急性胰腺炎。术后应观察有无腹痛、腹胀、呕血、便血、发热、胸痛等表现。

(3)术后宣教：①术后需适当休息，避免重体力劳动和剧烈活动；②禁食、禁水4 h以上，4 h后若无不适，则可进食清淡温凉半流食，24 h后过渡到软食或普食；③勿食过热、粗糙、刺激性大的食物。

（李传慧，白　帅）

第十六节　EUS引导下的治疗及护理

EUS由于操作紧贴病变部位，可排除消化道气体、骨及肌肉的干扰，具有独特的优势。对于较小的病变，EUS相比于体表超声、CT、MRI、MRCP有较高的敏感性。近年来，随着EUS设备和操作技术的不断进步，EUS引导下的治疗因其安全性、有效性和微创性而被广泛用于胆、胰疾病的临床诊断和治疗中，如EUS引导下胰腺假性囊肿引流、粒子置入、腹腔神经丛阻断术等手术方式，已被国内外相关研究证实。本节主要介绍EUS引导下胰腺假性囊肿引流术的护理配合，以及其他EUS引导下的治疗的护理。

一、超声引导下胰腺假性囊肿引流术的护理

(一)概述

胰腺假性囊肿(pancreatic pseudocyst，PP)为局限化的富含胰酶的液体积聚，由非上皮性的囊壁包绕，可由急、慢性胰腺炎及胰腺创伤、胰管阻塞等引起。胰腺假性囊肿可发生破裂或因体积巨大而出现压迫症状，进而出现继发感染(脓肿)、胰源性腹腔积液、胰源性胸腔积液、囊肿破裂、囊肿内出血、胃肠道梗阻、胰漏等多种并发症。EUS引导下胰腺假性囊肿引流术具有创伤小、安全、并发症少、病死率低等优点，正逐步取代外科手术及传统经皮引流术。

1. 适应证

胰腺假性囊肿形成时间>6周，囊肿直径>5 cm，囊肿压迫胃壁出现临床症状，囊肿壁与胃壁的距离<1 cm。

2. 禁忌证

(1)严重心肺疾病，如严重心律失常、心肌梗死急性期、重度心力衰竭、哮喘发作期、呼吸衰竭不能平卧等。

(2)各种原因所致休克。

(3)怀疑食管、胃、十二指肠急性穿孔。

（4）食管重度狭窄。

（5）急性重症咽喉部疾病。

（6）严重脊柱畸形或纵隔疾病。

（7）囊肿壁与胃壁的距离≥1 cm。

（8）食管、胃急性腐蚀性损伤急性期。

（9）明显的主动脉瘤、脑梗急性期、脑出血。

（10）有凝血功能障碍。

（二）术前准备

1. 用物准备

（1）穿刺超声内镜：彩色多普勒线阵式超声内镜。

（2）穿刺针：19 G 或 22 G 穿刺针。

（3）十二指肠镜。

（4）引流导管：一般选用＞8.5 Fr 双猪尾形塑料支架，或＞7 Fr 的猪尾形鼻胆引流管（图 10 - 173）。

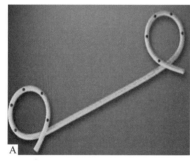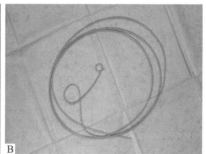

A. 双猪尾形塑料支架；B. 猪尾形鼻胆引流管。

图 10 - 173　引流导管

（5）扩张探条或柱状扩张球囊。

（6）导丝：软导丝（斑马导丝）。

（7）针状电刀。

（8）囊肿切开刀，分为针尖端和环装切开刀端两部分，均可连接高频电发生器（图 10 - 174）。

（9）高频电发生器。

（10）X 光机。

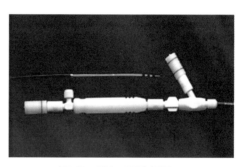

图 10 - 174　囊肿切开刀

2. 患者准备

（1）评估患者重要脏器的功能，如有无心肺疾病等。

（2）了解患者出血时间、凝血时间、血常规情况，停用影响凝血机制的药物。

（3）了解穿刺部位的 B 超及 CT 检查结果，尤其是穿刺部位有无主要血管经过。

（4）术前禁食 12 h、禁饮 4 h。

（5）有黄疸者，术前 3 d 遵医嘱每日肌内注射 10 mg 维生素 K_1。

（6）术前 15～20 min 口服 2％利多卡因胶浆 10～20 mL。

（7）建立静脉通路。

（8）术前给予镇静止痛，建议在无痛内镜下进行。

（三）术中护理

1. 患者护理

（1）给予安置心电监护和持续中流量吸氧，观察患者生命体征、意识、血氧饱和度等的变化。

（2）维持静脉通道通畅，遵医嘱给予用药处理。

（3）协助患者取左侧屈膝卧位，在患者口中置入牙垫，注意防止误吸并做好误吸抢救准备。

（4）对手术时间较长者，给予保暖。

2. 术中配合

（1）EUS 下经胃壁支架引流（图 10-175）：①插入治疗型 EUS，显示囊肿的位置及大小，测量囊肿与胃壁间的距离，用彩色血流图显示临近的血管结构；②选胃壁受压最明显处为穿刺点；③护士协助术者将穿刺针插入超声内镜管道内，然后伸出针尖，在超声影像图上识别针尖位置；④在超声引导下，将穿刺针刺入囊肿腔内，有明显落空感时，表明穿刺针进入囊肿，如果穿刺有困难，则可用高频电刀切开；⑤拔除针芯，接负压空针回抽囊液；⑥沿穿刺针插入导丝，使导丝在囊内盘曲 2 或 3 圈；⑦将导丝

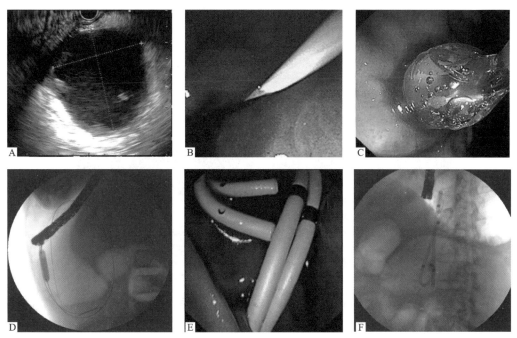

A. 确定囊肿的位置及大小；B. 留置导丝；C. 球囊扩张；D. 球囊扩张 X 光；E. 置入双支架；
F. 置入支架后 X 光。

图 10-175　EUS 下经胃壁支架引流

留置于囊肿内,退出穿刺针;⑧沿导丝插入扩张探条或球囊,扩张胃壁穿刺点,探条扩张一般从 5 F 到 7 Fr 逐级进行,必要时退出探条,再沿导丝插入扩张球囊,进行球囊扩张;⑨将支架装在推送器上,沿导丝送入支架和推送器,在超声内镜引导下见推送器内芯进入囊肿内后,护士配合术者将双猪尾形支架置入囊肿内,拔除导丝及推送器,可见囊液流出;⑩若超声内镜无法判断穿刺针或者治疗附件是否在囊肿内,则可在 X 光引导下进行操作。

(2)超声内镜引导下经胃壁囊肿切开刀切开引流术(图 10 - 176):适用于胃壁过厚或者穿刺点过于狭窄导致扩张球囊无法通过胃壁进入的囊肿,也可直接使用囊肿切开刀直接进行穿刺引流。①囊肿评估:插入治疗型超声内镜,显示囊肿的位置及大小,测量囊肿与胃壁间的距离,显示临近的血管结构,选择胃壁受压最明显处为穿刺点。②切开囊壁:经内镜钳道插入囊肿切开刀,连接高频电发生器与囊肿针状切开刀,采用纯电切模式切开胃壁及囊壁。③确认切开:在超声引导下确认囊肿针状切开刀针尖端已经位于囊腔内,退出内导管,退出囊肿针状切开刀。④环切扩大窦道:经内导管插入引导导丝,在导丝及内套管的引导下推入囊肿环状切开刀,连接高频电发生器与囊肿环状切开刀,采用纯电切模式环状切开并扩大囊壁窦道。⑤退出囊肿环状切开刀:退出囊肿环状切开刀及内导管,保留深插的导丝。⑥支架置入:将双猪尾形支架安装于支架推送器内导管内,沿导丝引导插入内镜钳道,护士一手持支架置入器外导管,

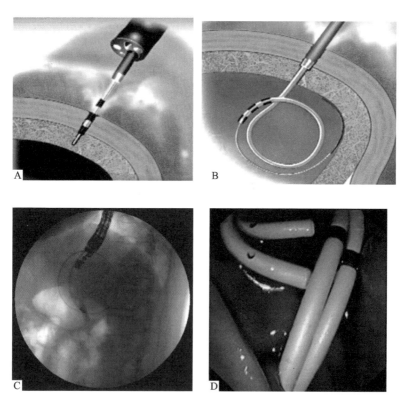

A. 用囊肿针状切开刀切开囊壁;B. 置入导丝;C. 囊肿针状切开刀 X 光图;D. 置入双猪尾形支架。

图 10 - 176 超声内镜引导下经胃壁囊肿切开刀切开引流术

另一手牵拉引导导丝，保持一定张力，术者在超声内镜引导下推送支架进入囊肿腔内，将支架置入囊肿腔内后，退出推送器及导丝，将囊液引流入胃腔；如若超声内镜无法判断囊肿环状切开刀或者治疗附件是否在囊肿内，则可在X光引导下进行操作。

（3）超声内镜引导下经鼻胃假性囊肿引流：适用于需要向囊腔内注射治疗药物时。①囊肿评估：同超声内镜引导下经胃壁囊肿切开刀切开引流术。②囊肿切开：超声内镜引导下在胃腔内隆起最明显处用囊肿针状切开刀切开胃壁和囊壁；见少量囊液流出后，再使用球囊将切口扩大至1 cm，一般可见大量囊液流出。③置入鼻胆管：置导丝于囊腔内，在内镜和（或）X光监视下，沿导丝置入鼻胆引流管。④鼻胆管交换：退出内镜，保留鼻胆引流管。将鼻胆引流管经鼻腔引出，确认引流管通畅，妥善固定并连接引流袋。

（四）术后护理

1. 患者护理

（1）监测患者的生命体征，观察有无腹痛、腹部压痛、反跳痛、呕血、黑便、发热等。

（2）术后常规禁食24 h以上，给予静脉补液，24 h后若无不适，则给予流食。

（3）观察引流效果：引流管引流是否通畅、支架引流患者腹胀及上腹胀满体征等有无改善。

（4）遵医嘱给予生长抑素等治疗，酌情给予抗生素。

（5）做好管道护理，保持引流袋低于患者身体水平位，记录管道体外余留长度，妥善固定，防止非计划拔管。

2. 出院指导

（1）嘱患者多休息，1个月内注意避免剧烈活动及重体力劳动，避免暴饮暴食，选择易消化、低脂、无刺激性的食物，戒烟、酒。

（2）遵医嘱用药，如有疑问，则可及时咨询医生。

（3）注意观察有无出血、腹痛、腹胀、发热等不适，如有异常，则应及时就诊。

（4）指导患者正确护理引流管。

（5）4～6周复查B超或CT，了解囊肿大小变化及治疗效果，如囊肿消失或明显减小，则可在内镜下取出支架。

二、其他超声内镜引导下治疗

其他超声内镜引导下治疗主要针对胰腺炎症、胰腺实性病变及晚期胰腺癌的姑息治疗，近年来，针对门静脉高压相关疾病的超声引导下血管栓塞、消化道梗阻超声引导下改道等各类EUS相关术式的发展现况如下。

（一）超声内镜引导下腹腔神经丛阻断术

1969年，Copping等首次报道在胰腺癌患者腹腔神经节周围注射无水乙醇可以控制重度疼痛。1996年，Wiersema等率先在EUS引导下进行腹腔神经节阻滞以治疗恶性肿瘤所致疼痛。利用EUS可以较为准确地对腹腔神经节进行定位的优势，在EUS引导下对腹腔神经节注射局部麻醉药、神经破坏剂或类固醇类药物，通过阻滞、毁损神经丛中断痛觉传到通路或消除局部炎症，达到止痛目的（图10-177），主要适用于确诊腹腔恶性肿瘤且已无法切除者，疼痛症状明显、非侵入性治疗方法（如止痛药）疗效不佳、预计生存期不长的患者，伴有持续性、顽固性腹痛的慢性胰腺炎患者。目前超声内镜引导下腹腔神经丛阻断术（EUS - guided celiac plexus neuroiysis，EUS-CPN）主要用于非侵入性治疗方法无法控制的腹腔恶性肿瘤所致疼痛、慢性胰腺炎所致顽固性腹痛的治疗。

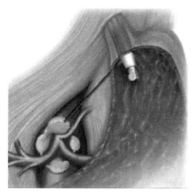

图10-177 超声内镜引导下腹腔神经丛阻断术

（二）EUS引导下粒子置入术

通过EUS引导下穿刺技术可在瘤体内、亚肿瘤区域和可能转移的淋巴途径永久埋入粒子（图10-178），它是一种将放射性粒子（现阶段多应用碘-125）均匀地置入腹腔实体肿瘤（例如胰腺肿瘤），通过粒子近距离地持续释放射线来达到最大限度地杀伤肿瘤细胞的作用，为腹腔实体肿瘤的治疗开辟了新的手段。2005年，孙思予等率先在EUS引导下将放射性粒子置入猪的胰腺并获得成功。此后孙思予及金震东等分别于2006年、2008年报道了EUS引导下放射性碘-125粒子植入治疗晚期胰腺癌患者，可有效缓解患者的疼痛。目前该方面报道仍较少，其长期疗效及安全性有待进一步验证，仍需大样本的临床研究。

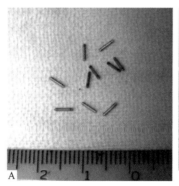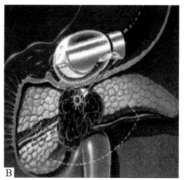

图10-178 超声内镜引导下粒子置入术

（三）EUS引导下胆/胰管引流术

1996年，Wiersema等首次报道EUS引导下胆管穿刺造影术，这为EUS引导下胆胰管介入治疗提供了新思路。2001年Giovannini等率先应用EUS引导下胆管置管引流术治疗梗阻性黄疸患者，开启了EUS引导下胆管介入治疗的新篇章。1995年Harada等首次报道1例行ERCP及经腹B超胰管穿刺造影术均失败的胰十二指肠切除术后患者，行EUS引导下胰管造影获得成功，这为胰管高压患者的治疗提供了一种新策略。在EUS引导下，通过穿刺扩张的肝内外胆/胰管，借助支架建立胆/胰管与消化道之间的通道，从而解决胆/胰管梗阻或高压的问题。该方法适用于ERCP不成功、十二指肠狭窄、胃肠吻合术后及严重胆/胰管狭窄的治疗（图10-179）。

(四)EUS引导下胃空肠吻合术

EUS引导下胃空肠吻合术是通过使用EUS确定胃腔与空肠距离最近的部位为穿刺点，然后在EUS引导下穿刺目标肠管并置入双蘑菇头形金属支架，建立胃肠吻合通路。该方法适用于拒绝或不适合外科手术的胃流出道梗阻、不宜行内镜下肠道金属支架置入的胃流出道梗阻及各种原因导致的内镜下肠道金属支架置入失败的胃流出道梗阻的治疗(图10-180)。

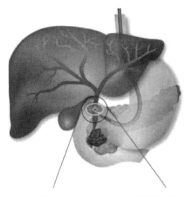
图10-179　EUS引导下胆/胰管引流术

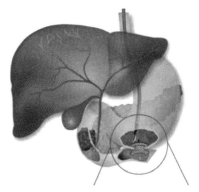
图10-180　EUS引导下胃空肠吻合术

(五)EUS引导下胰腺病变乙醇消融术

在EUS引导下，将无水乙醇直接注射至病灶，使靶组织细胞破坏，并引起炎症细胞浸润和成纤维细胞增生，达到最大程度灭活组织细胞的目的。2002年，Barclay等率先报道了在EUS引导下注射无水乙醇治疗肝脏转移瘤，此后，该技术的适应证逐渐扩展，目前既可用于胰腺神经内分泌肿瘤及胰腺囊性病灶的治疗，还可用于腹腔神经丛阻滞、肝左叶肝癌、巨大刚囊肿等疾病的治疗。

(六)EUS下血管介入治疗

1996年，Fockens等率先报道在EUS引导下注射硬化剂治疗恒径动脉综合征(Dieulafoy病)出血，开启了EUS引导下血管介入治疗的新篇章。目前，EUS引导下血管介入治疗既可用于消化道出血的治疗，可注射硬化剂、凝血酶、微线圈等，还可用于门静脉造影和压力测量、肝内门体分流、门静脉栓塞治疗等。

(白　帅，李　珊)

第十七节　内镜中心护理质量核心指标的监测与控制

随着消化内镜技术的不断发展，ERCP、ERCP-EUS、ESD、EFTR、STER、POEM等四级微创手术相继应用于临床，对护理质量管理提出了更新、更高的要求。护理质量控制标准既是指引临床护理活动的目标，也是对护理过程及目标进行客观评价的依据，更是护理质量管理的重要工具，可量化临床护理活动和护理质量水平，有助于推进护理质量的持续改进。

一、内镜中心护理质量核心指标的建立方法

护理质量核心指标的建立多以 Donabedian 的“结构—过程—结果”理论为基础，通过现况调查—文献回顾—专家函询—试点调查—正式调查—发布结果这一流程进行建立。当前，消化内镜专科质量核心指标体系尚未达成统一，本节介绍的内镜中心护理管理核心指标是根据国家卫健委发布的三级医院评审标准、国家护理质控中心发布的护理质量敏感指标、现有行业指南、团体标准、专家共识等结合科室目前的条件及全院护理质量控制标准建立。

二、内镜中心护理质量核心指标的监测与控制

(一)患者身份识别查对正确率

1. 临床意义

正确识别查对患者身份是患者安全十大目标之一。因内镜中心患者量大、周转快、诊疗项目多，故正确识别查对患者身份是开展各项诊疗项目的前提。

2. 监测方法

(1)计算公式：患者身份识别查对正确率＝统计周期内患者身份识别查对正确例数÷同期接诊患者总例数×100％。

(2)目标值：100％。

(3)说明：患者身份识别查对正确包括以下几点。①落实查对制度，对患者身份、诊疗项目的查对正确；②准备前查对、操作前查对、操作后查对、发送报告时查对、离开复苏室时查对(图 10－181)；③在实施输血、输注高风险药物时，实施双人识别查对正确；④术中患者用药时，对意识障碍，语言障碍等患者实施双人识别查对正确；④对微创治疗患者，由医生、护士、麻醉对医生三方核查(图 10－182)。

内镜中心预约单

登记号：
地址：转化医学大楼二楼内镜中心
姓名：　性别：女 年龄：59
检查项目：
1、无痛电子食道,胃镜,十二指肠镜检查
2、无痛电子直肠,结肠镜检查(恒康正清)
预约日期：2023-08-18
检查室：门诊内镜检查室
预约时段：下午 13:10-13:40
护理单元：床号：
开单科室：麻醉科医疗单元
注意事项：
1、请提前挂麻醉门诊完成麻醉评估并缴费
2、无痛胃镜检查须有家属陪同
3、为了您能按时完成检查,请至少提前一个工作日前往门诊二楼D区内镜中心宣教室行检查前注意事项告知(如已到过内镜宣教窗口领取了相关物品的患者则无需再次前往)
4、无痛肠镜检查须有家属陪同
5、为了您能按时完成检查,请至少提前一个工作日前往门诊二楼D区内镜中心宣教

图 10－181　检查导诊单信息

消化内镜微创治疗术前安全核查表

科室：　登记号：
姓名：　性别：男　年龄：54岁
床号：　护理单元：

核查项目		结果
询问患者信息，与腕带一致		□是□否
患者腕带病历的姓名、登记号一致		□是□否
检查申请单	患者姓名、登记号与病历一致	□是□否
	诊疗项目正确	□是□否
	诊疗部位正确	□是□否
预约条码	患者姓名、登记号与病历一致	□是□否
	诊疗项目正确	□是□否
	诊疗部位正确	□是□否
麻醉同意书	患者姓名、登记号与病历一致	□是□否
	患者已签字	□是□否
治疗同意书	患者姓名、登记号与病历一致	□是□否
	患者已签字	□是□否

护士签名：
医师签名
麻醉医师签名：
签名时间：2023年07月20日

图 10－182　三方核查信息

3. 控制及预防

在患者身份识别查对过程中，严格执行至少同时核对姓名和登记号 2 种方式，性别、年龄等可作为补充信息，必要时核实患者身份证。对于有条件的医院，可采用电子信息系统对患者身份进行辅助核查，如使用扫描枪、个人数字助理等扫描患者的二维码或条形码，共同构建患者信息安全屏障。

(二)标本送检合格率

1. 临床意义

内镜下采集活体标本送病理学检查室检测是疾病诊断的"金标准"，标本管理是内镜护理管理的重要内容，包括标本的采集配合、保存、登记查对和送检查对等流程。

2. 监测方法

(1)计算公式：标本送检合格率＝统计周期内手术标本合格次数÷同期送检标本总数×100％。

(2)目标值：100％。

(3)说明：若有以下情况，则列为手术标本不合格。①手术标本申请单信息错误；②手术标本部位标识不清；③手术标本数量不正确；④手术标本遗失；⑤手术标本登记错误；⑥手术标本送检延误；⑦固定液的选择、容量错误。

3. 控制及预防

经消化道取出标本后，应核对患者的姓名、登记号、活检部位、标本数量、标本质量等主要内容。护士应在取出标本后立即评估其质量，对标本过小、混合黏液或坏死组织较多等情况，应及时反馈给内镜医生，必要时重新留取。应将合格的标本放置在装有充足固定液的标本瓶中，注意盖好瓶盖，避免固定液或标本倒出。将带有患者和标本信息的条码纵向粘贴在标本瓶上，保留观察标本的"窗口"，再装入密封袋，与病理申请单装订完成后放至交接区域并做好登记。标本送检时，与交接人员分别持病理检查申请单及标本瓶，双人核查标本质量、数量、条码信息等，确认无误后，方可送检。将标本送至病理科后，送检人员与病理科接收人员再次进行双人核查。近年来，随着护理信息化的开展，一些医院已借助信息系统对手术标本实现了信息化管理，包括个人数字助理、气动物流传输系统等的使用，提高了工作效率，缩短了交接和转运时间，减少了因多环节交接导致的标本遗失等差错事件。

(三)手卫生依从率

1. 临床意义

医院感染(nosocomial infection)的控制和预防，是保障医疗质量和患者安全的重要内容，手卫生作为防止医院感染传播的关键措施之一，是护理质量控制的重点监测内容。内镜中心作为医院感染高风险部门，诊疗均为侵入性操作，患者的血液、排泄物、气溶胶等都可能成为感染源，可通过医务人员的手直接或间接接触导致医院感染的传播。

2. 监测方法

(1)计算公式：手卫生依从率＝统计周期手卫生执行时机数÷同期应执行手卫生时

机数×100%。

(2)目标值：≥95%。

(3)说明：参照《医务人员手卫生规范》(WS/T 313—2019)要求，医疗机构应定期进行医务人员手卫生依从性的监测与反馈；同时，每季度应对内镜中心（室）的医务人员进行手卫生消毒效果监测。具体监测方法如下。①直接观察法：在日常诊疗活动中，随机选择观察对象，观察并记录医务人员手卫生时机及执行情况，计算手卫生依从率。②观察时间与范围：对内镜中心高危区域（如穿刺室、诊疗间、消毒间等）进行观察，观察持续时间不宜超过 20 min。③观察记录内容：包括观察日期和起止时间、区域、被观察人员及类别、手卫生时机及执行方法，可同时观察记录错误原因。

3. 控制及预防

(1)用物准备：配备与诊疗工作相匹配的手卫生设施。内镜诊疗间、清洗消毒间、卫生间、办公室内均宜配置洗手池、非接触式水龙头、擦手纸、垃圾桶、洗手操作示意图等（图 10－183）。

(2)日常执行督导：护士在工作中应严格按手卫生"五大指征"执行，即接触患者前，清洁、无菌操作前，暴露于患者体液风险后，接触患者后，接触患者周围环境后。因内镜工作节奏快，多以佩戴手套和快速免洗手消毒为主，故摘除手套后须进行手卫生；手套明显被血液、体液污染时，须用七步洗手法进行手卫生；杜绝佩戴手套离开岗位区域、操作电脑、开关门、进行其他清洁环境的操作等行为；手部皮肤有破损时，

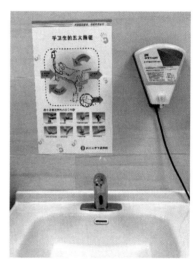

图 10－183　手卫生设施

进行接触患者及患者体液、血液的操作前，应佩戴双层手套；加强监督指导，提高手卫生依从率，预防院内感染的发生。

（四）内镜清洗消毒合格率

1. 临床意义

内镜清洗消毒不合格是导致内镜诊疗患者院内感染的因素之一，因此，清洗消毒质量管理是内镜护理质量控制的重要内容。

2. 监测方法

(1)计算公式：内镜清洗消毒合格率＝统计周期内监测合格内镜数÷同期监测内镜总数×100%。

(2)目标值：目前全国各地区内镜消毒后微生物监测合格率存在较大差异，可根据科室前 3 年年度合格率进行持续改进，逐年提升。

(3)说明：参照《医疗机构消毒技术规范》(WS/T 367—2012)和《软式内镜清洗消毒技术规范》(WS 507—2016)。①消毒后内镜生物学监测：至少每季度进行 1 次生物学监测，每次按内镜总数的 25% 抽检，合格标准为每件≤20 CFU，不得检测出致病菌。②同时进行的生物学监测还包括：A. 纯化水生物学监测，菌落数≤10 CFU/100 mL，不得检测出铜绿假单胞菌和结核杆菌等；B. 使用中消毒剂染菌量监测，用于灭菌的消

毒液应无细菌生长,用于高水平消毒的消毒剂菌落数应≤100 CFU/mL;C. 医务人员手卫生后微生物监测,卫生手菌落总数≤10 CFU/cm²;D. 消毒间、诊疗间、镜柜物体表面和空气的生物学监测,物体表面平均菌落数≤10 CFU/cm²,空气监测菌落总数每皿≤4 CFU。

3. 控制及预防

(1)严格遵守《医疗机构消毒技术规范》(WS/T 367—2012)和《软式内镜清洗消毒技术规范》(WS 507—2016)。

(2)规范设置内镜再处理区域,配备合格的、充足的设施设备和耗材。

(3)对内镜清洗消毒人员进行岗前培训,考核合格后方可独立上岗,并进行继续教育和定期考评。

(4)采用多种方法进行内镜清洗质量监测:①采用目测法,监测每条内镜及附件表面有无污渍、血渍、水渍等残留;②采用蛋白残留测定、ATP 生物荧光测定法定期抽检内镜清洗效果。

(5)感控护士定时督察操作流程的执行。

(五)跌倒/坠床发生率

1. 临床意义

跌倒/坠床发生率作为国家护理质量控制中心推荐的护理质量敏感指标,是内镜中心诊疗患者安全的核心指标之一。内镜诊疗患者多为空腹状态,易出现饥饿、头晕甚至低血糖,无痛内镜使用的镇静、镇痛药物易导致患者在一定时间内反应能力、定向力、肌力下降,是内镜诊疗患者发生跌倒/坠床的风险因素。

2. 监测方法

(1)计算公式:跌倒/坠床发生率=统计周期内患者跌倒/坠床发生例数÷同期内镜中心患者总数×100%。

(2)目标值:可参照医院的目标值。

(3)说明:①监测患者包括门、急诊和住院患者;②若同一患者多次跌倒,则按实际发生例次计算。

3. 控制及预防

(1)科室制订跌倒坠床预防方案和应急预案,其内容包括:①环境管理;②设备设施管理;③患者及其家属宣教;④患者风险评估;⑤高风险患者的护理处置;⑥正确使用保护工具;⑦患者安全交接;⑧发生跌倒/坠床后的应急处理。

(2)定期培训护理人员。

(3)日常督查预防措施的正确执行,包括护士对预防措施及应急预案的知晓率。

(4)每月统计跌倒/坠床事件。

(六)职业暴露发生率

1. 临床意义

职业暴露(occupational exposure)是指从业人员由于职业关系而暴露在有害因素中,从而有可能损害健康或危及生命的一种状态。内镜中心工作人员高发的职业暴露包括消化液、血液等所致的体液暴露、消毒剂及标本固定液所致的化学物质暴露、针刺伤暴露、ERCP 等介入治疗存在放射辐射的暴露等风险。

2. 监测方法

(1)计算公式：职业暴露发生率＝统计周期内职业暴露发生人数÷同期内镜中心工作人员总数×100%。

(2)目标值：可按照医院目标值或科室前 3 年度的年度发生率递减。

(3)说明：①包括感染性职业暴露、放射性职业暴露、化学性职业暴露及其他职业暴露；②调查对象包括内镜中心所有工作人员。

3. 控制及预防

(1)科室配备完备、充足的职业防护设施和物品，并培训人员正确使用。

(2)工作人员在医疗护理过程中应做好：①标准防护；②清洗消毒岗位人员须佩戴面屏、穿着防水隔离衣、防水鞋等；③必要时，按照疾病传播途径和传染病分级调整防护等级；④评估在岗人员的健康状况，做好人力安排。

(3)ERCP 等介入诊疗岗位的职业防护安全包括：①诊疗区域的防辐射设施设备的功能通过政府管理部门的评审；②配备充足的防护用品，如铅衣、铅帽、铅围裙、铅眼镜、铅围脖等；③岗位人员接受并通过放射防护培训、考核及健康体检；④上岗时，应正确穿戴铅衣、铅帽等；⑤正确佩戴放射剂量仪并定期监测；⑥在岗员工定期体检并及时处理所发现的问题。

(七)结肠镜检查患者肠道准备合格率

1. 临床意义

结肠镜作为肠道疾病筛查、诊断、治疗的重要手段，充分的肠道准备是保障诊疗安全性和有效性的前提，可提高肠道的腺瘤检出率。

2. 监测方法

(1)计算公式：结肠镜检查患者肠道准备合格率＝统计周期内肠道准备合格例次数÷同期结肠镜检查总例次数×100%。

(2)目标值：文献统计表明，结肠镜检查患者肠道准备合格率差异比较大，多在 80%～90%，采用智能软件强化宣教后，结肠镜检查患者肠道准备合格率可进一步提高。

(3)说明：①采用波士顿量表(BBPS)进行评价，波士顿量表将结肠分为 3 段(盲肠和升结肠，肝曲、横结肠和脾曲，降结肠、乙状结肠和直肠)进行评分，按照清洁程度每段评分 0～3 分，总分 0～9 分，分数越高，表明肠道准备越好(表 10－5)；②每段肠道评分≥2 分视作肠道准备合格。也可采用渥太华量表(≤7 分)进行评价。

表 10－5　波士顿量表的评分标准

评分	描述
0 分	因无法清除的固体或液体粪便而导致整段肠黏膜无法观察
1 分	因污斑、浑浊液体、残留粪便而导致部分肠黏膜无法观察
2 分	肠道黏膜观察良好，但残留少量污斑、浑浊液体、粪便
3 分	肠道黏膜观察良好，基本无残留污斑、浑浊液体、粪便

3. 控制及预防

(1)制作多种形式的健康宣教材料,选择适宜的肠道清洁剂。

(2)全面评估患者,实施个性化的健康宣教。

(3)充分进行健康宣教,通过微信、短信、电话、视频、智能软件等强化宣教效果。

(4)内镜中心应定期对宣教人员进行培训和考核,提升宣教人员肠道准备知识的掌握程度。

(5)每月对全部肠镜诊疗患者的肠道准备合格率进行统计。

除以上核心指标外,对内镜中心的医患双方满意度、内镜相关设备的故障率、非计划拔管等同样需要持续监测与改进。

(张琼英,唐廷婷)

参考文献

[1] 温贤秀,刘婉琳,谢彩霞,等. 手术室护理质量控制指标构建与应用[J]. 中国卫生质量管理,2022,29(10):17-20,25.

[2] 刘运喜,邢玉斌,巩玉秀. 软式内镜清洗消毒技术规范:WS 507—2016[J]. 中国感染控制杂志,2017,16(6):587-592.

[3] 徐昌霞,朱新宇,孙志岭,等. 危害分析关键控制点体系在手术标本管理中的实证研究[J]. 护理学报,2021,28(3):1-6.

[4] 王玲,杨明,姜汶束. 食管癌经胃镜直视下行经皮胃造瘘术的护理体会[J]. 西南军医,2021,23(Z1):444-445.

[5] 尚文涵,张海燕,么莉,等. 护理专业医疗质量控制指标(2020年版)的构建[J]. 中国卫生质量管理,2021,28(6):5.

[6] 中国医师协会内镜医师分会消化内镜专委会. 中国消化内镜诊疗相关肠道准备指南(2019,上海)[J]. 中华内科杂志,2019,58(7):485-495.

[7] 席慧君,张玲娟. 消化内镜护理培训教程[M]. 上海:上海科学技术出版社,2014.

[8] 吴斌,陈小梁,李建忠. 消化内镜基本操作规范与技巧[M]. 北京:科学出版社,2018.

[9] 张琼英,胡兵. 消化内镜护士手册[M]. 北京:科学出版社,2015.

[10] 柏李一,程芮,闵力,等. 不同国家和地区消化内镜诊疗围手术期抗血栓药物管理指南的比较[J]. 中华消化内镜杂志,2022,39(9):6.

[11] 唐鑫,辛磊,王洛伟. 内镜检查后上消化道癌的相关研究进展[J]. 中华消化内镜杂志,2023,40(4):324-328.

[12] 李晓荣. 综合护理干预对消化内镜检查患者焦虑情绪的影响研究[J]. 妇幼护理,2023(1):155-157,161.

[13] 曹婷婷,陶国全,杨晓钟,等. 冷圈套切除术治疗≤1.0 cm结直肠息肉的有效性和安全性[J]. 中国内镜杂志,2021,27(5):1-6.

[14] 李继昂,冯洁,黄晓俊. 结直肠侧向发育型肿瘤内镜下治疗的研究进展[J]. 中华

消化内镜杂志,2023,40(7):566-570.

[15] EMMANUEL A,LAPA C,GHOSH A,et al. Risk factors for early and late adenoma recurrence after advanced colorectal endoscopic resection at an expert Western center[J]. Gastrointest Endosc,2019,90(1):127-136.

[16] 邹家乐,柴宁莉,翟亚奇,等. 内镜下切除结直肠侧向发育型肿瘤的临床结果研究[J]. 中华消化内镜杂志,2020,37(3):169-173.

[17] KLEIN A,TATE D J,JAYASEKERAN V,et al. Thermal ablation of mucosal defect margins reduces adenoma recurrence after colonic endoscopic mucosal resection[J]. Gastroenterology,2019,156(3):604-613.

[18] 中国医师协会急诊医师分会,中华医学会急诊医学分会,全军急救医学专业委员会,等. 急性上消化道出血急诊诊治流程专家共识[J]. 中国急救医学,2021,41(1):1-10.

[19] 中华医学会肝病学分会,中华医学会消化病学分会,中华医学会内镜学分会. 肝硬化门静脉高压食管胃静脉曲张出血的防治指南[J]. 临床肝胆病杂志,2016,32(2):203-219.

[20] 郝元震,程芮,张澍田. 重视食管-胃底静脉曲张的治疗[J]. 中国实用内科杂志. 2022,10(42):793-795.

[21] 石焕玲,时贞兰,鲍丽秀. 现代消化内镜护理技术[M]. 昆明:云南科学技术出版社,2020.

[22] 中华医学会消化内镜学分会食管胃静脉曲张内镜诊断与治疗学组,令狐恩强,刘德良,等. 肝硬化门静脉高压食管胃静脉曲张内镜下硬化治疗专家共识(2022,长沙)[J]. 中华胃肠内镜电子杂志,2022,9(4):181-190.

[23] 中华医学会消化内镜学分会食管胃静脉曲张内镜诊断与治疗学组,令狐恩强,刘德良,等. 肝硬化门静脉高压消化道静脉曲张内镜下组织胶注射治疗专家共识(2022,长沙)[J]. 中华胃肠内镜电子杂志,2022,9(4):14.

[24] 周光文,关蛟. 对门静脉高压症规范治疗的认识——如何理解共识与指南[J]. 中华普通外科杂志,2018,22(7):537-539.

[25] 谭玉勇,刘德良. 肝硬化食管胃静脉曲张的规范化内镜治疗:合理把握适应证[J]. 中华消化内镜杂志,2023,40(1):24-27.

[26] 中华医学会消化病学分会消化微创介入协作组. 静脉曲张血流动力学分型与临床处理专家共识[J]. 中华消化杂志,2023,43(2):73-83.

[27] 仇子轩,王晨欢,李闻,等. 非静脉曲张上消化道出血的临床管理现状[J]. 四川大学学报(医学版),2022,53(3):375-380.

[28] 赵喜颖,张北平,赵小青,等. 复合微孔多聚糖止血粉在非静脉曲张性消化道出血内镜治疗中的应用[J]. 实用医学杂志. 2017,33(23):3927-3929.

[29] 王萍,姚礼庆. 现代内镜护理学[M]. 上海:复旦大学出版社,2011.

[30] 中华医学会消化内镜学分会. 中国上消化道异物内镜处理专家共识意见(2015年,上海)[J]. 中华消化内镜杂志,2016,33(1):19-28.

[31] 陆远强,阮韦淑怡,徐佳. 成人食管异物急诊处置专家共识(2020版)[J]. 中华危重症医学杂志(电子版),2020,13(6):446-452.

[32] 中华医学会消化内镜学分会儿科协作组,中国医师协会内镜医师分会儿科消化内镜专业委员会.中国儿童消化道异物管理指南(2021)[J].中国循证医学杂志,2022,22(1):2-18.

[33] 刘小刚,杜夏,冯义朝,等.上消化道异物的特点及其并发症的危险因素分析[J].中国内镜杂志,2018,24(5):63-67.

[34] 四川大学华西循证护理中心,中华护理学会护理管理专业委员会,中华医学会神经外科学分会,等.中国卒中肠内营养护理指南[J].中国循证医学杂志,2021,21(6):14.

[35] 中华医学会消化内镜学分会麻醉协作组.常见消化内镜手术麻醉管理专家共识[J].临床麻醉学杂志,2019,35(2):9.

[36] 中华医学会肠外肠内营养学分会老年营养支持学组.中国老年患者肠外肠内营养应用指南(2020)[J].中华老年医学杂志,2020,39(2):119-132.

[37] 张诗彤,苏彬,娄丽华,等.电子胃镜下斑马导丝转换技术用于空肠营养管置入术的安全性及有效性研究[J].中国内镜杂志,2023,29(2):5.

[38] 张超,罗涛,李昂,等.经鼻空肠营养管置入术中应用 SIM 1 导管在复杂上消化道梗阻中的疗效[J].中国医学影像学杂志,2021,29(3):271-274.

[39] SPAANDER M C W,VAN DER BOGT R D,BARON T H,et al. Esophageal stenting for benign and malignant disease:European Society of Gastrointestinal Endoscopy (ESGE) Guideline - Update 2021[J]. Endoscopy. 2021,53(7):751-762.

[40] 中国医院协会介入医学中心分会.食管癌支架置入临床应用专家共识[J].中华介入放射学电子杂志,2020,8(4):291-296.

[41] 黄静雯,徐桂芳,倪牧含,等.内镜腔内引流术治疗急性胰腺炎合并胰腺包裹性坏死或假性囊肿的长期疗效分析[J].中华消化内镜杂志,2022,39(2):128-132.

[42] 王晨欢,王向东,刘方,等.内镜超声引导下碘 125 粒子植入术治疗晚期食管癌患者吞咽困难初探[J].中华消化内镜杂志,2020,37(5):4.

[43] 柯达.超声内镜引导下腹腔神经丛阻滞术[J].中国医药科学,2017,7(15):4.

[44] 王淑萍,王书智,王坤可,等.ERCP 失败后超声内镜引导下胆管引流术的护理配合[J].全科护理,2021,19(7):3.

[45] 金春燕,殷芹,杨华.超声内镜引导胃空肠吻合术在治疗胃出口梗阻患者中的应用效果[J].中国内镜杂志,2023,29(4):7.

[46] 万义鹏,汪安江,朱萱.超声内镜引导治疗门静脉高压相关性静脉曲张的研究进展[J].中华消化内镜杂志,2018,35(11):4.

[47] 徐崇娟,余艳平,李秀娟.腹腔镜下经胃置管引流术治疗胰腺假性囊肿患者的护理[J].中国实用医药,2015,10(1):180-181.

[48] 唐颖.超声内镜引导下经胃胰腺假性囊肿内引流术的中西医结合护理[J].天津护理,2015,2(23):61-62.

[49] 金震东,李兆申.消化超声内镜学[M].3 版.北京:科学出版社,2017.

[50] 刘春雨.内镜超声引导下胰腺假性囊肿经胃置管引流术的护理[J].解放军护理杂志,2010,6(27):923.

[51] 王萍,徐建鸣. 消化内镜微创护理学[M]. 上海:复旦大学出版社,2015.

[52] 金震东,李兆申. 消化超声内镜学[M]. 北京:科学出版社,2011.

[53] 于稳,马宁,滕艳华. 64 例超声内镜引导下的纵隔肿物穿刺活检术患者的护理[J]. 天津护理,2022,30(4):460-463.

[54] 邱明晓. 全程护理配合在超声内镜引导下细针穿刺活检术中的应用[J]. 医学理论与实践,2019,32(15):2462-2463.

[55] 沈妍华,刘爱群. 超声内镜在消化系统疾病介入诊断和治疗研究的新进展[J]. 世界华人消化杂志,2016,24(6):833-841.

[56] 罗红. 消化内镜诊断新技术—超声内镜[J]. 江苏卫生保健,2022,(8):22-23.

[57] 何琪,丁震. 超声内镜在胰腺肿瘤诊治中的应用[J]. 腹部外科,2023,36(1):6-11.

[58] 万雪娟,苏志红,卢彩霞,等. 超声内镜下细针穿刺术患者的护理[J]. 当代护士(中旬刊),2019,26(1):132-133.

[59] 陈圣雄,王文斌. 中国 ERCP 指南(2018 版)解读[J]. 河北医科大学学报,2021,42(4):373-375.

[60] WOOD L D,CANTO M I,JAFFEE E M,et al. Pancreatic cancer:pathogenesis, screening, diagnosis, and treatment. gastroenterology. 2022,163(2):386-402,e1.

[61] BUXBAUM J L,FREEMAN M,AMATEAU S K,et al. (ASGE Standards of Practice Committee Chair). American Society for Gastrointestinal Endoscopy guideline on post-ERCP pancreatitis prevention strategies:summary and recommendations[J]. Gastrointest Endosc. 2023,97(2):153-162.

[62] DUMONCEAU J M,KAPRAL C,AABAKKEN L,et al. ERCP-related adverse events:European Society of Gastrointestinal Endoscopy (ESGE) Guideline. Endoscopy. 2020,52(2):127-149.

[63] 凌世宝,王业涛. 2020 年日本胃肠内镜学会(JGES)《早期胃癌 ESD 和 EMR 指南》要点[J]. 胃肠病学和肝病学杂志,2021,30(3):268-271.

[64] 徐佳昕,李全林,周平红. 经口内镜下肌切开术治疗贲门失弛缓症的"中山规范"[J]. 中华胃肠外科杂志,2019,22(7):613-618.

[65] ASLANIAN H R,SETHI A,BHUTANI M S,et al. ASGE guideline for endoscopic full-thickness resection and submucosal tunnel endoscopic resection[J]. VideoGIE. 2019,29,4(8):343-350.

[66] 李硕果,单探幽,孔国强. 经皮内镜下胃造瘘术的适应证、放置条件、操作及护理[J]. 食管疾病,2019,1(4):59-61.

[67] 黎海亮,胡鸿涛. X 线和 CT 引导下经皮穿刺胃造瘘术专家共识(2022 年版)[J]. 介入放射学杂志,2022,31(9):846-851.

[68] 叶琼瑄,杨玉彩,马小玲. 生活方式干预应用于胃造瘘术后患者家庭肠内营养管道的护理价值[J]. 黑龙江医学,2019,43(10):1258-1259.

[69] 李玉莲,莫伟,刘欢欢,等. 运动神经元病患者行 DSA 引导下经皮胃造瘘术的护理[J]. 中华介入放射学电子杂志,2022,10(1):93-96.

第十一章　消化系统疾病介入诊疗及护理

第一节　TIPS 及护理

TIPS 是经颈静脉入路在肝静脉和肝内门脉之间建立一个分流通道，使部分血液直接进入体循环，从而降低门静脉压力的技术。与外科门体静脉分流术相比，TIPS 具有手术创伤小、成功率高、能同时进行断流术、并发症少等优点，对活动性静脉曲张破裂出血的止血成功率可达到 90% 以上，1 年预防复发出血的有效率在 70%～85%。此外，TIPS 对于门静脉高压所导致的顽固性腹水也有一定疗效。

TIPS 是经颈静脉途径在肝内静脉和门静脉之间建立通路，并放置金属支架建立起门体静脉分流通道，使部分门静脉血液直接进入腔静脉，从而降低门静脉压力、减少或控制 EGV 和减少腹水（图11-1）。

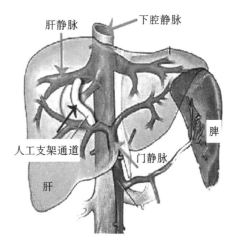

图 11-1　TIPS 的过程

一、适应证

(1)急性食管静脉曲张出血。

(2)胃静脉曲张出血。

(3)预防食管静脉、胃静脉曲张再出血。

(4)门静脉高压合并门静脉血栓。

(5)肝硬化顽固性或复发性腹水、肝性胸水和肝肾综合征。

(6)布加综合征。

(7)肝窦阻塞性综合征。

二、禁忌证

(一)绝对禁忌证

(1)重度瓣膜性心功能不全或充血性心力衰竭。

(2)难以控制的全身感染或炎症。

(3)终末期肝病评分>18 分或 Child-Pugh 评分>13 分。

(4)重度肺动脉高压。

(5)严重肾功能不全。

(6)快速进展的肝衰竭。

(7)肝脏弥漫性恶性肿瘤。

(8)对比剂过敏。

(二)相对禁忌证

(1)重度凝血病。

(2)多囊性肝病。

(3)门静脉海绵样变。

(4)中度肺动脉高压。

(5)重度或顽固性肝性脑病。

三、围手术期护理

(一)术前护理

1. 完善实验室检查

实验室检查包括血常规、肝功能、肾功能、凝血酶原时间、血氨等。

2. 辅助检查

(1)借助影像学检查了解门静脉与下腔静脉、肝静脉的通畅情况和空间位置关系。

(2)借助上消化道内镜对曲张静脉进行分类。

(3)借助超声心动图检查排除显著收缩性或舒张性心功能不全、肺动脉高压。

3. 其他特殊检查

(1)对肝硬化患者,应首先排除显性肝性脑病,了解肝硬化的原因和诊断。

(2)对顽固性胸水或腹水患者,应术前进行胸腔或腹腔穿刺。

4. 心理护理

向患者及其家属解释 TIPS 的原理、疗效、术中风险、术后并发症及相应措施,同时向其讲解 TIPS 术后成功案例,帮助患者稳定情绪、增强自信心、增加依从性,促进患者主动、积极地配合治疗。

5. 饮食护理

加强患者饮食护理,食物以含足够能量和脂肪、适量蛋白质和维生素的新鲜软食为主,避免粗糙、坚硬、含纤维素多、带刺的食物。嘱患者保持大便通畅,如患者发生便秘,则可告知医生,给予乳果糖灌肠,以保持大便通畅。

6. 保护肝功能

慎用损害肝功能的药物。

7. 术前训练

术前 3～5 d 加强患者呼吸及床上排便的训练,指导患者进行屏气运动及适应在床上排便,并解释训练的原因、目的及重要性。

8. 术前常规准备

增强抵抗力,保持皮肤清洁,术前禁饮、禁食 6～8 h,备皮,沐浴更衣,进行造影剂和局部麻醉药的皮试,查血型,配血,建立左侧肢体的静脉通道,备齐术中所用药物等。

(二)术中护理

1. 心理护理

术中心理护理主要在于缓解患者内心的恐惧。患者进入手术室后看到各种医疗设备、仪器常感到恐惧不安，见到医务工作者常感到陌生，护士可采用环境适应法，积极、热情地向患者做自我介绍，消除患者的恐惧、焦虑情绪；在术中穿刺和肝实质内通道扩张时，患者可感到剧烈疼痛，护士应鼓励患者忍受疼痛，保持体位，不要随意移动身体，必要时遵医嘱给予哌替啶止痛。

2. 体位护理

术中协助患者取去枕仰卧位，头偏向左侧，在不影响术者手术的情况下，提高患者的舒适度。

3. 监测与记录

TIPS 术中护士需严密监测患者的生命体征，注意观察患者有无气促、胸痛等不适，定时询问患者是否有任何不适感，注意监测心率、血压、血氧饱和度，并认真做好相应记录。若有异常，则应及时通知医生，做好抢救配合准备，积极配合医生进行处理。

4. 门静脉压力测量

保持测压液体通路通畅，测压时，嘱患者取平卧位，不可随意活动肢体，缓慢呼吸或短暂屏气，以方便操作。

(三)术后护理

1. 心理护理

因术后要求患者取静卧位休息 24 h 并在床上进行大小便，故患者多存在心理压力。护士需告知其静卧位休息、床上大小便的重要性及不遵守的危险性，以提高依从性。患者可因术后肝区、穿刺处疼痛等不适而出现焦虑、担忧情况，护士应多与患者交流，询问其有何不适，并了解其心理变化，消除其疑虑，使其以乐观开朗的面貌配合术后治疗，必要时可通知医生给予相应处理。

2. 穿刺点护理

对颈静脉穿刺部位，用食指及中指指腹压迫止血 0.5～1 h 即可；对股动脉穿刺部位，用食指及中指指腹压迫止血 1～2 h，后改用 1 kg 盐袋压迫 6～8 h，对穿刺侧肢体制动 24 h。

3. 术后观察

术后早期应对患者进行严密观察。术后早期指患者术后回到病房至术后 24 h 内。早期护理应注意沙袋或压迫器压迫穿刺处有无移位、穿刺处有无渗血、皮下有无血肿和肢体末端循环通畅情况等，同时观察患者有无肝区疼痛、胸闷、气促及心电监护指标。心率、血压可反应早期有无失血，应加强观察和记录，若有变化，则应及时通知医生并做好相应记录，准确记录 24 h 出入量。

4. 饮食护理

术后前 3 d 进食易消化的流食，严格限制蛋白质的摄入量，限制在 20 g/d 之内；在 3～5 d 后逐渐过渡到半流食，1 周后给予软食，鼓励患者进食含高糖、多种维生素的食物，每 3～5 d 增加 10 g 蛋白质，逐渐增加患者对蛋白质的耐受性，最后增加到每天每千克体重摄入蛋白质 0.8～1.0 g，以维持基本的氮平衡。

5. 防止便秘

保持大便通畅，便秘时可遵医嘱适当使用促进排便的药物。

6. 术后晚期护理

术后晚期应对患者进行并发症的观察和护理，晚期指术后 24 h 到患者出院期间，消化道出血是常见并发症，需观察患者有无呕血、大便颜色及通畅情况，若有异常，则应及时通知医生进行处理。

四、并发症的处理

(一)肝性脑病

TIPS 是将肝脏的门静脉与肝静脉使用支架进行贯通，以降低门静脉压力，这种情况会导致大量血液不再经过肝脏，肝脏无法正常分解这部分血液中的氨，导致血氨浓度升高，引发肝性脑病。其临床表现为精神异常甚至昏迷，可以通过限制蛋白质的摄入或给予乳果糖灌肠等治疗。

(二)肝功能衰竭

门静脉血液大量流经肝脏，能够给肝脏提供足够的营养，如果进行 TIPS 放置支架，门静脉中大量血液直接通过支架回流心脏，而未经过肝细胞，则会对肝细胞的营养摄取产生影响，进而导致肝功能衰竭。若发生肝功能衰竭，则一般需考虑进行肝移植治疗。

(三)出血、胆血症

术后密切观察患者的生命体征，必要时进行心电监护，减少头部运动。观察患者有无腹痛、腹胀、恶心、呕吐、皮肤和黏膜出血、皮下气肿、心悸、气促、面色苍白、血压下降、脉压减小甚至休克，密切观察大便颜色、性状。若发现异常，则应及时通知医生，给予止血药，输注新鲜血液、凝血酶原复合物，可再次进行血管造影并做破裂血管上端的介入疗法。

(四)发热

密切观察体温情况，发现体温过高时，应及时处理，除抗炎外，还应给予物理降温或药物降温。

(五)血栓形成

动态观察患者的出血时间、凝血时间、血小板计数等指标。如发现患者有口、鼻出血及皮肤紫癜等情况，则应遵医嘱给予积极处理。

五、健康指导

(一)疾病知识指导

指导患者掌握本病的有关知识、自我护理及并发症预防的方法，及早发现、分析和消除不利因素，注意保暖和个人卫生。

（二）休息与活动

指导患者睡眠充足，生活起居有规律，避免过度疲劳，以休息为主，视情况适当增加活动量。

（三）皮肤护理指导

患者常出现皮肤干燥、水肿、瘙痒，易发生皮肤破损和继发性感染，因此，应指导患者勿使用具有刺激性的肥皂液和沐浴液；对皮肤瘙痒者，给予止痒处理，嘱其勿用手抓挠，以免皮肤破损。

（四）用药指导

遵医嘱用药，勿擅自加减药物，教会患者观察药物疗效和不良反应，及时识别病情变化及并发症的发生，及时就医，定期随访。

（五）照顾者指导

指导患者家属关心理解患者，给予精神支持和生活照顾；细心观察、及早识别病情变化，若有异常，则应及时带患者就医。

（六）并发症的护理

预防并发症的发生。一旦发生，就应按照相关并发症的处理方法及时处理。

（何　柳）

第二节　TACE 及护理

TACE 是经皮穿刺股动脉，在 X 线透视下进行肝动脉插管，将导管插至肝脏固有动脉或其分支，经导管注入化疗药物做区域化疗或栓塞化疗，经栓塞后致使癌组织坏死。也有医生将导管连接于微型注射泵，将化疗药物做持续性微量灌注。现临床多采用抗肿瘤药物和碘化油混合后注入肝动脉，以发挥持久的抗肿瘤作用。目前，化疗药物常选用氟尿嘧啶、羟喜树碱、表柔比星（表阿霉素）、顺铂、卡铂等。TACE 为不能手术切除的中晚期肝癌患者的首选治疗方法，可有效延长患者的生存期、改善患者的生活质量。TACE 包括肝动脉插管化疗栓塞或肝动脉插管化疗灌注。

一、适应证

（1）不能或不宜手术切除的中晚期肝癌，无肝、肾功能严重障碍，无门静脉主干完全阻塞，肿瘤占整个肝脏的比例＜70％。

（2）肝癌破裂出血及肝动脉-门静脉分流造成门静脉高压出血。

（3）肝肿瘤切除术前可使肿瘤缩小，有利于切除。

（4）其他原因不能手术切除的小肝癌。

（5）外科手术失败或切除术后复发。

（6）控制疼痛、出血及动静脉瘘。

（7）肝癌切除、肝移植、消融等治疗后复发。

(8)对肝移植术前等待供肝者，可采用 TACE，以治疗控制肝癌的发展。

二、禁忌证

(1)严重碘对比剂过敏。

(2)肿瘤广泛转移，预期生存期＜3 个月。

(3)合并严重感染且不能有效控制。

(4)多脏器功能衰竭。

(5)门静脉主干完全被癌栓栓塞。

(6)肝、肾功能严重障碍。

(7)无法纠正的凝血功能障碍。

(8)外周血白细胞计数和血小板计数显著减少，白细胞计数＜$3.0×10^9/L$、血小板计数＜$50×10^9/L$ 且不能纠正者。

三、围手术期护理

(一)术前护理

1. 术前训练

指导患者熟练掌握呼吸屏气动作和床上排便的方法。

2. 对症护理

对于血小板计数过低者，应遵医嘱术前输入血小板或新鲜血液；对高血压患者，应先控制血压至较平稳水平；对高血糖患者，应控制血糖水平，预防低血糖或高血糖。

3. 一般护理

全身麻醉患者应禁食 4～6 h、禁饮 2 h，进入手术室前应排空膀胱。必要时，术前 30 min 使用镇静剂。

4. 静脉通道管理

选择患者左侧肢体建立静脉通道，通常选择左上肢手背静脉或前臂外侧静脉，以便于术中用药。

5. 健康宣教

介绍手术治疗的目的和过程，让患者充分了解手术操作的流程与意义，消除其紧张情绪，树立信心，给予患者心理支持，并取得患者及其家属的信任与合作。对术前情绪紧张的患者，可给予小剂量的镇静剂来缓解。

6. 指导患者完善术前检查

(1)实验室检查：血常规、尿常规、粪常规及粪便隐血试验检查；肝、肾功能及电解质、血氨、凝血功能检查；肝炎相关检查：HBV 和 HCV 标志物检测；肿瘤标志物检测：甲胎蛋白检测；心电图检查。

(2)辅助检查：辅助检查包括动态增强 CT 或 MRI、超声造影、正电子发射计算机体层显像仪(PET/CT)检查，治疗前要进行胸部 CT 检查，必要时进行全身骨扫描。可酌情进行选择性腹腔动脉或肝动脉造影和肝穿刺活检。

(二)术中护理

术中关注患者主诉，加强与患者沟通，缓解患者因在陌生环境或孤立空间的恐惧、紧张等不适感。

(三)术后护理

1. 观察病情

严密观察病情及监测生命体征,并做好记录。

2. 观察腹部症状及胃肠道反应

观察腹部有无压痛、反跳痛及肌紧张,有无腹部膨隆。观察患者有无恶心、呕吐、呃逆等不适。观察呕吐的次数、呕吐物的量及性状。呕吐后及时清理污物,清洁口腔,避免不良刺激。对严重频繁呕吐者,应积极补充水、电解质,遵医嘱给予抑酸药和中枢性镇吐药。少数患者伴有呃逆,常持续数天,对其应加强心理护理,消除其焦虑情绪,分散其注意力,以减轻、缓解呃逆症状,必要时给予药物或结合中医针灸等治疗。

3. 体位与活动

术后卧床休息 24 h,取平卧位或低斜坡卧位。恶心、呕吐者,将头偏向一侧,保持呼吸道通畅,避免引起误吸。术后第一天督促患者早期下床活动,可预防深静脉血栓形成。卧床期间,指导患者做踝泵运动,伸展下肢,放松大腿,缓缓勾起脚尖,用力绷紧小腿肌肉,持续 5～10 s 后放松,每日至少 3 次,每次 5～10 min,训练以患者感到不累为宜。

4. 股动脉穿刺点压迫及肢体制动

TACE 术后穿刺点局部压迫及术肢制动可预防穿刺部位出血。术后对穿刺侧肢体制动 24 h,踝关节可活动。使用弹力绷带加压包扎腹股沟穿刺点,要求指压穿刺点 2 h 后再用 1 kg 重盐袋压迫穿刺点 6 h。血压过高、凝血功能差的患者,应酌情延长压迫时间。指导患者家属掌握正确的指压方法,即食指、中指、无名指三指并拢,三指指腹或掌根垂直按压于穿刺点。按压力度以穿刺点无出血,患者感觉右下肢无麻木,皮肤颜色正常,肢体温暖,能扪及足背动脉搏动为宜。24 h 后可拆除弹力绷带,采用 0°或 180°无张力法去除绷带,动作宜缓慢、轻柔,避免发生皮肤撕脱伤。使用自动压迫器的患者,按照压迫器要求每 2～3 h 松解 1 次止血器圈度,直至 6～8 h 后完全取掉压迫器。压迫期间,应密切观察和判断下肢有无"5P 征"["5P 征"指无脉(pulselessness)、疼痛(pain)、苍白(pallor)、感觉异常(paresthesia)和麻痹(paralysis),是肢体动脉栓塞的表现],观察术侧肢体足背动脉搏动,以及皮肤颜色、以肤温度、感觉功能、运动功能是否正常。

5. 穿刺部位的护理

观察股动脉穿刺点有无渗血、血肿、感染、皮肤破损,以及敷料是否清洁、干燥等。

6. 疼痛的管理

询问患者有无疼痛,监测疼痛的部位、程度、性质及持续时间等。充分掌握患者的疼痛信息,通过客观评价与及时反馈,认真分析原因,从生理、心理各方面及时采取合理的对症治疗及护理措施。对疼痛按世界卫生组织建议的三步阶梯方案处理,应用 NRS 或 VAS 进行疼痛评分。若患者疼痛评分为 1～3 分,则采用非药物止痛方法或非甾体抗炎药控制疼痛;若患者疼痛评分＞4 分,则采用非甾体抗炎药和阿片类药物共同控制疼痛;若疼痛评分持续≥4 分,则可使用静脉镇痛泵治疗。治疗全程给予关怀照顾，舒缓患者的紧张和恐惧心理。在患者口服给药 1 h、肌内注射给药 30 min、静脉给药 15 min 后，对患者进行疼痛再评估，并做好记录。

7. 高热患者的护理

体温 39 ℃时，应至少每 4 h 监测 1 次体温，直至体温正常后 3 d。观察患者的神志、意识、精神状态及有无其他伴随症状，如畏寒、寒战等；观察肢端末梢循环情况，如有无四肢发冷、发绀；观察患者出汗情况，避免着凉；必要时，抽血培养。根据医嘱进行补液，合理使用抗生素。高热时，采用温水擦浴、冰袋等物理降温方法，必要时，给予退烧药，观察并记录降温效果，加强基础护理。因高热患者唾液分泌减少，口腔黏膜干燥，容易发生口腔感染及黏膜破溃，故应给予口腔护理。降温过程中，患者常伴有大汗，应及时更换衣裤和被褥，注意皮肤清洁，保持床单平整干燥。高热患者应进食清淡、易消化、高热量、高维生素、高蛋白、低脂肪饮食，应多饮水。

8. 饮食护理及水化治疗的护理

术后患者若无恶心、呕吐，则可正常饮食。因造影剂为高渗性、含碘量高，故脱水时该药在肾内浓度增高，可导致肾损害而发生急性肾损伤。水化治疗是使用最早、目前被广泛接受的有效降低造影剂肾病发生率的方法。采用静脉、口服水化治疗或两者相结合等方式进行水化治疗。手术当日及次日给予 1500～2000 mL/d 的液体量，保证每日尿量不少于 2000 mL。注意观察术后尿液的颜色及性状，记录 24 h 尿量。若术后 24～48 h 内出现少尿、无尿、血压升高、腰痛，甚至过敏性休克、尿检异常、肾功能急剧变化等，则应立即告知医生。

9. 骨髓抑制患者的护理

遵医嘱使用升白细胞或粒细胞的药物，如地榆升白片、重组人粒细胞刺激因子注射液等，注意观察药物不良反应，定期监测血常规及患者的病情变化。

(四)不良反应的观察及预防

1. 术中迷走神经反射

化疗栓塞治疗可能引起患者肝区缺氧、疼痛，刺激胆道血管丛的迷走神经出现一系列严重的临床表现，主要表现为血压下降(收缩压＜90 mmHg、舒张压＜60 mmHg)、心率降低(＜50 次/分)，严重者可导致心肌缺血、心律失常甚至心搏骤停。术前可给予阿托品或山莨菪碱进行预防，一旦术中出现迷走神经反射症状，护士就应协助医生给予吸氧、静脉推注阿托品 0.6～1 mg、用多巴胺升血压等措施进行对症处理。

2. 造影剂/化疗药过敏样反应

造影剂/化疗药过敏样反应主要表现为恶心、呕吐，严重的患者可出现明显的血压降低、呼吸困难、支气管痉挛、抽搐、肺水肿等。术前应询问患者有无造影剂/化疗药过敏史，遵医嘱静脉滴注地塞米松、使用止吐药进行预防。术中出现急性重度过敏反应时，应协助医师抢救，立即给予面罩吸氧，肌内注射肾上腺素(1∶1000)0.1～0.3 mg，对支气管痉者，给予受体激动剂气雾剂吸入或地塞米松 10 mg 静脉推注，术后出现过敏症状时，立即向医生汇报并配合处理，同时，安抚患者及其家属的情绪。

3. 栓塞后中综合征

栓塞后中综合征的主要表现有发热、胃肠道反应、腹胀、腹痛等。当患者体温

<38.5 ℃时，可给予物理降温；当患者体温≥38.5 ℃时，可给予药物降温与物理降温，同时给予补液治疗；密切观察呕吐物的量、性质、颜色，疼痛的部位、性质等，并遵医嘱使用止吐药、止痛药，观察用药反应及有无电解质紊乱的情况。

4. 呃逆

患者出现呃逆反应时，遵医嘱给予肌内注射氯丙嗪或封闭、针刺足三里、合谷等穴位，以治疗和缓解症状。

四、并发症的处理

(一)出血

术后观察患者皮肤、黏膜有无出血。一旦穿刺点有出血或皮下血肿，就应立即指压止血，待出血停止后，拆除加压绷带重新包扎。同时观察有无呕血、黑便症状，警惕发生上消化道出血，发生异常时，应及时报告医生并协助处理。若出现大量呕血，则应立即开放口咽通道，给予负压吸引，以预防窒息。有活动性大量出血时，应协助医生进行止血，遵医嘱建立静脉通道，进行药物止血，密切观察患者的生命体征，以及呕吐物的颜色、性状及量，做好记录，或给予内镜下食管曲张静脉套扎术、食管胃静脉曲张硬化剂注射等治疗，必要时行经皮肝穿刺门静脉、食管胃静脉栓塞术或急诊行经颈静脉肝内门体分流，并做好急诊手术准备。

(二)感染

对持续高热不退1周以上伴寒战者，应考虑有合并感染的可能，警惕发生肝脓肿、胆汁瘤。对高危患者(如有胆道手术史)，应预防性使用抗菌药物；对术后出现较小且无症状的胆汁瘤患者，可观察随访，不予特殊处理；对出现肝脓肿或较大、有症状/继发感染的胆汁瘤的患者，应遵医嘱给予抗感染、降温等对症处理，必要时行经皮穿刺引流。

(三)假性动脉瘤

应密切观察穿刺处有无异常，一旦发现穿刺动脉部位出现搏动性包块，或伴有穿刺部位疼痛，就应警惕假性动脉瘤形成，应立即通知医生，行血管超声检查，以明确诊断，诊断明确后，请血管外科医生会诊进行处理。

(四)股动脉栓塞

股动脉栓塞是TACE术后最严重的并发症。术后应每小时观察穿刺侧肢体皮肤的颜色、温度、感觉及足背动脉搏动情况，若发现患者肢端苍白、感觉迟钝、皮肤温度下降、足背动脉搏动消失、小腿剧痛，排除绷带包扎过紧等原因后，则提示可能有血栓形成，应立即通知医生进行处理，可做超声检查进一步明确诊断，同时抬高患肢并给予热敷，遵医嘱给予解痉及扩血管药物，禁忌按摩，以防栓子脱落，必要时行动脉切开取栓术。

(五)肝癌破裂出血

严密观察患者的生命体征和腹部体征，若患者出现右上腹剧烈疼痛、腹膜刺激征及休克表现，腹腔穿刺抽出不凝血，则应高度怀疑瘤体破裂出血的可能，此时行腹部增强 CT 可明确诊断。一旦发生肝癌破裂出血，就应积极给予抗休克治疗，同时做好急诊手术准备。

(六)肝、肾功能损害

肝细胞变性、坏死可导致转氨酶浓度增高、黄疸、腹水、白蛋白浓度降低等。因造影剂、化疗药物应用及肿瘤坏死崩解可引起肝、肾功能损害，故应定期监测肝、肾功能，遵医嘱在原有保肝药的基础上调整和加强用药，充分做好水化治疗，必要时做血液透析治疗，注意观察药物不良反应。

五、健康教育

(1)指导患者每天保证充足的睡眠，注意休息，可适当做一些简单运动和参加户外活动，劳逸结合，树立战胜疾病的信心，保持心情愉悦，以利于健康。

(2)指导患者进食高蛋白、低脂肪、低胆固醇、高热量、高维生素、清淡、易消化软食，如牛奶、鸡蛋、豆制品、鱼、肉等，多吃新鲜蔬菜、水果，补充维生素及矿物质。注意烹调方法，不吃烘、煎、炸、焙、熏制食品，避免食用辛辣等刺激性大的食物。

(3)指导患者注意保暖，预防感冒。保持室内环境清洁，每日通风 2 次，每次不少于30 min，保持空气湿润，湿度以 50%～60%为宜。

(4)告知患者出院后如仍需服药，则应遵医嘱定时、定量服用，以改善肝功能，促进肝细胞再生。用药期间如出现不良反应，则应立即停药，与医生取得联系，不可擅自乱服药，以免加重病情。

(5)指导患者戒酒，以减轻对肝脏的损害。向患者讲解过量饮酒的危害，以提高患者戒酒的依从性。

(6)指导患者定期复查，TACE 术后 4～6 周首次复查，复查内容主要包括：腹部CT 平扫＋MRI 增强或平扫、胸部 CT 平扫、肿瘤标志物检测、肝功能检查、肾功能检查和血常规检查。后期根据患者的体能状态、肝功能状况、治疗耐受性、疗效和需要决定随访治疗的周期。

(7)指导患者密切观察自我症状，一旦出现呕血、黑便等，就应及时就医。

(朱烈琴)

第三节　球囊阻断逆行静脉血管栓塞术及护理

球囊阻断逆行静脉血管栓塞术(balloon - occfuded retrograde transvenous obliteration，BRTO)是采用经自发性脾-肾或胃-肾分流道行逆行性胃底静脉曲张栓塞的技术，又称球囊导管闭塞下逆行途径栓塞术。BRTO 的原理为利用自发性脾-肾或胃-肾分流道，将球囊导管经股(颈)静脉—下腔静脉—左肾静脉—脾-肾或胃-肾分流道送达胃底曲张静脉内，用球囊闭塞分流道对胃底静脉曲张进行栓塞，达到治疗门静脉高压症合并胃底静脉曲张破裂出血的目的(图 11－2)。BRTO 同时在治疗肝性脑病和改善肝功能方面有明显的效果。

BRTO 是治疗伴有胃-肾分流或脾-肾分流的胃底静脉曲张患者的替代疗法，通过胃-肾分流道或脾-肾分流道进入曲张静脉，能有效防止异位栓塞。

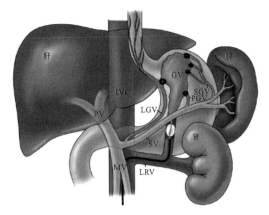

图 11-2　BRTO

一、适应证

在影像学资料显示存在自发性脾-肾分流或胃-肾分流的前提下，具有下列情况。

（1）确诊为胃底静脉曲张破裂出血，而以胃底静脉曲张为主。

（2）门静脉高压症合并胃底静脉曲张破裂出血，经常规内科治疗失败。

（3）手术后或内镜下硬化剂治疗后再出血。

（4）不能耐受紧急手术或内镜治疗禁忌证的胃底静脉曲张破裂出血。

二、禁忌证

（1）肝功能严重受损。

（2）大量腹水。

（3）有出血倾向。

三、围手术期护理

（一）术前护理

（1）饮食准备：BRTO 术前可进食、饮水，但避免空腹及过饱，避绝因情绪紧张、饮食不均衡等导致胃肠道不适或低血糖的发生而影响手术治疗。

（2）术前指导：患者充分了解手术操作，明确自己在诊疗过程中发挥的作用及配合方式，缓解术前焦虑、紧张的情绪，增强心理安全感，积极配合治疗。

（3）术前一晚应有较好的睡眠质量，对于紧张或睡眠困难者，可遵医嘱给予小剂量的镇静剂。

（4）BRTO 过程中，会进行多次造影检查，术前需练习如何屏气，要求患者做"屏气"动作：不吸入空气，不呼出气体，腹部保持不动，持续 20～30 s，以减少呼吸对治疗的影响。

（5）指导患者完善术前检查：血常规、血小板计数、出血时间、凝血时间、凝血酶原时间、肝功能、肾功能、血糖。对肝功能不良者，应给予保肝治疗。对凝血时间异常、失血性贫血者，应给予纠正。

（6）与患者及其家属进行有效的医患沟通，签署知情同意书。

（二）术中护理

（1）BRTO 是在局部麻醉下进行，整个手术过程中患者保持清醒，术中有任何不适都可以告知工作人员。术中配合术者完成呼吸屏气动作。患者在术中会有轻微不适，但可以耐受，无须特殊处理。如有明显不适，则请及时告知医护人员。

（2）手术操作方法：经右股静脉穿刺放置球囊导管，经下腔静脉、左肾静脉、脾-肾分流道或胃-肾分流道进入曲张静脉流出道远端。经球囊导管注入造影剂并扩张球囊，阻断流出道远端血流后进行造影，并根据分流道的大小估计栓塞剂的用量。

（3）显影后，用超硬钢丝将球囊导管置于曲张静脉团下方，封闭分流道，随即注入足量栓塞剂，10 min 后抽回残余的栓塞剂。术后保持充气 8～12 h，并在确认栓塞剂栓塞效果后，在透视下取出闭塞气囊。

（三）术后护理

（1）患者术后 24 h 内应卧床休息，监测生命体征，观察患者症状表现，如有无腹痛和心慌等。如有不适，则应及时通知医生处理。

（2）管道护理：术后有鞘管的患者，保持管道稳妥固定，防止管道脱落。8～12 h 后拔管，拔管后注意观察局部有无再次出血的风险。

（3）术后局部穿刺点按压 30 min 即可，观察穿刺点有无渗血、血肿、感染、皮肤破损，敷料是否清洁、干燥等。

（4）饮食管理：术后可根据患者的年龄和认知程度对患者实施个性化饮食指导，如无特殊不适，则局部麻醉患者术后即可饮水，术后第 1 天嘱患者多饮水，以利于加速体内造影剂的排泄。

（5）活动：术后 24 h 内不可剧烈活动。如有不适，则请及时报告医护人员。

四、并发症的处理

术后常见的并发症有左上腹疼痛、恶心等。若上述症状轻微，则无须特殊处理，可自行得到缓解。若上述症状加重，则应及时通知医生，积极寻找原因并进行处理。

五、健康教育

（1）单纯做 BRTO 的患者，术后需使用普萘洛尔或卡维地洛，以降低门静脉压力。对部分患者，可联合 TIPS 或食管曲张静脉套扎治疗。普萘洛尔可通过阻断心脏 β_1 受体，使心输出量得到显著减少，较大程度地降低心率及门静脉压力，在用药期间会减慢心率，注意监测用药后的反应。指导患者掌握自我监测静息心率的方法：每天晨起卧床监测 1 min 脉搏，正常脉搏心率为 60～100 次/分，服药期间不能低于 55～60 次/分，出现异常时，应及时就医。

（2）术后进食高热量、高蛋白、高维生素饮食，保持心情舒畅、劳逸结合，以利于疾病康复。

（3）密切观察自我症状，一旦出现呕血、黑便、腹水、下肢水肿等不适时，就应及时就诊。

（4）术后首次 6～8 周需复诊，以后 6～12 个月复查，复查内容包括血常规检查、甲胎蛋白检测、异常凝血酶原检测、内镜检查、上腹部增强 CT 或上腹部增强 MRI 等，重点应关注胃静脉曲张恢复情况。

（李小琼）

第四节 RFA 及护理

RFA 是在超声或 CT 的引导下，将微波治疗天线或射频探头插入靶组织癌肿内，通过微波或射频对局部产生高温化，使肿瘤及其周边组织迅速产生球形或扁球形的变性、坏死。

一、适应证

RFA 适合于肝脏恶性肿瘤不能手术切除者、不能耐受手术者或不愿意手术者。

(1)单发肿瘤，最大直径≤5 cm。

(2)没有脉管癌栓、邻近器官侵犯；多发肿瘤结节，最大结节直径在 4 cm 以内，肿瘤数目≤3 个；若肿瘤结节的直径在 3 cm 以内，则肿瘤数目可≤5 个。

(3)肝功能分级为 Child - Pugh A 或 B，或经内科治疗达到该标准。

(4)不能手术切除的直径>5 cm 的单发肿瘤或最大直径>3 cm 的多发肿瘤，射频消融可作为姑息性治疗或联合治疗的一部分。

二、禁忌证

(1)凝血功能障碍。

(2)肝功能分级为 Child - Pugh C、大量腹水。

(3)巨块型肝癌。

(4)弥漫性肝癌。

(5)肿瘤邻近重要组织和脏器，可能出现严重并发症。

(6)已有肝外转移灶。

(7)安装心脏起搏器。

(8)活动性感染，尤其是胆道系统炎症等。

(9)不能配合治疗，如精神异常、意识障碍、剧烈咳嗽。

(10)严重的肝、肾、心、肺、脑等主要脏器功能衰竭。

三、围手术期护理

(一)术前护理

1. 术前训练

指导患者熟练掌握呼吸屏气动作和床上排便的方法。

2. 对症护理

对血小板计数过低者，应遵医嘱术前输入血小板或新鲜血液；对高血压者，应先控制血压至较平稳水平；高对血糖者，应控制血糖，预防低血糖或高血糖的发生。

3. 一般护理

全身麻醉患者应禁食 4～6 h、禁饮 2 h，进入手术室前排空膀胱。必要时，术前 30 min使用镇静剂。

4. 静脉通道管理

选择患者左侧肢体建立静脉通道，通常选择左上肢手背静脉或前臂外侧静脉，以便于术中用药。

5. 健康宣教

介绍手术治疗的目的和过程，让患者充分了解手术操作的流程与意义，消除其紧张情绪，树立信心，给予心理支持，并取得患者及其家属的信任与合作。对术前情绪紧张的患者，可给予小剂量的镇静剂来缓解。

6. 指导患者完善术前检查

(1)实验室检查：血常规、尿常规、粪常规及粪便隐血试验检查；肝功能、肾功能、电解质、血氨、凝血功能检查；肝炎相关检查：HBV 和 HCV 标志物检测；肿瘤标志物检测；甲胎蛋白检测；心电图检查。

(2)辅助检查：影像学检查包括动态增强 CT 或 MRI、超声造影、PET/CT，治疗前常规进行胸部 CT 检查，必要时进行全身骨扫描。可酌情进行选择性腹腔动脉或肝动脉造影和肝穿刺活检。

(二)术中护理

术中关注患者主诉，加强与患者沟通，缓解其因陌生或孤立空间的恐惧、紧张等不适感。

(三)术后护理

1. 体位与活动

协助患者在麻醉清醒前取去枕平卧位，将头偏向一侧，避免因呕吐而引起误吸。麻醉清醒后，患者可自主选择卧位。

2. 病情观察

麻醉清醒前，严密观察患者的神志、瞳孔大小、对光反射及肌力恢复情况，记录麻醉清醒时间。麻醉清醒后至术后 24 h 内，应每班记录患者的神志及生命体征。术后注意观察尿液的颜色、性状、量，保持尿液≥2000 mL/d，嘱患者多饮水，多食新鲜蔬菜、水果，增加机体液体量，以减少对肾脏的损伤。

3. 心电监护及吸氧

术后 24 h 内持续进行心电监护，以监测患者生命体征，至少每 2 h 记录 1 次生命体征。常规给予低流量吸氧，减轻对肝细胞的损伤，促进肝细胞再生。

4. 疼痛护理

询问患者有无疼痛，疼痛的部位、程度、性质、持续时间及缓解方式等。术后进行动态疼痛评分，当 VAS≥4 分或患者突发疼痛时，应立即通知医生，积极采取止痛措施，并在患者口服给药 1 h、肌内注射给药 30 min、静脉给药 15 min 后，对其进行再次评估和记录，观察止痛效果及病情进展。

5. 穿刺部位护理

保持穿刺部位敷料清洁、干燥、固定。注意观察穿刺部位敷料有无渗血、渗液等。如发现异常，则应及时报告医生进行处置。若穿刺部位周围皮肤红、肿、热、痛，则在排除疾病原因后，可进行间断冷敷来缓解症状。

6. 饮食与营养

术后禁食 4～6 h，无不良反应后，给予高热量、高蛋白、高维生素饮食，补充足够的维生素及蔬菜，减少辛辣、刺激性大的食物。

7. 生活护理

术后协助患者进行生活护理和照顾，防止患者发生跌倒等意外。关注患者情绪波动，加强与患者的沟通，尽早给予心理指导和适当的情感支持，让患者以积极的心态面对疾病，以利于疾病的康复。

四、并发症的处理

(一)发热

消融治疗使肝癌组织发生凝固性坏死，吸收后会引起体温上升，体温一般在 38 ℃左右，3～5 d 后体温可恢复正常，可采取物理降温的方法让患者感受舒适。发热程度、持续时间常与坏死范围有关，坏死范围越大，发热时间越长，体温越高。少数患者发热时间可长达两周以上。对持续高热者，可遵医嘱给予对症处理。

(二)胃肠道反应

因手术治疗时对患者腹膜的刺激、使用麻醉药物以及患者精神紧张等，故患者术后常出现恶心、呕吐等胃肠道反应，一般症状较轻，可自行缓解。对症状较重者，遵医嘱给予止吐药物，应注意清除口腔内的呕吐物，以防止发生误吸，同时注意观察呕吐物的颜色、量、性状及用药后反应，做好护理记录。

(三)疼痛护理

由于手术中射频能量发射时刺激胸膜或肋间神经，患者可能会出现剑突下、肝区及右肩部疼痛。不能忍受疼痛时，可遵医嘱给予药物止痛，并观察用药后的止痛效果，做好再次评估和记录。

(四)内出血

肝癌患者常伴随凝血功能异常，存在出血风险。手术治疗后，如发现患者有腹肌紧张、进行性腹部膨隆、血流动力学不稳、有压痛及移动性浊音，则应高度警惕有发生腹腔内出血的可能，应立即通知医生，积极配合医生抢救处理。

(五)腹胀

因手术刺激腹膜或胃肠道，可引起患者交感神经兴奋，抑制胃肠道运动，导致腹胀不适。根据腹胀程度，遵医嘱给予肛管排气或中药外敷腹部等措施，有助于缓解，同时观察和记录腹胀的缓解情况及患者有无其他不适。

(六)肝功能受损

因过度消融肿瘤旁肝组织，使肝内胆管受损，导致肝功能受损。一般射频治疗后 24～48 h 可出现肝功能轻度异常，主要表现为胆红素浓度升高、转氨酶浓度升高、白蛋白浓度降低等。术后常规给予保肝、对症治疗，1～2 周后可缓解。对胆管扩张明显者，可行胆道引流和(或)胆道成形术。对形成胆汁瘤者，可行经皮穿刺置管引流。对肝功能受损者，应密切观察患者症状并定期监测相应指标波动情况。

(七)感染

常因消融区组织液化坏死导致继发性感染或胆系感染，应密切监测患者的体温变化及症状，遵医嘱给予抗炎等治疗，形成脓肿时，可行经皮穿刺抽吸或置管引流。

(八)肝被膜下出血

出血是 RFA 治疗较为严重的并发症之一。肝癌患者多因合并肝硬化、肝功能失代偿而出现凝血功能障碍，术后可能出现穿刺针道渗血，穿刺损伤肋间动脉及肝内血管等。护士应嘱患者术后应绝对卧床休息，避免剧烈运动，密切观察生命体征及生化指标等结果，关注患者的主诉，遵医嘱给予对症处理。

(九)肝脓肿

因较大病灶完全消融后形成大量的液化坏死物质，机体不能在短时间内完全吸收，可引起肝脓肿的形成，同时也为细菌生长繁殖提供了有利条件。应根据患者病情进行肝脓肿引流，治疗后做好引流管的护理，观察患者的临床表现，避免管道打折、弯曲及脱出；准确记录引流液的颜色、性状和量。

五、健康教育

(1)出院后注意休息，近期避免剧烈运动及负重。

(2)戒烟、酒，忌辛辣食物。

(3)保持情绪稳定和乐观。

(4)定期复查 B 超、CT 或 MRI 等，了解病灶情况。

(5)按时到门诊随诊，以确定下一步的治疗方案。

（董会娟）

第五节　PTCD 及护理

PTCD 是在 X 线或超声引导下，利用穿刺针经皮穿入肝内胆管，再将造影剂直接注入胆道而使肝内外胆管显影，同时通过造影管行胆道引流的技术。PTCD 是对重度梗阻性黄疸患者施行 PTC 后，置管于肝胆管内引流减压，既可防止 PTC 造成胆瘘进而引发腹膜炎的危险，又可缓解梗阻性黄疸，改善肝脏功能，同时便于临床治疗用药，为择期性手术做好术前准备。对许多胆道疾病来说，作为姑息性治疗方法的 PTCD，是首选的治疗方案。PTCD 包括外引流、内引流、内外引流及支架置入术等介入治疗技术。

一、适应证

对于梗阻性黄疸患者来说，PTCD 有助于了解胆道梗阻的部位、范围和原因。

PTCD 主要用于下列情况。①恶性梗阻性黄疸需姑息性胆道减压治疗：不能耐受手术或已无手术机会的恶性胆/胰肿瘤，如胆管癌、胆囊癌、胰头癌、壶腹癌、原发与转移性肝恶性肿瘤及淋巴结转移等恶性肿瘤造成的梗阻性黄疸。PTCD 及支架置入术可用于缓解患者继发于此类梗阻的临床症状，包括皮肤瘙痒、恶心及食欲减退等。②良性胆道狭窄或急性胆管炎需胆道引流减压：如化脓性胆管炎需解除胆道梗阻，实现胆道减压，控制胆道感染。③胆道疾病的术前准备：可以解除胆汁淤积、改善肝功能、调节凝血和免疫功能，使不少高危、高龄、无法耐受手术的患者度过危险期，为择期手术创造条件。④需经皮胆道入口行各项检查及治疗：经皮胆道行支架植入、狭窄胆道扩张、结石或异物取出、近距离放射治疗；行胆管造影或病理活检，为胆道疾病诊断提供参考。

二、禁忌证

（1）相对禁忌证：凝血功能异常、对比剂过敏及大量腹腔积液等。

（2）绝对禁忌证：无法纠正的严重凝血功能异常，严重心、肝、肾功能衰竭等。对存在严重全身性感染者，应在感染控制后再考虑置入金属支架；对无法明确病变良、恶性及拟接受外科手术者，不能置入永久性金属支架。

三、目的

（1）保证胆汁有效引流，实现胆道减压。

（2）控制胆道感染。

（3）提供检查及治疗通道。

（4）促进胆瘘口愈合。

四、操作过程

（1）消毒、铺巾后，用2%利多卡因局部麻醉穿刺处皮肤。

（2）根据穿刺方法不同，协助患者采取不同体位。

（3）常规采取的穿刺方法：具体如下。①经腋路肋间穿刺法：穿刺进路，一般采用右腋中线8、9肋或9、10肋间隙。②经腹部穿刺法：穿刺部位选在右侧肋缘下，穿刺点在剑突下2 cm，腹中线向右2 cm处，穿刺点与台面成40°，直刺向肝脏。应用的穿刺针以12 cm长为宜。本法适用于肝大患者。③经腹膜外穿刺法：本法是经肝脏后面裸区进行穿刺，造影前先行右侧神经阻滞术，然后患者取俯卧位，于右侧第11肋上缘距后正中线6~7 cm处行常规局部麻醉后，用15 cm长的穿刺针穿刺肝脏。

五、围手术期护理

（一）术前护理

（1）检查前禁食、禁饮6 h，避免麻醉或检查时因呕吐而导致误吸和窒息。

（2）向患者讲解操作的目的、意义和可能出现的并发症及处理方法，消除其顾虑，在其充分理解后，嘱其签署知情同意书。

（3）造影前1 h给予镇静剂，但禁用吗啡，以免引起Oddi括约肌痉挛而影响诊断。

（4）术前遵医嘱使用抗生素，术前1 d进少纤维食物。

（5）术前行血常规、肝功能、肾功能、凝血酶原时间检查，做碘过敏试验。

（6）必要时行影像学检查，包括超声、CT、MRI等检查，以明确病变的部位、性质及肝内胆管扩张情况。

(二)术中护理

略。

(三)术后护理

(1)患者回病房后，平卧至少 6 h，卧床休息 24 h，禁饮、禁食 24 h。

(2)行 PTCD 后 4 h 内，每 1 h 测量生命体征 1 次，严密观察病情变化。一旦发生心率加快、血压下降，就提示有出血、胆瘘等并发症发生的可能，应立即通知医生，并加快输液速度，同时积极配合医生处理。如有胆道感染，则应根据医嘱合理使用抗生素。

(3)观察有无腹壁肌紧张、压痛、反跳痛等腹膜刺激征，如观察到生命体征改变，叩诊腹部呈移动性浊音，则提示有出血、胆瘘的可能，应立即通知医生进行处理。

(4)准确记录出、入量，定时测量尿量、尿色、尿比重，以利于判断循环情况。

(5)建立静脉通道，给予静脉补液，维持水、电解质平衡。

(6)做好引流管护理，保持引流通畅，防止引流管堵塞，妥善固定导管及引流袋，使引流袋位置低于穿刺点平面 20～30 cm，避免因放置过高而造成胆汁反流，引起逆行性感染。卧床时，引流袋位置不高于腋中线，可将引流袋固定于床旁，避免引流袋接触地面；站立或半卧位时，可用锁针将引流袋固定在大腿外侧。翻身及下床活动时，应妥善固定引流管，以免引流管滑脱。观察引流液的性状及量，准确记录引流量。另外，还需注意保持穿刺口周围的无菌状态，定期换药处理，避免导管被牵拉、扭曲、折叠、受压。如出现引流管引出血液、引流不通畅或阻塞等异常现象，则应及时配合医生处理。

六、并发症的处理

(一)出血

穿刺、球囊扩张、导管侧孔等可能会损伤胆道，引发出血。术后穿刺处渗血、导管内引流血性液体或提示有胆道出血的可能。出血是 PTCD 的早期常见并发症之一，发生率为 3%～8%，多由穿刺所致，主要表现为腹痛、引流液中带血、便血，出血量多时有休克表现。若发生出血，则应严密监测生命体征、观察腹部体征及引流液情况，遵医嘱给予合理用药，必要时行外科手术。

(二)胆漏

胆漏由穿刺部位及导管放置不当或术后导管移位所致，表现为腹痛、寒战、高热、导管周围胆汁或腹腔积液漏出(包括胆汁性腹膜炎)等，是 PTCD 常见的严重并发症。对发生胆漏者的处理如下：①绝对卧床休息，以左侧卧位为主；②密切观察腹部体征、生命体征，一旦出现剧烈持续的右上腹疼痛、发热并伴腹膜刺激征、肠鸣音消失，就应立即报告医生进行处理；③妥善固定引流管，一般置入的导管应不少于 5 cm，观察引流液的量、性状及颜色。

(三)胆道感染

行胆道造影时，大量对比剂注入引起的胆道压力增高可使细菌逆行入血，造成菌血症；导管留置时间过长、胆汁淤积或肠内容物反流入胆道等因素造成胆道滋生细菌，进而引起感染。胆道感染的发生率为 14%～47%，临床表现为引流胆汁颜色及性状改变、寒战、高热、胆汁引流量减少。处理措施：①每天更换引流袋，将引流袋置于低位，防止胆汁逆流；②监测体温变化；③保持引流管引流通畅，遵医嘱使用抗生素。

(四)胆汁分泌过量导致电解质及胃肠道功能紊乱

持续大量胆汁丢失常导致代谢紊乱、脂溶性维生素缺乏、肠蠕动减缓或延滞等。处理措施：需要及时纠正水、电解质紊乱。

(五)引流管堵塞和脱位

引流管堵塞和脱位是造成引流失败和继发胆管感染的重要原因，一旦发生引流管堵塞，就应先用生理盐水冲洗引流管。

(六)胸腔并发症

胸腔并发症包括胆管胸腔瘘、气胸、血胸等。穿刺过程中，应注意调整进针角度，避开肋膈角。

七、健康教育

PTCD 成功后，护士应根据患者的病情给予健康教育。指导患者在日常生活中避免过度活动或提重物；保持穿刺点周围皮肤清洁、干燥，敷料有渗液时，应及时更换；每日观察引流液的颜色、性状及量，如有异常并伴有腹痛、寒战、高热等症状，则应及时通知医生给予对症处理。如需长期引流，则需 2～3 个月更换 1 次引流管或择期更换外引流为内引流。如为胆道良性狭窄，则可择期行狭窄扩张术或支架置入术。对结石梗阻内镜取石失败后行 PTCD 者，引流后胆管压力降低，再行内镜取石难度可能会降低。引流后，对一般状况好转且具备外科手术条件者，可择期行外科手术治疗。

（高莉莎）

参考文献

[1] 张铭光,杨小莉,唐承薇. 消化内科护理手册[M]. 北京:科学出版社,2015.

[2] 田永明,朱红,吴琳娜. 临床常见管道护理指南[M]. 成都:四川科学技术出版社,2021.

[3] 何文英,侯冬藏. 实用消化内科护理手册[M]. 北京:化学工业出版社,2021.

[4] 唐承薇,张澍田. 内科学 消化内科分册[M]. 北京:人民卫生出版社,2015.

[5] 王吉耀,廖二元. 内科学[M]. 北京:人民卫生出版社,2015.

[6] 王瑛,吴昊,曾良宵. 中晚期肝癌患者经皮肝动脉化疗栓塞术后的护理方法[J]. 中国肿瘤临床与康复,2015,22(5):120-123.

[7] 彭昭宣,朱晓宁,彭孟云,等. 原发性肝癌 TACE 术后的并发症及治疗[J]. 2023,13(5):53-56.

[8] 中国医师协会介入医师分会临床诊疗指南专委会. 中国肝细胞癌经动脉化疗栓塞(TACE)治疗临床实践指南(2021 年版)[J]. 中华医学杂志,2021,101(24):

1848－1862.

[9] 周志莲,邵春燕,刘向东.肝细胞癌行 TACE 治疗术后并发症的原因分析和处理体会[J].肝脏,2020,25(2):191－193.

[10] 侯晓敏,米娜,李洪艳.原发性肝癌患者 TACE 术后相关并发症的个性化护理[J].当代护士,2020,27(3):44－46.

[11] 李玉婷,杨晋辉,赵敏竹,等.球囊阻断逆行经静脉闭塞术治疗肝硬化失代偿期胃静脉曲张的临床应用及研究进展[J].中华肝脏病杂志,2021,29(9):890－895.

[12] 罗薛峰.介入治疗胃静脉曲张:过去、现在和将来[J].中华介入放射学电子杂志,2019,7(2):95－100.

[13] 中国抗癌协会肝癌专业委员.肝癌射频消融治疗规范的专家共识[J].临床肝胆病杂志,2011,27(3):236－238,244

[14] 刘杨,岳同云.肝癌射频消融术患者的临床护理路径研究[J].中国全科医学,2021,24(A2):206－207.

[15] 王春华,郑加生,孙健,等.射频消融术治疗肝癌术中并发症的观察与护理[J].中国全科医学,2009,15:1415－1418.

第十二章　消化专科护理技术操作规范

第一节　胃肠减压

一、概述

胃肠减压是利用负压吸引作用，通过胃管吸出积存于胃肠道的内容物和气体，以减轻胃肠道内的压力，使胃肠部得到休息，同时改善胃肠管壁的血液循环，促进胃肠功能的恢复。

二、安置目的

(1)解除或者缓解肠梗阻所致的症状。

(2)进行胃肠道手术的术前准备，以减少胃肠胀气。

(3)术后吸出胃肠道内的内容物和气体，减少缝线张力，改善胃肠壁血液循环，促进消化功能的恢复。

(4)通过对胃肠减压吸出物的判断，可观察病情变化和协助诊断。

三、评估

1. 患者评估

(1)评估患者的意识、病情、配合程度、鼻腔通畅度。

(2)评估患者对置管目的、不良反应、注意事项、脱管后危险性的了解程度。

(3)评估固定部位皮肤有无破损、糜烂、渗液。

(4)评估患者年龄，选择胃管型号。

2. 环境评估

评估病房是否安静、整洁、温度适宜、光线良好。

四、准备

1. 护士准备

着装整洁，洗手，戴口罩。

2. 用物准备

个人数字助理、医嘱条码、治疗巾、弯盘、治疗盘、换药包、纱布、棉签、温水、润滑油、弹性柔棉宽胶带、胃管、胃肠减压器、橡胶手套、听诊器、标签、50 mL 注射器、手电筒、速干手消毒液、医疗废物桶、生活垃圾桶、锐器盒、纸巾、治疗车、压舌板。

3. 文书准备

指导患者或其家属签署侵入性操作同意书。

五、安置流程

详见表 12-1。

表 12-1 安置流程

流程	具体内容
操作前查对	查对患者的身份信息及安置胃肠减压管的医嘱，并向患者解释本次操作的目的、过程及配合方法
检查鼻腔	协助患者取舒适体位，如有活动性义齿，则应取下，在颌下铺治疗巾，将弯盘放于合适位置。进行手卫生后，检查鼻腔情况并清洁鼻腔
操作中查对	再次核查患者身份及医嘱信息
测量置管长度	佩戴手套后确定位置，测量置管长度有 3 种方法：①前额发际线至剑突＋10 cm；②鼻尖沿耳垂至剑突＋10 cm；③前额发际线至肚脐
管道安置	润滑胃管前端，沿鼻孔轻轻插入至咽喉部(10~15 cm)时，嘱患者做吞咽动作，同时将胃管送至所需长度。嘱患者张口，检查胃管是否在口腔内盘曲。用弹性柔棉宽胶带将胃管固定于鼻翼(2 种固定方法："工"字形棉性胶布固定法、"人"字形棉性胶布固定法)
检查胃管并固定	检查胃管是否在胃内，查验方法：①将胃管末端置于水中，观察是否有气泡溢出；②向胃管内快速注入适量空气，能听到气过水声；③能抽出胃液；④拍摄胸腹部 X 线片，确认管道位置。操作中应至少选用 2 种方法。确定在胃内后，采用高举平台法固定胃管，连接胃肠减压器并开放负压。若胃肠减压器无单向阀，则需折叠胃管后再开放负压，以免空气进入胃内
用物处置	撤去治疗巾，脱手套并进行手卫生。张贴标识，固定胃肠减压器于床旁。整理床单元。处理用物后再次进行手卫生
操作后查对	再次核查患者身份并执行医嘱。进行健康宣教，完善护理记录

六、书写护理记录

(1)胃管的固定情况、管道插入的深度。

(2)胃管的通畅度和引流液的颜色、性状及量。

(3)患者的非计划性拔管风险情况、高风险患者的防护情况。

七、并发症的观察

(1)误吸：年老体弱或意识障碍者的贲门括约肌松弛、吞咽功能出现障碍，可使分泌物及食物误吸入气管和肺内。

（2）鼻、咽、食管黏膜损伤和出血：由反复插管或患者烦躁自行拔除胃管所致，或由长期留置胃管刺激黏膜所致。

（3）胃出血：由注入食物或药物前抽吸过于用力所致，或由患者躁动，体位变化，胃管前端反复刺激引起胃黏膜损伤所致。

（4）声音嘶哑：由置管时摩擦损伤喉返神经所致，或由胃管的机械刺激引起喉头水肿，压迫喉返神经所致。

（5）呃逆：由留置胃管过程中膈神经受鼻胃管刺激所致。

（6）电解质紊乱：由胃肠液引流过多所致。

八、管道维护

（1）保持胃管的有效置入深度。

（2）每日检查胶布固定情况、周围皮肤情况及受压侧鼻黏膜和皮肤情况。

（3）每日进行口腔护理，定期更换固定胶布。

（4）保持舒适的体位，可将床头抬高30°，以减少反流、误吸。

（5）观察引流液情况。

九、健康教育

（1）向清醒患者或其家属解释管道的作用、留置的重要性及非计划性拔管的危害性，增强患者主动配合意识。

（2）与患者沟通留置管道可能造成的不适及处理办法，需要时告知护士。

（3）指导患者翻身时需要告知护士协助保护管道。

（4）对有保护性约束的患者，应告知约束的必要性，取得其理解。

十、注意事项

（1）给昏迷患者插胃管时，应先撤去枕头，头向后仰，当胃管插入15 cm时，将患者头部托起，使下颌靠近胸骨柄，以增大咽喉部通道的弧度，便于胃管顺利通过会厌部。

（2）插管时，若患者出现恶心，则应休息片刻，嘱患者做深呼吸动作后再插入；插入不畅时，应检查胃管是否盘在口中；出现呛咳、呼吸困难、发绀等情况时，应立即拔出，休息后重新插入。

（3）妥善固定胃肠减压装置，防止因变换体位时加重对咽部的刺激及受压、脱出而影响胃肠减压效果。

（4）观察引流物的颜色、性状、量，记录24 h引流总量。

（5）留置胃管期间，应当加强患者的口腔护理

（6）进行食管和胃部手术后，冲洗胃管有阻力时，不可强行冲洗，应通知医生采取相应措施。

（7）对长期胃肠减压者，应每个月更换胃管1次，原则上应交替使用两侧鼻孔。

（雷　娜）

第二节　肠道准备

一、概述

肠道准备是指通过饮食调整和肠道清洁，使肠道内的粪便排空，使结肠内达到一种完全清洁的状态，以便于进行结肠镜检查或手术时发现病变的过程。充分的肠道准备是进行高质量结肠镜检查的前提，与结肠镜检查的诊断准确性和治疗安全性密切相关。肠道准备不充分可导致操作时间延长、结肠镜检查难度增加、检查不完全、病变漏诊风险及并发症发生风险增加。肠道准备成功率是结肠镜检查质量控制的核心指标，合格的肠道准备成功率应≥90％。

二、操作流程

(一)饮食调节

(1)检查前1～2 d宜进低纤维食物，如面条、粥、蛋糕、蒸蛋、肉丸、萝卜、莴笋、香蕉、去皮的苹果等。

(2)检查前1～2 d不吃芹菜、韭菜、金针菇等长纤维蔬菜及辣椒、西瓜、玉米等带籽的果蔬。

(3)检查当天：上午检查的患者早餐禁饮禁食，下午检查的患者早餐、午餐禁饮禁食。

(二)用药注意

(1)停服抗凝药：阿司匹林、华法林停服3～5 d，波立维、氯吡格雷停服1周，肝素停服8 h以上，其他非甾体抗炎药停服2 d。特殊情况下应遵专科医生医嘱服药。降压药检查前3 h口服；利血平术前停服7 d；平喘药当天带入检查室；抗甲状腺亢进症药术前3 h服用；糖尿病患者手术当日停服降糖药。

(2)用药注意：非必需用药当日停服。

(三)肠道准备

肠道准备见表12-2。

(四)其他注意事项

(1)服用洗肠液后，可走动、进行腹部按摩等，以促进排便。

(2)进行无痛内镜的患者，当日应穿着宽松衣裤、平底鞋。

(3)嘱患者自行保管现金、贵重物品、活动性义齿、眼镜等物品。

(4)既往行腹部手术、药物过敏史者请主动告诉医务人员。

表 12 - 2 肠道准备

检查当日口服磷酸钠盐洗肠液	检查当日口服聚乙二醇洗肠液
上午检查：①凌晨 4：00 洗肠液 1 瓶＋温水 800 mL，0.5 h 内喝完；②5：00 洗肠液 1 瓶＋温开水 800 mL，0.5 h 内喝完；③6：00 停服	上午检查：①检查前 1 d 晚 20：00 取本药 1 盒加温开水至 1000 mL 溶解，于 0.5 h 内分多次喝完；②检查当日凌晨 4：00 取本药 2 盒加温开水至 2000 mL，首次服用 600～1000 mL，后分多次匀速服完(建议每 15 min 喝 250 mL)。③6：00 停止服用
下午检查：①上午 8：00 洗肠液 1 瓶＋温水 800 mL，0.5 h 内喝完；②9：00 洗肠液 1 瓶＋温开水 800 mL，0.5 h 内喝完；③10：00 停服	下午检查：①检查前 1 d 晚 20：00 取本药 1 盒加温开水至 1000 mL 溶解，于 0.5 h 内分多次喝完；②检查当日 8：00 取本药 2 盒加温开水至 2000 mL，首次服用 600～1000 mL，后分多次匀速服完(建议每 15 min 喝 250 mL)；③10：00 停止服用

第三节 灌肠术

一、目的

灌肠术是将一定量的液体由肛门经直肠灌入结肠，帮助患者清洁肠道、排便、排气或由肠道供给药物，以达到确定诊断和治疗目的的技术。根据目的的不同可将灌肠分为保留灌肠和不保留灌肠。

二、评估

(一)患者评估

了解患者的病情及合作程度；评估患者的意识状态；评估患者的排便情况及肛周皮肤、黏膜状态。

(二)环境评估

环境整洁，光线、温度适宜，用屏风遮挡，请无关人员离开。

三、准备

(一)护士准备

着装整洁，洗手，戴口罩。

(二)用物准备

(1)用物准备：根据患者情况准备灌肠液、一次性灌肠包(内包含石蜡棉球 1 个、弯盘 2 个、手套 1 副、治疗巾、灌肠袋 1 个)、便盆、生活垃圾桶、医用垃圾桶、卫生纸、手消毒、个人数字助理。

（2）灌肠溶液：常用 0.1％～0.2％肥皂液、0.9％氯化钠溶液。成人每次用量为 500～1000 mL，小儿为 200～500 mL，溶液温度一般为 39～41 ℃，降温时用 28～32 ℃，中暑者用 4 ℃的 0.9％氯化钠溶液。

（3）文书：侵入性操作治疗同意书

（4）患者：取左侧卧位，双腿屈膝，脱裤至膝部，将臀部移至床边。

四、安置流程

（一）核对、解释

认真核对患者并做好解释，经同意后签署侵入性操作同意书，请无关人员回避，用屏风遮挡。

（二）安置体位

协助患者取合适体位。

（三）垫巾

垫治疗巾于患者臀下，将弯盘置于臀边。盖好被子，只暴露臀部。

（四）挂灌肠袋

将灌肠袋挂于输液架上，袋内液面距肛门 40～60 cm（小量不保留灌肠及保留灌肠的高度应低于 30 cm），戴手套。

（五）润管排气

润滑肛管前端，排尽管内气体，关闭开关。

（六）插管

一手分开臀部并暴露肛门，嘱患者深呼吸，另一手将肛管轻轻插入，成人为 7～10 cm，小儿为 4～7 cm（保留灌肠应插入 15～20 cm）。

（七）灌液

固定肛管，打开开关，密切观察袋内液面下降的情况和患者的反应。

（八）拔管

灌肠液即将流尽时，关闭开关，用卫生纸包裹肛管，以边拔边擦的方式缓慢拔除肛管，擦净肛门，脱手套后用之包裹肛管前端，取下灌肠袋，连同治疗巾及弯盘一起扔进医疗垃圾桶内，消毒双手。

（九）观察灌肠效果

协助患者取舒适体位，嘱其尽量保留 5～10 min（小量不保留灌肠保留 10～20 min，保留灌肠至少保留 1 h）。对不能下床的患者，给予便盆，协助患者排便，观察大便的排出次数、性状、颜色、量，必要时留取标本送检。

五、注意事项

（1）在体温单内记录结果，灌肠后排便 1 次记为 1/E。

（2）严格遵守查对制度、操作流程及质量标准，关爱患者，保护患者隐私。

（3）根据医嘱准备灌肠液，掌握溶液的温度、浓度、压力和液量。为伤寒患者灌肠时，灌肠袋液面与肛门之间高度不得超过 30 cm，灌入液体量不得超过 500 mL；对肝性脑病患者，禁用肥皂水灌肠，以减少氨的产生与吸收；对充血性心力衰竭和水钠潴留患者，禁用 0.9％氯化钠溶液灌肠，以减少钠的吸收。

（4）灌肠过程中，如有腹胀或者便意，则应嘱患者深呼吸，以减轻压力，减慢流速。灌肠过程中密切关注灌肠患者的病情变化及反应，若患者出现面色苍白、出冷汗、腹部剧痛、脉速、心慌气急等，则应立即停止灌肠，并通知医生及时处理。

（5）降温灌肠时，应保留 30 min 后再排出，排便后 30 min 再测体温，并做好记录。

（6）对肛门、肠道手术及大便失禁的患者，均不宜行保留灌肠。

（7）对妊娠、急腹症、严重心血管疾病、消化道出血等患者，禁忌灌肠。

（申　明）

第四节　造口护理

一、概述

肠造口术是外科最常见施行的手术之一，往往是挽救生命、延续生命和改变生活质量的重要手段。全球每年由于结直肠癌、外伤、炎症、先天性畸形而需行肠造口的人数达数十万之多。造口患者在生理上和心理上均受到严重打击，同时造口手术并发症使患者十分苦恼，严重影响了生活质量，因此，提高造口术的质量、减少并发症及加强护理、改善生活质量就成为备受关注的课题。

二、造口的目的

造口的目的为挽救生命、延续生命和改变生活质量。

三、评估

肠造口术后早期，护士除了需要密切观察患者的生命体征、引流管、伤口等情况外，还需要观察和评估造口的功能及周围皮肤的情况。

（一）造口术后评估

（1）正常造口的颜色就像嘴唇的颜色一样，呈牛肉红或粉红色，表面平滑且湿润。如果造口颜色苍白，则可能与患者的血红蛋白浓度低有关；如果造口呈暗红色或淡紫色，则可能是术后早期缺血的表现；如果造口外观局部或完全变黑，则表示肠管发生了缺血坏死。水肿是造口术后的正常现象，造口常变得肿胀、发亮或呈半透明状态，水肿的造口一般在术后 6～8 周内逐渐回缩至正常。

（2）造口的理想高度为 1～2 cm，这样在粘贴造口用品时能较好地保护肠造口周围的皮肤。如果肠造口过于平坦，则贴上造口袋后，易使排泄物由造口旁渗漏，造成皮肤损伤；如果造口过长，则会造成上袋困难或使肠管易受摩擦，致使造口糜烂，甚至坏死。

（3）造口的形状与大小形状可记录为圆形、椭圆形或不规则形。其大小可根据以尺子或造口量度表测量的造口基底部的大小而决定。

（二）造口周围皮肤评估

正常造口的周围皮肤是健康和完整的，与相邻皮肤没有区别。若损伤，则表现有红斑、破损、皮疹和水疱等。

（三）造口功能恢复评估

1. 回肠造口

术后48～72 h排泄早期，排泄物更黏稠，呈绿色，有光泽。一旦肠蠕动恢复，就进入高排量阶段，每日可达1500～1800 mL，后逐步降为500～800 mL，大便呈轻到中度褐色牙膏样。

2. 结肠造口

横结肠造口：术后3～4 d开始排泄，排泄物为糊状，进食后可变为柔软粪便。降结肠或乙状结肠一般5 d后才恢复功能，排泄物为柔软成型的大便。如果5 d仍未排气、排便，则须评估影响因素。排除手术原因，可使用20号导尿管轻轻插入造口，注入液体石蜡或开塞露10～20 mL。

（四）术后造口护理指导

造口术后短期内的自我护理主要是对新造口进行护理，尤其是对造口袋的更换和清洁。

四、并发症的处理

1. 造口狭窄

造口狭窄指造口缩窄或紧缩，表现为造口皮肤开口细小，难以看见黏膜，或造口皮肤开口正常，但指诊时肠管周围组织紧缩，手指难以进入。发生造口狭窄后，排泄物排空不畅，粪便变细，严重者有不完全性肠梗阻症状。

处理措施：①用手指扩张法，深度2～3 cm，保留5～10 min，依次用小指、食指、拇指扩张，忌用锐器扩张；②减少粗纤维摄入，保持大便通畅；③对有高风险者，可行预防性造口扩张；④手术指征为小指无法通过、肠梗阻。

2. 造口回缩

造口回缩指造口内陷，低于皮肤表层，可能发生在术后或随访期，容易引起排泄物渗漏，导致造口周围皮肤损伤，增加护理的难度。其临床表现为造口平齐或低于皮肤表面，排泄物容易外泄，造口周围皮肤损伤。

处理措施：①回肠造口使用凸面底板＋腰带，抬高造口基底部，以便于收集排泄物；②使用护肤粉＋防漏膏，避免皮肤受到排泄物的污染；③对乙状结肠造口可采用灌洗的方法；④过度肥胖者减轻体重；⑤必要时，用手指扩张，以防止狭窄。

3. 造口水肿

造口水肿通常发生于手术早期，检查显示造口隆起、肿胀和紧绷，呈淡粉红色、半透明，质地紧，可引起便秘、尿路梗阻。

处理措施：①轻度水肿时，注意卧床休息即可；②严重水肿时，用50%硫酸镁或

39％氯化钠湿敷，每天 3 次，改用两件式造口袋；③术后早期造口底板的内圈要稍大；④腹带不能太紧，不应将造口扎在腹带内；⑤密切观察黏膜颜色，避免缺血坏死。

4. 造口皮肤、黏膜分离

造口皮肤、黏膜分离是指肠造口处肠黏膜与腹壁皮肤的缝合处分离，形成伤口，常发生于造口术后早期，可分为部分分离和完全分离、浅层分离和深层分离。完全、深层分离时，可有腹膜炎症状。

处理措施：①清洗伤口后评估；②逐步去除黄色腐肉和坏死组织；③对部分、浅层分离者，先将护肤粉、防漏膏涂抹在创面上，再贴造口袋；④对完全、深层分离者，用藻酸盐敷料填充伤口；⑤对有回缩者，使用凸面底板＋腰带；⑥避免使腹内压增高；⑦造口底板 2 d 更换 1 次，渗出多时，每日更换；⑧伤口愈合后，定期用手指进行扩张。

5. 造口脱垂

造口脱垂是指造口肠袢经造口处突出体外，突出长度不等，以袢式造口多见。突出的肠管可出现水肿、出血、溃疡、嵌顿等症状。

处理措施：①选用一件式造口袋，造口袋大小以能容纳脱垂的肠管为准，底板裁剪大小以突出肠管最大直径为准；②若为造口远端脱垂，则回纳后用奶嘴塞住造口，并固定于底板上；③对乙状结肠造口者，排空排泄物后采用腹带或束裤固定；④避免剧烈活动；⑤对肠管黏膜有糜烂、坏死或伴旁疝者，则需给予手术治疗。

6. 缺血和坏死

缺血和坏死是严重的早期并发症，往往发生在术后 24～48 h，造口黏膜呈暗红色、紫色、苍白色，严重者变黑，有臭味；部分患者有腹膜刺激征。

处理措施：①检查肠管血运情况、坏死的广度和深度；②逐步清除坏死组织，在黏膜上洒护肤粉，待坏死黏膜自然脱落；③对有腹膜刺激征者，需剖腹探查，切除坏死肠管，重建造口；④密切观察转归，防止造口狭窄和回缩。

7. 造口出血

造口出血通常发生在术后 72 h 内，多数是肠造口黏膜与皮肤连接处的毛细血管及小静脉出血。大量出血则可能由肠系膜小动脉未结扎或结扎线脱落导致坏死而引起。

处理措施：①出血量多时，用 1％肾上腺素溶液浸湿纱布压迫或用云南白药粉外敷，同时用纱布压迫；②活动性出血时，缝扎止血；③黏膜摩擦出血时，用护肤粉喷洒后压迫止血。

8. 肉芽肿

肉芽肿是良性组织，通常发生在黏膜与皮肤交界处，有大小不等的增生，或多或少地围绕着造口的边缘生长，表面易出血；部分患者可见缝线残留。

处理措施：①检查有无缝线残留，若有，则拆除缝线；②正确度量造口大小，避免底板摩擦；③对小的肉芽肿，用硝酸银烧灼肉芽，使其先变白，后转黑，最后坏死脱落；④对较大的肉芽组织，需电灼，分次进行。

（陈　莎）

第五节　三腔两囊管安置术

一、概述

　　三腔两囊管安置术是 EGVB 的急诊止血措施，尤其是在患者生命体征不稳定、药物治疗无效时，三腔两囊管置入可为下一步胃镜、介入或外科手术治疗赢得时间。三腔两囊管的结构见图 12 – 1。

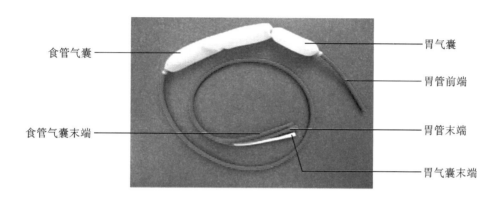

食管气囊

食管气囊末端

胃气囊

胃管前端

胃管末端

胃气囊末端

图 12 – 1　三腔两囊管的结构

二、目的

安置三腔两囊管的目的为对 EGVB 进行压迫止血。

三、评估

（一）患者评估

（1）评估患者的意识及生命体征。

（2）评估患者 EGVB 的程度。

（3）评估患者的配合程度。

（二）环境评估

病室安静整洁、光线充足。

四、准备

（一）护士准备

穿着隔离衣，佩戴护目镜、帽子及口罩。

（二）用物准备

1. 准备

三腔两囊管 1 根、无菌治疗盘 1 个、50 mL 空针 2 副、一次性使用换药包 1 个、棉签1包、无菌纱布2张、弯盘1个、止血钳3把、无菌手套2副、0.5 kg牵引物1个、牵引绳1根、牵引架1个、液体石蜡1瓶、0.9%氯化钠溶液1瓶、听诊器1个、去除袖带的水银血压计1个、无菌治疗巾1张、手电筒1个、剪刀1把、胶布1卷、垃圾桶2个、污物桶1个、个人数字助理1个、记录单1份。

2. 检查与测量

(1)检查三腔两囊管的完整性及胃管的通畅性：观察管道外观，将胃管前段浸入水中，向胃管末端注入20～40 mL气体，观察是否有气泡冒出。

(2)检查胃气囊的完整性及有效性：向胃气囊中注入200～300 mL气体后，放入水中滚动检查胃气囊，观察是否漏气，将胃气囊末端与血压计连接测量气囊内的压力值并进行记录。胃气囊以容积性为主，压力维持在40～60 mmHg，注入气体的量可根据不同厂商的说明书进行适当调整。

(3)检查食管气囊的完整性及有效性：向食管气囊中注入60～100 mL气体后，采用与胃气囊检测相同的方法对食管气囊进行检查，并记录压力值(食管气囊以压力性为主，压力维持在20～40 mmHg)。

(4)检查气囊与管道连接处的密闭性：将连接处放入水中滚动检查，观察是否漏气。

(5)抽尽气囊内的气体，并用止血钳夹闭气囊末端，同时夹闭胃管末端。

(三)文书准备

指导家属沟通签署侵入性操作同意书。

(四)患者准备

取平卧位休息并将头偏向一侧。

四、安置流程

三腔两囊管的安置流程详见表12-3。

表12-3 三腔两囊管的安置流程

操作流程	具体内容	图解
操作前查对	查对患者身份信息及安置三腔两囊管的医嘱，向患者解释此次操作的目的，并穿戴隔离衣、护目镜及帽子、口罩	
检查及润滑鼻腔	在患者颌下垫1张无菌治疗巾及弯盘，指导患者呕吐时预防窒息的方法，同时清洁、检查、润滑双侧鼻腔	

操作流程	具体内容	图解
操作中查对	同患者再次核实个人信息及医嘱信息	
测量管道安置长度及润滑	佩戴手套后，测量从发际到剑突的长度，并增加 10 cm，以确定安置的深度，将三腔两囊管全部浸润到液体石蜡中，充分润滑后取出，并在无菌纱布上方停留，以便多余的液体石蜡被无菌纱布吸收	
安置管道	向患者说明操作过程，从患者的一侧鼻腔中置入管道，当管道到达咽部后，指导患者做吞咽动作，并随着患者的吞咽频率进行插管，直至到达预期深度。确认管道未在口腔内盘旋后，用无菌纱布擦去患者面部及操作者手掌中多余的液体石蜡，用胶布在鼻翼处简单固定管道	
冲洗胃管	用 50 mL 空针经胃管末端抽吸查看胃内情况，将抽出的液体注入污物桶中，并记录颜色、量和性状，清洗空针后，抽取 20～40 mL 生理盐水，注入胃管腔，以防止管道堵塞。冲管完成后，用止血钳夹闭胃管末端	

操作流程	具体内容	图解
向胃气囊内注气	向胃气囊中注入 $200\sim300$ mL 气体后，连接血压计，测量压力值，并与安置前数据进行比对，使安置前后压力值基本保持一致。注气完成后，用止血钳夹闭末端	
牵引	去除鼻翼上固定的胶布，将管道向外牵拉，直至有中等阻力后停止，以确保胃气囊已卡在胃底部；将牵引绳一头捆绑在三腔两囊管的三腔汇集总管处，将另一头连接牵引物，牵引绳绕过牵引架后，缓慢放下牵引物，并调整牵引角度为 45°，牵引物下缘离地面 30 cm，动作轻柔、避免管道末端止血钳剧烈晃动	

操作流程	具体内容	图解
向食管气囊注气	牵引完成后，根据医嘱决定是否向食管气囊注气。若食管气囊需要注气，则在牵引状态下，直接向食管气囊注60~100 mL气体后，连接血压计，测量囊内压力，并与安置前数据进行比对，使安置前后的压力值基本保持一致。注气完成后，用止血钳夹闭末端	
标明深度	用胶布在鼻腔外管道处标明管道安置深度	
处理用物	撤去治疗巾、弯盘，脱去手套、护目镜及隔离衣，并分类处理垃圾，洗手后，粘贴管道标示	
再次查对	操作后，再次查对患者的个人信息及医嘱信息，执行医嘱，安抚患者及其家属，同时进行健康宣教，做好相关护理记录，床旁备检查及急救用物（剪刀、治疗盘、50 mL空针、生理盐水、血压计等）	

五、护理记录书写

(1)记录管道的安置深度,以及气囊的注气量、压力值。

(2)记录胃管内抽出液体的量、颜色和性状。

(3)记录患者的非计划拔管风险情况及高风险患者的防护情况。

六、管道维护

(1)每隔 2 h 查看患者的面色、生命体征、管道安置深度,抽吸胃管,查看胃内情况,每隔 4 h 测量 1 次气囊压力并做比对。

(2)在安置食管气囊 12 h 后,进行放气观察,同时注意患者的生命体征、面色、管道安置深度、胃内容物情况,监测压力值,如未发现活动性出血,则无须再向食管气囊内注气。

(3)在安置胃气囊 24 h 后,进行放气观察,同时注意患者的生命体征、面色及胃内容物情况,如未发现活动性出血,则无须再向胃气囊内注气。

(4)若在食管气囊、胃气囊放气观察的过程中发现活动性出血,则可考虑再次向气囊内注气。

七、管道拔除

(1)进行胃气囊放气后,观察 24 h 并确认胃内无活动性出血时,可考虑拔管。

(2)指导患者缓慢口服 30~50 mL 液体石蜡。

(3)服用液体石蜡半小时后,再次抽吸胃管,观察胃内情况,若无新鲜血液,则可以拔管。

(4)拔管前,抽尽气囊内的余气。

(5)轻柔地旋转管道,以保证管道及气囊与黏膜壁分离。

(6)缓慢拔除管道后,检查管道及气囊的完整性。

八、并发症的处理

(一)窒息

当胃气囊充气不足或意外破损时,食管气囊和胃气囊可因牵引向上移动,阻塞于喉部而引起窒息。一旦发生窒息,就应立即用剪刀剪断三腔汇合处上端,以快速放出气囊内的气体,拔除管道。

(二)黏膜损伤

黏膜损伤多由操作者动作粗暴、管道置入之前润滑不充分、气囊压迫时间过长等因素所致。

(三)吸入性肺炎

吸入性肺炎多由插管时误入气管或食物、液体反流入气管所致。

(四)心律失常

心律失常多由置管过程中刺激胃迷走神经所致。

九、健康教育

(1)指导家属不能随意打开止血钳或放松牵引及调整管道和牵引物的位置,绝对禁止患者及其家属擅自拔除管道。

(2)保持平卧位休息,减少说话,不能随意坐起和抬高床头;如需翻身,则应由医务人员协助做轻微的翻动,并调整牵引角度;如需解便,则应由护工协助进行床上排便。

(3)在管道压迫牵引期间,不能经口进食和饮水,牵引过程中有可能会感觉咽喉及鼻腔干燥,医务人员应根据需求为患者处理。

(4)管道持续牵引时间一般为12~24 h,医务人员应定时监测气囊内的压力,并抽吸胃管,以观察胃内的出血情况,同时随时巡视病房,并为患者解答相关问题。

十、注意事项

(1)对食管气囊放气时,应打开止血钳,让食管气囊自然放气。

(2)对胃气囊放气时,应先在鼻部做固定后放松牵引,再打开止血钳,让胃气囊自然放气,以避免管道滑出。

(3)若在气囊放气观察过程中出现活动性出血,则应再次向气囊内注气、牵引时,气囊间断压迫总时长不应超过72 h。

(4)尽量避免经胃管注入黏性过大的药物,以防止胃管堵管;每一次抽吸或管喂后,均应使用生理盐水冲洗管道,以确保胃管的通畅性。

(5)安置过程中,一旦发生窒息,就应使用床旁急救物品中的剪刀剪断总管,以及时放气。

(李佳昕)

第六节　人工肝治疗的护理

一、概述

人工肝治疗是借助体外机械、化学或生物型装置,暂时及部分替代肝脏功能,从而协助治疗肝功能不全、肝衰竭或相关肝脏疾病的方法。因人工肝以体外支持和功能替代为主,故又称人工肝支持系统。人工肝可分为非生物型人工肝、生物型人工肝、混合型人工肝三类。

(一)适应证

(1)重型病毒性肝炎包括急性重型病毒性肝炎、亚急性重型病毒性肝炎和慢性重型病毒性肝炎。

(2)其他原因引起的肝功能衰竭。

(3)晚期肝病肝移植术前等待供体及肝移植术后排斥反应、移植肝无功能期。

(4)各种原因引起的高胆红素血症。

(5)内科治疗无效的慢性肝病肝功能失代偿。

(6)自身免疫性肝病。

(7)临床医生认为适合用人工肝支持系统治疗的其他疾病。

(二)禁忌证

(1)疾病晚期出现难以逆转的呼吸衰竭、重度脑水肿伴脑疝等濒危症状者禁用。

(2)有严重的全身循环功能衰竭者禁用。

(3)有弥漫性血管内凝血状态者禁用，有较重的活动性出血者慎用。

(4)对治疗过程中所用药品过敏者应慎用。

(5)临床医生认为不能耐受治疗的其他情况患者禁用。

(6)肝昏迷且不配合者禁用。

二、目的

(1)通过人工肝治疗，为肝衰竭时的肝细胞再生创造时间，遏制病情发展，促进肝脏自行恢复。

(2)人工肝治疗能部分代偿衰竭肝脏的基本功能，如合成、转化和解毒功能。

(3)通过人工肝治疗，能降低内毒素和促炎性细胞因子的水平。

(4)人工肝治疗可作为判断肝衰竭患者能否自然恢复及是否必须进行肝脏移植的诊断性治疗手段。

(5)人工肝可改善肝移植患者的术前条件，顺利度过术中的无肝期及术后肝脏无功能期，是重症肝炎肝移植的桥梁。

(6)作为辅助措施，人工肝治疗有助于行肝极量切除术或作为肝脏特殊或应激情况下的辅助治疗手段。

(7)根据患者的病情，适时采用人工肝治疗，可显著提高重症肝炎的抢救成功率，缩短住院时间，节省医疗费用。

三、操作流程

(一)血管通路的建立

人工肝治疗中常用中心静脉置管，主要包括颈内静脉和股静脉置管，主要采用无隧道无涤纶套大流量双腔导管，建议采用超声定位或超声引导穿刺置管。进行颈内静脉置管后，可行胸部 X 线摄片，以了解导管位置。

(二)常用操作方法及其治疗模式

1. 基本操作流程

开机自检—选择治疗模式—安装及预冲管路—将患者血管通路与治疗管路相连—设置治疗量等参数—开血泵，进行自血循环—逐渐调高血泵速度—自血循环至少 5 min 后，开启治疗泵—达到预设治疗量后，结束治疗—进入回收程序，断开动脉端连接，进行血管通路动脉端处理—回收完毕，断开静脉端连接，进行血管通路静脉端处理—治疗后观察，与病房护士交接患者。

2. 治疗模式

(1)血浆置换：为目前临床应用人工肝支持系统最为广泛、疗效最佳的方法之一。

它用正常人新鲜血浆代替重症肝炎患者体内含有大量毒性物质的血浆，去除体内毒性物质对衰竭肝脏及全身组织的毒性作用，排除胆红素、有毒物质，阻断恶性循环，防止多脏器功能衰竭，同时还可补充肝功能不全患者所缺乏的凝血因子、白蛋白等多种血管生物活性物质，以代替肝脏的部分解毒、排泄及生物合成功能，对改善严重肝病患者、临床症状、促进肝功能的恢复及肝组织的再生有一定作用。血浆置换过程见图12-2。

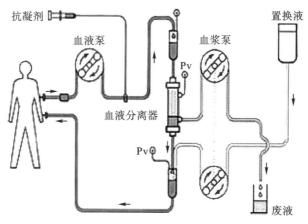

图 12-2　血浆置换过程

（2）血液透析：利用某些中、小分子物质可以通过半透膜的特征，借助膜两侧的浓度梯度及膜两侧的压力梯度将血液中的毒素和中、小分子物质清除至体外。

（3）血液滤过：应用孔径较大的膜，依靠膜两侧液体的压力差作为跨膜压，以对流的方式使血液中的毒素随着水分的清除而除去，更接近于人体肾脏肾小球的滤过功能，对中分子物质的清除更为有效。

（4）血液灌流：将血液直接送入血液灌流器，使之与活性炭或树脂等吸附剂充分接触，利用吸附剂特殊的孔隙结构将血液中的毒性物质吸附并清除。

（5）血浆灌流：为应用血浆膜式分离技术，将血浆从血液中直接分离出来，送入血液灌流器中，将血浆中的各种毒素吸附后再返回体内。

（6）特异性胆红素吸附：特异性胆红素吸附治疗的本质也是血浆灌流，主要是所应用的灌流器对胆红素有特异的吸附作用，对胆汁酸有少量的吸附作用，而对其他代谢毒素则没有吸附作用或吸附作用很小。

（7）分子吸附循环系统（molecular absorbent recycling system，MARS）：人工肝应用现有的透析技术，模拟肝脏解毒过程，通过 MARS 膜（模拟肝细胞膜）和白蛋白透析（模拟肝脏解毒过程）选择性地清除体内的代谢毒素。MARS 治疗包括 3 个循环，即血液循环、白蛋白循环、透析循环。

（8）连续性血液净化治疗：为对连续性肾脏替代治疗的一种更准确的理解，其实质是 24 h 或更长时间的连续不断地进行某种血液净化，治疗肾、肝、心、肺等多脏器衰竭，以替代病损脏器的部分功能。

四、护理

(一)评估

1. 患者评估

(1)详细了解患者的基本资料，如病情、诊断、药物过敏史。

(2)因治疗时间较长，术中不适宜活动，故要嘱患者排空大小便。

(3)详查患者的血管状态，人工肝治疗依赖通畅、稳定的体外血液循环，体外循环顺畅，治疗就顺利，否则会延误治疗甚至使治疗中断。治疗前，要仔细查看血管通路情况。

(4)检查机器设备的运行情况。

(5)术前观察患者的体温、脉搏、呼吸、血压及意识，并做好记录。

2. 环境评估

(1)治疗室安静整洁、光线充足。

(2)做好治疗室的消毒工作，备好急救物品。

(二)护理措施

1. 环境、体位与隔离

保持适宜的温度和湿度，保持室内安静和床单位整洁，协助患者取舒适卧位。严格消毒隔离，防止交叉感染。

2. 心理护理

治疗前，向患者及其家属介绍人工肝治疗的必要性、工作原理、操作过程、术中注意事项及所能达到的效果，向患者及其家属介绍人工肝治疗成功的案例，使其消除恐惧心理，以平和的心态接受治疗。

3. 观察要点

(1)患者的观察：严密监测血压、脉搏、呼吸、血氧饱和度并做好记录，观察患者有无面色苍白、胸闷、气急、出冷汗、脉细速等表现。

(2)机器工作状态观察：如报警，则应及时排除。

(3)生化指标观察：治疗结束后，留取标本做生化检查，了解术前、术后肝功能等及凝血功能情况。

(4)准确、及时记录病情及其变化、处理情况，并与病区护士详细交接患者的病情，以及穿刺部位的压迫和有无出血、血肿。

五、健康教育

(1)环境：保持病室安静，空气流通，温、湿度适宜，尽量减少陪护人员，以免发生交叉感染。

(2)休息与活动：协助患者取舒适卧位休息，减少活动，插管侧下肢不能弯曲、用力。

(3)饮食：应给予高热量、高维生素饮食，嘱患者少食多餐，坚持清淡饮食。对有腹水的患者，给予低盐饮食。恢复期的患者，消化功能恢复，可适量增加蛋白质的摄入。

六、注意事项

(1)观察生命体征，常规给予心电监护 8 h。

(2)观察患者神志、瞳孔大小、24 h 尿量、睡眠、食欲等有无改善。

(3)对做血浆置换者，观察有无迟发过敏反应。

(4)遵医嘱抽血查肝功能、血氨浓度、凝血酶原时间等。

（陈　芳）

第七节　^{13}C 呼气试验检查

幽门螺杆菌(Helicobacter pylori，Hp)是人体感染最常见的病原体之一，是消化性溃疡、胃黏膜相关淋巴组织淋巴瘤及胃癌等上消化道疾病重要的致病因素。尿素呼气试验为临床首选的 Hp 感染的非侵入性诊断方法，具有高准确性、无创伤、经济有效的优点，能反映整个胃腔黏膜 Hp 感染的状态，是国内外专家共识及指南中最受推荐的临床检测方法。

尿素呼气试验在临床上较常用的是 ^{13}C 呼气试验和 ^{14}C 呼气试验，两者的准确度无明显区别。因 ^{14}C 是不稳定同位素，具有放射性，故不推荐用于妊娠期、哺乳期及儿童。

人体感染 Hp 后，体内的 Hp 可释放出具有特异性、内源性的尿素酶，尿素酶可分解尿素为 NH_3 和 CO_2，CO_2 被肠道吸收后经呼气排出。口服稳定同位素 ^{13}C 标记的尿素后，若有 Hp 感染，则其呼出的气体中含有 ^{13}C 标记的 CO_2，将呼出的气体中的 CO_2 提纯，利用仪器灵敏地检出其中含 ^{13}C 的 CO_2 的浓度，即可帮助诊断胃内有无 Hp 感染(图 12-3)。尿素 ^{13}C 呼气试验试剂的标准剂量为 75 mg 及以上。

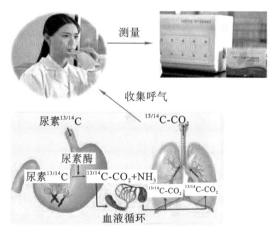

图 12-3　尿素呼气试验的原理

一、适应证

(1)消化性溃疡(不论是否活动和有无并发症史)。

(2)胃黏膜相关淋巴组织淋巴瘤。

（3）慢性萎缩性胃炎、肠化生、上皮内瘤变。

（4）胃癌家族史一级亲属。

（5）早期胃癌内镜黏膜下剥离术后。

（6）Hp 根除治疗后的复查。

（7）慢性非萎缩性胃炎。

（8）服用非甾体抗炎药。

（9）长期接受质子泵抑制剂治疗。

（10）无症状的体格检查人群。

二、禁忌证

无明确禁忌证。

三、目的

诊断患者是否有 Hp 感染。

四、评估

（一）患者评估

（1）评估患者的适应证。

（2）评估患者的配合程度。

（二）环境评估

环境安静整洁、光线充足。

五、准备

（一）用物准备

（1）尿素^{13}C 胶囊呼气试验药盒：呼气收集管（服药前）（图 12-4）、呼气收集管（服药后 30 min）（图 12-5）、尿素^{13}C 胶囊（图 12-6）。

（2）呼气试验测试仪：能谱仪（图 12-7）。

（3）温开水适量及水杯。

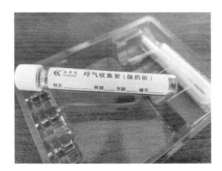

图 12-4 呼气收集管（服药前）

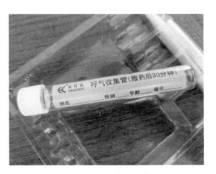

图 12-5 呼气收集管（服药后 30 min）

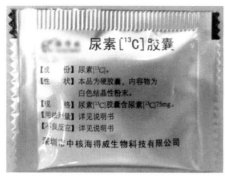
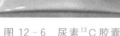

图 12 - 6　尿素[13]C胶囊

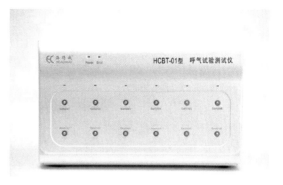

图 12 - 7　能谱仪

（二）患者准备

（1）确定患者的适应证和禁忌证。

（2）告知患者[13]C检查的原理、检查方法、存在的局限性及费用等问题，使患者及其家属充分知情。

（3）进行[13]C检测前，必须停用质子泵抑制剂至少2周，停用抗菌药物、铋剂和某些具有抗菌作用的中药至少4周。

（4）禁食、禁饮4 h以上。

六、操作流程

（1）收集第0 min气体：患者正常呼吸，平缓吹气4～5 s，吹入呼气收集管（服药前），收集第0 min气体。注明受检者的信息。

（2）吞服尿素[13]C胶囊：尿素[13]C胶囊取出包装后，立即饮入80～100 mL 50 ℃以下的温水送服。

（3）吞服尿素[13]C胶囊后，安静等待30 min。

（4）收集第30 min气体：操作步骤同收集第0 min气体，将气体吹入呼气收集管（服药后30 min）。注明受检者信息。

（5）样本检测：①再次核对2次集气管上患者信息无误后，将收集的第0 min、第30 min集气管放置入[13]C呼气试验测试仪进行检测。②结果解读：Hp的诊断，以吞服尿素[13]C胶囊30 min时样品中所测$^{13}C-CO_2$的千分差值减去0 min时呼气样品$^{13}C-CO_2$的千分差值的差表示，当差值≥4.0时，可判定受试者为Hp阳性。

（6）报告发放：及时正确发放检测报告，正确识别患者的身份信息。

七、注意事项

（1）应将试验药盒放于干燥阴凉处（不超过20 ℃）保存，高温或储存时间过长均可导致尿素挥发，从而产生假阴性结果。

（2）需定期校准能谱仪，以确保检测性能的稳定，检测前需开机自检。

（3）呼气收集管须密闭严实，否则可导致空气中的CO_2混入，影响检测结果的准确性。

（4）尿素[13]C胶囊取出后，即刻口服，暴露时间长会导致尿素挥发，产生假阴性结果。

（5）口服尿素^{13}C胶囊时，饮水80～100 mL，若水量过少，则可影响尿素与尿素酶的充分接触，使检测结果产生偏差。

（6）口服尿素^{13}C胶囊后，禁止吸烟、饮食、饮水及剧烈活动，避免运动状态下呼气中CO_2浓度因内源性CO_2的产生更多而被不同程度稀释，使CO_2丰度明显下降，造成检测结果出现偏差。

（唐川君）

第八节 腹内压监测

一、概念

腹内压（intra‐abdominal pressure，IAP）指腹腔的密闭腔隙内保持一定的稳定数值的压力。

二、目的

各种原因引起腹腔内容物体积短时间增加（包括腹腔内出血、肠梗阻、肠系膜静脉梗阻、腹腔填塞、大量腹水、腹腔感染、腹腔脏器移植及肿瘤等情况）—IAP升高—腹内高压—腹腔间隔室综合征—高度腹胀—心输出量减少，肺顺应性降低—低氧血症，高碳酸血症—重要脏器灌注减少—肠道黏膜屏障破坏，通透性增加和内毒素细菌移位—肺、肾等重要脏器功能损害—MODS—MOF—危及生命。据报道，腹腔间隔室综合征的病死率为62.5％～75％。

IAP的正常值：0～5 mmHg。

IAP＞15 mmHg可以引起明显的脏器功能不全甚至衰竭。

三、评估

（一）患者评估

（1）了解患者的病情、意识状态、自理和合作程度等。

（2）评估患者的尿管或膀胱造瘘管置管情况。

（3）评估有无影响测量的其他干扰因素，如烦躁不安、机械通气、使用胸腹带、棉被过重等。

（4）评估有无压力测量模块和连接导线。

（二）环境评估

病室安静整洁、光线充足、适宜操作、有隐私保护设施等。

四、用物准备

精密尿袋1个、输血器1个、三通1个、无菌剪刀1把、无菌手套1副、20 mL空针1个、压力传感器1套、100 mL生理盐水1袋、标识1个、纱布1块。

五、监测方法

(一)直接测量法

直接测量法是通过腹腔引流管或者穿刺针等直接进入腹部内,外部与压力传感器相连的方法。该方法测得的数值较为准确,但是这种方法毕竟属于有创性操作,会有很大可能造成感染、出血的风险,而且患者腹腔的情况较为复杂,穿刺时对术者的手法要求较高,因此临床较少采用此方法。

(二)间接测量法

间接测量法是通过测量腹腔内胀气的压力来反映腹腔压力的方位。该方法有下腔静脉测压法、胃内测压法、膀胱测压法等。膀胱内压可以客观地反映腹内压,作为测量腹内压的客观指标已被大家接受。连续监测膀胱压是早期发现腹腔间隔室综合征的"金标准"。当膀胱容量小于 100 mL 时,膀胱仅为被动储存库,可以传递腹腔内压力而不附加任何一点来自其自己肌肉的压力。膀胱测压具有操作简便、创伤小的优点,常常被临床采用。其方法是患者平卧,在无菌操作的情况下,经尿道膀胱插入特制尿管,排空膀胱后调节三通,使 50~100 mL 的无菌生理盐水经尿管注入膀胱内,然后夹住尿管,再调节三通,使尿管和大气相通,以耻骨联合处为调零点,测得水柱的高度即为腹内压测量值。因为这种方法较为简便,易于操作,造成的创伤较小,可以反复测量,所以在临床上使用较多。

(三)人工法

人工法是将测压装置与尿管连接,保证测压装置的刻度明显,能够准确地读出测量值。该方法在临床上仍在使用,其不足之处是人工测量容易出现误差,其优势是操作便捷,测量装置简单、经济。

(四)仪器法

仪器法是将监护仪压力传感器与尿管相连,之后通过压力传感器上面显示的数值来表达腹内压。该方法在临床上仍在使用,且不易出现误差,测量结果可能更为准确,但是需要有监护仪的辅助。

六、护理

因为临床上影响监测结果的因素较多,所以我们首先需要分析影响因素都有哪些,然后再进行护理干预。

(一)减少人为影响因素

因为人为影响因素会带来较大的误差,所以在临床上需要对测量人员进行定期的专业培训,使其掌握良好、专业的测量技能及测量方法,并且最好实施专人动态监测,尽可能地多次监测,最终取平均值,以减少人为影响因素带来的误差。

(二)排除其他影响因素

在测量前,需要保证测量仪器的完整性以及正常运行性,同时准备好相应的检测物品,并使患者取平卧位,在此期间,需要避免患者被棉被等物品压迫,如果患者情绪较为激动，则需要适当给予镇静剂。之后连接装置，保证装置的完好连接性，准确地标记零点，并且测压管必须与地面保持垂直。另外，要保证注入的生理盐水量及温度合适，还要控制注入的速度，避免肌肉剧烈收缩及膀胱压快速升高等。而对于正在进行机械通气的患者而言，需要在患者病情允许的情况下，停用呼吸机片刻再行测量，避免测量值出现误差，且每次读取的数值需要以呼气末为宜，详细地记录生理盐水量，以保证正确评估腹内压。

(三)预防感染

因为有创性的测量方式会增加感染的概率，所以如果患者选取的是有创的测量方式，那么积极地预防感染则是必要的手段。因此，临床上才会广泛应用膀胱测压法来反映腹内压的情况。此外，还需要留置导管，保证仪器连接的密切性且避免将连接处打开反复注入生理盐水，以免发生细菌感染的情况。操作人员应在测量前认真洗手，戴好无菌手套，保证动作轻柔且做好消毒工作。整个操作流程均严格按照无菌操作原则，最终测量结束后，需要及时更换一次性的连接装置。

（潘　月）

第九节　肝静脉梯度压力测量

一、概述

肝静脉梯度压力(hepatic venous pressure gradient，HVPG)是肝静脉楔压和肝静脉自由压之间的差值，反映门静脉和腹内腔静脉之间的压力差，是窦性门静脉高压诊断的"金标准"。HVPG＞5 mmHg 提示门静脉高压；HVPG≥12 mmHg 是发生静脉曲张出血的高危因素；HVPG≥20 mmHg 提示急性静脉曲张出血的止血治疗失败率和死亡风险升高。

二、目的

尽早识别和明确门静脉高压，及时进行干预，有效减少肝硬化并发症的发生和发展。

三、评估

(1)完善胸部 X 线、心电图、腹部 B 超及血常规、HIV、HBV、HCV、梅毒感染相关指标检查，重点是肝、肾功能和凝血功能等术前常规辅助检查。

(2)询问麻醉药品和碘剂过敏史，做碘过敏试验并记录。

(3)评估患者穿刺局部皮肤及血管情况，做好皮肤准备。检查前测量患者的生命体征，如有异常，则应立即通知医生对症处理。

(4)术前 2 h 禁食、禁饮，在左上肢备好留置针。

(5)更换洁净病员服，去除带有金属物品的衣服和饰品，进导管室前排空膀胱。

四、准备

(一)护士准备

穿着手术衣，与责任护士交接，携带用物，护送患者至导管室。

(二)用物准备

心电监护仪、压力传感器 1 套；顺应性球囊导管(如双腔 Fogarty 球囊导管)、超滑导丝、超硬导丝、6 F 鞘组、造影管各 1 根；中心静脉导管 1 套、锁穿包 1 个、无菌纱布若干包；输液器 2 个、输血器 2 个、电极片 6 片；5 mL、10 mL、20 mL 注射器各 2 个，止血带 2 包，无菌刀片 2 个；生理盐水 250 mL 2 袋、盐酸利多卡因注射液 2 支、肝素注射液 2 支，遵医嘱备用止痛、降压、止吐、抗过敏等药物。

(三)文书准备

填写介入手术护理交接单并携带病历。

(四)患者准备

穿着病员服，取平卧位。

五、HVPG 测量流程

详见图 12-8。

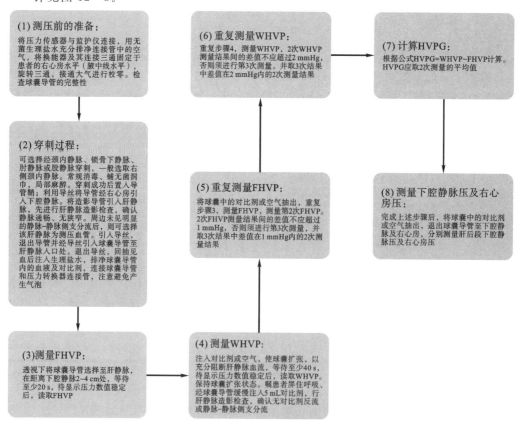

图 12-8 HVPG 测量流程

六、护理记录书写

(1)护送患者至病房，与责任护士进行交接，填写介入手术护理交接单，同时进行术后护理风险评估。

(2)根据患者肝静脉压力梯度检测过程和术后情况，及时、准确地记录护理病历，继续观察并记录穿刺点情况、患者意识、生命体征、血氧饱和度等，注意有无渗血、渗液和皮下血肿，并注意保持局部皮肤干燥。

七、健康教育

(1)测压结束后，及时按压穿刺点>10 min，指导患者不要过度活动颈部，避免穿刺点出血或血肿，用无菌纱布包扎，观察穿刺处局部情况。如凝血功能差或穿刺误入动脉，则应适当延长按压时间。

(2)嘱患者当日进流食，逐步过渡到高能量、适量蛋白、丰富维生素等术前正常饮食，避免粗糙、干硬和刺激性大的食物。

(3)根据患者的自理能力指导其活动，一般术后2 h即可下床活动。

八、注意事项

(1)测压过程中应严格执行无菌操作原则，防止血源性感染。在穿刺、调零、置入器械的过程中，严防空气进入，防止发生空气栓塞及影响测量结果。

(2)每次测压前，应检查零点位置，防止偏移，严密观察穿刺部位有无肿胀、出血，观察患者生命体征的变化，及时发现和处理并发症。

(3)对比剂过敏反应的观察与处理：发现患者面色潮红、皮疹、恶心、呕吐、血压下降、呼吸困难甚至休克时，应考虑为过敏反应，护士应高度重视，遵医嘱及时处理和抢救。

(4)球囊导管型号应根据肝静脉直径而定，一般选择5.5 F。每次测量前，应将球囊导管内充满无菌生理盐水，将空气、血液及对比剂排空，以免影响测压结果，若导管发生阻塞，则应回抽，直至有回血，再用肝素生理盐水或枸橼酸钠冲洗导管或变动其位置，避免过分加压冲洗；若仍不通畅，则应更换导管。在向球囊内注入对比剂或空气时，最大注液量为0.9 mL，最大注气量为1.7 mL，避免因注入量过多而造成球囊破裂。

(5)在安静状态下平稳呼吸时，进行压力测定，避免在咳嗽、抽搐时读取数值，影响测压的准确性。测量过程中，患者如发生咳嗽、体位改变等情况，则应记录说明。

(6)球囊阻断肝静脉并完成WHVP测定后，需进行造影检查，如出现对比剂反流(图12-9)，则表明封堵不良，需调整球囊充盈状态后重新进行造影检查；如出现静脉-静脉侧支分流(图12-10)，则需调整球囊位置或更换其他肝静脉进行阻断。

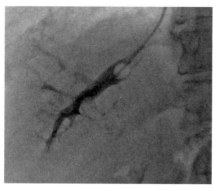

图 12-9　血管造影检查示球囊未完全
阻断肝静脉

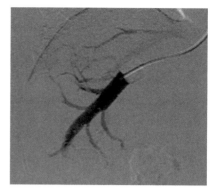

图 12-10　血管造影检查示球囊完全
阻断肝静脉，但存在静脉-静脉侧支分流

（陈　霞）

参考文献

［1］　中国门静脉高压诊断与监测研究组（CHESS），中华医学会消化病学分会微创介入协作组，中国医师协会介入医师分会急诊介入专业委员会，等. 中国肝静脉压力梯度临床应用专家共识（2018 版）［J］. 临床肝胆病杂志，2018，34（12）：2526-2536.

［2］　张英，方向明，白涛，等. 尿素呼气试验检测幽门螺杆菌感染的影响因素［J］. 临床消化病杂志，2020，32（3）：197-202.

［3］　QIX，BERZIGOTTIA，CARDENASA，et al. Emergingnon-invasive approaches for diagnosis and monitoring of portalhy pretension［J］. Lancet Gastroenterol Hepatol，2018，3（10）：708-719.

［4］　中华医学会肝病学分会，中华医学会消化病学分会，中华医学会内镜学分会. 肝硬化门静脉高压食管胃静脉曲张出血的防治指南［J］. 临床肝胆病杂志，2016，32（2）：203-219.

［5］　祁小龙. 规范肝静脉压力梯度检测，优化门静脉高压诊疗实践［J］. 中华放射学杂志，2018，52（11）：809-810.

［6］　王宏亮，孙军辉. 肝静脉压力梯度在门静脉高压全病程管理中的作用［J］. 中华肝脏病杂志，2020，28（9）：728-731.

［7］　中华医学会外科学分会脾及门静脉高压外科学组. 肝硬化门静脉高压症食管、胃底静脉曲张破裂出血诊治专家共识（2019 版）［J］. 中华消化外科杂志，2019，18（12）：1087-1093

［8］　田永明，朱红，吴琳娜. 临床常见管道护理指南［M］. 成都：四川科学技术出版社，2021.

［9］　黄浩，朱红. 临床护理操作标准化手册［M］. 成都：四川科学技术出版社，2021.

［10］　中华医学会消化病学分会，中华医学会消化内镜学分会. ¹³C 尿素呼气试验质量控

制专家建议[J]. 中华消化内镜杂志,2021,38(3):169-172.

[11] 中华医学会消化病学分会幽门螺杆菌和消化性溃疡学组/全国幽门螺杆菌研究协作组. 第五次全国幽门螺杆菌感染处理共识报告[J]. 胃肠病学,2017,22(6):346-378.

第十三章　消化专科护理临床教学

第一节　消化专科护理临床教学方法

护理临床教学是指帮助学员将既往学到的基础知识与有关诊断、治疗及护理患者的操作技能相结合，为学员提供把基础理论知识转移到以患者为中心的高质量护理中的媒介，并获得进入健康保健系统和继续教育所必需的专业及个人技能、态度和行为能力。其重点强调理论与实践相结合，具有教学组织的机动性、教学方法的多样性、教学环境的复杂性、师生关系的密切性及教学评价的时效性等特点，旨在培养学员临床护理能力、护理组织管理能力、书写及口头表达能力、观察能力及科研能力。

在消化专科护理临床教学中，带教老师根据教学对象、教学内容选择不同的教学方法进行教学，以达到教学目标。临床常用的教学方法包括讲授教学法、体验式教学法、验证式教学法、模拟护理查房教学法、工作坊教学法、反思日记教学法、Sandwich 教学法、以问题为基础的教学法、以案例为基础的教学法、情境模拟教学法等。任何教学方法都有其适用范围，有其优势和劣势（表 13-1 和表 13-2）。在教学实践中，只有权衡各种教学方式，相互取长补短，相得益彰地综合运用，才能取得良好的教学效果。

表 13-1　临床常用教学方法比较

名称	定义	优点	不足
讲授教学法	又称口述法，是教师通过简明、生动的口头语言向学生传授知识、发展智力、进行思想教育的一种传统的教学方法	①以教师为主导，运用口头语言，系统、连贯地讲授知识；②依赖教师讲解，信息量大，传授效率高；③教师容易控制教学进程，学生能在较短时间内获得大量系统的科学知识	依赖教师讲解，学生独立思考和创造精神不足；较多的是"注入式教学法""满堂灌""填鸭式教学"，学生主动性、积极性不足
体验式教学法	是一种以体验为基础的教学方法，是以学生为主体，以活动为载体，让学生通过自己的感受去领悟知识，再回归实践的教学模式	以学生为主体，"以身体之、以心验之，从做中学"，以课程活动为载体，强调理论知识、课程实践深度融合	需要教师引导学生体验，帮助学生总结体验中的知识和经验

名称	定义	优点	不足
验证式教学法	是对研究对象有一定的了解，并形成了一定的认识或提出了某种假说，为验证这种认识或假说的正确性而展开的一系列项目学习活动	以实践为导向、以教师为主导、以学生为主体，在实施过程中强调动手"做"，以获取经验和知识	不探究过程
模拟护理查房教学法	一种逐渐应用推广的国际护理教育领域实用的一种教学培养方式，通过情境模拟，能够为学生提供安全、高效、仿真且无威胁的一种模拟临床真实环境	①是整体护理队伍的集体评价和总结提高的过程；②培养护士临床思维能力、团队协作能力、评价性思维等综合素质	注意整个模拟教学查房的时间把控，整个过程一般在 1 h 左右，时间过长会产生疲乏感，适得其反
工作坊教学法	是一种参与式、体验式、互动式培训/学习模式。教学目标及内容共同化和具体化；教学形式丰富多样化。以学员为主角的探讨与互动，重视营造良好的学习氛围，在轻松的氛围中体会学习乐趣，在良好的体验性与参与感中增强自主学习能力与实践操作技能	有利于帮助学生参与培训过程，能开发学生潜力，提高学生的能动性，互动沟通性强，能多方位提升学生的综合素质	活动主题鲜明、形式灵活，需要教师具有综合性能力，能把控教学时间和场景的安排
反思日记教学法	是在临床实践过程中将所学及经验教训以日记的方式记录下来，并进行反思的一种新型教学方式，充分展现了学习者的思维活动及行为过程	①帮助学生发现学习中的困惑、问题，从而更好地进行针对性学习，提高学习效果；②通过长期反思训练，可以促进学生深入思考，促进专业发展	学生课后需要及时记录，教师需要课后及时修改，时效性要求较高
Sandwich教学法	是在课堂教学中，穿插学生小组讨论、学生交叉学习、学生学习汇报等环节，使教师与学生、学生与学生之间不断交流、沟通，调动学生主动学习的积极性，提高学生自我学习、思考及探索新知识的能力的教学方式。其采用"实践—理论—实践"或"实践—理论—实践"方式进行，主要的理念是"在做中学习，在学习中学会做"	①课堂气氛活跃；②调动学生主动学习的积极性；③增强学生责任感；④培养分析问题及解决问题的技能；⑤培养学生良好的表达能力及沟通能力；⑥知识掌握较为牢固；⑦相对节约教师资源	受时间、地点的限制，不能充分、全面地进行文献检索，问题的涉及面比较窄；问题的探讨不易深入进行，解决问题的方案也较局限

续表

名称	定义	优点	不足
以问题为基础的教学法	是以问题为导向、以小组为平台及以讨论为模式。学生是学习的主体，教师仅仅是学生学习的引导者、促进者，学生围绕问题展开主动探索、证明、调查、预测、分析、解释、自我评价等活动，以小组合作学习和自主学习的方式，形成解决问题的思路与过程，灵活掌握相关概念和知识，进而获得理解、分析和解决问题的能力的教学方法	①解决问题的技能；②团队合作能力与赏识、包容、学习同伴不同见解的精神；③组织利用时间的技能；④高层次的思维能力；⑤获取和评价信息、传播信息、利用信息灵活建构知识的能力；⑥成为自主学习者	学生习得的知识不够系统；对教师的数量、质量及教学资源、条件、实习基地等有较高要求，不利于推广
以案例为基础的教学法	是教师结合教学目的及需求，选取真实的具有代表性的实际案例，通过学生自主学习、小组讨论、教师引导、问题提出、点评和归纳总结等方式，提高学生思考、分析和解决实际问题的能力。该教学形式不涉及动手操作	①能够实现教学相长；②能够调动学生学习主动性，提前发放案例给学生，学生通过查阅资料进行主动学习；③生动具体、直观易学；④能够集思广益	案例的来源往往不能满足培训的需要。研究和编制一个好的案例需要很长时间；案例教学法需要较多的培训时间，对教师和学生的要求也比较高
情境模拟教学法	是通过运用多种手段对案例进行模拟、再现和演绎，创设接近于真实的临床情境，将学生置身于模拟的情境中，进而获取知识、提高能力、增进情感体验的一种教学方法	①具体、逼真、生动，有利于提高参与积极性；②通过模拟各种（临床）真实情境，可使学生体验到专业人员（如护士）的角色、作用、处境、工作要领；③有利于提高学生对实际问题的预测能力和解决能力	模拟过程中容易忽略对深层次理论问题的思考，且在模拟环境中提高的能力与实际工作能力存在一定的差距

表 13-2　Sandwich 教学法与传统教学法、以问题为基础的教学法的区别

项目	Sandwich 教学法	传统教学法	以问题为基础的教学法
人数	16～30	100～200	8～10
主导	学生-教师	教师	学生
形式	讨论-讲授	讲授	讨论
学生参与	+++	+	+++++
耗时	++	+	++++
能力培养	+++	+	+++++

（李罗红，陈　丽，杨小莉）

第二节　消化专科护理临床教学设计

一、消化专科护理的临床思维教学设计

(一)临床思维教学概述

临床思维指对疾病现象进行调查研究、分析综合、判断推理等过程中的一系列思维活动，由此认识疾病、判断鉴别、做出决策的一种逻辑方法。它不仅是一种诊断过程中的基本方法，而且是随访观察、治疗决策及预后判断等临床活动中不可缺少的逻辑思维方法。正确、可靠的临床思维有助于医护人员做出正确的临床决策，从诊断、治疗、照护、随访全维度提升医疗和护理质量。因此，临床思维教学是医学教育不可或缺的部分。国际医学教育专门委员会制定的本科医学教育《全球最低基本要求》也将临床思维和批判性思维列为一项重要学习目标。

临床思维的培养不能一蹴而就，需要循序渐进和反复实践。接触患者，从照护患者的过程中学习是培养临床思维能力的最好方法。因此，医学教育工作者普遍认同"早期接触临床"这一原则，临床实践成了培养临床思维能力最重要的教学方式。具体到护理学生的实习和培训中，学生在入院护理评估时，通过规范问诊和查体收集患者的病史资料，通过分析和判别对资料进行二次处理，筛选出与本次就医最相关的病史资料，通过分析这些资料的重要性，判断出最严重的和最紧急的病情，最后基于医护双方的诊断，完成医疗救治。在这一过程中，传统医学教育存在以下几个方面的问题。

(1)学生临床实践的机会有限，临床思维培养启蒙晚、周期长。护理专业学生一般进入临床实习的时间不早于大三，实习期一般不超过1年，"早临床"和"充分临床"因学制问题而受限。另一方面，学生相对人数多，实习医院临床资源分布不均衡，一定程度上减少了学生照护患者的实践机会。因此，现阶段护理教育界也开始探索住院护士规范化培训等毕业后培训或继续教育项目，延长培养过程，最终实现临床思维的养成。

(2)在学生临床实践过程中，面临着医疗风险和患者安全风险。学生知识和经验有限，临床实习始终都无法规避伦理道德和法律法规风险，更需要从带教老师、科室和医院管理等多途径、系统性地来规避患者安全风险。

(3)学生临床思维培训目标不清晰、体系不完善。思维方式的养成不同于单纯的临床操作性技能的训练，思维过程难以直观展示和模仿，且每个人的思维方式都具有个人色彩，思维过程不可能千篇一律。因此，如何在纷繁复杂的临床情境下评判出最优临床思维，授予学生，并将其迁移至其他类似临床场景发挥作用，本来就是思维教学最大的争议点。

回顾近年来关于临床思维教育的文献和著作，目前公认的观点是人的思维一般可以分为模式识别和逻辑思维2大类，通常在思维过程中，两者混合使用，无法截然分离。模式识别是一种直觉式思维，快速但易错，受环境影响大，依赖于既往经验；而逻辑思维缜密严谨，需要费事分析，但相对可靠，依赖于既定事实、知识和既定规则。

因此，关于临床思维的教学目标，我们需要着力引导学生建立逻辑思维，帮助学生梳理思维框架、路径，甚至是固定"套路"，教会学生观察临床可靠事实和现象，综合运用已有的临床知识，严谨分析和严密推理，从而尽可能地得出科学判断，指导进一步的照护行为。

同时，在临床思维教学过程中，还应该增加学生学习的积极性，给予学生个性化的自我展示空间，提高学习的主观能动性，锻炼自学能力，打破传统课堂以教师为中心的教学模式，改变学生孤立式学习的现状，反思千篇一律的大堂授课模式，还原以学生为中心的教学方式，增强参与感，实现自主化、个性化学习，促进学生自身临床思维的建立和知识的内化吸收。

基于上述教学观点，以问题为导向的学习方式（problem – based learning，PBL）、以团队为基础的学习方式（team – based learning，TBL）、临床案例讨论、基于计算机模拟病例、虚拟患者、标准化病人、情境模拟教学等各种教学新方法层出不穷，皆被证明能够有效辅助学生的临床思维训练与评估。

接下来我们将重点讨论如何运用 PBL 教学法，完成消化专科护理临床思维教学。

（二）PBL 概述

PBL 教学法最早诞生于加拿大的 McMaster 大学。随着 1966 年该大学一所新的医学院的诞生，以美国神经病学教授 Barrows 为核心成员的专家组，摒弃了以学科为中心设置课程的"标准"做法，探索并制定了一个独特的"三年规划"，其特点如下：①把分析解决人类身体健康的核心问题作为获取及应用知识的主要途径，从而打破学科的界限，把人类生物学的许多课程融合在一起，并强调问题解决的过程；②强调学习者在学习过程中变消极为积极、变被动为主动，以发展学习者独立自主学习和终身学习的技能；③把学习者分成小组，每个小组有 5 或 6 名学习者和 1 名指导教师。该"三年规划"标志着以学生为中心和跨学科的教学体系形成，也诞生了 PBL 这一教学法。此后，随着医学教育改革的深入和 PBL 教学法优点的体现，它先后在全球 100 多所医科学校中推广、修正，北美约有 80% 的医学院应用了此教学法，商学院、教育学院、建筑学院、法律学院、工程学院及社会工作学院都先后采用此法，得到了世界范围内多学科、多领域的认可。

现在，我们将 PBL 教学法定义为一种在导师引导下，学生围绕问题进行讨论的学习形式。与传统病案讨论不同的是，PBL 教学法要求学生通过讨论，从病案或临床场景中发现临床问题，发现自身已有知识的不足，从而针对自身情况自己制订学习目标、学习内容和学习方法，去学习新知识，之后分享学习成果，再次讨论和合作，以解决问题。导师的角色不再是传授知识，而是促进讨论进程和观察学生表现。PBL 教学法有助于学生对已学的知识进行反思和整合，对隐藏在问题背后的知识进行探求和学习，同时培养学生的文献检索能力、对信息的批判性评估应用能力、交流沟通能力、团队协作能力及自主学习意识等。

第一，在 PBL 教学过程中，学生是问题的解决者和意义的建构者，而教师的责任是引导学生进行学习，观察整个学习过程，课后给学生提供反馈、评估和指导学生反思，因此 PBL 教学法真正实现了以"学生为中心"的教学，相对传统的师生关系来说是一个深刻的变化。第二，PBL 教学过程中的问题，都是依据具体情境和学生个人情况而产生的，既没有预设性，也没有既定答案，这非常接近现实世界或真实场景，其解决方案也充满未知和挑战，因此，学生自觉或"被迫"进入了以"解决问题为中心"的探索，问题成了学习的起点，也是选择待学习知识的依据，更大程度地激发学生的创新精神和自主意识。第三，PBL教学法要求集体协作，学生作为学习小组的一分子，人人都有特定使命，协作与竞争并存，让学生们学习并习惯以合作的方式解决问题，迎接来自未来的挑战，实现了以"合作为中心"的学生。

聚焦到以临床思维为教学目标的PBL课程里，基于真实临床病例的案例讨论是教学核心，学生解决问题的过程就是一次模拟临床诊疗的经历。教师精心设计讨论案例，引导学生依次模拟病史采集、体格检查、辅助检查安排、诊断和治疗等诊疗过程，让学生横向整合和应用所学的基础知识，锻炼"资料收集、信息分析、思维推理、筛选拟诊、行使诊疗"这一逻辑思维框架，一方面建立逻辑思维路径，另一方面促进了已有基础和临床知识的整合内化，打破了学科界限，也促进了人际沟通、团队合作等能力的提升，实现了复合型育人目标的实现。

(三)以临床思维为目标的PBL教学设计要点

1. 案例设计

首先，前文已谈到临床思维教学的根本路径是照护患者的实践经历，而目前所有的教学手段，都是为了更高效、更安全和更公平地让所有学生获得这一实践经历中的精华——临床诊疗和护理思维过程。因此，无论采用PBL教学法，还是TBL教学法或是其他教学方法，教学的核心依然是案例，而理想的PBL案例首先应按真实情况编写，应来源于真实的病例，让案例既生动有趣，又符合临床疾病的发展演变过程。其次，PBL案例应做到层次分明，逐步地、系统地给予相关材料，使之符合PBL讨论的程序，并提供充分的讨论空间和解决问题的空间。在编写案例时，核心应考虑以下几个方面。

(1)学生现有的知识水平。根据学生现有的知识水平，设计案例难度，既要让学生有事实可以列举、有观点可以发表、有知识可以应用，也要让学生发现自身不足，产生问题，并有空间尝试去解决问题，获取知识、技能和态度方面的成长。

(2)临床思维教学目标。临床思维教学本身的核心在于训练逻辑思维和推理框架，因此，教学目标应分步覆盖资料收集、信息分析、思维推理、筛选拟诊、行使诊疗护理这一循环，引导学生完成并逐步熟练掌握这一思维闭环，将其内化并自然而然地融入未来的真实医疗护理过程中。

(3)配套教学资源。设计案例时，还应考虑PBL小组的学生人数、教学时长、教学场地、与其他课程的整合、考核评估要求等因素，综合把控案例长度和难度，易化课程的落地和实施。

2. PBL课程实施

各国医学院校的PBL课程实施方式不尽相同，基本模式是6~8人为一小组，每周讨论安排2或3次，每次课1~3 h不等。在导师引导下，学生自己从案例中提炼出学习要点，并在后续学习中通过各种途径获取解答。其他实施形式还包括：①同伴导师模式，即由高年级学生或小组成员在严格培训后担任导师；②流动导师模式，即1位导师负责多个讨论组，做巡回指导，以解决学生过多、导师不够的情况；③学生轮值模式，即由学生自己决定讨论时间和规则，确定并分配学习任务，轮流担任不同角色，如讨论组长、记录员等；④大班讨论模式，即大班上课时，导师先进行引导性的集体讲述，以案例提出问题，让学生在教室内就近组成小组进行讨论，一定时间后，各组派发言人简述观点，最后导师总结。以上模式各有优势，但总体都体现了以学生为中心的讨论和学习理念，具体实施流程也大同小异，因此，本节中我们还是以最传统的1位导师带领6~8人小组的模式，来简述 PBL 课程的实施周期。

（1）组织小组。师生互相认识，破冰互动；建立讨论规则，导师做好学生心理安全教育，营造良好互助的学习氛围；学生自行商议或导师给学生分配任务，如主持人、书记员等角色和任务。

（2）开始一个新问题并推理。用少量信息给学生提供一个复杂的问题，开启第一轮讨论。如给出患者基本信息和主诉，要求学生讨论问诊或者护理评估的要点。记录员负责在公共平台（如黑板）记录解决问题的过程，包括问题中的已知信息、推测、待查信息、学生们尚欠缺的知识部分、确定的学习目标和活动计划等。导师在讨论过程中，要尽可能引发学生的深入思考，分析推理，并形成下一步行动计划，即引出他们观点背后的思维过程，并让思维过程与行为相匹配。如导师可能会问学生"为什么你需要追问这个患者的发病时间？""不同的发病时长可能指向哪些不同的疾病？""你推测这个问题的答案是什么？""若患者回答与你的预期一致，则证实或排除了你的哪一个推测？""基于这样的回答，你下一步准备继续问什么？"。

（3）形成新的学习目标并自学。在上述过程中，学生对某些问题已经形成了一定的理解，然而会因知识层面的缺失而无法作出判断和行动，这样就自然而然地形成了新的学习目标。导师可以顺势引导学生开启自学和同伴互助学习，让小组成员决定学习目标、任务分配、解决人、解决时间。到达约定时间后，再由领取了相应学习任务的学生来汇报学习结果和获取资料的途径（如课堂笔记、教科书、文献、上网或咨询资深教授等）。小组成员和导师可以对其学习所获进行讨论和评价。

（4）评估和发放新的资料，进入下一轮 PBL 课程。导师在 PBL 课程实施周期中，应密切观察并记录小组学生的讨论表现和思维轨迹，在每轮实施周期末段就共性问题给予总结和复盘，若条件允许，则还可向每一位学生进行反馈，以实现有效教学互动，促进下一次学习。阶段性评估结束后，就可以发放新的资料，进入下一轮 PBL 课程讨论。第二轮资料既可以是全新的案例，也可以是第一轮讨论案例的延续，以多个 PBL 课程实施周期，共同形成一次临床思维教学。

（四）急性上腹痛的诊断思路（PBL 案例示例）

1. 教学主题

急性上腹痛的诊断思路。

2. 教学对象

消化专科工作超 6 年的护士。

3. 教学时长

1~2 h。

第 1 轮 PBL 材料

患者，男，45 岁，"中上腹痛 1 d"入院。

讨论问题：入院护理评估重点。

<h2 align="center">第 1 轮 PBL 讨论引导重点</h2>

1. 问诊要点

（1）年龄、性别、职业：对中老年腹痛者，需考虑胆石症、心血管疾病、恶性肿瘤等，需注意有无报警症状；对育龄期妇女，需排除宫外孕、卵巢囊肿蒂扭转等；对有铅接触史者，需考虑铅中毒。

（2）腹痛起病情况：有无饮食、药物、手术等诱因。

（3）腹痛的部位：胃疾病、十二指肠疾病、急性胰腺炎、下壁心梗等可表现为中上腹痛；胆囊炎、胆石症、肝脓肿等常表现为右上腹痛。

（4）腹痛的性质：包括阵发性绞痛、隐痛、胀痛、烧灼痛等。中上腹持续性胀痛、阵发性加剧应考虑急性胰腺炎；肠梗阻常表现为阵发性绞痛；脏器炎症或肿瘤常为持续性钝痛。

（5）伴随症状：恶心、呕吐、肛门停止排气和排便通常提示肠梗阻、肠麻痹；发热、黄疸常提示胆石症、胆管炎等；呕血、黑便、便血可能提示消化性溃疡、肿瘤等。

（6）既往病史：如心、肺、肝、胆疾病等。

（7）其他：腹痛与进食、排便、活动、体位的关系。

2. 查体要点

（1）一般检查/生命体征：如神志、呼吸、脉搏、血压、体温等。

（2）检查皮肤、巩膜：如有无皮肤、巩膜黄染及贫血貌等。

（3）触诊浅表淋巴结：至少颈部 8 组。

（4）心肺查体：必要时进行妇科会诊。

（5）腹部视诊：肠型及蠕动波常见于机械性肠梗阻；胃肠型及蠕动波在慢性肠梗阻及腹壁较薄的病例较明显；肠扭转时腹胀常不对称；麻痹性肠梗阻则腹胀均匀。

（6）腹部听诊：腹部听诊 5 min，注意肠鸣音是否亢进、音调是否改变。机械性肠梗阻早期，可在梗阻部位听到一阵密集的气过水声，此为肠鸣音亢进；当肠腔明显扩张时，肠鸣音可呈高调金属音；当肠梗阻合并腹膜炎时，肠鸣音明显减弱或消失。

（7）腹部触诊：注意疼痛部位有无压痛、反跳痛、肌紧张，是否可触及包块，肝、脾是否肿大。当各种原因导致腹膜炎时，可出现腹膜刺激征；绞窄性肠梗阻表现为固定点压痛、反跳痛及肌紧张；压痛的包块常为绞窄的肠袢。

（8）叩诊：注意有无叩痛、肝浊音界是否存在。胃肠道穿孔时，肝浊音界消失；肠梗阻患者肠腔内大量气体积聚，腹部叩诊呈鼓音；绞窄性肠梗阻时，可出现腹腔积液，移动性浊音可呈阳性。

<h2 align="center">第 2 轮 PBL 材料</h2>

护理入院评估结果：患者 1 d 前饮酒后出现中上腹痛，为持续性胀痛，进行性加重，伴恶心、呕吐，呕吐物为胃内容物，无咖啡色样物，呕吐呈非喷射状，呕吐后腹痛未缓解；伴腹胀，肛门排气减少；无发热，无皮肤、巩膜黄染，无呕血、黑便、便血、腹泻，无咳嗽、咳痰。患病以来，精神差，大便未解，小便减少，体重无明显变化。

既往不嗜烟，无输血史、过敏史、外伤手术史。体格检查：急性病容，血压 92/60
mmHg，呼吸 30 次/分，平车入科，全身皮肤、黏膜无皮疹；皮肤、巩膜无黄染，心率
120 次/分，律齐，双下肺呼吸音低，未闻及明显干、湿啰音，腹部张力高，全腹压痛，
以中上腹为甚，可疑反跳痛，肝、脾未扪及，移动性浊音（＋），肠鸣音 1 次/分，双下
肢不肿。

讨论问题：可能的诊断和下一步检查。

第 2 轮 PBL 讨论引导重点

1. 消化系统疾病的鉴别诊断

（1）胃肠道穿孔。

（2）急性肠梗阻。

（3）急性胰腺炎。

（4）胆囊炎或胆石症。

2. 非消化系统疾病的鉴别诊断

（1）心血管疾病：心绞痛、心肌梗死。

（2）肺部疾病：左下肺及胸膜炎症、肺梗死。

（3）泌尿系统疾病：左肾结石或肾盂肾炎。

（4）其他：左膈下脓肿。

第 3 轮 PBL 讨论资料

辅助检查结果具体如下。血常规：白细胞计数 15.9×10^9/L，中性粒细胞百分比
86.5%、血红蛋白浓度 140 g/L，血小板计数 107×10^9/L。血淀粉酶浓度 1146.8 U/L，血脂
肪酶浓度 2299.3 U/L。血电解质：钙 1.3 mmol/L，钠 130 mmol/L，钾 5.95 mmol/L，氯
99 mmol/L。肌酸激酶同工酶浓度 32 U/L，乳酸脱氢酶浓度 740 U/L，肝、肾功能正常，随
机血糖浓度 23.68 mmol/L，尿蛋白＋，酮体＋－，尿葡萄糖＋＋＋＋。腹部 CT：胰腺肿
胀，胰腺体部最大横径约为4.6 cm；肝周、小网膜囊、双肾前后间隙、腹膜腔脂肪间隙内弥
漫水样密度影，双肾周脂肪间隙受累。肝脏饱满，实质密度普遍减轻。

讨论问题：最可能的诊断和依据。

第 3 轮 PBL 讨论引导重点

1. 可能性最大的诊断

急性胰腺炎。

2. 临床线索

发病前有饮酒史。

3. 疾病要点

急性胰腺炎典型的腹痛表现：起病急，病程短，中上腹持续性胀痛，进行性加重，
伴呕吐、肛门排气减少或停止的肠麻痹表现，严重者会出现腹膜炎或休克的表现。

4. 重要检查

（1）血淀粉酶及脂肪酶浓度明显升高，超过正常值 3 倍以上。

（2）腹部 CT 提示胰腺肿胀，胰体部增大，肾周、前后间隙炎性改变。

（贺漫青，杨小莉）

二、消化专科护理的情境模拟教学设计

（一）教师标准化病人概述

标准化病人（standardized patient，SP）是经过标准化、系统化培训后，能准确表现患者的实际临床问题的正常人或患者，并充当评估者和教学指导者，通过被问诊、查体，对检查者做出评估和反馈教学。标准化病人承担扮演患者、评估者和教学指导考核员的三重角色。将标准化病人应用于教学活动中具有考核效度高、考核信度高及可接受度高的优势，促进医学教学/考核方式的转变，提高执业胜任能力，尤其是人文关怀和情感交流，还可以缓解临床教学资源紧缺的现状。教师标准化病人（teacher as standardized patients，TSP）是由标准化病人延伸出来的一种新的教学模式，指具有丰富医学知识和临床教学经验的带教老师作为标准化病人施教，对医学生进行各项基本临床实践技能和多种临床综合能力的训练、指导和考核，是符合现代医学教学需要的一种新型实践教学方法和考核方法。其特点是扮演患者简单易行、培训周期短、投入少。TSP教学效果显著，学生可体验到接触类似真实患者的效果；不受限于教学时间、教学地点，能反复使用，提供稳定的病例来源，部分解决临床实践教学资源不足的问题；可提高学生主动学习的兴趣，提高学生的护患沟通能力，促进学生更好地掌握护理临床操作技能；有助于养成学生良好的人文素养和良好职业道德；有助于提高护理临床带教老师的自身素质及带教水平。TSP 作为一种新的教学手段，可弥补传统护理教学的不足；为达到最佳的教学效果，TSP 需要与其他多种教学方法联合使用；如对 TSP 不能表现的阳性体征，使用声音、影像资料及高仿真模拟设备（如仿真模拟人）等进行补充，可培养学生分析问题、处理问题的能力，还可培养学生的团队合作精神以及职业素养，让学生达到最优的学习效果。

（二）以 TSP＋SimMan 为教学手段的上消化道出血混合情境模拟教学设计

1. 教学对象与教学目标

（1）教学对象：二年级规范化培训护士。

（2）教学目标：①学会快速收集病史，及时判断出血原因；②正确完成消化道出血的评估及相应处理；③掌握危重患者紧急转运准备；④掌握护患沟通技巧，注重人文关怀。

2. 病历摘要

病历摘要见表 13－3。

3. 参与人员和角色

（1）受训二年级规范化培护士的人数与身份：1 名二年级规范化培训护士参与，身份为责任护士，着护士服，佩戴胸牌；其余学员观摩。

（2）已知剧本的演员与角色：1 名标准化病人扮演消化道出血的患者，着病员服；1 人扮演护理组长，着护士服、佩戴胸牌。

（3）工作人员：1 人为导师，着便装；1 人控制 SimMan 设定参数，语音客串医生，着便装。

表 13 - 3　病历摘要

案例名称	消化道出血
基本情况	患者，女，32 岁，因"消化道出血"由急诊送入消化内科，既往无消化道出血病史。入院时体温 37.5 ℃，脉搏 108 次/分，呼吸 22 次/分，血压 95/60 mmHg。就诊状态：精神疲惫、面色苍白、焦虑
现病史	患者 10 年前不明原因出现上腹部疼痛，未呕吐，就诊于某医院后行胃镜检查，示十二指肠球部溃疡，口服奥美拉唑 20 mg，每日 1 次，治疗后好转。近 1 个月教学工作忙，熬夜多，晚上喜欢喝咖啡，夜间间断出现上腹部疼痛，以隐痛为主，进食蛋糕后缓解，未口服药物。患者 1 d 前无明显诱因解黑便 1 次，量约 300 g，不成形大便，无腹痛，未重视继续上班，4 h 前，患者呕吐暗红色血液 2 次，共约 400 mL，心慌、头晕、出汗，无反酸、打嗝、晕厥，立即来急诊科就诊。近 1 个月食欲差，饭量只有原来的一半左右，体重下降 3 kg，小便正常
相关病史	既往史：无肝炎、结核等传染性疾病史；未服用药物；无食物、药物过敏，无手术史、外伤史及输血史。 个人史：在某中学工作，教学任务重，压力大。不吸烟、不饮酒，喜欢喝咖啡，吃油腻、偏咸的食物。近 1 个月无旅行史。 婚育史：已婚，育有 1 女，家人体健。 家族史：父亲死于胃癌，母亲健康；无家族遗传性疾病

4. 设备用具(表 13 - 4)

表 13 - 4　设备用具

编号	用物名称	数量	编号	用物名称	数量
1	病床	1 张	17	灭菌注射用水 500 mL	1 瓶
2	高级模拟人 SimMan	1 套	18	换药碗	1 套
3	腕带	1 条	19	吸痰装置	1 套
4	心电监护仪(型号无特殊要求)	1 台	20	吸痰管	5 根
5	电极片	6 个	21	生理盐水	2 瓶
6	治疗车(含锐器盒、黄色垃圾桶、白色垃圾桶、黑色垃圾桶)	1 套	22	检查报告(核酸检测结果、血常规、凝血常规、大便常规、胃镜检查报告)	5 张
7	快速手消毒液	1 瓶	23	护理记录单	5 张
8	安尔碘	1 瓶	24	病历夹	1 个
9	无菌棉签(50 根)	1 包	25	签字笔	2 支
10	一次性直管输液器	5 个	26	血浆包	2 个
11	留置针(含敷贴)	5 套	27	病员服	1 套
12	压脉带	2 根	26	工作服	2 套
13	软袋液体(生理盐水 2 袋、5% 葡萄糖氯化钠注射液 500 mL 2 袋、5% 葡萄糖注射液 500 mL 2 袋)	6 袋	28	口罩	5 个
14	氧气装置	1 套	29	假发	1 个
15	面罩	1 个	30	卫生纸	1 包
16	氧气管	1 根	31	抢救车	1 台

5. 任务卡

患者姓名：×××	床号：50 床	科室：消化内科
性别：女	年龄：32 岁	诊断：消化道出血

患者因"消化道出血"由急诊送入消化内科，既往无消化道出血病史。

入院时体温 37.5 ℃，脉搏 108 次/分，呼吸 22 次/分，血压 95/60 mmHg，血氧饱和度 96%。

就诊状态：精神疲惫、面色苍白、焦虑。

任务：责任护士完成入院评估及其他相关处理。

时间：20 min

6. 标准化病人培训脚本(表 13-5)

表 13-5 标准化病人培训脚本

项目	责任护士	患者
问候及患者信息确认	您好！我是责任护士×××，您是×××吗	是的
现病史护理评估	我现在给您测量体温、脉搏、呼吸和血压，好吗	好的
	您的体温是 37.5 ℃，脉搏是 108 次/分，呼吸是 22 次/分，血压是 95/60 mmHg，血氧饱和度是 96%	我的指标正常吗
	刚刚测您的体温是 37.5 ℃，显示低烧，我看您的核酸检测结果是阴性的，您发烧有多久了	昨天开始发烧的
	您这次主要是什么原因来住院的呢	吐血
	您吐血有多长时间了	大概 4 h 前
	吐的是什么颜色的血	暗红色
	一共吐了几次？量大概共有多少毫升	吐了 2 次，共有 400 mL 左右
	您解的大便是什么颜色呢	好像是黑色大便
	您出现解黑大便有多长时间了	昨天开始的(1 d)
	大便成形吗	不成形，糊状的
	昨天到现在共解了几次大便？量大概共有多少	解了 1 次，大约有 300 g
	您晕倒过吗	没有
	您以前有出现吐血和便血的情况吗	没有
	您这次生病有就诊过吗	没有，吐血了家人就把我送到急诊科来了

项目	责任护士	患者
	您以前得过什么病吗	10 年前，××医院医生诊断为十二指肠球部溃疡
	您 10 年前为什么去看医生呢	肚子痛
	您能用手指出是哪里痛吗	肚子痛位置（手指着剑突的位置）
	您当时肚子痛得厉害吗	还可以忍受
	您是一直都痛？还是断断续续地痛	间断的
	您肚子痛在什么情况下会出现	一般饥饿、熬夜、累的时候会容易出现
	您肚子痛可以自行缓解吗	吃点东西，休息一下可以缓解
	您服用过药物吗	每天口服奥美拉唑 1 粒，吃了 1 个月左右
	您服药后肚子痛好转了吗	就没有再肚子痛了
	您服药治疗后症状缓解后，复查过吗	没有
	您这次生病有肚子痛吗	偶有肚子痛（手指着剑突的位置）
	您这次出现腹痛多久了	1 个月左右吧
	您这次生病肚子痛得厉害吗	能忍受，吃点蛋糕和喝热水会好点
	您最近感觉累吗	累，熬夜，压力大
	您现在还有其他哪里不舒服吗	头晕，没力气、心慌，口干
	您现在有返酸、打嗝吗	没有
	您近期体重有变化吗	最近 1 个月下降了 3 kg
	您平时饮食规律吗	没有规律，喜欢油腻、偏咸的食物，喜欢喝咖啡
	您的睡眠情况怎么样	每天睡眠 3～4 h
	小便情况怎么样	正常
	食欲怎么样	胃口不好，饭量只有原来的一半
	日常生活能够自理吗	生活能自理
相关病史	以前有得过其他疾病吗	没有
	有过手术史、外伤史吗	没有
	得过肝炎、结核等传染病吗	没有
	您对什么药物、食物过敏吗	目前没有发现
	您是做什么工作的	教师
	您吸烟吗	不吸烟
	您饮酒吗	不饮酒
	您结婚了吗	结了

项目	责任护士	患者
	您有孩子吗	有一个女儿
	您家人健康状况怎么样	父亲胃癌去世，其余的人健康
	家族中有没有什么遗传性疾病	没有遗传病
	好的，我大概回顾一下，您的主要病情：10 年前反复剑突下疼痛，多发作于劳累、熬夜或者晚上喝了咖啡以后，进食后可稍缓解，疼痛可以忍受，间断性疼痛，就诊于某医院，医生诊断十二指肠球部溃疡，曾口服奥美拉唑 20 mg，每日 1 次，吃了 1 个月，腹痛痊愈，没有复查过。近 1 个月工作压力大，熬夜多，晚上喜欢喝咖啡，夜间间断出现上腹部疼痛，以隐痛为主，进食蛋糕后缓解，未口服药物。1 d 前无明显诱因解黑便 1 次，量约 300 g，大便不成形，未重视继续上班，4 h 前呕吐暗红色血液 2 次，共约 400 mL，心慌、头晕、出汗。最近 1 个月胃口不好，体重下降 3 kg，生活能够自理，腹痛期间吃过蛋糕，无抽烟、饮酒史，对吗	是的
	您现在好好休息，医生会根据您的情况给您开具相关检查和用药，我去完善一下相关资料，我们会密切观察您的病情变化，及时处理，请您放心	好的，谢谢！

7. 剧情（表 13 - 6）

表 13 - 6　剧情

序号	时间	标准化病人＋SimMan 参数设定	演员指定台词和行为	受训者预期行为	备注
1	初始状态	神志清楚，焦虑，呈贫血貌，感头晕、心慌、乏力不适，出冷汗，无恶心、呕吐	护理组长：要求受训者接待患者并评估患者的病情	①自我介绍；②确认患者的姓名和登记号；③进行入院评估	
2	待入院评估基本结束	标准化病人下床想上厕所，出现恶心、呕吐，吐出鲜红色血液约 300 mL，晕厥 1～2 min 转为清醒，四肢湿冷	护理组长：①安排护士立即通知医生；②扶患者上床休息（更换为高级模拟人）；③安排护士安置心电监护仪	①心电监护；②立即查看患者，判断意识、脉搏、呼吸和血压；③倾听患者的主诉	

续表

序号	时间	标准化病人＋SimMan 参数设定	演员指定台词和行为	受训者预期行为	备注
3	转场为高级模拟人后	生命体征：体温 37.5 ℃，脉搏 120 次/分，呼吸 23次/分，血压 84/48 mmHg，血氧饱和度 90%。标准化病人后台通过语音主动提问：我这是得了什么病啊	护理组长：①我再去叫一下医生；②您先处理一下	①考虑消化道大出血致失血性休克；②体位为中凹卧位；③护士立即建立 2 条及以上静脉通道（5% 葡萄糖氯化钠注射液 500 mL 静脉滴注或生理盐水 500 mL）；④保持呼吸道通畅，头偏向一侧，鼻导管吸氧 3 L/min；⑤必要时备吸痰器于床旁；⑥于床旁守护患者，密切观察病情	若规范化培训老师提出离开病房叫医生，或由控制 SimMan 的工作人员告知：医生正在抢救××床患者，你先处理一下
4	转场为高级模拟人后 3～5 min	生命体征：体温 37.5 ℃，脉搏 112 次/分，呼吸 22 次/分，血压 93/52 mmHg，血氧饱和度 97%。标准化病人后台语音提问：护士我口渴，想喝水	—	①病情观察（神志，生命体征，呕血及便血的颜色、性质及量，末梢循环）；② 禁食、禁饮；③安抚患者，给予心理护理	注重人文关怀，回应患者
5	6～8 min	生命体征不变	护理组长：患者部分检查结果出来了，请查阅患者的辅助检查结果。辅助检查：具体如下。①血常规：红细胞计数 3.69×10^{12}/L，白细胞计数 11×10^9/L，血红蛋白浓度 67 g/L，红细胞比容 0.26 L/L。②大便常规：隐血阳性。③凝血常规：凝血酶原时间 13.6 s，纤维蛋白原浓度 1.27 g/L。A. 你觉得这个患者是消化道哪个部位出血？B. 出血的严重程度怎么样	①识别是上消化道出血还是下消化道出血（判断为上消化道出血）；②初步评估患者出血严重程度（院前呕吐及解大便出血量＋入院后出血量＋主要症状＋辅助检查结果）	—

序号	时间	标准化病人＋SimMan 参数设定	演员指定台词和行为	受训者预期行为	备注
6	8～10 min	生命体征不变	护理组长：医生说这个患者准备去做急诊胃镜止血了，你去做转运患者的准备	①患者准备(体位有不适时，及时报告护士)。②人员准备(医生沟通内镜检查，必要时，止血，同意书签字＋通知医生陪同；通知中央运输转运患者；护士陪同检查并观察病情)。③物资准备[心电监护、微量泵、氧气袋(瓶)、液体准备]。④填写术前评估及交接记录单、术前评估及交接记录单	口述

8. 评分表

(1)评分表：见表 13-7、表 13-8。

表 13-7　入院评估评分表

基本情况：患者，女，32 岁，因"消化道出血"由急诊送入消化内科，既往无消化道出血病史。

就诊状态：精神疲惫、面色苍白、焦虑。

要求：请您对患者进行入院评估。

时间：10 min。

问诊内容评分标准			分值	得分
自我介绍及核对患者信息	护士介绍自己的姓名		1	
	核对患者信息		1	
	介绍本次护理活动的目的，取得患者配合		1	
入院病情评估	测量生命体征(给生命体征结果)	体温 37.5 ℃，脉搏 108 次/分，呼吸 22 次/分，血压 95/60 mmHg(回应患者结果)	1	
	进行发热评估	发热时间 1 d	1	

问诊内容评分标准				分值	得分
入院病情评估	现病史	发病情况	主要症状：吐血	1	
			出现时间（4 h）	1	
			病情变化（呕吐暗红色血液 2 次，共约 400 mL）	1	
			发病诱因（工作压力大、睡眠不足等）	1	
		主要症状特点及其发展变化情况	大便情况（1 d 前解黑色不成形大便约 300 g）	1	
			以前有出现吐血和便血的情况（没有）	1	
			如何发现十二指肠球部溃疡（10 年前某医院医生诊断）	1	
			有无症状（肚子痛，手指剑突下的位置）	1	
			肚子痛的情况（能忍受，间断疼痛）		
			加重因素（工作压力大、睡眠不足等）	1	
			缓解因素（吃东西、休息）	1	
			服药情况（口服奥美拉唑 1 粒，每天 1 次，吃了 1 个月左右）	1	
			腹痛痊愈（近 10 年）	1	
			腹痛加重（1 月）	1	
		伴随症状	有无反酸（无）	1	
			有无打嗝（无）	1	
			有无头昏、乏力（有）	1	
			有无心慌、出汗（有）	1	
			有无晕厥（无）	1	
			有无其他伴随症状（无）	1	
		诊治经过及结果	本次有无就诊其他医院（没有）	1	
			有无自行口服药物（没有）	1	
			每天睡眠时间 3～4 h	1	
			食欲（差，食量减少一半）	1	
			体重（近 1 个月下降 3 kg）	1	

问诊内容评分标准			分值	得分
既往史	疾病史：十二指肠球部溃疡；有无肾脏病、糖尿病、血脂异常等（无）		1	
	有无手术史（无）		1	
	有无外伤史（无）		1	
	食物及药物过敏史（无）		1	
个人史	职业（教师）		1	
	吸烟史（无）		1	
	饮酒史（无）		1	
	喜欢喝咖啡，进食油腻、口味偏咸的食物		1	
	近1个月旅行史（无）		1	
婚育史	已婚已育		1	
	妻女健康		1	
家族史	父亲有胃癌去世，母亲健康		1	
	家里其他人还有类似疾病（无）		1	
	有无遗传性疾病		1	

表 13-8 问诊技巧分级评分标准

项目	要点	5分	4分	3分	2分	1分
问诊技巧	组织安排	问诊的开始、中间和结束清楚明了，按秩序询问	介于两者之间	大部分问诊是有秩序的，开始和结束不明确	介于两者之间	问诊缺乏连贯性和组织性
	问题类型	问题合理，应用开放/封闭性问题		无开放性问题，直接用封闭性问题		常用诘难性、连续性、诱导性提问
	引证核实	进行了完整、充分的引证核实		引证核实不完全		未进行引证核实
	避免医学术语	表述清晰易懂，不使用复杂难懂的医学术语		表述可以理解，较少使用复杂难懂的医学术语		多次使用复杂难懂的医学术语
人文关怀	仪表礼节	①仪表、举止得体；②语速语调合适		①着装整洁；②语速语调让人轻度不适		①着装脏乱；②语速语调让人明显不适
	友善的举止	①恰当回应和安慰；②恰当应用非语言技巧（目光交流、肢体语言）		①有回应和安慰；②有非语言技巧		①无回应或安慰，或伤害性回应；②非语言技巧应用不当

（2）总体效果评价：见表 13 - 9。

表 13 - 9　总体效果评价

评分项目	完成情况		
	2 分	1 分	0 分
安置心电监护仪	□完成	□部分完成	□未完成
正确识别失血性休克	□完成	□部分完成	□未完成
体位（中凹体位，将头偏向一侧）	□完成	□部分完成	□未完成
立即建立至少 2 条及以上的静脉通道（5％葡萄糖氯化钠注射液 500 mL 或生理盐水 500 mL）	□完成	□部分完成	□未完成
吸氧（3 L/min）	□完成	□部分完成	□未完成
保持呼吸道通畅，备吸痰器于床旁	□完成	□部分完成	□未完成
饮食护理（受训者要求患者禁食、禁饮）	□完成	□部分完成	□未完成
心理护理（受训者有关心安慰患者的语言和行为）	□完成	□部分完成	□未完成
根据病情初步判断：上消化道大出血	□完成	□部分完成	□未完成
判读辅助检查结果，结合病情正确评估出血严重程度	□完成	□部分完成	□未完成
正确完成急诊内镜检查，必要时，做好内镜止血检查的准备	□完成	□部分完成	□未完成
总计	分		

9. 实施阶段：介绍、情境模拟、复盘

（1）介绍：教师对参与学员表示欢迎，了解学员既往是否参加过情境模拟教学；接着介绍情境模拟教学的目的；介绍情境模拟教学的概况，向学员强调保密原则，必要时签署保密协议。

（2）情境模拟：学员进入模拟环境后，按照案例设计进行情境模拟，教师负责控制设备的使用，可在场外通过设备与参与情境模拟的学员进行语音互动，以推进剧情进展。同时，标准化病人也需要明确剧情任务，需要根据学员的行为调整自己的行为，推进剧情进展。在此过程中，观摩人员留在讨论室观看同步录像，所有场景全部展示后，场外教师释放模拟教学结束信息，全体参与人员停止模拟，返回讨论室，开始复盘环节。

（3）复盘：复盘环节由教师主持，教师和学员一起重新审视模拟过程，鼓励学员对其在模拟活动中的各种表现和情况进行反思和反馈，以便朝着共同的目标进行学习。教师总结课程内容，给学员提供参考资料，以进一步学习，加强理解。教师感谢学员的参与，并再次强调课程内容应当保密。

（杨小莉，贺漫青，陈　丽）

第三节 消化专科护理临床教学评价

临床教学评价在医学教育领域起着至关重要的作用，它是对医学生在实际临床环境中的表现进行评估、反馈和改进的过程，旨在帮助医学生发展其专业技能，增强临床思维和决策能力，从而培养出一批优秀的临床医护人员。本节将探讨教学评价的定义及方法，并讨论其在教育中的挑战。

教学评价是依据教学目标对教学过程及结果进行价值判断并为教学决策服务的活动，主要研究教师的教和学生的学的价值过程。教学评价的内容包括对教学过程中教师、学生、教学内容、教学方法手段、教学环境、教学管理等因素的评价，但主要是对学生学习效果的评价和对教师教学工作过程的评价。教学评价是课堂教学必不可少的部分，它既是教学活动本身，又为教学活动提供反馈，在进行课堂教学设计时，要对这些评价做出适当的安排。课堂教学评价贯穿整个教学过程，是成功教学和进行教育教学决策的基础。教学评价种类繁多，按评价功能可分为诊断性评价、形成性评价和总结性评价。

一、诊断性评价

诊断性评价指在教学过程中对学生进行的一种评价，目的是了解学生的学习情况、发现学生的优势与不足，并据此进行有效的教学调整和指导，更注重对学习过程和学习策略的评估。诊断性评价强调及时反馈和指导，教师会根据评价结果向学生提供具体建议和指导，帮助学生纠正错误、改进弱点，并鼓励他们进一步发展其长处。

二、形成性评价

形成性评价指在教学过程中，持续、反复地评估学生的学习进展和理解程度，以提供及时反馈并指导教学的一种评估方式，更侧重于过程性的评估，强调学生的学习过程和发展，注重对学生的理解、应用、分析和评价等高层次认知能力的评估，以及学生的学习态度、学习习惯和团队合作能力等非认知领域的评估。形成性评价的方法包括以下几个方面。

（1）口头提问和讨论：教师通过提问和组织学生间的讨论来了解学生的学习情况和思考过程。这可以帮助教师获取学生的思维模式、错误观念和解决问题的能力。

（2）作业和小组项目：教师可以通过作业和小组项目来评估学生的学习成果。这些任务可以要求学生应用所学知识解决实际问题，展示他们的理解程度和能力。

（3）学习日志和反思：学生可以记录自己的学习过程、思考和经验，并通过反思来深入了解自己的学习情况。教师可以通过评阅学习日志和提供反馈的方式来了解学生的学习过程和思考。

（4）个别辅导和指导：教师可以与学生进行一对一交流，向学生提供个性化的指导和反馈。这可以帮助教师更准确地了解学生的学习需求，并提供有针对性的指导。

（5）同行评价和自我评价：学生可以互相评价彼此的学习成果和表现，也可以进行自我评价。这可以帮助他们提高自我意识和表达能力，并通过反馈改进自己的学习策略。

三、总结性评价

总结性评价指教学活动告一段落时，为了解最终的学习成果而进行的评价，一般在学期结束时进行，旨在总结学生在整个学习过程中所达到的学习目标和水平，评估他们的综合能力和学习成果。总结性评价通常以考试、项目报告、论文、学术展示等方式来进行。①考试：通过设立知识点、案例分析等形式的考试，评估学生对课程内容的掌握和理解程度。②项目报告：要求学生完成独立或小组合作的项目，通过报告或展示来评估学生对特定主题的研究和应用能力。③论文：要求学生撰写关于课程主题的论文，评估他们的思考能力和学术写作技巧。④学术展示：学生进行口头或书面展示，展示自己在课程学习中的成果和学习经验。

总结性评价具有以下特点。①综合性评估：总结性评价综合考查学生对课程内容的掌握、理解和运用能力。它不仅关注学生的知识水平，还包括对于概念、原理和技能的应用和分析能力。②结果导向：总结性评价着重评估学生达到的学习成果，以衡量学生在学习过程中的成就。通过对学生的成绩和表现进行综合评估，教师可以了解他们在课程学习中的强项和改进的方面。③终身学习的参考：总结性评价为学生提供了一个回顾学习过程、自我反思和发展的机会。学生可以通过评价结果了解自己的学习成果，发现自己在学习中的不足之处，并为今后的学习规划提供参考。④教学反思和改进：总结性评价也为教师提供了反思和改进教学的机会。通过分析学生的整体成绩和反馈，教师可以评估自己的教学方法和策略的有效性，并根据评价结果进行相应的调整和改进。

二、教学评价的方法

教学评价可以采用多种方法和工具，包括定量评价、定性评价、自我评价和同伴评价等。

（一）定量评价

定量评价主要通过考试、测验和问卷调查等方式，量化学生的学习成绩和知识掌握程度。这种评价方法可以提供精确的数据和指标，对学生的学习成果进行客观衡量。

（二）定性评价

定性评价通过观察、访谈、作业和小组讨论等方式进行，强调对学生的学习过程和参与情况的描述和评价。这种评价方法可以了解学生在课堂上的表现、思维能力和学习态度等方面的情况。

（三）自我评价和同伴评价

自我评价和同伴评价是一种参与性评价方法，可以促进学生的主动参与和互助学习。学生可以通过对自己和同伴的评价，了解自己的学习情况和进步，并提供建设性的反馈和意见。

三、教学评价的挑战

教学评价也面临着一些挑战和困难。首先，评价的客观性和准确性是一个难题。评价结果受到多种因素的影响，包括评价工具的选择、评价者的主观性、评价过程中的误差等。因此，评价应该尽可能客观、全面，避免片面化和主观化。

评价引发的压力和焦虑也是一个挑战。学生可能因为评价结果而产生自卑、焦虑等负面情绪。教师也可能因为评价结果不理想而感到压力和困惑。因此，在评价过程中应注重平衡学生的自尊和情绪健康。

综上所述，教学评价在教育中具有重要的作用和意义。通过评价学生的学习情况和教师的教学效果，可以了解问题、改进教学，从而提高教学质量和学生学习效果。然而，评价过程中需要注意客观性、准确性和合理性，以及评价结果的应用和解读。同时，教师应积极处理评价可能引发的压力和焦虑，确保评价的有效性和促进学生的全面发展。

（何虹燕，杨小莉）

参考文献

[1]　钟宁宁,邹华英,朱静.临床教学评价模式在中医临床学科的研究与实践[J].中国中医药信息杂志,2021,28(7):38－41.

[2]　夏海鸥.护理教育理论与实践[M].北京:人民卫生出版社,2012.

[3]　刘勤勇,刘晓燕.教育信息化2.0时代医学教学评价变革[J].解放军医院管理杂志,2019,26(12):1127－1130.

[4]　林海,周建云,尹芃芃.医院医学教学评价及模式研究[J].现代生物医学进展,2014,22(22):4362－4362.

[5]　徐蝴蝶,陈双,王皓.基于倒置课堂教学模式的临床教学评价研究[J].中国医药教育,2017,36(7):1502－1504.

[6]　李晓霞,赵文琪,季鹏程.基于问题导向学习的临床教学评价策略探索与实践[J].中华内科杂志,2023,62(3):190－194.

[7]　唐珂,曹一亮.基于职业分析的临床实习医学生教学评价体系建设思考[J].医学与哲学,2022,43(3):43－45.

[8]　王明曜,陈泽文,王淼.基于多维度评价的临床教学评价研究与实践[J].中国医学教育技术,2021,38(2):171－174.

[9]　王运亮,马琴,何向红.基于360度评价的临床教学评价模式研究与实践[J].医学与社会,2020,33(4):14－17.

[10]　张海峰,许黄蕾,陈朝帅.基于OSCE的临床技能教学评价研究与实践[J].医学教育探索,2019,18(4):355－358.

[11]　任秋爱.多种教学方法在护理教学中的应用[J].齐鲁护理杂志,2008,(2):89－91.

[12]　刘敏,侯玉华,高蒙.解读体验式教学在护理教学中的应用现状与进展[J].临床

医药文献电子杂志,2019,6(64):181.

[13] 张胜硕,袁枫,王继红. 体验式教学的发展及其应用进展[J]. 中华护理教育, 2014,11(5):389-391.

[14] 李雅楠,王颖婷,李悦,等. 演示法与讲授法结合教学模式在护理学教学过程中的应用探讨[J]. 中国医学创新,2017,14(10):64-67.

[15] 刘佳,张冰,刘金苗,等. PBL教学法联合演示法教学模式在护理实习教学中的应用效果[J]. 中国当代医药,2019,26(27):168-170,174.

[16] 张丽娣,刘春斌,吴潇芸,等. 基于建构主义的模拟护理教学查房在高职护生中的应用探讨[J]. 护士进修杂志,2017,32(21):1931-1933.

[17] 沈怡萍. 基于反思日记的多元化教学模式对心脏康复科低年资护士批判性思维和操作技能的影响[J]. 中国高等医学教育,2023,(3):131,133.

[18] 李慧,汪丽,于海诗,等. 基于PDCA管理干预的反思日记教学法对骨科实习护士评判性思维能力的影响[J]. 医药高职教育与现代护理,2022,5(1):18-22.

[19] 赵晓雯,叶惠,朱社宁. 反思日记在护理临床带教中的应用研究进展[J]. 齐鲁护理杂志,2021,27(24):167-169.

[20] 王燕,吴利平. 工作坊在护理教育中的应用现状[J]. 中华护理教育,2018,15(1):70-73.

[21] 黄亚玲. 现代医学教育方法学[M]. 武汉:华中科技大学出版社,2009.

[22] 姜安丽. 护理教育学[M]. 北京:人民卫生出版社,2012.

[23] 章雅青. PBL-情境-模拟综合案例护理教程(教师用书)[M]. 北京:人民卫生出版社,2015.

[24] 董卫国. 临床医学PBL教程[M]. 2版. 北京:人民卫生出版社,2019.

[25] 顾登宇,王琛,徐府奇,等. PBL联合CBL教学法在麻醉护理实习生临床教学中的应用[J]. 护理学报,2023,30(6):12-14.

[26] 王建娥,叶家薇. PBL教学法在临床护理技能操作教学中的应用效果[J]. 解放军护理杂志,2014,31(11):69-70.

[27] 张伟英,宋舒,徐婷婷,等. 基于能力本位教育理论护理本科《外科护理学》案例教学法的构建与应用[J]. 解放军护理杂志,2021,38(3):65-68.

[28] 潘欣,金瑞华,郑洁. 对教师标准化病人教学模式的认识和思考[J]. 全科护理,2008,6(36):3376-3377.

[29] 杨小莉,教师标准化病人在护理教学中的应用进展[J],继续医学教育,2021,45(8):62-64.

第十四章　消化专科护理临床科研

第一节　护理科研选题

一、选题的概念

选题是指选择、形成和确定一个需要研究和解决的科学问题。它是开展科研工作的首要步骤。对于一个研究者来说，选题是指提出一个有学术价值、自己又有能力解决的科学问题。科学问题是指那些在学科领域中尚未被认识和解决的有科学研究价值的问题。护理科研选题是指选择一个自己感兴趣的研究领域或方向，在国内外文献检索的基础上熟悉这一相关领域的研究现状和趋势，分析对该领域护理现象的认识目前处于描述、解释、预测和控制的哪一个阶段，从中找到研究的空白点和切入点，从而选择和确定自己的研究课题。

二、护理科研选题的来源

护理科研选题的范围包括与护士或护理工作相关的一系列问题和现象。护理科研选题的来源分为以下 5 种途径：临床实践、研究者与同事的相互交流、专业文献、理论、科学研究基金指南。

(一)临床实践

临床实践中尚未解决的旧问题和不断产生的新问题是临床研究问题的主要来源。通过观察发现工作实践中存在哪些临床问题或现象是发现研究问题的重要来源。同时，通过思考问题和提问可以进一步拓展思路。因此，善于观察和勤于思考是发现研究问题的途径。

1. 普遍性问题或现象

普遍性问题或现象指在日常工作中经常遇到的问题或现象，试图寻找解决问题的方法或途径。这可能涉及如何对这一问题或现象进行描述、解释、预测或控制。例如：肝癌患者术后常出现恶心、呕吐情况，针对这一现象，可以追问以下几个问题：肝癌患者术后是不是都会出现恶心、呕吐？为什么肝癌患者术后会出现恶心、呕吐？恶心、呕吐的原因和机制是什么？有没有方法可以缓解恶心、呕吐呢？于是，可以从预防肝癌患者术后恶心、呕吐的角度进行切入，了解肝癌患者术后恶心、呕吐的情况，分析其影响因素，并采取针对性的干预措施来预防肝癌患者术后的恶心、呕吐。

2. 新问题或新现象

当临床工作中遇到一些感到困惑或不解的新问题或新现象，试图寻找问题的答案时，可以追问：这种问题或现象为什么会出现呢？有没有规律呢？如何预防呢？如何解决呢？

3. 改进工作的方法或程序

当临床工作中遇到一些感到烦琐、困难或不顺手的地方，试图寻找解决问题的方法时，可以追问：这种工作方法或程序的核心要素是什么？关键环节是什么？能不能进行优化？如何进行优化？例如：经 ERCP 术后患者常发生便秘，通过追问患者便秘的原因，针对性地采用穴位贴敷联合耳穴埋籽的方法可有效改善 ERCP 术后患者的便秘。

4. 勤于思考

通过观察法寻找研究问题是一个非常直接和有效的途径。同时，在工作经验的基础上养成多动脑筋思考问题的习惯，也是一个很好的选题来源。例如：对护理现象或临床困惑进行追问，对日常的护理工作进行反思，对他人的反馈进行思考。如通过对肠型白塞病患儿消化道出血及穿孔的护理措施进行反思、总结，可作为护理选题的来源之一。

（二）研究者与同事的相互交流

研究者与同事间的相互交流包括正式的学术交流和非正式的学术探讨。通过不定期地参加学术交流活动，尤其是优秀专家的高水平讲座会高屋建瓴地综述学科的最新进展和提出将来的研究方向，有助于及时更新学科知识，了解学术前沿信息，开阔研究思路，启迪学术灵感，产生科研选题。学术探讨形式多样，如科研团队定期讨论课题进展、多学科团队成员交流学术问题、合作开发研究课题等，这些学术活动都有助于研究者商讨研究构想，激发灵感，澄清研究思路，形成更清楚的研究问题。

（三）专业文献

1. 为选题提供信息和灵感

选择几本与自己的专业或研究兴趣相关的高质量的学术期刊，经常阅读，不定期地浏览最新的学术专著，关注学术发展动态，可以了解护理领域的研究热点和前沿信息，了解同行在做什么研究课题，有哪些新的研究成果值得学习、借鉴和推广应用，并结合自己工作经验的积累，有助于激发灵感，发现研究问题。借助高质量的文献综述可以全面透彻地分析某一专题的研究问题、研究进展、已经形成专业共识的知识、尚有争议和需要继续深入研究的问题。论文的结尾部分通常会指出该领域的研究方向。论著类研究论文的讨论部分通常也会指出本研究的局限性和进一步研究的方向，会给读者提供选题思路。通过大量阅读专业文献，了解哪些是该领域已有的学科知识，哪些是尚未解决的学科问题，从而找到知识的空白点和研究的切入点。

2. 研究课题的复制

在一个研究结果和结论的成熟度尚未被专业人士认可和形成专业共识前，由多个研究团队或研究者对该研究课题进行复制，以检验研究结果的可靠性是非常必要的。从循证医学的角度看，任何一个单一的研究都会存在一定的局限性，高质量的证据需要多项同质性研究结果的系统评价和 Meta 分析。

研究课题的复制反映了科研的可重复性的本质。常见的研究课题复制包括以下几种形式。

(1)从已有课题的延伸中选题：通过原有课题的延伸，可以使科研步步深入，取得较大的系列研究成果。

(2)从改变研究内容组合中选题：有意识地改变原有课题中受试对象、施加因素、观察指标三个要素中的任何一个，可以形成新的课题。

(3)从其他学科移植中选题：将其他学科的新理念、新技术、新方法移植到护理学领域。

(四)理论

理论来源于实践，并用于指导实践。理论对选择研究问题的指导作用体现在以下几个方面。

1. 将理论作为研究架构用于指导研究设计

如果一个研究者使用某一个理论作为研究的基础，那么经过演绎推理可以对预期结果进行推论，即可以将理论用于指导实践，并进一步验证理论的作用和价值，例如，将保护动机理论应用于妊娠期糖尿病孕妇血糖管理中。

2. 验证某一新理论及其实用价值

以新发展的理论、模型或概念架构为指导，用于开发或者复制新的研究课题，以验证其正确性、可操作性和可推广性。

(五)科学基金指南

科学基金是指为了从事科学研究活动的目的而设立的具有一定数量的资金。在我国，根据基金的来源，可以将其划分为国家级、省部级和市厅级科学基金。设有科学基金的相关部门都会根据医疗卫生事业发展规划的需要而定期发布科学基金指南，提供研究资助的学科领域、研究范围和研究方向，从而发挥科学基金的导向作用。

总之，来自于护理实践工作的直接经验是研究问题的基础和源泉。研究者要善于在工作实践中通过观察发现问题或现象，问一问这个问题或现象"是什么（What）？为什么（Why）？怎么样（How）？"研究者要善于在质疑中提出问题、在灵感中提出假想、在实践工作中提出思路，从而形成研究问题的初始意念。同时，研究者还要多参加学术交流和研讨会，多阅读专业文献，把握各级各类科学基金申报的机会。

三、护理科研选题的原则

护理科研选题要符合创新性、科学性、实用性和可行性原则。

(一)创新性原则

创新性原则是指选题应是前人没有解决或没有完全解决的问题，或者采用的研究方法具有原创性、独特性和首创性。因此，选题应是尚无明确答案的问题，或已经有明确的阶段性答案，但还需要进一步发展和完善的问题；预期的研究成果应能增加新的知识或信息。研究人员通常会从立题依据是否充分、研究方法是否独特、研究结果能否增加新知识等方面来判断选题的创新性和新颖性。

（二）科学性原则

科学性原则是指选题必须符合最基本的科学原理，遵循客观规律，具有科学性。选题必须以一定的科学理论和科学事实为根据，符合客观规律。科研设计必须具有科学性，用科学的概念、准确的语言正确地表达出来。

（三）实用性原则

实用性原则是指科学研究的价值和效益。选题应满足社会需要和科学自身发展的需要；选题应有明确的研究目的，解决特定的护理学问题，具有理论意义或应用价值；选题应能够运用于护理实践，解决护理工作中的实际问题。

（四）可行性原则

可行性原则是指科研人员完成所承担课题的可能性。选题应与自己的主、客观条件相适应，具备完成和实施课题的条件。确定选题方向时，必须考虑到将会遇到的各种问题和困难。因此，选题要适合自己的知识、能力和素质，适合特定的科研条件，不要一次贪大求全。

（陈　丽）

第二节　文献检索与评阅

在现代医疗环境下，文献检索与评阅作为获取最新护理研究成果和评估其质量的关键步骤，对于提高护理服务质量和安全性至关重要。本节从文献检索在护理实践中的应用、方法与技巧等方面展开讨论，旨在强调护理方面文献检索与评阅的重要性。

一、文献检索与评阅在护理实践中的应用

在临床护理实践中，通过文献检索和评阅，护士可以获取最新的临床研究数据和指南，了解不同干预措施的效果、风险等信息，可以了解前沿的护理理念、方法和实践经验，促进护理实践的更新和改进。可以通过评估研究的质量和可靠性，为患者选择最合适的护理干预措施，确保护理的安全性和有效性。

在护士管理与决策中，通过文献检索和评阅，护理管理者可以获取最新的管理理论和经验，了解不同管理方法的效果、适应性和可行性等信息，了解质量管理的最新标准、指南和方法。这将有助于护理管理者制订基于证据的管理决策，提高管理效果和工作质量。

在护理研究与学术发表中，文献检索与评阅可以指导研究设计和方法选择，支持研究论证和写作，提高论文的质量和可信度，促进学术交流和合作，推动学术发展和知识创新。

二、方法与技巧

（一）明确研究问题和目标

在进行护理研究时，明确研究问题和目标是非常重要的。研究问题和目标是研究

的基础，它们指引研究的方向和范围。以下是明确护理研究问题和目标的一些建议。

1. 背景和文献回顾

对相关的背景知识进行回顾和文献研究，了解当前研究领域的状况，明确已有研究所取得的成果和存在的问题。

2. 突出的问题和知识空白

通过研究背景和文献回顾，确定当前领域中尚未解决或探索的重要问题和知识空白。

3. 目标的明确性

确保研究的目标具有明确性和可测量性。目标应该是具体的、清晰的，能够指导研究设计和方法的选择。

4. 可行性考虑

考虑研究资源、时间和能力的限制，确保研究问题和目标是可行的，并能够在给定的条件下实施；考虑研究结果的可重复性和推广性，确保研究问题和目标具有一定的普遍性和适用性。

5. 参与和合作

与相关的护理专家、利益相关者和研究团队紧密合作，确保研究问题和目标能够满足实际需求，并得到支持和共识。

(二)选择合适的文献检索工具和数据库

在选择合适的文献检索工具和数据库时，护理研究人员可以考虑以下几个方面。

1. 综合性数据库

一些综合性数据库涵盖了多个学科领域的文献，例如 PubMed、Scopus 和 Web of Science。这些数据库提供了广泛的文献资源，可用于全面了解和检索护理相关的文献。

2. 护理专业数据库

专门针对护理学科的数据库可以提供更具针对性的文献检索，例如，CINAHL (cumulative index to nursing and allied health literature)涵盖了护理、医学和相关领域的文献，是护理研究的重要数据库之一。

3. 国际组织和学术机构的数据库

一些国际组织和学术机构提供了针对护理和健康领域的数据库，例如 World Health Organization (WHO)、National Institutes of Health (NIH)和 National Library of Medicine (NLM)。这些数据库通常包含了最新的研究成果和指南。

4. 开放获取数据库

开放获取数据库提供了免费获取文献的机会，如 PubMed Central、Directory of Open Access Journals (DOAJ)和 Google 学术搜索。这些数据库可以帮助护理研究人员获取更广泛的文献资源。

除了选择适合的数据库，护理研究人员还可以使用一些文献检索工具来提高检索效率和准确性，例如 EndNote、Zotero 和 Mendeley。这些工具可以帮助管理和组织检索到的文献，以及自动进行文献引用和参考文献的生成。

(三)筛选和评价文献的步骤

1. 问题和目标明确

这有助于确定所需的文献类型和内容范围。

2. 检索文献

根据研究问题，使用关键词和筛选条件进行检索，获取相关的护理文献。

3. 筛选文献

根据纳入和排除标准，对检索到的文献进行初步筛选。

4. 详细评估文献

阅读全文，评估文献的质量、可靠性和适用性。应考虑研究方法、样本规模、研究设计和结果等因素。

5. 数据提取

从筛选通过的文献中提取关键信息，如研究设计、样本特征及研究结果等。

6. 评价文献质量

使用适当的评估工具或标准，评估文献的方法学质量、报告和偏倚风险等因素。

7. 综合分析

采用定性或定量的方法，将文献中的关键信息综合起来，形成研究结果或结论。

8. 结果呈现

将筛选通过和综合分析的文献结果以适当的形式呈现，如制作文献综述中的图表和总结。

需要注意的是，在筛选和评价护理文献时，既要保持严谨的科学态度，还要结合使用护理研究中常用的评估工具，如 Cochrane Handbook、CONSORT 和 GRADE 等，以提高筛选和评价的准确性、一致性。

(四)筛选和评价文献的技巧：批判性分析文献的能力

批判性分析文献是护理研究人员需要具备的重要能力之一。通过批判性分析，可以评估文献的质量、可信度和适用性，从而确定其对研究问题和目标的重要性。以下是批判性分析护理文献的一些建议。

1. 方法学质量评估

评估研究的方法学质量包括研究设计、样本规模、数据收集和分析方法等。其关注的是研究的内部有效性，如随机分组、盲法和处理偏倚等，以确定研究结果的可靠性。

2. 样本特征和样本代表性

关注样本的特征和样本代表性，评估是否有偏倚，是否有足够的样本规模支持研究结论的推广。

3. 结果的可靠性和统计显著性

评估研究结果的可靠性和统计显著性，考虑统计方法的适用性和准确性，关注置信区间和效应大小等指标。

4. 论述和结论的合理性

评估文献的论述和结论是否合理和有根据，检查作者是否对研究结果进行了妥当的解释和推理，是否给出了明确的结论。

5. 文献的引用和参考

检查文献的引用和参考是否准确和完整。评估作者是否合理引用了其他相关研究，并考察文献对其研究结果和观点的支持程度。

6. 偏倚或利益冲突

评估文献中是否存在偏倚或利益冲突，检查作者是否拥有特殊的利益或关系，及其可能对研究结果产生影响。同时，还要特别注意报告的偏倚和倾向性，即是否完整和客观地呈现了研究的结果。

7. 文献的可适用性

评估文献对研究问题和目标的适用性，考虑文献的研究对象、环境和文化背景是否与自己的研究场景相符，评估文献是否能够为研究提供有用的信息和洞察。

（五）筛选和评价文献的技巧：将研究成果与实践相结合

将护理研究成果与实践相结合是非常重要的，它有助于将研究的发现应用到实际护理工作中，从而改善患者护理和提升护理实践的质量。以下是一些有助于实现这种结合的方法和建议。

1. 积极参与实践

护理研究人员应积极参与实际护理工作。通过直接参与患者护理、临床实践、科研项目或质量改进活动，护理研究人员可以与临床实践紧密联系，深入了解实际问题和需求。

2. 实践中的知识转化

将研究成果转化为实际应用的知识。通过研究成果的总结、整理，借助知识转化工具（如临床指南、护理流程、培训材料等），将研究成果转化为实际护理实践的指导和工具。

3. 多学科合作

与其他专业人员（如医生、物理治疗师、社会工作者等）建立合作关系，共同研究和解决实际护理问题。多学科合作可以促进不同领域的知识交流和整合，为实践中的问题提供多方面的解决方案。

4. 实践中的持续教育和培训

将研究成果融入持续教育和培训活动中，提高护士的专业能力和实践水平。通过培训和教育活动，护理研究人员可以向护士解读研究成果，并帮助他们将研究成果应用到实践中。

（何虹燕）

第三节　护理科研项目的设计、申报及实施

科研项目是指事物分成的门类或者说是由若干个彼此有联系的课题组成的一个较为复杂的、带有综合性的科研问题。科研项目的申请需明确具体的研究目标，进而从研究背景、内容、技术与方法、基础条件等诸多方面，支持该项目的研究目标。

一、护理科研项目的设计

护理科研项目的设计要符合创新性、科学性、实用性及可行性原则，这是评价科研项目的重要依据。详见本章第一节的相关内容。

二、护理科研项目的申报

(一)护理科研项目的申报渠道

护理科研项目的申报渠道可根据科技项目的不同级别确定。

1. 国家级科技项目

国家级科技项目面向全国所有的申报主体(如企事业单位、科研院所等),主要包括国家自然科学基金、国家科技重大专项、国家重点研发计划、技术创新引导专项、基地和人才专项。护理科研人员可通过"国家科技管理信息系统公共服务平台"查询国家级科技项目。科学技术部是对国家级科技项目申报、评审、立项、资助、验收的主要单位。

2. 省部级科技项目

省部级科技项目包括各省(或直辖市、自治区)、中央部委的项目。部级(国家卫健委、国家中医药管理局等)基金是由各部委发布的内部科技项目专项资金,扶持对象为部委内部的单位,申报对象为部委下属企事业单位、科研院所等。省级科技项目包含自然科学基金、社会发展基金、优秀青年基金、重点科研基金等科技计划,申报对象为省内企业事业单位和科研院所。

3. 市厅级科研项目

市厅级科研项目是政府指定的科研行政单位代表政府发布立项的研究项目,主要包括省教育科学规划项目、省教育厅科研项目,以及其他(省)厅(科技厅除外)立项的科研项目。

4. 本单位的科研项目

本单位的科研项目是由本单位科技管理部门发布的科研项目,可供单位内的科研人员自主申请。

(二)护理科研项目申报书

护理科研项目申报书是指将研究项目以书面形式写给主管或资助部门,以获得主管或资助部门在经济、设备和管理等方面支持的书面申请书。在研究过程中,项目申报书既可作为申请者开展各个研究环节的任务书,也可作为有关部门监督、指导和鉴定研究项目的基本依据。

尽管不同项目申请渠道的申报书格式有所不同,但主要内容基本相似。以国家自然科学基金为例,申报书内容包括了前置部分、主体部分、补充说明部分、推荐与审批部分。

1. 前置部分

前置部分主要由封面、填报说明组成。

2. 主体部分

主体部分是撰写科研项目申报书的重中之重,是评价、判断科研项目价值的重要依据,包括简表、立项依据、研究方案、研究基础及经费预算。

(1)简表:涵盖研究项目(包括名称、类别、申报学科、申请金额等)、申请者(包括申请者的基本信息)、项目组(包括项目组主要成员基本信息)、研究内容及意义摘要。

（2）立项依据：包括科研项目的科学意义及应用前景、国内外研究现状分析及主要参考文献。

（3）研究方案：主要描述项目的研究目标、内容、拟解决的关键问题、研究方法、技术路线、实验方案、可行性分析、项目创新之处、年度研究计划、研究预期进展、预期研究结果。

（4）研究基础：主要突出与本项目有关的工作积累及工作成绩；已具备的实验条件、尚缺少的实验条件及拟解决的途径；项目负责人及主要成员学历、科研经历，与本项目有关的研究论著及获奖情况。

（5）经费预算：需要列出具体的支出条目、金额、计算依据及预算说明。

3. 补充说明部分

补充说明部分主要阐述项目负责人正在承担的其他研究项目情况、承担国家自然科学基金资助项目情况、已结题的科学基金资助项目情况、申请者承诺。

4. 推荐与审批

项目负责人所开展的项目需获得所在单位及合作单位的推荐、审查与论证。不具备高级职称的申请者需获得 2 名高级职称同行专家的推荐。

三、护理科研项目的实施

护理科研项目的实施指科研项目立项后项目负责人组织实施项目选题研究的过程。项目负责人需根据申报书的内容（研究方法、研究步骤及技术路线）在计划时间内完成相应的研究任务。

（一）项目实施的进度安排与管理

在项目实施过程中，需要进行科学的时间管理，如估算整个项目所需周期、确定子项目研究顺序及进展计划、分配项目资源等。科研项目的实施需在规定的时间内完成指定内容，并以科学的方式对实施过程中所产生的阻碍进行处理与调整。

科研项目进度管理方法形式多样。常用方法为"里程碑节点管控"，即参照申报书中研究计划的进度安排，在相应的时间节点对项目进度进行考察。而在真实世界的研究项目中，往往会出现由各种客观或主管因素导致项目不能按进度完成而出现延期甚至撤销的情况，会严重影响科研项目计划的质量和严肃性。因此，有必要使用科学的方法（如项目进度管理的关键路线和计划评审技术方法）制订科研项目的计划进度。

（二）项目实施的质量控制

在科研项目实施过程中充满不确定性，为取得高质量的科研成果，需对实施过程中的多个环节进行质量控制。对科研项目的质量目标很难完全用量化的方法控制，只能将定量与定性方法相结合，以规范化的流程提高科研项目的质量。质量控制过程可体现在研究方案是否具有科学性与可行性、测量方法是否统一、科研人员是否经过规范化的培训与考核、数据是否真实可靠、科研记录是否完整准确、统计方法运用是否恰当、报告结果是否真实等。

（李彩丽）

第四节　护理科研论文的撰写

护理科研论文是护理研究人员根据临床经验、案例、护理研究、文献、数据等撰写而成的文章。护理科研论文的撰写是从实践经验转化到理论知识的过程。常见的护理科研论文按照资料来源的不同可分为论著和编著；按照研究手段的不同可分为实验研究类论文、调查研究类论文、资料分析类论文和经验总结类论文等。护理科研论文的写作主要包括三个部分，即前置部分（题名、作者、摘要与关键词）、正文部分（前言、研究方法、结果、谈论与结论）及后置部分（参考文献与致谢）。

一、护理科研论文撰写的基本要求

（一）科学性

护理科研论文是根据护理研究结果撰写而成，写作时要基于研究的客观事实，做到研究方法正确，有据可依，统计方法恰当，引用正确等。

（二）创新性

护理研究是一个发现和创造学科知识的过程，因此，护理科研论文应具备创新性。

（三）规范性

护理科研论文是传递科学信息和学术交流的载体，对其的撰写应具备规范性。论文中的专业名词、缩略语、图表、参考文献等应符合写作规范。

（四）真实性

护理科研论文的数据应是真实可靠的，不可擅自改动或捏造数据。

二、护理科研论文的基本构成

（一）文题

文题（title）是对论文的高度概括，反映了护理研究的核心内容。因此，好的文题应做到新颖、简明、规范和具体。"新颖"是指题目要突出文章的创新性和特异性，要做到引人注目，才能吸引读者；"简明"要求文题简洁明了、言简意赅。一般中文不超过20个汉字，英文不超过10个单词；"规范"主要指题目中用词的严谨规范，要体现文章的关键词；"具体"是指题目能反映论文的文章体裁、干预措施（干预性研究）、研究人群、主要结局指标等，让读者能快速了解研究的内容。

（二）摘要与关键词

摘要（abstract）是文章的缩影，是对全文的高度概括总结。摘要的撰写多使用第三人称，通常有固定的结构，即研究目的、方法、结果和结论。①研究目的：简要说明研究的目的及其重要性。②方法：简述文章的研究对象、研究方法、干预措施（如有）、研究工具、主要结局指标等。③结果：简述最重要的研究结果，并给出统计学显著性检验的确切值。④结论：以结果为依据，提出主要观点和应用价值。

关键词(keyword)主要作用于主题检索，要求尽可能准确、全面地反映文章的核心内容。一般选择 3～5 词作为关键词。

(三)前言

前言(introduction)主要作为文章的立题依据，阐释了研究的背景、目的及意义。前言的撰写应突出以下几个方面：①疾病的流行病学特征，以突出研究的重要性；②研究问题的来源，临床工作问题或文献报道；③国内外研究现状，阐明已解决的问题和目前尚未解决的问题；④本研究中拟解决的问题、研究的意义和重要性。前言的写作要做到言简意赅、实事求是和科学合理。

(四)研究方法

研究方法(research methodology)是对护理研究中所用到研究方法学的详细阐述。包括研究设计类型、研究对象、研究场所、纳入排除标准、抽样方法、样本量、分组方法、详细的干预措施(如有)、研究工具、资料收集过程、质量控制，统计学方法等。研究方法部分的写作要做到翔实、全面和可重复。

(五)结果

结果(results)是指研究者将收集的数据和资料经过统计分析后报告出的文字或图表。结果是论文的核心，是讨论的依据和基础。在结果的写作中，应注意以下几点。①层次清楚：写作时可分小标题，依次列出各项指标的结果。②真实性和科学性：结果来源数据应真实可靠，实事求是，统计学方法的选择应恰当、准确，既要报道阳性结果，也要报道阴性结果。③恰当应用图表，图表的使用应规范、简明，统计表在编制中要重点突出，表达主要的研究结果，统计表主要是将统计数据形象化，常与统计图联合使用，在写作过程中，要注意避免图、表、文字间相互重复。

(六)讨论与结论

(1)讨论(discussion)主要是根据研究结果进行分析和解释，做出推理和评价。讨论的写作中应注意：结合研究目的或研究假设，分析研究结果出现的原因并给出解释，注意不要重复描述研究结果；客观分析研究的意义和不足，提出进一步的研究方向和建议。

(2)结论(conclusion)综合概括了研究的结果及所产生的结论性意见，主要起总结全文的作用。注意在写作过程中不要重复结果和讨论部分的内容。

(七)参考文献

参考文献(reference)是论文的基础，反映了论文的科学依据，同时可以向读者提供原文的指引。引用参考文献应注意：①参考文献具有时效性，一般以近 5 年的文献为主；②文献要具有代表性和权威性；③采用规范的著录格式。参考文献的制作请参考《信息与文献　参考文献著录规则》(GB/T 7714—2015)。

(唐廷婷)

第五节 循证护理理论与实践

一、循证护理的相关概念

(一)循证护理

循证护理(evidence-based nursing，EBN)是循证医学的分支，指护理人员在实践过程中，审慎地、明确地、明智地将科研理论与临床经验及患者愿望相结合，获取证据，为临床实践提供决策依据的过程。

(二)系统评价/综述

系统评价(systematic reviews，SR)也称系统综述，是指针对临床某一具体问题，通过科学的方法，系统全面地查找、筛选、评价相关研究，提取数据，根据获取的数据类型进行定量或定性合成，最终得出综合性结论的过程。

(三)Meta 分析

目前，Meta 分析的概念尚无统一定论。国内外研究多认为 Meta 分析是指全面收集相关研究，评价并获取数据后，采用定量的方法对研究结果进行合成并得出结论的整个过程，可将其理解为用定量方法合并多项研究结果的系统评价。由此可知，Meta分析是一种系统评价，而系统评价不一定是 Meta 分析。

二、常用的证据资源

(一)循证证据的分类

目前，学术界对证据的分级系统尚无统一标准。2001 年，牛津大学循证医学中心推荐的标准在分级的基础上结合了分类，具有针对性和适应性，是循证临床实践中运用最广泛的标准之一(表 14-1)。

表 14-1 牛津大学循证医学中心证据分级与推荐强度

推荐级别	证据水平	描述
A	Ⅰa	同质性较好的随机对照试验系统评价
	Ⅰb	可信区间小的随机对照试验
	Ⅰc	传统治疗全部无效，病例报告全部死亡或生存
B	Ⅱa	同质性较好的队列研究的系统评价
	Ⅱb	质量较差的随机对照试验/单个的队列研究
	Ⅱc	结局研究
	Ⅲa	同质性较好的病例对照研究的系统评价
	Ⅲb	单个病例对照研究
C	Ⅳ	系列病例报告/低质量的病例对照研究及队列研究
D	Ⅴ	没有分析评价的专家意见(仅依据基础研究、病理生理/初始概念)

（二）循证护理的证据来源

1. 综合网站

循证医学的综合网站较常用的是 Cochrane 协作网，该网站通过制作、保存、更新医学各领域的系统评价，为临床实践应用及医疗决策提供证据支持。除此以外，还有英国的 Netting the Evidence、美国的 National Cancer Institute 等网站。

2. 临床证据数据库

常用的临床证据数据库有 Cochrane Library、Pubmed 及其收录数据库、Embase数据库、中国生物医学文献数据库等。

3. 指南网站

常用的指南网站有美国技术情报指导网（NGC）、加拿大情报网（CMA Infobase）、循证医学指南（EBMG）、NCCN 指南、医脉通等。

三、循证护理的常用工具

（一）文献方法学质量评价工具

文献研究设计不同，其质量评价工具也不同。因此，在评价时，首先应选择适合于该文献的评估工具。其次，由 2 名研究者独立进行评价后讨论各自的评价结果，有争议时协商，若不能达成一致，则请第 3 人共同讨论。以随机对照试验论文为例，多从随机化的科学性、对照、盲法、失访等方面进行评价。常用的工具有 Cochrane 协作网的评价工具、澳大利亚 JBI 循证卫生保健中心的评价工具、CASP 评价工具等。

（二）文献管理工具

为满足对海量文献的检索、获取、分类、组织、分析等需求，文献管理软件应运而生，其中主流的有 Endnote、Noteexpress、CiteUlike、Mendeley 等。

（三）系统评价/Meta 分析工具

目前可将 Meta 分析工具分为两大类：一类是 Meta 分析专用软件包，最常用的是 Review Manager(RevMan)，它是 Cochrane 协作网官方用于制作系统评价的专用软件，也是《中国循证医学杂志》指定的系统评价软件。除此之外，专用软件还有 Comprehensive Meta - analysis(CMA)、Meta - analysis(MA)；另一类是带有系统评价功能的通用软件，如 stata、R、SAS 等。

四、循证护理实践的基本步骤

循证护理实践是一个系统、科学、严谨、复杂的过程，包括了确定问题、寻找证据、综合证据、应用证据四个环节。

（一）确定问题

明确临床实践中的问题后，可根据"PICOS"原则将其结构化为循证问题（表 14 - 2）。

表 14-2 "PICOS"原则

缩写	英文全称	中文意义
P	Participants/Patients	研究对象或患者
I	Intervention	干预措施
C	Comparison	对照
O	Outcomes	结局指标
S	Study Design	研究类型

例如：功能性便秘在我国具有较高的发病率，目前，《世界胃肠组织气球便秘指南》中将促胃动力药普芦卡必利的循证医学证据定为Ⅰa级。除此之外，电针在临床上也是常用的治疗方法之一。那么，与普芦卡必利相比，电针的疗效和安全性怎么样呢？基于此，根据 PICOS 原则，我们可将该临床问题结构化为循证问题，在该实例中，"P"指功能性便秘患者，"I"指电针治疗，"C"指普芦卡必利治疗，"O"指周自主排便次数，"S"指临床对照试验。

(二)寻找证据

根据所提出的问题确定检索词，制订检索策略，系统检索数据库，首先应选择随机对照试验，再扩大检索范围，包括非随机对照试验、队列研究等，获取相关研究。对初步纳入的文献进行质量评价，了解设计的科学性、严谨性，确定最终纳入文献。

(三)综合证据

对最终纳入的文献进行分类整理、提取数据，对同质性较高的可进行定量的 Meta 分析，对不能合并的研究结果可进行定性合并，并使用循证证据分级标准对研究结果中所涉及的证据等级进行分级。

(四)应用证据

将形成的证据撰写成稿，形成证据总结，对临床相关医护人员进行培训，循证小组人员达成共识后，可对该证据进行应用，在此期间应严格进行质量管理，动态随访，持续关注其疗效和安全性，并征集医护人员及患者反馈信息，解决问题，优化流程，反馈结果。

五、循证护理实践的意义

循证护理实践是促进专业向高质量发展的重要方法，一方面可更新护理人员的观念、改善工作方法，另一方面可将护理知识、科研成果向临床实践转化，提高临床护理的有效性、科学性和严谨性，同时也可以为医疗卫生政策的制订提供参考。

(刘锐芮)

参考文献

[1] 胡雁. 循证护理学[M]. 北京：人民卫生出版社，2019.

[2] 李幼平.循证医学[M].北京:人民卫生出版社,2017.

[3] 张天嵩.实用循证医学方法学[M].长沙:中南大学出版社,2017.

[4] 黄玺,沈阳,李小寒.电针与促胃动力药治疗功能性便秘的系统评价[J].针刺研究,2020,45(7):592-598.

[5] 胡雁.护理研究[M].北京:人民卫生出版社,2014.

[6] 周海英,张玉侠,陈潇,等.肝癌患者术后恶心呕吐发生现况及影响因素研究[J].中华护理杂志,2022,57(2):182-187.

[7] 黄小燕,蔡岚,屈花珍,等.穴位贴敷联合耳穴埋籽在经内镜逆行性胰胆管造影术后患者中的应用[J].中华护理杂志,2022,57(5):588-593.

[8] 丁亚平,周红琴,夏姗姗,等.肠型白塞病患儿消化道出血及穿孔的护理[J].中华护理杂志,2021,56(3):435-438.

[9] 周英凤,黄娜,李丽,等.基于保护动机理论的妊娠期糖尿病孕妇血糖管理决策行为模型的构建[J].中华护理杂志,2023,58(4):433-439.

[10] 张嵘,刘晶,王艳红.基于指导性文献阅读研讨的临床护士科研能力培养方案的应用研究[J].循证护理,2021,7(2):257-261.

[11] 朱政,胡雁,邢唯杰,等.不同类型循证问题的构成[J].护士进修杂志,2017,32(21):1991-1994.

[12] 江玉军,张静.护理学位论文现象学研究方法中访谈提纲设计方法的内容分析[J].解放军护理杂志,2016,33(24):32-35.

[13] 郭思琦,李路,贾佳.信息素养教育与文献检索课的教学思考[J].中国中医药图书情报杂志,2017,41(4):59-61.

[14] 王福海.S单位项目进度管理研究[D].成都:电子科技大学,2021.

[15] 苏琳,李亚琴,寇丽红,等.2018年我国护理期刊刊载Meta分析与系统评价文献规范化报告质量分析[J].护理研究,2019,33(11):1866-1871.

[16] 崔晓芳,张建华.护理类期刊中系统评价/Meta分析论文的规范化报告[J].循证护理,2021,7(9):1188-1192.

[17] 孙梦源,宋杰,许阳,等.文献质量评价工具在我国护理领域系统评价/Meta分析中的应用现况[J].护理学报,2016,23(16):22-25.

[18] 宋向东.护理科研与医学文献检索[M].南京:东南大学出版社,2006.

[19] 孙振球,徐勇勇.医学统计学[M].4版.北京:人民卫生出版社,2014.

[20] 李铮,刘宇.护理学研究方法[M].2版.北京:人民卫生出版社,2018.

[21] 颜巧元.护理科研课题设计与实现[M].北京:人民卫生出版社,2021.

[22] 闫淼.面向重点科研项目实施的科学数据管理体系与方法研究[D].西安:西安电子科技大学,2020.

[23] 宋瑞丽,张立宾,贺蕾.高校科研项目质量管理的问题与对策[J].项目管理技术,2015,13(7):32-36.

第十五章　护理相关法律法规与伦理要求

随着社会经济文化的高速发展，卫生事业也在极速发展壮大，人们对健康的重视程度日益增加，维权意识也在不断增强。护理工作者通过了解和学习有关法律知识，可以正确认识自己在护理工作中享有的权利及承担的义务，用法律手段有效维护服务对象及自身的权利，从而为患者提供更优质的护理服务，为促进我国卫生事业的发展作出应有的贡献。本章节选部分与护理工作较为密切的法律法规的部分内容，以便于护理工作者参考学习①。

第一节　《护士条例》中的相关要求

一、执业注册

（一）应当经执业注册取得护士执业证书。

（二）护士执业注册有效期为 5 年。

（三）护士在其执业注册有效期内变更执业地点的，应当向拟执业地省、自治区、直辖市人民政府卫生主管部门报告。收到报告的卫生主管部门应当自收到报告之日起 7 个工作日内为其办理变更手续。护士跨省、自治区、直辖市变更执业地点的，收到报告的卫生主管部门还应当向其原执业地省、自治区、直辖市人民政府卫生主管部门通报。

（四）护士执业注册有效期届满需要继续执业的，应当在护士执业注册有效期届满前 30 日向执业地省、自治区、直辖市人民政府卫生主管部门申请延续注册。收到申请的卫生主管部门对具备本条例规定条件的，准予延续，延续执业注册有效期为 5 年；对不具备本条例规定条件的，不予延续，并书面说明理由。护士有行政许可法规定的应当给予注销执业注册情形的，原注册部门应当依照行政许可法的规定注销其执业注册。

（五）县级以上地方人民政府卫生主管部门应当建立本行政区域的护士执业良好记录和不良记录，并将该记录记入护士执业信息系统。护士执业良好记录包括护士受到的表彰、奖励以及完成政府指令性任务的情况等内容。护士执业不良记录包括护士因违反本条例以及其他卫生管理法律、法规、规章或者诊疗技术规范的规定受到行政处罚、处分的情况等内容。

---

①　为便于护理工作者参考，本章对护理相关法律法规的相关要求进行了部分摘录，特此说明。

二、权利和义务

（一）护士执业，有按照国家有关规定获取工资报酬、享受福利待遇、参加社会保险的权利。任何单位或者个人不得克扣护士工资，降低或者取消护士福利等待遇。

（二）护士执业，有获得与其所从事的护理工作相适应的卫生防护、医疗保健服务的权利。从事直接接触有毒有害物质、有感染传染病危险工作的护士，有依照有关法律、行政法规的规定接受职业健康监护的权利；患职业病的，有依照有关法律、行政法规的规定获得赔偿的权利。

（三）护士有按照国家有关规定获得与本人业务能力和学术水平相应的专业技术职务、职称的权利；有参加专业培训、从事学术研究和交流、参加行业协会和专业学术团体的权利。

（四）护士有获得疾病诊疗、护理相关信息的权利和其他与履行护理职责相关的权利，可以对医疗卫生机构和卫生主管部门的工作提出意见和建议

（五）护士执业，应当遵守法律、法规、规章和诊疗技术规范的规定。

（六）护士在执业活动中，发现患者病情危急，应当立即通知医师；在紧急情况下为抢救垂危患者生命，应当先行实施必要的紧急救护。护士发现医嘱违反法律、法规、规章或者诊疗技术规范规定的，应当及时向开具医嘱的医师提出；必要时，应当向该医师所在科室的负责人或者医疗卫生机构负责医疗服务管理的人员报告。

（七）护士应当尊重、关心、爱护患者，保护患者的隐私。

（八）护士有义务参与公共卫生和疾病预防控制工作。发生自然灾害、公共卫生事件等严重威胁公众生命健康的突发事件，护士应当服从县级以上人民政府卫生主管部门或者所在医疗卫生机构的安排，参加医疗救护。

三、医疗卫生机构的职责

（一）医疗卫生机构不得允许下列人员在本机构从事诊疗技术规范规定的护理活动：

1. 未取得护士执业证书的人员；

2. 未按规定办理执业地点变更手续的护士；

3. 护士执业注册有效期届满未延续执业注册的护士。在教学、综合医院进行护理临床实习的人员应当在护士指导下开展有关工作。

（二）医疗卫生机构应当执行国家有关工资、福利待遇等规定，按照国家有关规定为在本机构从事护理工作的护士足额缴纳社会保险费用，保障护士的合法权益。对在艰苦边远地区工作，或者从事直接接触有毒有害物质、有感染传染病危险工作的护士，所在医疗卫生机构应当按照国家有关规定给予津贴。

（三）医疗卫生机构应当制定、实施本机构护士在职培训计划，并保证护士接受培训。护士培训应当注重新知识、新技术的应用；根据临床专科护理发展和专科护理岗位的需要，开展对护士的专科护理培训。

（四）医疗卫生机构应当建立护士岗位责任制并进行监督检查。护士因不履行职责或者违反职业道德受到投诉的，其所在医疗卫生机构应当进行调查。经查证属实的，医疗卫生机构应当对护士作出处理，并将调查处理情况告知投诉人。

四、法律责任

(一)卫生主管部门的工作人员未依照本条例规定履行职责,在护士监督管理工作中滥用职权、徇私舞弊,或者有其他失职、渎职行为的,依法给予处分;构成犯罪的,依法追究刑事责任。

(二)医疗卫生机构有下列情形之一的,由县级以上地方人民政府卫生主管部门依据职责分工责令限期改正,给予警告;逾期不改正的,根据国务院卫生主管部门规定的护士配备标准和在医疗卫生机构合法执业的护士数量核减其诊疗科目,或者暂停其6个月以上1年以下执业活动;国家举办的医疗卫生机构有下列情形之一、情节严重的,还应当对负有责任的主管人员和其他直接责任人员依法给予处分:

1. 违反本条例规定,护士的配备数量低于国务院卫生主管部门规定的护士配备标准的;

2. 允许未取得护士执业证书的人员或者允许未依照本条例规定办理执业地点变更手续、延续执业注册有效期的护士在本机构从事诊疗技术规范规定的护理活动的。

(三)医疗卫生机构有下列情形之一的,依照有关法律、行政法规的规定给予处罚;国家举办的医疗卫生机构有下列情形之一、情节严重的,还应当对负有责任的主管人员和其他直接责任人员依法给予处分:

1. 未执行国家有关工资、福利待遇等规定的。

2. 对在本机构从事护理工作的护士,未按照国家有关规定足额缴纳社会保险费用的。

3. 未为护士提供卫生防护用品,或者未采取有效的卫生防护措施、医疗保健措施的。

4. 对在艰苦边远地区工作,或者从事直接接触有毒有害物质、有感染传染病危险工作的护士,未按照国家有关规定给予津贴的。

(四)护士在执业活动中有下列情形之一的,由县级以上地方人民政府卫生主管部门依据职责分工责令改正,给予警告;情节严重的,暂停其6个月以上1年以下执业活动,直至由原发证部门吊销其护士执业证书。

1. 发现患者病情危急未立即通知医师的;

2. 发现医嘱违反法律、法规、规章或者诊疗技术规范的规定,未依照本条例第十七条的规定提出或者报告的;

3. 泄露患者隐私的;

4. 发生自然灾害、公共卫生事件等严重威胁公众生命健康的突发事件,不服从安排参加医疗救护的。护士在执业活动中造成医疗事故的,依照医疗事故处理的有关规定承担法律责任。

(五)护士被吊销执业证书的,自执业证书被吊销之日起2年内不得申请执业注册。

(六)扰乱医疗秩序,阻碍护士依法开展执业活动,侮辱、威胁、殴打护士,或者有其他侵犯护士合法权益行为的,由公安机关依照治安管理处罚法的规定给予处罚;构成犯罪的,依法追究刑事责任。

(张瀚文)

第二节　《中华人民共和国基本医疗卫生与健康促进法》中的相关要求

（一）医疗卫生人员应当弘扬敬佑生命、救死扶伤、甘于奉献、大爱无疆的职业精神，遵守行业规范，恪守医德，努力提高专业水平和服务质量。医疗卫生行业组织、医疗卫生机构、医学院校应当加强对医疗卫生人员的医德医风教育。

（二）国家制定医疗卫生人员培养规划，建立适应行业特点和社会需求的医疗卫生人员培养机制和供需平衡机制，完善医学院校教育、毕业后教育和继续教育体系，建立健全住院医师、专科医师规范化培训制度，建立规模适宜、结构合理、分布均衡的医疗卫生队伍。国家加强全科医生的培养和使用。全科医生主要提供常见病、多发病的诊疗和转诊、预防、保健、康复，以及慢性病管理、健康管理等服务。

（三）国家对医师、护士等医疗卫生人员依法实行执业注册制度。医疗卫生人员应当依法取得相应的职业资格。

（四）医疗卫生人员应当遵循医学科学规律，遵守有关临床诊疗技术规范和各项操作规范以及医学伦理规范，使用适宜技术和药物，合理诊疗，因病施治，不得对患者实施过度医疗。医疗卫生人员不得利用职务之便索要、非法收受财物或者牟取其他不正当利益。

（五）国家建立健全符合医疗卫生行业特点的人事、薪酬、奖励制度，体现医疗卫生人员职业特点和技术劳动价值。对从事传染病防治、放射医学和精神卫生工作以及其他在特殊岗位工作的医疗卫生人员，应当按照国家规定给予适当的津贴。津贴标准应当定期调整。

（六）国家建立医疗卫生人员定期到基层和艰苦边远地区从事医疗卫生工作制度。国家采取定向免费培养、对口支援、退休返聘等措施，加强基层和艰苦边远地区医疗卫生队伍建设。执业医师晋升为副高级技术职称的，应当有累计一年以上在县级以下或者对口支援的医疗卫生机构提供医疗卫生服务的经历。对在基层和艰苦边远地区工作的医疗卫生人员，在薪酬津贴、职称评定、职业发展、教育培训和表彰奖励等方面实行优惠待遇。国家加强乡村医疗卫生队伍建设，建立县乡村上下贯通的职业发展机制，完善对乡村医疗卫生人员的服务收入多渠道补助机制和养老政策。

（七）全社会应当关心、尊重医疗卫生人员，维护良好安全的医疗卫生服务秩序，共同构建和谐医患关系。医疗卫生人员的人身安全、人格尊严不受侵犯，其合法权益受法律保护。禁止任何组织或者个人威胁、危害医疗卫生人员人身安全，侵犯医疗卫生人员人格尊严。国家采取措施，保障医疗卫生人员执业环境。

（张瀚文）

第三节　《医疗事故处理条例》中的相关要求

（一）根据对患者人身造成的损害程度，医疗事故分为四级：

一级医疗事故：造成患者死亡、重度残疾的；

二级医疗事故：造成患者中度残疾、器官组织损伤导致严重功能障碍的；

三级医疗事故：造成患者轻度残疾、器官组织损伤导致一般功能障碍的；

四级医疗事故：造成患者明显人身损害的其他后果的。

具体分级标准由国务院卫生行政部门制定。

（二）医疗机构应当按照国务院卫生行政部门规定的要求，书写并妥善保管病历资料。因抢救急危患者，未能及时书写病历的，有关医务人员应当在抢救结束后6小时内据实补记，并加以注明。

（三）严禁涂改、伪造、隐匿、销毁或者抢夺病历资料。

（四）患者有权复印或者复制其门诊病历、住院志、体温单、医嘱单、化验单（检验报告）、医学影像检查资料、特殊检查同意书、手术同意书、手术及麻醉记录单、病理资料、护理记录以及国务院卫生行政部门规定的其他病历资料。复印或者复制病历资料时，应当有患者在场。可以按照规定收取工本费。具体收费标准由省、自治区、直辖市人民政府价格主管部门会同同级卫生行政部门规定。

（五）医务人员在医疗活动中发生或者发现医疗事故、可能引起医疗事故的医疗过失行为或者发生医疗事故争议的，应当立即向所在科室负责人报告，科室负责人应当及时向本医疗机构负责医疗服务质量监控的部门或者专（兼）职人员报告；负责医疗服务质量监控的部门或者专（兼）职人员接到报告后，应当立即进行调查、核实，将有关情况如实向本医疗机构的负责人报告，并向患者通报、解释。

（六）发生医疗事故的，医疗机构应当按照规定向所在地卫生行政部门报告。发生下列重大医疗过失行为的，医疗机构应当在12小时内向所在地卫生行政部门报告：

1. 导致患者死亡或者可能为二级以上的医疗事故；

2. 导致3人以上人身损害后果；

3. 国务院卫生行政部门和省、自治区、直辖市人民政府卫生行政部门规定的其他情形。

（七）发生或者发现医疗过失行为，医疗机构及其医务人员应当立即采取有效措施，避免或者减轻对患者身体健康的损害，防止损害扩大。

（八）发生医疗事故争议时，死亡病例讨论记录、疑难病例讨论记录、上级医师查房记录、会诊意见、病程记录应当在医患双方在场的情况下封存和启封。封存的病历资料可以是复印件，由医疗机构保管。

（九）疑似输液、输血、注射、药物等引起不良后果的，医患双方应当共同对现场实物进行封存和启封，封存的现场实物由医疗机构保管；需要检验的，应当由双方共同指定的、依法具有检验资格的检验机构进行检验；双方无法共同指定时，由卫生行政部门指定。疑似输血引起不良后果，需要对血液进行封存保留的，医疗机构应当通知提供该血液的采供血机构派员到场。

（十）患者死亡，医患双方当事人不能确定死因或者对死因有异议的，应当在患者死亡后48小时内进行尸检；具备尸体冻存条件的，可以延长至7日。尸检应当经死者近亲属同意并签字。尸检应当由按照国家有关规定取得相应资格的机构和病理解剖专业技术人员进行。承担尸检任务的机构和病理解剖专业技术人员有进行尸检的义务。医疗事故争议双方当事人可以请法医病理学人员参加尸检，也可以委派代表观察尸检过程。拒绝或者拖延尸检，超过规定时间，影响对死因判定的，由拒绝或者拖延的一方承担责任。

（十一）患者在医疗机构内死亡的，尸体应当立即移放太平间。死者尸体存放时间一般不得超过 2 周。逾期不处理的尸体，经医疗机构所在地卫生行政部门批准，并报经同级公安部门备案后，由医疗机构按照规定进行处理。

（十二）卫生行政部门接到医疗机构关于重大医疗过失行为的报告或者医疗事故争议当事人要求处理医疗事故争议的申请后，对需要进行医疗事故技术鉴定的，应当交由负责医疗事故技术鉴定工作的医学会组织鉴定；医患双方协商解决医疗事故争议，需要进行医疗事故技术鉴定的，由双方当事人共同委托负责医疗事故技术鉴定工作的医学会组织鉴定。

（十三）设区的市级地方医学会和省、自治区、直辖市直接管辖的县（市）地方医学会负责组织首次医疗事故技术鉴定工作。省、自治区、直辖市地方医学会负责组织再次鉴定工作。必要时，中华医学会可以组织疑难、复杂并在全国有重大影响的医疗事故争议的技术鉴定工作。

（十四）当事人对首次医疗事故技术鉴定结论不服的，可以自收到首次鉴定结论之日起 15 日内向医疗机构所在地卫生行政部门提出再次鉴定的申请。

（十五）有下列情形之一的，不属于医疗事故：

1. 在紧急情况下为抢救垂危患者生命而采取紧急医学措施造成不良后果的；

2. 在医疗活动中由于患者病情异常或者患者体质特殊而发生医疗意外的；

3. 在现有医学科学技术条件下，发生无法预料或者不能防范的不良后果的；

4. 无过错输血感染造成不良后果的；

5. 因患方原因延误诊疗导致不良后果的；

6. 因不可抗力造成不良后果的。

（十六）医疗机构发生医疗事故的，由卫生行政部门根据医疗事故等级和情节，给予警告；情节严重的，责令限期停业整顿直至由原发证部门吊销执业许可证，对负有责任的医务人员依照刑法关于医疗事故罪的规定，依法追究刑事责任；尚不够刑事处罚的，依法给予行政处分或者纪律处分。对发生医疗事故的有关医务人员，除依照前款处罚外，卫生行政部门并可以责令暂停 6 个月以上 1 年以下执业活动；情节严重的，吊销其执业证书。

（十七）医疗机构违反本条例的规定，有下列情形之一的，由卫生行政部门责令改正；情节严重的，对负有责任的主管人员和其他直接责任人员依法给予行政处分或者纪律处分：

1. 未如实告知患者病情、医疗措施和医疗风险的；

2. 没有正当理由，拒绝为患者提供复印或者复制病历资料服务的；

3. 未按照国务院卫生行政部门规定的要求书写和妥善保管病历资料的；

4. 未在规定时间内补记抢救工作病历内容的；

5. 未按照本条例的规定封存、保管和启封病历资料和实物的；

6. 未设置医疗服务质量监控部门或者配备专（兼）职人员的；

7. 未制定有关医疗事故防范和处理预案的；

8. 未在规定时间内向卫生行政部门报告重大医疗过失行为的；

9. 未按照本条例的规定向卫生行政部门报告医疗事故的；

10. 未按照规定进行尸检和保存、处理尸体的。

（十八）以医疗事故为由，寻衅滋事、抢夺病历资料，扰乱医疗机构正常医疗秩序和医疗事故技术鉴定工作，依照刑法关于扰乱社会秩序罪的规定，依法追究刑事责任；尚不够刑事处罚的，依法给予治安管理处罚。

（张瀚文）

第四节　《医院感染管理办法》中的相关要求

（一）医疗机构应当按照《消毒管理办法》，严格执行医疗器械、器具的消毒工作技术规范，并达到以下要求：

1. 进入人体组织、无菌器官的医疗器械、器具和物品必须达到灭菌水平；

2. 接触皮肤、黏膜的医疗器械、器具和物品必须达到消毒水平；

3. 各种用于注射、穿刺、采血等有创操作的医疗器具必须一用一灭菌。

医疗机构使用的消毒药械、一次性医疗器械和器具应当符合国家有关规定。一次性使用的医疗器械、器具不得重复使用。

（二）医疗机构经调查证实发生以下情形时，应当于 12 h 内向所在地的县级地方人民政府卫生行政部门报告，并同时向所在地疾病预防控制机构报告。所在地的县级地方人民政府卫生行政部门确认后，应当于 24 h 内逐级上报至省级人民政府卫生行政部门。省级人民政府卫生行政部门审核后，应当在 24 h 内上报至卫生部：

1. 5 例以上医院感染暴发；

2. 由于医院感染暴发直接导致患者死亡；

3. 由于医院感染暴发导致 3 人以上人身损害后果。

（三）医疗机构发生以下情形时，应当按照《国家突发公共卫生事件相关信息报告管理工作规范（试行）》的要求进行报告：

1. 10 例以上的医院感染暴发事件；

2. 发生特殊病原体或者新发病原体的医院感染；

3. 可能造成重大公共影响或者严重后果的医院感染。

（四）医疗机构违反本办法规定，未采取预防和控制措施或者发生医院感染未及时采取控制措施，造成医院感染暴发、传染病传播或者其他严重后果的，对负有责任的主管人员和直接责任人员给予降级、撤职、开除的行政处分；情节严重的，依照《传染病防治法》第六十九条规定，可以依法吊销有关责任人员的执业证书；构成犯罪的，依法追究刑事责任。

（五）医疗机构发生医院感染暴发事件未按本办法规定报告的，由县级以上地方人民政府卫生行政部门通报批评；造成严重后果的，对负有责任的主管人员和其他直接责任人员给予降级、撤职、开除的处分。

（张瀚文）

第五节　《中华人民共和国民法典》中的相关要求

（一）患者在诊疗活动中受到损害，医疗机构或者其医务人员有过错的，由医疗机构承担赔偿责任。

（二）医务人员在诊疗活动中应当向患者说明病情和医疗措施。需要实施手术、特殊检查、特殊治疗的，医务人员应当及时向患者具体说明医疗风险、替代医疗方案等情况，并取得其明确同意；不能或者不宜向患者说明的，应当向患者的近亲属说明，并取得其明确同意。医务人员未尽到前款义务，造成患者损害的，医疗机构应当承担赔偿责任。

（三）因抢救生命垂危的患者等紧急情况，不能取得患者或者其近亲属意见的，经医疗机构负责人或者授权的负责人批准，可以立即实施相应的医疗措施。

（四）医务人员在诊疗活动中未尽到与当时的医疗水平相应的诊疗义务，造成患者损害的，医疗机构应当承担赔偿责任。

（五）患者在诊疗活动中受到损害，有下列情形之一的，推定医疗机构有过错：

1. 违反法律、行政法规、规章以及其他有关诊疗规范的规定；

2. 隐匿或者拒绝提供与纠纷有关的病历资料；

3. 遗失、伪造、篡改或者违法销毁病历资料。

（六）因药品、消毒产品、医疗器械的缺陷，或者输入不合格的血液造成患者损害的，患者可以向药品上市许可持有人、生产者、血液提供机构请求赔偿，也可以向医疗机构请求赔偿。患者向医疗机构请求赔偿的，医疗机构赔偿后，有权向负有责任的药品上市许可持有人、生产者、血液提供机构追偿。

（七）患者在诊疗活动中受到损害，有下列情形之一的，医疗机构不承担赔偿责任：

1. 患者或者其近亲属不配合医疗机构进行符合诊疗规范的诊疗；

2. 医务人员在抢救生命垂危的患者等紧急情况下已经尽到合理诊疗义务；

3. 限于当时的医疗水平难以诊疗。

前款第一项情形中，医疗机构或者其医务人员也有过错的，应当承担相应的赔偿责任。

（八）医疗机构及其医务人员应当按照规定填写并妥善保管住院志、医嘱单、检验报告、手术及麻醉记录、病理资料、护理记录等病历资料。患者要求查阅、复制前款规定的病历资料的，医疗机构应当及时提供。

（九）医疗机构及其医务人员应当对患者的隐私和个人信息保密。泄露患者的隐私和个人信息，或者未经患者同意公开其病历资料的，应当承担侵权责任。

（十）医疗机构及其医务人员不得违反诊疗规范实施不必要的检查。

（十一）医疗机构及其医务人员的合法权益受法律保护。干扰医疗秩序，妨碍医务人员工作、生活，侵害医务人员合法权益的，应当依法承担法律责任。

（张瀚文）